Perioperative Medicine in Pediatric Anesthesia

小儿麻醉与围术期医学

［意］玛丽内拉·阿斯图托
　　　　　　　　　　　　　主编
［加］巴勃罗·M. 英格尔莫

张马忠　王 炫　张建敏　主译

世界图书出版公司

上海·西安·北京·广州

图书在版编目（CIP）数据

　　小儿麻醉与围术期医学／（意）玛丽内拉·阿斯图托，
（加）巴勃罗·M.英格尔莫主编；张马忠，王炫，张建敏
译.—上海：上海世界图书出版公司，2018.7
　　ISBN 978－7－5192－4684－6

　　Ⅰ.①小…　Ⅱ.①玛…②巴…③张…④王…⑤张…
Ⅲ.①小儿疾病—外科手术—麻醉—围手术期　Ⅳ.
①R726.14

　　中国版本图书馆 CIP 数据核字（2018）第 120598 号

Translation from the English language edition：
Perioperative Medicine in Pediatric Anesthesia
edited by Marinella Astuto and Pablo M. Ingelmo
Copyright © Springer International Publishing Switzerland 2016
This Springer imprint is published by Springer Nature
The registered company is Springer International Publishing AG
All Rights Reserved

书　　名	小儿麻醉与围术期医学
	Xiao'er Mazui yu Weishuqi Yixue
主　　编	［意］玛丽内拉·阿斯图托　［加］巴勃罗·M. 英格尔莫
主　　译	张马忠　王　炫　张建敏
责任编辑	沈蔚颖
装帧设计	袁　力
出版发行	上海世界图书出版公司
地　　址	上海市广中路 88 号 9-10 楼
邮　　编	200083
网　　址	http://www.wpcsh.com
经　　销	新华书店
印　　刷	上海新艺印刷有限公司
开　　本	787 mm×1092 mm　1/16
印　　张	33.5
字　　数	300 千字
印　　数	1－2700
版　　次	2018 年 7 月第 1 版　2018 年 7 月第 1 次印刷
版权登记	图字 09－2017－410 号
书　　号	978－7－5192－4684－6／R·448
定　　价	230.00 元

译 者 名 单

主　译

张马忠　王　炫　张建敏

副主译

李　超　钱　斌　郑吉建

译　者（按汉语拼音排序）

白　洁　上海交通大学医学院附属上海儿童医学中心

陈　琦　上海交通大学医学院附属新华医院

陈怡绮　上海交通大学医学院附属上海儿童医学中心

董希玮　新疆生产建设兵团医院

杜文康　昆明市儿童医院

费　建　南京医科大学附属儿童医院

胡智勇　浙江大学医学院附属儿童医院

姜　华　国家康复辅具研究中心附属康复医院

李　超　昆明市儿童医院

钱　斌　盐城市第一人民医院

汪　幸　安徽省儿童医院

王　芳　首都医科大学附属北京儿童医院

王　炫　复旦大学附属儿科医院

魏　嵘　上海市儿童医院

许文妍　上海交通大学医学院附属上海儿童医学中心
杨　狄　哈尔滨市儿童医院
叶　茂　重庆医科大学附属儿童医院
张建敏　首都医科大学附属北京儿童医院
张马忠　上海交通大学医学院附属上海儿童医学中心
张溪英　湖南省儿童医院
郑吉建　上海交通大学医学院附属上海儿童医学中心
周志坚　复旦大学附属儿科医院
庄培钧　复旦大学附属儿科医院

译者序

校完全书最后一个章节,如释重负! 不禁在心里问自己,作为一名临床医师兼高校教师,临床教学科研任务如此繁重,为什么还要花这么长的时间组织各方专家翻译这本书呢? 我一直认为,只有对自己从事的儿科麻醉事业热爱、对儿童疼爱,并怀有责任意识的人,才会经常关注本专业的最新进展,目的无他,只想更多地给患儿以关爱,少一些创伤。"医师"可作为医者的职业或是事业,又或者是出自内心的挚爱,但如果忽视专业发展,固守已有的经验,便失去了前进的动力。

总而言之,本书翻译主要有三方面的原因: 第一,麻醉学科发展的需要。麻醉学正在向围术期医学转化,但如何真正实施,并无具体的步骤和方法。无疑,应先从临床麻醉医师的意识转变开始。临床麻醉实际上已从手术室逐渐拓展至整个围术期患儿的管理,将围术期医学用于儿科麻醉医师的日常工作具有重要意义,当然将这一概念转化为意识也就更为重要;第二,围术期医师的培训应该强化围术期医学课程,兼顾管理的连续性,并明确界定围术期医师必须具备哪些必要的、基本的、中级和高级知识和能力。本书能为小儿麻醉领域的医师提供一些基本的定义,也是围术期医学在小儿麻醉方面的体现;第三,本书内容能为我们提供一些新的视野,促使小儿麻醉围术期医学的进步。自觉地将眼光投放于行业的领先者和年轻一代的培养,才能由衷地为彼此的进步欢心,这应该成为我们的专业良心。

本书序、前言可与"围术期医学"这章一起阅读,这里给出了围术期医学的背景和目前发展中存在的一些关键问题,有助于今后学科发展确定具体的改进措施;"围术期医学模式和术前管理"叙述了围术期医学在小儿麻醉术前的具体体现,这方面内容也是国内临床小儿麻醉医师经常忽略的问题;"术中围术期管理"为小儿常见手术的术中麻醉特点和处理;"特殊情况和条件下的围术期管理"则是特殊病情下的围术期处理和注意事项,非常具有实用性;"围术期管理的重要技术"主要是小儿麻醉涉及的一些常用、重要的技术问题及其处理,对非小儿麻醉专业人员也有非常重要的参考价值;"麻醉和手术的早期和长期影响"内容主要是关于麻醉和手术的长期影响,例如急慢性疼痛、术后不良行为、麻醉药可能的神经毒性及其争论等。相信上述章节可以加深读者对小儿麻醉围术期医学的理解。本书涉及的小儿麻醉围术期医学虽论述较为全面,但毕竟只是一本手册,不可能对所有概念和技术都有详尽介绍,但每章节末尾都提供了不少延伸阅读的参考文献或软件系统网站。高阶读者,建议可进一步阅读感兴趣的参考资料。

2017 年 1 月,国家卫生和计划生育委员会批准建立国家儿童医学中心,由首都医科大学附属北京儿童医院、复旦大学附属儿科医院、上海交通大学医学院附属上海儿童医学中心作为主体建设单位。本书翻译即是三家儿童医学中心主体建设单位在麻醉领域的合作结晶。世界图书出版公司对本书翻译高度重视,冯文兵主任、沈蔚颖编辑等日夜工作,保证了本译著的质量。我亦师亦友的吴军正教授(辛辛那提儿童医院麻醉医师),亲爱的同学马宁副主任医师在翻译过程中提出了很多宝贵建议,本书在出版过程中参与服务的还有多位台前幕后的工作人员。对此一并予以感谢!

相信阅读本书会带给您极大的收获,并能引发您对儿科麻醉的深入思考。

上海交通大学医学院附属上海儿童医学中心

2017 年 10 月

序

　　部分读者可能对本书的书名感到困惑：既然著述内容是关于儿科麻醉，为何又称围术期医学？众所周知，临床麻醉实际上已从手术室逐渐拓展至整个围术期患儿的管理，从患儿外科就诊、治疗、康复直至回归家庭和社区。因此，将这一概念用于儿科麻醉医师的日常工作具有重要意义。精细技术用于内镜手术、外科应激致新生儿病理生理学的深度理解等，所有这些都特别强调麻醉医师作为围术期医师的重要作用。例如，由于成像技术改善和可靠性增加，外加良好的训练和培训，区域麻醉在儿科应用日益增加，借此可提供更高质量的镇痛并加速康复。由于现代分子生物学和生理学的重大发展，儿科麻醉医师与呼吸生理学、神经科学等领域专家紧密合作，对呼吸和神经行为发育的理解更加深入。此外，由于监测技术的进步，大部分外科手术都已在门诊安全实施，许多复杂手术也可在门诊施行。本书每章内容均从多学科视野，强调"理解和管理儿科麻醉中各种情况"所必须掌握的科学原理。

　　感谢意大利阿斯图托博士（Dr. Astuto）、加拿大英格尔莫博士（Dr. Ingelmo），他们集聚了一个杰出的国际专家组，深入剖析了围术期儿科医学，全方位展示了儿科麻醉管理的诸多方面内容，包括患儿的术前准备、家庭宣教，药物、体能、营养和心理功能方面的优化，以及特殊情况下的围术期管理。最后四章专门论述急、慢性疼痛及麻醉和手术对婴儿脑功能的影响等相关内容。总之，这些章节不仅针对规培医师、专培医务人员,对那些经验丰富的临床医师扩大相关知识面亦将同样受益良多。

弗朗西斯科·卡利博士

(Francesco Carli, MD, MPhil)

加拿大麦吉尔大学医学中心附属蒙特利尔总医院麻醉科

前　言

得益于新技术的应用、麻醉方案标准化、微创手术和急诊术后监护的改善以及围术期安全标准的广泛使用等诸多学科的进展。近年来婴幼儿手术的围术期临床疗效改善显著。

传统习惯是外科医师协调手术患者的围术期监护，但如今在一些欧洲国家，围术期监护团队大多由麻醉医师和内科医师组成。围术期医学为多学科专业，目的是在术前、术中和术后不同时期，为患者提供连续监护和多方协调干预处理。在儿科领域，经特殊培训的各类儿科医护人员通力合作，有利于顺利形成包括多种循证干预措施在内的多学科临床监护路径。

本书旨在全面介绍儿科围术期监护的最新管理实践。全书各个章节，从术前监护到麻醉和手术的影响，通过手术期间和特殊临床条件下的围术期监护，我们极力探寻儿科围术期监护最常见问题的实际解决方案。

本书出版源自欧洲和北美的麻醉医师、儿科医师和外科医师之间的通力协作。作者团队由来自世界各地的专家组成，其中一些专家改变了我们关爱患者的方法，也有一些年轻专家必将会引领围术期医学的未来。对他们给予的合作和友谊致以真诚的、深深的谢意。

最近 10 年，与围术期监护相关的医学证据逐渐增加。儿童围术期监护循证医学的发展得益于一系列设计良好的研究。然而，将研究结果和指南转化为临床实践依然存在巨大障碍。由于手术类型、年龄、治疗和临床条件的不同以及彼此之间的交互影响，有必要建立基于手术特异性的围术期处理方案。围术期监护为多维度症候，需要多模式管理计划和策略。显然，仅靠一名专家不足以提供各种病情下的所有解决方案。围术期医学为我们重新定义麻醉-外科-儿科医师的关系提供了一个独特的机会。这种合作伙伴关系不应继续以手术室为屏障,将彼此区分为一个个独立的个体,而应该作为一个团队,共同致力于优化围术期过程达到患者恢复正常的目标。

意大利,卡塔尼亚　玛丽内拉·阿斯图托博士
（Marinella Astuto，MD）
加拿大,蒙特利尔　巴勃罗·M.英格尔莫博士
（Pablo Mauricio Ingelmo，MD）

致　谢

深切感谢古洛教授(Professor Gullo)对我工作的耐心指导和热情鼓励。

感谢我亲爱的朋友巴勃罗·M.英格尔莫博士(Dr. Pablo M. Ingelmo)在本书规划和写作期间提供的宝贵支持。最后,感谢所有对本书出版做出贡献的作者。

玛丽内拉·阿斯图托教授(Prof. Marinella Astuto, MD)

感谢我的妻子弗朗西斯卡(Francesca)和儿子马泰奥(Matteo)、马可(Marco)的耐心支持。感谢米格尔·安吉拉·帕拉迪诺教授(Prof. Miguel Angel Paladino)和罗伯托·富马加利教授(Prof. Roberto fumagalli)在我临床和学术生涯方面的悉心指导,感谢 KISS 小组无以形容的巨大贡献。最后,感谢我的朋友沃尔特(Walter),玛丽内拉(Marinella)和皮埃尔(Pierre),没有他们,这本书成书绝无可能。

巴勃罗·M.英格尔莫博士(Pablo M. Ingelmo, MD)

贡献者

Marinella Astuto Anesthesia, Intensive Care, University of Catania, Policlinico Hospital, Catania, Italy.
Dipartimento di Anestesia e Rianimazione, Ospedale Universitario Policlinico, Catania, Italy.

Robert Baird, MDCM, MSc, FRCSC, FACS Department of Pediatric Surgery, MUHC, Montreal Children's Hospital, McGill University, Montreal, QC, Canada.

Gabriele Baldini, MD, MSc Department of Anesthesia, Montreal General Hospital, McGill University Health Center, Montreal, QC, Canada.

Alan Barnett Department of Surgery, Radiology, Anaesthesia and Intensive Care, The University of the West Indies, Mona, Jamaica, West Indies.

Simonetta Baroncini Dipartimento di Anestesia e Rianimazione Pediatrica, Ospedale S. Orsola-Malpighi, Università di Bologna, Bologna, Italy.

A. U. Behr Istituto di Anestesia e Rianimazione, Azienda Ospedaliera Università, Padova, Italy.

Thomas M. Berger Neonatal and Pediatric Intensive Care Unit, Children's Hospital, Luzern, Switzerland.

Gianluca Bertolizio Department of Anesthesia, Montreal Children's Hospital, McGill University, Montreal, QC, Canada.

Fabio Borrometi Servizio di Cure Palliative e Terapia del Dolore,

Ospedale Santobono Pausilipon, Napoli, Italy.

Luciano Bortone First Service of Anesthesia and Intensive Care, Parma Hospital, Parma, Italy.

Dipartimento di Anestesia e Rianimazione, Azienda Ospedaliera di Parma, Parma, Italy.

Karen Brown Department of Anesthesia, Montreal Children's Hospital, McGill University, Montreal, QC, Canada.

Leonardo Bussolin Department of Neuroanesthesia and Neurointensive Care, Pediatric Trauma Center, Pediatric Hospital Meyer, Florence, Italy.

Cristina Ceschin Servizio di Anestesia e Rianimazione, Dolo Hospital, Mirano, Italy.

Jean-Francois Courval Anesthesia Department, Montreal Children's Hospital, Montreal, QC, Canada.

Sam J. Daniel, MD, FRCPC Department of Pediatric Surgery and Otolaryngology, Montreal Children's Hospital, MUHC, McGill University, Montreal, QC, Canada.

Thomas Engelhardt Department of Anaesthesiology, Royal Aberdeen Children's Hospital, Aberdeen, UK.

Pierre Fiset, MD, FRCPC Department of Anesthesia, Montreal Children's Hospital, MUHC, McGill University, Montreal, QC, Canada.

Veyckemans Francis, MD Anesthesiology, Cliniques universitaires St Luc, Université Catholique de Louvain, Bruxelles, Belgium.

Andrea Gentili Dipartimento di Anestesia e Rianimazione Pediatrica, Ospedale S. Orsola-Malpighi, Università di Bologna, Bologna, Italy.

Tom Giedsing Hansen, MD, PhD Department of Anesthesiology and Intensive Care — Pediatric Section, Odense University Hospital, Odense, Denmark.

Institute of Clinical Research — Anesthesiology, University of Southern Denmark, Odense, Denmark.

Francesco Antonio Idone Department of Anesthesia and Intensive Care, Catholic University of Sacred Heart, Training Hospital " A. Gemelli", Rome, Italy.

Pablo M. Ingelmo, MD Department of Anesthesia, Montreal Children's Hospital, MUHC, McGill University, Montreal, QC, Canada.

Giorgio Ivani Anesthesiology and Intensive Care, Regina Margherita Children Hospital, Turin, Italy.

Scholtes Jean-Louis, MD Anesthesiology, Cliniques universitaires St Luc, niversité Catholique de Louvain, Bruxelles, Belgium.

Martin Jöhr Pediatric Anesthesia, Department of Anesthesia, Luzerner Kantonsspital, Luzern, Switzerland.

Luca La Colla First Service of Anesthesia and Intensive Care, Parma Hospital, Parma, Italy.

Massimo Lamperti, MD Anesthesiology Institute, Cleveland Clinic Abu Dhabi (CCAD), Abu Dhabi, United Arab Emirates (UAE).

Elisabetta Lampugnani Dipartimento di Anestesia e Rianimazione, IRCCS Ospedale dei Bambini G. Gaslini, Genova, Italy.

Jerrold Lerman, MD, FRCPC, FANZCA University of Rochester, Rochester, NY, USA.

Giovanni Mangia Department of Anesthesia, San Camillo Hospital, Rome, Italy.

Laura Marchesini, MD Department of Anesthesia, Analgesia and Intensive Care, University of Perugia, Perugia, Italy.

Luisa Meneghini Dipartimento di Anestesia e Rianimazione, Università di Padova, Padova, Italy.

C. Minardi Dipartimento di Anestesia e Rianimazione, Università di Padova, Padova, Italy.

Giovanni Montobbio Dipartimento di Anestesia e Rianimazione, IRCCS Ospedale dei Bambini G. Gaslini, Genova, Italy.

Valeria Mossetti Anesthesiology and Intensive Care, Regina Margherita Children Hospital, Turin, Italy.

Caterina Patti Surgeon Freelancer, Rome, Italy.

Francesca Pinzoni Dipartimento di Anestesia Pediatrica, Ospedali Civili, Brescia, Italy.

Thierry Pirotte Department of Anesthesia, Cliniques universitaires Saint-Luc, Université catholique de Louvain — UCL, Brussels, Belgium.

Paola Presutti Department of Anesthesia, San Camillo Hospital, Rome, Italy.

Fabrizio Racca, MD Anesthesiology and Intensive Care Unit, S. C. Anestesia e Rianimazione Pediatrica Azienda Ospedaliera SS Antonio Biagio e Cesare Arrigo Hospital, Alessandria, Italy.

Gonzalo Rivera, MD Department of Anesthesia, Clinica Las Condes, Santiago, Chile.
Chronic Pain Service, Department of Anesthesia, The Montreal Children's Hospital, McGill University, Montreal, QC, Canada.

Chiara Robba Anesthesiology and Intensive Care Unit, SS Antonio Biagio e Cesare Arrigo Hospital, Alessandria, Italy.

Barbara Rosina Dipartimento di Anestesia Pediatrica, Ospedali Civili, Brescia, Italy.

Carlotta Rossi Servizio di Anestesia e Rianimazione, Dolo Hospital, Mirano, Italy.

Emre Sahillioğlu Department of Anesthesiology and Reanimation, Acibadem University, Istanbul, Turkey.

Maria Sammartino Dipartimento di Anestesia e Rianimazione, Ospedale Universitario A. Gemelli, Università Cattolica del Sacro Cuore, Rome, Italy Department of Anesthesia and Intensive Care,

Catholic University of Sacred Heart, Training Hospital "A. Gemelli", Rome, Italy.

Fabio Sbaraglia Department of Anesthesia and Intensive Care, Catholic University of Sacred Heart, Training Hospital "A. Gemelli", Rome, Italy.

Brian Schloss, MD Department of Anesthesiology and Pain Medicine, Nationwide Children's Hospital, Columbus, OH, USA.
Department of Anesthesiology and Pain Medicine, The Ohio State University, Columbus, OH, USA.

B. Senbruna, MD University of Rochester, Rochester, NY, USA.

Gianpaolo Serafini Anestesia e Rianimazione 1, Fondazione IRCCS Policlinico S. Matteo, Università di Pavia, Pavia, Italy.

Marta Somaini, MD Department of Anaesthesia and Intensive Care, Niguarda Ca' Granda Hospital, Milan-Bicocca University, Milan, Italy.

Valter Sonzogni Primo Servizio di Anestesia e Rianimazione, Ospedali Riuniti di Bergamo, Bergamo, Italy.

Rita Sonzogni Primo Servizio di Anestesia e Rianimazione, Ospedali Riuniti di Bergamo, Bergamo, Italy.

Simonetta Tesoro, MD Sezione di Anestesia, Analgesia e Rianimazione, Dipartimento di Medicina Clinica e Sperimentale, Università di Perugia, Perugia, Italy.
Department of Anesthesia, Analgesia and Intensive Care, University of Perugia, Perugia, Italy.

Joseph D. Tobias, MD Department of Anesthesiology and Pain Medicine, Nationwide Children's Hospital, Columbus, OH, USA.
Department of Anesthesiology and Pain Medicine, The Ohio State University, Columbus, OH, USA, Department of Pediatrics, The Ohio State University, Columbus, OH, USA.

Costanza Tognon Dipartimento di Anestesia e Rianimazione, Università di Padova, Padova, Italy.

Tiziana Tondinelli Dipartimento di Anestesia, Ospedale S. Camillo, Rome, Italy.

Sylvain Tosetti, MD Anaesthesia Department, The Montreal Children's Hospital, Montreal, QC, Canada.

Navi Virk, MD University of Rochester, Rochester, NY, USA.

Nicola Zadra Dipartimento di Anestesia e Rianimazione, Università di Padova, Padova, Italy.

目　录

第 I 部分　围术期医学模式和术前管理

第 II 部分　术中围术期管理

第Ⅲ部分　特殊情况和条件下的围术期管理

第Ⅳ部分　围术期管理的重要技术

第Ⅴ部分　麻醉和手术的早期和长期影响

第 I 部分

围术期医学模式和术前管理

围术期医学

1.1　什么是围术期医学

从认定手术为主要治疗手段直至患者康复出院[1,2]，围术期医学涉及并涵盖患者管理的方方面面。作为多学科专业，其目的是在术前、术中和术后期提供连续监护，并协调辅以循证干预措施，其最终目标是预防不良结果、及时诊断和治疗围术期并发症（及时救治）[3]并优化术后康复。

1.2　患者、手术和并发症

并发症不仅延缓术后康复、增加医疗成本甚或可能决定患者存活[4,5]。过去数年，手术和麻醉监护进展迅速，明显减少了手术相关的应激反应；但尽管如此仍有相当数量的患者出现并发症。术后并发症主要取决于患者的生理储备能力与手术诱发的代谢、炎症反应之间的交互作用[6]。因此，通过优化患者的生理储备和医疗需求以改善围术期管理，并最大限度减少手术引起的器官功能障碍等，可能有利于减少不良后果，并进一步加速手术恢复。

1.3　围术期医学模式：术后快速康复（ERAS）方案

传统的手术患者围术期监护由外科医师协调。术后快速康复（ERAS）属于多学科临床照护，整合多种基于循证医学证据的术前、术中和术后干预措施，旨在减少手术应激反应、加速康复并改善预后（图 1-1）。改良 ERAS 已成功用于多种外科学亚专业，可减少住院

时间和术后并发症且不增加再次入院率[7]。因而,围术期治疗处理
的不确定性降低,各专业如麻醉医师、外科医师、内科医师、物理治疗
师和营养师之间的协作增加。鉴于以上原因,ERAS 已被认为是证明
有效的临床模式。ERAS 也已在儿科患者得到有效应用[8-12],但仍有
必要进一步研究明确其安全性。

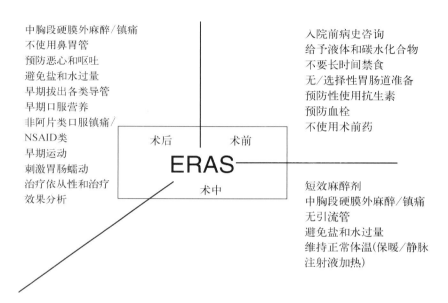

图 1–1 腹部手术后快速康复(ERAS):围术期组成要点
(引自 Varadhan KK et al. Crit Care Clin 2010;26:527–547)

1.4 围术期医学的范围

1.4.1 术前

1.4.1.1 术前风险评估和优化

合并症是患者术后出现并发症的主要决定因素之一。术前,围
术期医学的目的是评估风险、优化功能储备,并对那些延缓术后康
复、增加并发症和死亡风险的情况进行优化。原则上,一旦确定高风
险患者,应多学科会诊讨论替代治疗的有效性以避免手术不良事件,

同时不影响患者管理[13];如手术仍为最佳疗法,则术前应采取相应策略处理患者合并症,尽量减少不良后果[13]。

1.4.1.2　术前行为功能适应性训练

术前帮助患者改变不良生活方式,包括支持患者戒烟戒酒、提高营养状况和生理功能;不良生活方式可能导致术后恢复时间更长。实际上,即使不发生并发症,术后生理和器官功能也将下降20%~40%,需要一定时间才能恢复到术前水平。奇怪的是,即使是腹腔镜胆囊切除术之类创伤相对较小的日间手术,仍有超过50%的患者术后1个月不能恢复到术前活动水平[14]。术前行为功能适应性训练旨在提高手术前器官功能和生理储备,应用日益广泛,已成为帮助成年患者从手术更快恢复的有效策略[15-17]。包括术前多模式干预,如术前为期3~4周的运动训练、营养补充和放松技巧,已经证明这种方法较仅在术后干预的康复方案更优[18]。尽管术前行为功能适应性训练可增强功能储备能力、减少住院时间,但对临床结果是否产生积极影响仍然未知[17]。

1.4.2　术中

麻醉管理在减轻手术应激和手术相关的器官功能障碍方面,起着特别重要的作用。术中多种干预性措施由麻醉医师直接控制[19],可改善临床疗效并加速手术早期和中期恢复[20],如避免低温和深度麻醉、控制血糖、液体管理优化、充分的血流动力学监测和合理镇痛。

1.4.3　术后

1.4.3.1　术后监护等级

术后监护是确保患者充分恢复的必要保障。术后并发症的早期识别和治疗可显著降低手术死亡率,因此确定监护等级至关重要[5]。术后监护等级应基于患者术前风险和手术创伤大小制订。对那些高风险和复杂手术患者,应预留重症监护病房或加护病房(high dependency units, HDU)。

1.4.3.2 术后疼痛管理

治疗术后急性疼痛的目的是确保效果最佳,阿片类药物的不良反应最少,利于术后早期活动。开展急性疼痛服务,有助于疼痛控制不佳或常用镇痛技术相关不良事件的管理,由此也可改善患者满意度、缩短患者住院时间。超声引导下的区域镇痛技术近来应用逐渐增加,有效地改善了术后疼痛控制。实际上,在连续外周神经阻滞的作用下,日间手术患者可舒适安全地出院回家。

1.4.3.3 血流动力学管理和超声心动图

确保器官灌注和氧供关键在于围术期血流动力学管理。以前,术中和术后的心输出量监测通常仅限于心脏病或 ICU 危重患者。近来,围术期超声心动图和非创伤性心输出量监测在手术室外应用广泛,也已用于非心脏手术患者。因此,如今控制静脉输液可基于更加客观和准确的血容量监测,对高风险手术患者[21]和血流动力学不稳定患者极为有利[3]。围术期超声心动图也可作为诊断工具,明确影响手术患者管理的术前心肺疾病。

1.4.3.4 非心脏超声

临床围术期超声应用日益普及,包括用于非心脏病患者。例如,很多医院已将超声引导下周围神经阻滞作为患者监测的标准;床边肺部超声有助于及时诊断和治疗术后呼吸道的并发症如肺水肿、肺实变、胸腔积液和气胸等[22];麻醉诱导前超声胃内容物评估则可为个体误吸风险提供重要的信息[23-26]。

1.4.3.5 慢性术后疼痛

许多患者手术后发生慢性术后疼痛(CPSP),即便是外科小手术后也可能发生。虽然某些手术后 CPSP 发生率较高,但不加控制的严重急性术后疼痛也是 CPSP 的主要危险因素之一[27]。识别高风险 CPSP 患者、术中保留神经技术以及预防和治疗急性术后疼痛等围术期干预措施,须惠及所有外科手术患者以减少这种身体、精神和社会性疾病的发生[28]。

图 1-2 是本节讨论的围术期医学主要领域的总结。

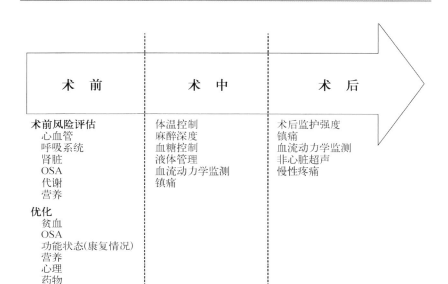

图 1-2 围术期医学涉及的主要领域

1.5 围术期医学:麻醉学的自然延伸

麻醉医师具备丰富的围术期知识和技能,是理想的围术期医师[6]。虽然许多麻醉医师将自身定位为围术期医师(一些麻醉科已改名为"麻醉和围术期医学科"),但仍有人认为他们的临床实践仅局限于手术室。这可能与以下几个原因有关,如员工人数和经济问题;缺乏基于临床的、共识性的围术期医学课程;缺乏正式的认证培训[1,2,9]。

尽管如此,正如在重症监护室和疼痛管理中承担的角色,麻醉医师理应将其视野拓展至手术室外[6]。麻醉理论和监护技术的发展使得麻醉实施更为安全;因此,有意见认为在每个手术室均配备麻醉医师已无必要,尤其是北美地区的许多医院,正试图用助理医生、注册护士、麻醉师和其他非医学人员替代麻醉医师。如麻醉医师仍然固守手术室,麻醉学专业将不可避免地被低估,麻醉医师的作用也将被低估,围术期医学也将转而由其他专科医师(如内科、手术医师)

担任。

然而,围术期医学真正建立之前,麻醉学必然面临重大挑战。住院医师培训计划应重新设计,强化围术期医学课程,兼顾管理的连续性,并明确界定围术期医师必须具备哪些必要的、基本的、中级和高级知识和能力。为此,与其他学科如内科、心脏病学和呼吸病学等专业的协作至关重要,麻醉医师住院培训期间必须强化、重视围术期知识。或者,为麻醉医师提供围术期监护相关的专科医师培训计划,以获得围术期医学的高级知识和技能[29]。最后,将麻醉工作领域拓展至手术室外,无疑将为围术期医学的进步提供强大的基础科学和临床知识。

总之,围术期医学的目的是在术前、术中和术后提供协调一致的循证干预措施,最终目标是减少并发症和死亡率,加快手术后患者的恢复。

(董希玮　张马忠　译)

参考文献

[1] Rock P. The future of anesthesiology is perioperative medicine. Anesthesiol Clin North America, 2000, 18(3): 495 – 513, V.

[2] Carli F. Perioperative medicine. Are the anesthesiologists ready? Minerva Anestesiol, 2001, 67(4): 252 – 255.

[3] Yang H. Perioperative medicine: why do we care? Can J Anaesth, 2015, 62(4): 338 – 344.

[4] Khuri SF, Henderson WG, DePalma RG, et al. Participants in the VANSQIP. Determinants of long-term survival after major surgery and the adverse effect of postoperative complications. Ann Surg, 2005, 242(3): 326 – 341; discussion 323 – 341.

[5] Ghaferi AA, Birkmeyer JD, Dimick JB. Variation in hospital mortality associated with inpatient surgery. N Engl J Med, 2009, 361 (14): 1368 – 1375.

[6] Grocott MP, Pearse RM. Perioperative medicine: the future of anaesthesia? Br J Anaesth, 2012, 108(5): 723 – 726.

[7] Greco M, Capretti G, Beretta L, et al. Enhanced recovery program in colorectal surgery: a meta-analysis of randomized controlled trials. World J

Surg, 2014, 38(6): 1531 - 1541.

[8] Howard F, Brown KL, Garside V, et al. Fast-track paediatric cardiac surgery: the feasibility and benefits of a protocol for uncomplicated cases. Eur J Cardiothorac Surg, 2010, 37(1): 193 - 196.

[9] Mattioli G, Palomba L, Avanzini S, et al. Fast-track surgery of the colon in children. J Laparoendosc Adv Surg Tech A, 2009, 19(Suppl 1): S7 - S9.

[10] Reismann M, Arar M, Hofmann A, et al. Feasibility of fast-track elements in pediatric surgery. Eur J Pediatr Surg, 2012, 22(1): 40 - 44.

[11] Reismann M, Dingemann J, Wolters M, et al. Fasttrack concepts in routine pediatric surgery: a prospective study in 436 infants and children. Langenbecks Arch Surg, 2009, 394(3): 529 - 533.

[12] Reismann M, von Kampen M, Laupichler B, et al. Fast-track surgery in infants and children. J Pediatr Surg, 2007, 42(1): 234 - 238.

[13] Glance LG, Osler TM, Neuman MD. Redesigning surgical decision making for highrisk patients. N Engl J Med, 2014, 370(15): 1379 - 1381.

[14] Feldman LS, Kaneva P, Demyttenaere S, et al. Validation of a physical activity questionnaire (CHAMPS) as an indicator of postoperative recovery after laparoscopic cholecystectomy. Surgery, 2009, 146(1): 31 - 39.

[15] Durrand JW, Batterham AM, Danjoux GR. Pre-habilitation. I: aggregation of marginal gains. Anaesthesia, 2014, 69(5): 403 - 406.

[16] Corovic A, Griffiths R. Pre-habilitation. II: time for a patient-doctor contract? Anaesthesia, 2014, 69(5): 407 - 410.

[17] Carli F, Scheede-Bergdahl C. Prehabilitation to enhance perioperative care. Anesthesiol Clin, 2015, 33(1): 17 - 33.

[18] Gillis C, Li C, Lee L, et al. Prehabilitation versus rehabilitation: a randomized control trial in patients undergoing colorectal resection for cancer. Anesthesiology, 2014, 121(5): 937 - 947.

[19] Carli F, Baldini G. Fast-track surgery: it is time for the anesthesiologist to get involved! Minerva Anestesiol, 2011, 77(2): 227 - 230.

[20] Kehlet H, Wilmore DW. Evidence-based surgical care and the evolution of fast-track surgery. Ann Surg, 2008, 248(2): 189 - 198.

[21] Hamilton MA, Cecconi M, Rhodes A. A systematic review and meta-analysis on the use of preemptive hemodynamic intervention to improve postoperative outcomes in moderate and high-risk surgical patients. Anesth Analg, 2011, 112(6): 1392 - 1402.

[22] Lichtenstein D, van Hooland S, Elbers P, et al. Ten good reasons to practice ultrasound in critical care. Anaesthesiol Intensive Ther, 2014, 46(5): 323 - 335.

[23] Perlas A, Chan VW, Lupu CM, et al. Ultrasound assessment of gastric

content and volume. Anesthesiology, 2009, 111(1): 82 – 89.

[24] Bouvet L, Mazoit JX, Chassard D, et al. Clinical assessment of the ultrasonographic measurement of antral area for estimating preoperative gastric content and volume. Anesthesiology, 2011, 114(5): 1086 – 1092.

[25] Bouvet L, Miquel A, Chassard D, et al. Could a single standardized ultrasonographic measurement of antral area be of interest for assessing gastric contents? A preliminary report. Eur J Anaesthesiol, 2009, 26 (12): 1015 – 1019.

[26] Perlas A, Davis L, Khan M, et al. Gastric sonography in the fasted surgical patient: a prospective descriptive study. Anesth Analg, 2011, 113(1): 93 – 97.

[27] Kehlet H, Jensen TS, Woolf CJ. Persistent postsurgical pain: risk factors and prevention. Lancet, 2006, 367(9522): 1618 – 1625.

[28] Gilron I, Kehlet H. Prevention of chronic pain after surgery: new insights for future research and patient care. Can J Anaesth, 2014, 61(2): 101 – 111.

[29] Gharapetian A, Chung F, Wong D, et al. Perioperative fellowship curricula in anesthesiology: a systematic review. Can J Anaesth, 2015, 62(4): 403 – 412.

儿科麻醉术前评估

2.1 引言

术前评估是对患者临床状况进行评价的过程,旨在明确麻醉手术的条件和风险。决策所需信息通常源于包括外科医师、护士、儿科医师和麻醉医师在内的多学科团队收集的病历、体格检查和补充试验。

术前评估可明确患儿身体状况、预测手术麻醉风险,同时开具术前检查、治疗或特殊准备的处方,并提供围术期管理相关的信息。术前评估也有利于合理利用医院资源,及根据患儿临床特点和风险计划安排手术。

虽然其他专家可对患儿麻醉决策提供额外信息,但术前评估是麻醉医师的责任。只有麻醉医师能明确患儿是否符合麻醉的条件。

2.2 手术风险分级

临床风险是指患者"住院期间因医疗原因(即便无意)导致的损害或不便,而致住院时间延长、健康状况恶化或死亡"的可能性[1]。手术不良后果与患者病情、合并症和手术类型等多种因素有关(表2-1)。

美国麻醉师协会全身状态分级(ASA-PS)目前常规应用于预测患者围术期风险[2-4]。克拉维(Clavien)针对成人开发的NARCO-SS评分,是包括术前和术中信息的风险评估系统[5],近年来已改良用于儿科患者[6,7]。此外,地方性和区域性流行病学数据也有助于进一步确定特异性风险。

表 2 - 1　Johns Hopkins 手术风险分类系统(JHSRCS)

JHSRCS 状态	类　　　型	举　　　例
1	无创操作,最低风险	切除病变皮肤
2	局部创伤性,轻度风险	腹股沟疝修补、诊断性腹腔镜检查
3	较大创伤,中度风险,中度失血	开腹手术
4	高风险手术	计划术后重症监护、开胸手术、颅内手术

ASA - PS 为最常用的术前评估系统。分为五级:第 Ⅰ 级为正常健康患者;第 Ⅱ 级有轻度系统性疾病的患者;第 Ⅲ 级有严重系统性疾病,日常活动受限,尚未丧失工作能力的患者;第 Ⅳ 级有严重系统性疾病,已丧失工作能力且经常面临生命威胁的患者;第 Ⅴ 级是无论手术与否,生命难以维持 24 小时的患者。如是急诊手术,在病情分级后标注 E。该系统的主要优点是简单,但其评估的一致性已受到公开质疑[2-4]。低龄(婴儿及小于 3 岁儿童)和较高 ASA 分级(Ⅲ~Ⅴ级)与麻醉相关心脏停搏的高风险密切相关[9-14]。

NARCO 是基于术前神经功能状态(N)、气道(A)、呼吸(R)、心功能(C)和其他项目(O)的风险评分系统。总评分外加手术严重程度评分(SS),后者根据手术创伤分为 A、B 两类。由此获得整体风险评分(低、中、高、较高)和术后监护等级信息(日间手术、麻醉恢复室、PICU)。相比 ASA - PS 分级,NARCO 系统预测不良事件、监护层级、发病率和死亡率准确性更高[5]。

温伯格(Weinberg)和伍德(Wood)等研究了患者术后 30 天围术期并发症预测因素[6,7]。早产儿、ASA - PS>3、心脏手术、神经外科手术、术中需输注白蛋白和/或红细胞的骨科大手术、持续 2 小时以上手术,以及 SpO_2 低于 96% 都与术后并发症和再次手术率相关。

2.3　术前评估的时间与组织

术前评估时机因人群特性、医院、患者临床状况和手术过程而异。不同医院和治疗干预有不同的临床评估、术前风险分级和临床诊疗制度流程[15]。

因为手术当天患儿需再评估,大部分拟行短小择期手术的健康儿童,仅为评估而在术前一天住院显然并不合适,提前入院不仅不经济而且浪费时间[16]。

ASA‑PS 分级可为确定术前访视的合适时间提供合理建议[17]。ASA 麻醉前评估工作小组建议,低危、低分级手术患儿可在手术当天进行麻醉前评估[18]。"一站式麻醉"模式是专为日间手术设计的临床路径(图 2‑1)。这种模式减少了日间手术患儿的就医次数,社会、心理和经济优势显著;也具有诊断准确率高和家长满意度高的特点[19-23]。此前的"一站式手术",患儿术前筛选由相关专业领域专家进行,"一站式麻醉"为借鉴这种经验的改良版本[24,25]。

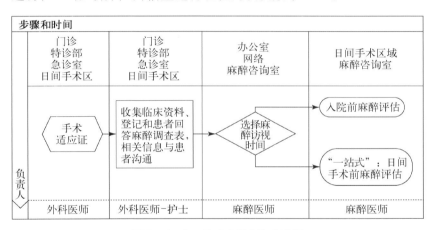

图 2‑1　"一站式麻醉"临床路径

高危和/或择期大手术患儿术前评估须在术前一天进行[23,26]。与手术类型无关,护士和儿科医师在患儿筛查和准备中起核心作用[27-30]。

术前风险分级对随后制订临床管理"组织架构"方案非常重要,包括监护环境(如住院、确定手术日期)、术后监护等级(如恢复室、PICU 等)以及医院选择(医院或日间手术中心)[31]。

2.4　病史和体格检查

术前评估应在各类辅助检查(实验室和仪器检查)之前进行。患儿既往史通常采用父母问卷调查,调查方式有电话、在线"面对面"或填表提交等[32,33](2.6)。也可使用一些专业软件辅助评估,减少术前辅助检查量[34]。病史应尽可能详细地提供现在病史和既往病史信息,包括患儿用药(包括天然药物)情况;食物、药物或其他物质(如乳胶)过敏反应必须记录在案。

既往麻醉史重点关注气道管理及呼吸、心血管系统并发症,特别注意既往麻醉和手术后不良反应,如恶心和呕吐、苏醒期疼痛或行为紊乱(如苏醒期谵妄)和术后持续数天或数周的行为改变等。

家族史包括遗传性疾病(恶性高热、神经肌肉疾病等)、不明原因死亡、出血性疾病、被动吸烟或其他环境或社会因素。

术前评估也是一个观察父母行为和家庭成员关系的机会,一定程度上可提示术前焦虑程度。

在包括麻醉在内的任何操作之前,都需要对气道、心血管系统、呼吸系统和神经系统、有无脱水等进行全面评估。体格检查应兼顾儿童运动、认知、语言和社会行为发育等诸多方面[35]。

体格检查因患儿年龄而异。对待婴儿应灵活采用各种方式,充分利用其安静或睡眠时,或让父母怀抱婴儿听诊肺部或心脏。安抚奶嘴、微笑、温柔的语气、玩具可分散其注意力,有助于更好地配合检查。

学步儿童,有些表现活跃、充满好奇心,有些则相反,害羞或难于合作。通过观察孩子玩耍和步入诊室的状态,可推断评估其神经系统和肌肉骨骼系统。为父母或患儿准备心爱的物件(如他的娃娃、喜欢的玩具等)及演示仪器的使用等方法可减少患儿焦虑。

对学龄前儿童,简单解释评估过程通常很有效。评估期间邀请他们数数、区分颜色、谈论喜爱的活动并及时给予赞许都是非常有用的策略。

学龄儿童一般愿意配合检查且知道你在做什么以及你为什么要做。

青少年可能会更关注他们正在发育的身体,体格检查时是否需要家长陪同应让患儿决定。

测量体重和身高并与正常参考值对比。生命最初 4 年增长快速且性别差异极小。第一年身高平均增长 24 cm;第二年 11 cm;第三年 8 cm;第四年 7 cm。5 个月左右婴儿体重大约为出生体重的 2 倍;第一年体重增加 3 倍;第二年增加 4 倍。从 4 岁到青春期开始前,生长放缓并相对匀速。男、女孩平均每年身高增长 5~6 cm;体重每年增加 1 770~2 800 g 不等[36]。儿童早期预警评分(PEWS)在体检异常和/或急诊情况下可能有用,可为急诊外科手术儿童评估提供额外参考[37]。

2.5　术前检查

术前化验和影像学检查不宜常规进行,检查指征应有案可考[16];应基于病史、体格检查和/或计划的手术方式做出决定。

美国儿科学会指出"术前检查仅在能提供额外价值时方能进行。比如,明确肯定可能揭示或更好定义与麻醉计划有关的临床状况,和/或可能影响麻醉或手术预后"[38]。为了诊断(如心脏超声检查排除未知先天性心脏病)、治疗(如过敏试验排除交叉过敏)或需要有合适的基础值时(如有出血可能的手术检测基础 Hb 浓度)可申请特殊检查[39]。几年前意大利研究者在健康的日间手术儿童证实,全面术前评估相比常规术前实验室检查,前者更为重要[40]。

一些国家的专业协会已发布术前检查指南和建议。英国国家卫生医疗质量标准署(NICE‐UK)建议<16 岁、ASA 分级 Ⅰ 级择期 1~2 级手术患者应避免常规术前检查[42]。意大利儿科和新生儿麻醉及重症监护学会(SARNePI)指出,"应废除儿科患者套餐检查,代之以依据病史和临床检查的有针对性检查"[16]。这些建议基于同期或历史对照研究、回顾性病例对照研究或无对照病例分析的非随机队列研究做出。以前的血液检查(6 个月内)仅在临床状况较之前发生明显变化时才需要复查。

常规血红蛋白和血细胞比容检查应限于有出血可能的手术病例,小手术前无须检查[42]。儿童贫血极为少见,即便发生也多在 1 岁以下婴儿。而且,一定程度的贫血并不影响手术决策[43,44]。

术前血糖测定不能预测麻醉诱导时的血糖浓度;许多研究证实即使长时间禁食,儿童发生低血糖风险也极小。

无临床症状的儿童没有必要测定血浆电解质,仅在出现呕吐、腹泻、使用利尿剂或存在其他酸碱改变相关的情况时才需要测定[45]。

目前公认,非选择性凝血筛查的基础值测定,应限于有凝血功能障碍史患者和/或出血高风险手术患者。耳鼻喉科手术或中轴神经阻滞术前常规凝血试验是最具争议的围术期管理话题之一。大多数研究表明,活化部分凝血活酶时间、凝血酶原时间和凝血酶时间等的敏感性、特异性和预测价值均较低[46-50]。此外,APTT 延长的假阳性与非特异性抗磷脂抗体有关,常见于耳鼻喉感染或接种疫苗后的儿童[48,49]。标准化问卷调查用于术前凝血功能筛查,敏感性和阴性预测价值优于 APTT 检测,但发现较小儿童的出血体征很难,如问卷调查不能获得父母双方或一方的家庭史,也影响问卷的可靠性[51]。

不建议健康儿童术前常规检查心电图[52]。SARNePI 推荐在病理/不明心脏杂音、疑似先天性心脏病、阻塞性睡眠呼吸暂停、严重脊柱侧弯、支气管肺发育不良(BPD)、神经肌肉疾病、新生儿/小于 6 个月婴儿等情况下,术前需检查心电图,并根据结果决定是否需进一步进行心脏超声检查[16]。心电图检查能发现新生儿和婴儿传导异常,如 QT 间期延长综合征(LQTS)和预激综合征(WPW)[53]。调查与婴儿猝死相关的母体因素和婴儿因素(吸烟、酗酒、宫内缺氧、俯卧位睡觉、被动吸烟)也应是标准术前评估的一部分。某些先天性心脏病患儿出生后第一周处于病情无症状进展期。最近有研究发现,高达30%的先天性心脏病婴儿和新生儿在未确诊的情况下出院。因此,强烈推荐生后 6~8 周常规体格检查排除先天性心脏病。

胸片对病史采集和临床检查儿无信息价值,无需常规检查[56]。体格检查后,如病史需要,或存在慢性肺疾病、支气管肺发育不良

（BPD）、严重哮喘、神经肌肉疾病、严重脊柱侧弯等情况时，可行胸片检查。

小　结

术前评估是对患者临床状况进行评价的过程，旨在明确麻醉和手术的条件和风险。任何需要麻醉或镇静的诊疗操作都必须进行术前评估，术前评估也是围术期个体化管理的必须要素。儿童应根据病史和临床检查结果，有选择性补充检查。术前评估隶属于麻醉医师的职责，并且只有麻醉医师能明确是否能施行麻醉。

2.6　儿科麻醉医学调查问卷

基本信息

姓名_____　性别_____　男 □　女 □　出生日期_____

体重_____　身高_____　手术_____　外科医师_____

家族史

家人或亲属曾有麻醉期相关问题：否 □，是 □

如果是，详述类型和结果：

□ 过敏反应，□ 发热和/或恶性高热，□ 头痛，□ 恶心和/或呕吐，□ 苏醒延迟，□ 苏醒期烦躁，□ 剧烈疼痛，□ 困难插管，□ 其他

家族性严重过敏：否 □，是 □，例如_____

畸形综合征：否 □，是 □，例如：_____　罕见疾病：否 □，是 □，例如_____

代谢性疾病：否 □，是 □，例如：_____　凝血障碍：否 □，是 □，例如_____

父母吸烟：□ 无，□ 父母都吸烟，□ 仅母亲吸烟，□ 仅父亲吸烟

预防严重麻醉并发症有关的病史

亲戚中有确定或疑似恶性高热者或麻醉期间不明原因死亡事件：否 □，是 □

麻醉不良反应史，检查患者疑似恶性高热：否 □，是 □

家族性神经肌肉疾病和/或医生病例有记载或怀疑有：否 □，是 □

家族性和/或个人乳胶过敏史：否 □，是 □

个人生育史

正常妊娠：否 □,是 □;如有详述：＿＿＿＿＿＿＿

分娩：顺产 □,剖宫产 □;指征＿＿＿＿＿＿＿

孕周<37 周(说明：＿＿＿＿＿) □,37~42 周 □,>42 周 □

出生体重：＿＿＿＿＿分娩困难：无 □,有 □;如有详述：＿＿＿＿＿＿

Apgar 评分：＿＿＿＿＿＿＿/＿＿＿＿＿＿＿

新生儿重症监护：无 □,有 □;如有详述：＿＿＿＿＿＿＿

□ 心理发育正常,□ 病态

正常生长发育：否 □,是 □。肠道疾病：否 □,是 □

末次月经时间(青春期患者)＿＿＿＿＿＿＿＿＿

个人疾病史

曾入院治疗：无 □,有 □;如有详述：住院年龄、病因、病房、医院、新生儿重症监护、儿科、卫生所、急诊科住院手术：

年龄＿＿＿＿ 病因＿＿＿＿ 病房＿＿＿＿ 医院＿＿＿＿

年龄＿＿＿＿ 病因＿＿＿＿ 病房＿＿＿＿ 医院＿＿＿＿

年龄＿＿＿＿ 病因＿＿＿＿ 病房＿＿＿＿ 医院＿＿＿＿

年龄＿＿＿＿ 病因＿＿＿＿ 病房＿＿＿＿ 医院＿＿＿＿

既往手术中麻醉相关问题：无 □,有 □;如有详述：＿＿＿＿＿＿＿

（胡智勇　译）

参考文献

[1] Kohn LT, Corrigan JM, Donaldson MS. To err is human：building a safer health system [M]. Washington：National Academy Press, 2000.

[2] Aplin S, Baines D, DE Lima J. Use of the ASA Physical Status Grading System in pediatric practice. Paediatr Anaesth, 2007, 17(3)：216 – 222.

[3] Jacqueline R, Malviya S, Burke C, et al. An assessment of interrater reliability of the ASA physical status classification in pediatric surgical patients. Paediatr Anaesth, 2006, 16(9)：928 – 931.

[4] Burgoyne LL, Smeltzer MP, Pereiras LA, et al. How well do pediatric anesthesiologists agree when assigning ASA physical status classifications to their patients? Paediatr Anaesth, 2007, 17(10)：956 – 962.

[5] Udupa AN, Ravindra MN, Chandrika YR, et al. Comparison of pediatric perioperative risk assessment by ASA physical status and by NARCO-SS

（neurological, airway, respiratory, cardiovascular, other-surgical severity）scores. Paediatr Anaesth, 2015, 25(3): 309 - 316.

[6] Weinberg AC, Huang L, Jiang H, et al. Perioperative risk factors for major complications in pediatric surgery: a study in surgical risk assessment for children. J Am Coll Surg, 2011, 212(5): 768 - 778.

[7] Wood G, Barayan G, Sanchez DC, et al. Validation of the pediatric surgical risk assessment scoring system. J Pediatr Surg, 2013, 48(10): 2017 - 2021.

[8] Paterson N, Waterhouse P. Risk in pediatric anesthesia. Paediatr Anaesth, 2011, 21(8): 848 - 857.

[9] Murat I, Constant I, Maud'huy H. Perioperative anaesthetic morbidity in children: a database of 24,165 anaesthetics over a 30-month period. Paediatr Anaesth, 2004, 14(2): 158 - 166.

[10] Jimenez N, Posner KL, Cheney FW, et al. An update on pediatric anesthesia liability: a closed claims analysis. Anesth Analg, 2007, 104(1): 147 - 153.

[11] Morray JP, Geiduschek JM, Ramamoorthy C, et al. Anesthesia-related cardiac arrest in children: initial findings of the Pediatric Perioperative Cardiac Arrest (POCA) Registry. Anesthesiology, 2000, 93(1): 6 - 14.

[12] Ramamoorthy C, Haberkern CM, Bhananker SM, et al. Anesthesia-related cardiac arrest in children with heart disease: data from the Pediatric Perioperative Cardiac Arrest (POCA) registry. Anesth Analg, 2010, 110(5): 1376 - 1382.

[13] Bhananker SM, Ramamoorthy C, Geiduschek JM, et al. Anesthesia-related cardiac arrest in children: update from the Pediatric Perioperative Cardiac Arrest Registry. Anesth Analg, 2007, 105(2): 344 - 350.

[14] Flick RP, Sprung J, Harrison TE et al. Perioperative cardiac arrests in children between 1988 and 2005 at a tertiary referral center: a study of 92,881 patients. Anesthesiology, 2007, 106(2): 226 - 237.

[15] Varughese AM, Hagerman N, Townsend ME. Using quality improvement methods to optimize resources and maximize productivity in an anesthesia screening and consultation clinic. Paediatr Anaesth, 2013, 23(7): 597 - 606.

[16] Serafini G, Ingelmo PM, Astuto M, et al. Preoperative evaluation in infants and children: recommendations of the Italian Society of Pediatric and Neonatal Anesthesia and Intensive Care (SARNePI). Minerva Anestesiol, 2014, 80(4): 461 - 469.

[17] Sgandurra A, Petrini F. Valutazione e selezione dei pazienti. In: Gullo A (ed) Anestesia Clinica. Springer, Milano, 1998, pp.49 - 60.

[18] Pasternak LR, Arens JF, Caplan RA, et al. Practice advisory for preanesthesia evaluation: an updated report by the American Society of Anesthesiologists Task Force on Preanesthesia Evaluation. Anesthesiology,

2012, 116(3): 522 - 538.

[19] Mangia G, Presutti P, Antonucci A, et al. Diagnostic accuracy of anesthesiology evaluation timing: the 'One-Stop Anesthesia' in pediatric day-surgery. Paediatr Anaesth, 2009, 19(8): 764 - 769.

[20] Mangia G, Bianco F, Bonomo R, et al. Willingness to pay for one-stop anesthesia in pediatric day surgery. Ital J Pediatr, 2011, 37: 23.

[21] Twersky R, Frank D, Lerovits A. Timing of preoperative evaluation for surgical outpatients-does it matter? Anesthesiology, 1990, 73: 3A.

[22] Pasternak LR. Preanesthesia evaluation and testing. In: Beverly KP, Twersky RS (eds) Handbook of ambulatory anesthesia, 2nd edn. Springer, New York, 2008, pp.1 - 23.

[23] Wittkugel EP, Varughese AM. Pediatric preoperative evaluation — a new paradigm. Int Anesthesiol Clin, 2006, 44(1): 141 - 158.

[24] Tagge EP, Hebra A, Overdyk F, et al. One-stop surgery: evolving approach to pediatric outpatient surgery. J Pediatr Surg, 1999, 34: 129 - 132.

[25] Astuto M, Disma N, Sentina P, et al. One-stop surgery in pediatric surgery. Aspect of anesthesia. Minerva Anestesiol, 2003, 69: 137 - 142, 142 - 144.

[26] Ferrari LR. Preoperative evaluation of pediatric surgical patient with multisystem considerations. Anesth Analg, 2004, 99: 1058 - 1069.

[27] Rushforth H, Burge D, Mullee M, et al. Nurse-led paediatric pre operative assessment: an equivalence study. Paediatr Nurs, 2006, 18(3): 23 - 29.

[28] Varughese AM, Byczkowski TL, Wittkugel EP, et al. Impact of a nurse practitioner-assisted preoperative assessment program on quality. Paediatr Anaesth, 2006, 16(7): 723 - 733.

[29] Section on Anesthesiology and Pain Medicine. The pediatrician's role in the evaluation and preparation of pediatric patients undergoing anesthesia. Pediatrics, 2014, 134(3): 634 - 641.

[30] Wittkugel E, Varughese A. Development of a nurse-assisted preanesthesia evaluation program for pediatric outpatient anesthesia. Paediatr Anaesth, 2015, 25(7): 719 - 726.

[31] Mangia G, Bianco F, Ciaschi A, et al. De-hospitalization of the pediatric day surgery by means of a freestanding surgery center: pilot study in the Lazio Region. Ital J Pediatr, 2012, 38: 5.

[32] Brennan LJ. Modern day-case anaesthesia for children. Br J Anaesth, 1999, 83(1): 91 - 103.

[33] Patel RI, Hannallah RS. Preoperative screening for pediatric ambulatory surgery: evaluation of a telephone questionnaire method. Anesth Analg, 1992, 75(2): 258 - 261.

[34] Flamm M, Fritsch G, Hysek M, et al. Quality improvement in preoperative

assessment by implementation of an electronic decision support tool. J Am Med Inform Assoc, 2013, 20(e1): e91 - e96.

[35] London ML, Ladewig PW, Davidson MC et al. Maternal & child nursing care, 4th edn. Prentice Hall, 2014.

[36] Bona G, Miniero R. Pediatria pratica. Edizioni Minerva Medica, Torino, 2013.

[37] Solevåg AL, Eggen EH, Schröder J, et al. Use of a modified pediatric early warning score in a department of pediatric and adolescent medicine. PLoS One, 2013, 8(8), e72534.

[38] American Academy of Pediatrics. Section on Anesthesiology. Evaluation and preparation of pediatric patients undergoing anesthesia. Pediatrics, 1996, 98(3 Pt 1): 502 - 508.

[39] Patel RI, Hannallah RS. Laboratory tests in children undergoing ambulatory surgery: a review of clinical practice and scientific studies. Ambul Surg, 2000, 8(4): 165 - 169.

[40] Meneghini L, Zadra N, Zanette G, et al. The usefulness of routine preoperative laboratory tests for one-day surgery in healthy children. Paediatr Anaesth, 1988, 8(1): 11 - 15.

[41] National Collaborating Centre Acute Care. Preoperative test, the use of routine preoperative tests for elective surgery. National Institute for Clinical Excellence (NICE), London, 2003.

[42] Olson RP, Stone A, Lubarsky D. The prevalence and significance of low preoperative hemoglobin in ASA 1 or 2 outpatient surgery candidates. Anesth Analg, 2005, 101(5): 1337 - 1340.

[43] Hackmann T, Steward DJ, Sheps SB. Anemia in pediatric day-surgery patients: prevalence and detection. Anesthesiology, 1991, 75(1): 27 - 31.

[44] Roy WL, Lerman J, McIntyre BG. Is preoperative haemoglobin testing justified in children undergoing minor elective surgery? Can J Anaesth, 1991, 38(6): 700 - 703.

[45] Maxwell LG, Deshpande JK, Wetzel RC. Preoperative evaluation of children. Pediatr Clin North Am, 1994, 41(1): 93 - 110.

[46] Chee YL, Crawford JC, Watson HG, et al. Guidelines on the assessment of bleeding risk prior to surgery or invasive procedures. British Committee for Standards in Haematology. Br J Haematol, 2008, 140(5): 496 - 504.

[47] Samková A, Blatný J, Fiamoli V, et al. Significance and causes of abnormal preoperative coagulation test results in children. Haemophilia, 2012, 18(3): e297 - e301.

[48] Pajot S, Asehnoune K, Le Roux C, et al. Evaluation of the haemostasis before a central block in children: what is the French anaesthesiologist's

attitude? Ann Fr Anesth Reanim, 2009, 28(1): 3 - 10.

[49] Chee YL, Greaves M. Role of coagulation testing in predicting bleeding risk. Hematol J, 2003, 4(6): 373 - 378.

[50] Scheckenbach K, Bier H, Hoffmann TK, et al. Risk of hemorrhage after adenoidectomy and tonsillectomy. Value of the preoperative determination of partial thromboplastin time, prothrombin time and platelet count. HNO, 2008, 56(3): 312 - 320.

[51] Watson-Williams EJ. Hematologic and hemostatic considerations before surgery. Med Clin North Am, 1979, 63(6): 1165 - 1189.

[52] von Walter J, Kroiss K, Höpner P, et al. Preoperative ECG in routine preoperative assessment of children. Anaesthesist, 1998, 47(5): 373 - 378.

[53] Quaglini S, Rognoni C, Spazzolini C, et al. Costeffectiveness of neonatal ECG screening for the long QT syndrome. Eur Heart J, 2006, 27(15): 1824 - 1832.

[54] Knowles R, Griebsch I, Dezateux C, et al. Newborn screening for congenital heart defects: a systematic review and cost-effectiveness analysis. Health Technol Assess, 2005, 9(44): 1 - 152.

[55] Wren C, Reinhardt Z, Khawaja K. Twenty-year trends in diagnosis of life-threatening neonatal cardiovascular malformations. Arch Dis Child Fetal Neonatal, 2008, 93(1): F33 - F35.

[56] Wood RA, Hoekelman RA. Value of the chest X-ray as a screening test for elective surgery in children. Pediatrics, 1981, 67(4): 447 - 452.

术前准备 3

3.1 非药物准备

确定手术日期及术式之后,即应为患儿及其家庭做好手术和麻醉前准备,这方面儿科医师具有重要作用。一旦患儿身体状况良好符合手术要求,便应帮助患儿及其家庭处理与手术有关的认知、情绪及后勤保障准备[1]。

3.1.1 术前焦虑

超过半数的患儿会出现术前焦虑状态,儿科医师、手术医师、麻醉医师、护士及非医务工作人员之间必须紧密合作,帮助患儿及其家人营造一个积极的围术期氛围。儿童围术期焦虑评估可采用改良耶鲁围术期焦虑量表(mYPAS),包括活动、情绪、觉醒状态、发音及父母干预等五方面共计 27 个项目[2]。

焦虑有两个不同的组成部分:一种是短暂状态焦虑,为特定情境引起、暂时的不安状态,其强度随时间改变,表现为紧张、烦躁、坐立不安和神经质;另一种为特质焦虑,指一个人的人格特点或特质,具有个体差异性,或多或少维持稳定并持续一段时间。患儿术前焦虑与许多因素有关,如知道自己患病并需要手术治疗、害怕与父母分离、对即将发生事情有一种感觉失控和不可预知的无助感、婴儿气质、以往就医经历以及父母的情绪状态。术前焦虑的危险因素包括学龄前、害羞和内向型性格类型、既往手术史、既往就医经历、父母焦虑状态和是否参与术前准备等[3]。

有些患儿能够明确地表达自己的恐惧,而有些则仅表现为行为改变,如哭闹、躁动、颤抖、拒绝游戏、肌肉紧张甚或尝试逃跑。术前焦虑与循环系统儿茶酚胺含量增多有关[4]。

患儿术前高度焦虑不利于术后恢复,可能增加术后疼痛发生率,出现短期或长期行为异常,如急性谵妄、遗尿、睡眠紊乱、噩梦、淡漠、饮食失调、分离焦虑等[5]。临床可根据患儿的术前焦虑程度预测术后不良影响的发生率。术前高度焦虑外加麻醉诱导所致过度紧张和抗焦虑药物减量,导致患儿术后甚至出院数月后发生焦虑和行为异常[6]。

术前焦虑轻的患儿术后常有良好的行为学表现。因此,从入院到麻醉诱导开始,为患儿及其家人施以全面、多学科心理干预对防治围术期焦虑非常有用。手术医师与麻醉医师的术前访视是最基本的手段;可辅以心理医师和游戏治疗师的干预;麻醉诱导前给予术前药;患儿父母陪伴。

术前访视是术前心理准备的重要组分。很多父母经常在患儿面前表现出对手术及麻醉的担忧,对麻醉风险的担忧甚至超过手术风险;医师关于麻醉操作及其并发症的详尽描述可能会引起他们的极度焦虑。关于麻醉医师术前访视后,父母情绪状态的研究数据目前仍有争议:有认为术前交代越详细,患儿父母越紧张;但也有认为,详述麻醉风险与否不影响患儿及其父母的情绪。

一般而言,根据患儿及其父母的心理状态和接受能力提供相应的信息更为合理。对期待详细告知的家庭可进行详细的麻醉交流;但对于那些详尽周知风险会出现紧张焦虑的父母,交流适可而止。

麻醉医师必须尊重患儿及其父母的想法、人生观及宗教信仰,以免语言冲突从而增加围术期焦虑。我们的目标是引导患儿尽可能平静地接受手术。关于麻醉和少见风险,知情同意书已为家长提供了充分信息;因此,高水平的知情谈话有助于缓解患儿及其父母的焦虑情绪。"麻醉的风险与乘坐火车的风险一样大"与"虽然罕见但麻醉有可能致命"这两种描述产生的效果完全不同。

3.1.2　手术前准备

为儿科麻醉医师制订的一系列术前准备程序,其目的是缓解患儿及其父母的术前焦虑。在医院内借助小游戏,从游戏中使患儿获得控制感,有助于减轻其恐惧和紧张情绪,并学习一些控制紧张情绪的方法[7]。

过去 50 年出现了许多不同的术前准备模式。20 世纪 60 年代"信息交流"模式鼓励情感表达,建立医务人员与患儿及其家庭间的相互信任;70 年代"模拟示范"模式则尝试为患儿及其父母播放手术录像,并根据患儿及其父母的领会能力,用玩具模拟麻醉与手术过程;80 年代"应对"模式鼓励患儿积极参与术前准备,从而提高患儿的适应能力以应对紧急情况。目前很多儿童医院有专业人员采用多模式、综合方法达到上述效果。通过这些游戏,我们可以向患儿传达手术相关信息,并提前描述他们可能会产生的情感体验。另外,患儿有机会接触并实际操作相关手术器械。

"应对"模式是术前心理准备的黄金标准,随后依次是模拟、游戏治疗、参观手术室、分发信息手册等方法。相比模拟、分发信息手册等方法,"应对"模式患儿手术当天焦虑程度、进入手术室前与父母分离时的焦虑水平相对较低[3]。

术前准备程序选择和时机应根据患儿年龄、成熟程度与认知能力确定。6 岁及以上患儿至少应在术前 5 天,保证患儿充分掌握手术相关信息并完成应对训练。有研究证实,6 岁以上患儿在术前 1 周进行心理准备,期间及其后的焦虑可明显缓解,术前 5 天的紧张感也相对较低[8]。另一方面,3~5 岁患儿已逐渐能区分幻想与现实,但 3 岁以下患儿不具备该能力。因此,基于现实制订的术前准备程序对 3 岁以下患儿无效,反而可能加重焦虑。

患儿既往的不良就医体验影响术前准备效果。这种情况下,如果术前准备缺乏额外的方法(与以前不同的方法),患儿可能产生过激的情绪反应,甚至更加焦虑。

父母焦虑也会影响患儿心理。理想的术前准备应该包括患儿及其家庭,观摩影音视频讲解短片有助减轻父母术前焦虑。

凯恩(Kain)等[9]针对患儿全家提出了"ADVANCE"术前准备方案,他们认为可缓解患儿及其父母麻醉诱导前及诱导过程中的焦虑。已经证实,ADVANCE用于患儿诱导期间管理,效果与咪达唑仑相同,术后患儿离开麻醉恢复室更快、术后镇痛药用量也减少。然而该方案缺乏经济性,需要额外的专业医疗人员。

福捷(Fortier)和凯恩(Kain)为儿童及其父母提供了一种基于网络的术前准备方法。根据患儿及其家庭量身定制,可多次访问,内容包括应对技能培训,基于儿童和父母特征的特点输出建模,可能改变手术前后患儿和家长的围术期疼痛和焦虑[10]。

患儿与父母分离、进入手术室期间,音乐疗法的作用不可否认,但对缓解患儿麻醉诱导期焦虑几无作用[11]。

最近相关新技术也正在试行应用。塞登(Seiden)等比较了电脑互动转移注意力(TBID)和咪达唑仑对2~11岁患儿紧张焦虑的影响,发现TBID可减少患儿围术期焦虑、苏醒期谵妄与住院时间,增加日间手术患儿父母的满意度[12]。

在笔者医院,游戏治疗师为患儿做术前准备的时候,鼓励父母陪伴在场(www.giocamico.it)。他们借助两个玩偶教导患儿如何使用血氧饱和度探头、血压计、心电图贴、面罩和静脉留置针;为患儿展示器械的特点并讲解有关操作以及手术室的工作场景;也为患儿及其父母讲解手术人员如何穿戴无菌手术衣。这些适用于5~11岁患儿,年长儿童则也可根据画册讲解。同时,患儿将有机会接触各种诊断和治疗工具(图3-1)。

镇静镇痛下接受疼痛性诊疗操作的患儿同样也需要专家的心理干预。

另外,可能的话应为5~10岁接受磁共振成像检查的儿童做好准备,良好的检查前准备可最大程度减少需要全身麻醉下做磁共振成像检查的患儿数量。(图3-2)

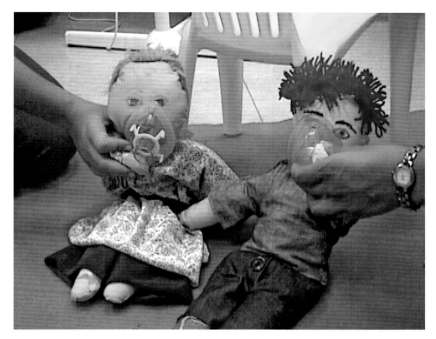

图 3 - 1 麻醉前游戏准备
（照片提供：Giocamico）

3.1.3 父母陪伴麻醉诱导（PPIA）

1985 年《英国医学杂志》（*Brtish Medical Journal*）报道眼科医师安德里安·怀尔（Adrian While）的亲历,他未被获准陪伴其 3 岁女儿麻醉诱导,并提议医院应允许父母进入手术室给孩子提供帮助。随后,戈德尔（Gauderer）等尝试给予所有父母选择是否陪同患儿进入手术室,只有两位父母发生晕厥。当时,医务人员对这项医疗思路都感到新奇,显然又是安全、简单、有效[13]。凯恩（Kain）将术前 PPIA 准备与药物准备进行对比,发现术前用药的患儿诱导前分离焦虑程度低于对照组和 PPIA 组患儿[14]。另有研究认为术前给予咪达唑仑的患儿,父母陪伴并未减轻其焦虑程度,但父母焦虑情绪缓解、满意度提高[15]。

然而,4 岁以上患儿和/或其焦虑的父母可能因 PPIA 获益更多[9]。

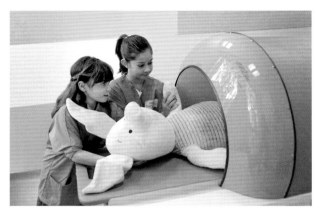

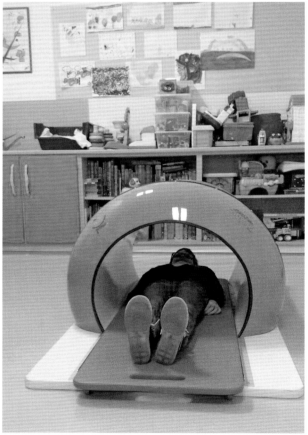

图 3 - 2　MNR 检查前的游戏准备

（照片提供：Giocamico）

但列尔曼（Lerman）认为 PPIA 仅是一个由麻醉医师决定的治疗选项，并非患儿父母不可剥夺的权利[16]。尽管如此，若父母事先接受充分指导，PPIA 对某些患儿（尤其是有特殊需要、极度紧张或多次就医经历的患儿）无疑有益。

根据笔者 15 年来的经验，建议由一位家长陪伴患儿麻醉诱导，但孕期母亲、生病或极度紧张的父母不能进入手术室，因为他们会加重患儿焦虑，给医务人员增添麻烦。进入手术室后，学龄前儿童使用术前药咪达唑仑，而年长患儿是否使用术前药则需与家长沟通。家长也可在麻醉医师帮助下为患儿选择吸入或静脉方式进行麻醉诱导。这期间需有一位医务人员陪伴并协助患儿家长。

与 PPIA 相关的"不良事件"，文献中已有多种报道：有些父母将患儿擅自带出手术室；有些父母突然晕厥；甚至有父母要求麻醉医师停止麻醉，将患儿中途唤醒。因此挑选适合的家长（排除紧张的）进入手术室非常重要，并且应尽可能对家长进行术前宣教。另外，安排一位医务人员时刻陪伴家长也很重要，在麻醉诱导后或情况有变时随时引导家长离开手术室，以防家长打断或妨碍麻醉诱导。

术前住院与长时间禁食都会使患儿感到不适。在笔者医院，青少年患者可在术前 1~2 小时办理住院手续。ASA 建议尽量缩短儿童（尤其年幼患儿）择期手术前的禁食时间。缩短禁食时间不会明显增加胃内容物残留量，或间接增加发生吸入性肺炎的风险指数，但可减少患儿脱水发生率，麻醉期间循环系统与血糖稳定性增加，便于开通静脉通路，利于青少年患者缓解烦躁情绪，并增加患儿及其父母满意度。

静脉穿刺有中到重度痛感，是住院患儿最恐惧的操作之一。应尽量简化，血生化检查应仅限于既往病史或查体中出现异常者[17]。正常情况下，应在麻醉诱导、静脉充分扩张之后置入手术所需静脉通路；选择静脉诱导时应提前 40 分钟在患儿静脉最明显处涂抹局麻药凝胶。

3.2 药物准备

本章第二节将简单介绍目前儿科麻醉中术前应用最普遍的药

物,以及最常用的给药途径。

术前用药的主要目的是减轻患儿焦虑、阻断自主神经(尤其是迷走神经)反射、减少呼吸道分泌物、"顺行性"遗忘、预防胃内容物反流误吸、便于麻醉诱导、减少疼痛、应激反应,防止发生恶性心律失常[18]。

儿童术前用药的主要适应证简述(不一定详尽)如下:

- 极度焦虑的儿童/青少年
- 与家长分离困难的患儿
- 麻醉医师预估 PPIA 效果不佳的患儿
- 对既往手术遗留不良情绪或不适感受的患儿
- 神经系统和行为障碍患儿
- 有合并症(如心脏病)需平稳诱导、尽量避免哭闹和情绪激动的患儿

应特别关注术前药可能产生呼吸抑制、气道反射消失、药物反常反应及过敏反应。这与患儿的年龄和身体状况有关(择期手术患儿伴饱胃、头外伤、腹部外伤等特殊情况下需额外考虑)。大部分风险与药物相对过量(或合用药物)有关,严格控制用量可减少发生,但术前用药后存在以下情况需要严密监护:

- 上呼吸道梗阻和/或阻塞性睡眠呼吸暂停综合征
- 神经系统疾病
- 吞咽困难或胃食管反流
- 婴儿
- 心脏病(尤其是紫绀型心脏病)

儿童术前用药应个体化:采用轻度镇静不能完全消除情绪较稳定患儿的焦虑,但可保证麻醉诱导平稳进行;而对于极度焦虑患儿则应该使用深度镇静。

应根据患儿年龄、体重、既往史(过敏史)、伴随疾病、患儿和家庭

的心理预期、心理成熟水平、焦虑程度及合作程度选择用药。

另外,给药途径应重点考虑。虽然非肠道给药(尤其静脉给药)起效快、效果好、药效明确,但因为大部分患儿认为静脉穿刺是住院期间最恐惧的经历,因此除非已有静脉通路,大部分麻醉医师都会尽量选择胃肠道给药。

经胃肠道或经黏膜给药更易为患儿、家长和医务人员接受。虽然少见,但先天性脊柱裂患儿(臀部感觉缺失)是个例外;另一方面,这类有既往手术经历的患儿强烈抗拒吸入诱导。在意大利,术前最常用的两大类药物(咪达唑仑和氯胺酮)推荐肌注剂量见表3-1。

表3-1 常见术前用药与剂量

药　　物	给药途径	给药剂量(mg/kg)
咪达唑仑	口服	0.3~0.7(最大20 mg)
	经鼻	0.2
	经直肠	0.5~1
	肌内注射	0.1~0.15
氯胺酮	口服	3~8
	经鼻	3~6
	经直肠	5~10
	肌内注射	2~5
可乐定	口服	0.002~0.004
	经鼻	0.002~0.004
	经直肠	0.002~0.005
右美托咪定	口服	0.001~0.004
	经鼻	0.001~0.004

关于术前用药的种类、剂量及给药途径的论述很多,但理想的药物(或药物组合)迄今并不存在。以下简介咪达唑仑、α_2受体激动剂和氯胺酮的多途径给药经验。

3.2.1 口服给药

口服给药由于生物利用度的变异性较大和存在肝脏首过效应,

药效不稳定且难以预测,但仍是目前应用最广泛的给药途径[19]。

曾经认为口服给药会增加胃内容物残留量,增加反流误吸风险,但目前这种观点已被摒弃,只要不摄入过多液体,术前口服给药是安全的[20]。

3.2.1.1 咪达唑仑

调查发现美国90%患儿麻醉诱导前选择口服咪达唑仑[21]。常用剂量 0.5 mg/kg,总量不超过 20 mg。安全范围大,可产生稳定的抗焦虑作用。用量大于 0.5 mg/kg 不增加其镇静及抗焦虑效果[22]。给药10分钟即可起效,大部分患儿给药后 20 分钟产生镇静和抗焦虑作用[23];30 分钟观察到药物峰效应,镇静及轻度抗焦虑效应可维持 2小时,但抗分离焦虑效应在给药 45 分钟后逐渐消失[24]。

术前口服咪达唑仑对苏醒时间几无影响,但是否影响出室时间尚有争论。最近的综述[25]认为术前 30 分钟给予咪达唑仑 0.5 mg/kg可减轻患儿分离焦虑、不延长苏醒时间,而之前曾有研究结果完全相反[26]。

麻醉医师应严格掌握咪达唑仑给药时机,以防止患儿在进入手术室时仍未达到合适的镇静状态(可能因给药过迟或给药过早)。后一种情况下,可尝试追加小剂量咪达唑仑(如 0.25 mg/kg)。

咪达唑仑有辛辣味,口感不佳。1988 年美国食品药品监督管理局(FDA)批准使用咪达唑仑糖浆,其 pH 低于静脉制剂且口感较好,生物利用度增加。临床也可采用咪达唑仑与口感较好的糖浆同服的方法。

有研究发现,口服咪达唑仑不增加苏醒期谵妄与躁动发生率[26];但噩梦、遗尿等行为学影响仍有争议。用量超过 0.5 mg/kg 时相应的不良反应增加,如术后机体平衡、姿态、视觉改变,及烦躁等[26]。可静脉输注氟马西尼 10 μg/kg(最大量 1 mg)拮抗上述不良反应。

扁桃体切除患儿术前口服咪达唑仑 0.5 mg/kg,相比可乐定4 μg/kg,咪达唑仑减轻术前焦虑与术后镇痛效果更好,苏醒与出室期间无差异[27]。口服咪达唑仑 0.5 mg/kg 与口服氯胺酮 5 mg/kg 效果相似,但苏醒与出室情况更好[28]。相比地西泮-氟哌利多联合用药

（两者各 0.25 mg/kg），口服咪达唑仑 0.5 mg/kg 镇静与抗焦虑效果更佳[29]。七氟烷麻醉后，咪达唑仑缓解术后谵妄效果与可乐定、褪黑素效果相同[30]。

3.2.1.2　氯胺酮

口服氯胺酮首过效应明显，6 mg/kg 可在 30 分钟内产生充分镇静并提供良好的麻醉诱导条件[31]。虽有幻觉与术后喉痉挛的报道[23]，但口服氯胺酮很少引起心动过速、呼吸抑制、苏醒期躁动及噩梦等不良反应[32]。

3.2.1.3　α_2 受体激动剂

α_2 受体激动剂的临床应用最近再次"复兴"，实际上可乐定用作儿童术前给药历史悠久。可乐定有抗焦虑、镇静、镇痛效应，口感优于咪达唑仑，患儿父母与医务人员的满意度都较高。

口服可乐定 1~4 μg/kg 有镇静、遗忘、术中（麻醉诱导期）与术后镇痛等作用，围术期循环系统稳定。另外，扁桃体切除术术前应用可乐定 4 μg/kg 与芬太尼 3 μg/kg 镇痛效果相当（VAS 评分与吗啡药物用量）[33]。荟萃分析证实术前使用可乐定可降低术后疼痛[34]。

就药效学而言，相比咪达唑仑，可乐定镇静类似于疲劳或生理性睡眠；镇静后容易唤醒并可执行多种认知试验[35,36]。

可乐定用作术前药的缺点是起效时间长达 90 分钟，但因其众多优点依然颇受儿科麻醉医师欢迎，其降低交感神经兴奋性而无代偿性反应在儿科麻醉具有很大优势。若药物总量不超过 10 μg/kg，临床很少出现心动过缓与低血压等并发症。

新近进入临床的 α_2 受体激动剂右美托咪定，其 α_2/α_1 的特异性是可乐定的 8 倍（1 600∶1 vs. 200∶1）。尽管临床数据有限，但其有高选择性与较低的心肺系统不良反应等理论优势。右美托咪定 1~4 μg/kg 既可用作术前药，也可用于术中镇静[37]。有研究比较了术前口服咪达唑仑（0.5 mg/kg）、口服可乐定（4 μg/kg）与经黏膜给予右美托咪定（1 μg/kg）的效果，三者抗焦虑与术后镇静效果相当，但术中循环稳定及术后镇痛效果后两者优于咪达唑仑[38]。

3.2.2 经鼻给药

经鼻给药途径常用药物有咪达唑仑、氯胺酮,最近右美托咪定应用也较多。

经鼻给药的吸收速率较口服快,故理论上不良反应(如呼吸抑制)出现也较早,因此临床应用时需保证人员和设备随时可用。

经典的经鼻给药方法包括滴鼻与喷雾,由于雾化装置的出现,目前喷雾比滴液使用更加广泛。因而,剂量须适当、精确,使得起效迅速并具有可预测性。鼻喷雾唯一缺点是给药时的不适感,虽然可先予利多卡因喷雾,但仍会引起患儿焦虑和恐惧。

3.2.2.1 咪达唑仑

咪达唑仑 0.2~0.3 mg/kg 经鼻给药可缓解分离焦虑,效应可持续至麻醉诱导期,而且不延长短小手术患儿苏醒与出复苏室时间。0.2 mg/kg 与 0.3 mg/kg 相比,后者药效更佳且不良反应发生率不增加[39]。

经鼻给予咪达唑仑(0.5 mg/kg)相比氯胺酮-咪达唑仑混合制剂,前者起效时间较长(5 分钟 vs. 2.5 分钟),但都可有效缓解患儿分离焦虑[40]。

经鼻给药时,咪达唑仑 0.2 mg/kg 与右美托咪定 1 μg/kg 缓解分离焦虑效果相似,咪达唑仑组患儿麻醉诱导期舒适度更高[41]。

咪达唑仑 0.2 mg/kg 与氯胺酮经鼻(0.5 mg/kg 与 3 mg/kg)经鼻给药,咪达唑仑减少患儿术前焦虑优于氯胺酮[42]。

3.2.2.2 氯胺酮

氯胺酮经鼻给药临床已用于儿科患者,剂量最高可达 6 mg/kg,能有效缓解分离焦虑并很好耐受面罩诱导,苏醒时间无明显延长。

口服咪达唑仑后经鼻追加氯胺酮 2 mg/kg 作为术前药,缓解分离焦虑及七氟烷麻醉术后躁动的效果优于经鼻给予阿芬太尼 10 μg/kg[43]。

经鼻给予氯胺酮(10 mg/kg)、咪达唑仑(0.2 mg/kg)或两者混合制剂(分别为 7.5 mg/kg 和 0.1 mg/kg)。虽然咪达唑仑镇静充分,但两个含氯胺酮组缓解分离焦虑、静脉置管依从性方面更好[44]。

3.2.2.3 α₂受体激动剂

经鼻和口服可乐定 4 μg/kg 效果相同,但前者起效较慢(这比较反常)[45]。可乐定经鼻给药可作为术前药,也可用于治疗咪达唑仑引起的躁动与幻觉,对术前高血压也有治疗作用[46]。

前瞻性随机对照试验发现,可乐定 4 μg/kg 与咪达唑仑 0.3 mg/kg 抗焦虑起效时间相似,咪达唑仑镇静起效更快,而可乐定不良反应较少[47]。

右美托咪定与可乐定的药理属性相似,但突触前膜受体选择性更高。剂量相同时,右美托咪定经鼻较口服给药在镇静、抗焦虑、麻醉面罩耐受性等方面效果更佳[48]。右美托咪定具有镇痛作用,诱导前给予 2 μg/kg,七氟烷的(放置喉罩)EC_{50} 值降低 21%[31]。

全麻诱导前小剂量右美托咪定 1 μg/kg 与口服咪达唑仑 0.2 mg/kg 相比,镇静程度更深(尽管起效稍慢),患儿更易与父母分离、麻醉面罩耐受性良好,术后躁动与寒战发生率减少。值得注意的是,接近 1/3 咪达唑仑组患儿出现鼻黏膜刺激症状,而右美托咪定组患儿则无该症状[49]。

3.2.3 经直肠给药

3.2.3.1 咪达唑仑

咪达唑仑经直肠给药剂量范围是 0.3 ~ 0.5 mg/kg[50,51]。患儿成功耐受面罩麻醉诱导的有效剂量是 0.35 mg/kg,即便增加剂量至 1 mg/kg 也不延长 PACU 停留时间[51]。笔者医院常用剂量是 0.5 mg/kg,最大剂量 20 mg。

3.2.3.2 氯胺酮

文献报道的氯胺酮常用剂量为 5 ~ 10 mg/kg。田中(Tanaka)等比较了直肠给予前述范围内不同剂量氯胺酮与咪达唑仑 1 mg/kg 的药效。发现氯胺酮 10 mg/kg、咪达唑仑 1 mg/kg 组焦虑降低、患儿平稳诱导的比例显著高于其他剂量组。另外,氯胺酮 10 mg/kg 较低剂量组恢复时间延长[52]。相比氯胺酮(混旋)-咪达唑仑联合及经咪达唑仑 0.75 mg/kg 直肠给药,低剂量右旋氯胺酮无明显优势[53]。

3.2.3.3 α₂受体激动剂

可乐定是欧美地区最常用 α₂受体激动剂。儿童经直肠给药的半衰期与成人相似。直肠给药的生物利用可达 95%,血浆峰浓度时间 50 分钟;儿童直肠给予可乐定 2.5 μg/kg 后仅需 20 分钟,血浆浓度即达成人有效浓度范围[54]。

相比咪达唑仑 0.3 mg/kg,可乐定 5 μg/kg 可显著降低腺样体扁桃体切除术后疼痛,术后第一个 24 小时镇静程度轻度增加;这种效果也非常符合家长意愿[35]。

3.3 术前禁食

儿科麻醉对术前禁食重要性的认识逐渐增加。固态食物从胃排空遵循零级动力学(排空较慢),而液态食物排空则遵循一级动力学(排空较快)。

综合多个关于儿童胃排空的研究结果,儿童吸收清饮料需 2 小时,因此择期手术前 2 小时可饮用清饮料(水、无肉果汁与不含牛奶的咖啡)。手术开始 2 小时前,应鼓励患儿多饮水而非其恪守公认的最短禁食时间,如此可减少不适、改善身心[55,56]。

目前公认择期术前应保证至少 6 小时禁食固态食物。牛奶与配方奶应归属固态食物(蛋白质入胃后会凝结成块);而母乳更接近液态,禁食时间应处于固体与液体之间。推荐麻醉诱导前 4 小时停喂母乳;根据患儿年龄术前 4~6 小时禁食婴儿配方奶。牛奶与奶粉都视作固态食物[55,56]。

创伤对胃排空的影响尚有争论。胃内容量可能与创伤性质有关,但排空时间可能与胃容量无关。胃容量多少跟创伤时间与最后进食时间的间隔关系更大,因此创伤患儿应视为饱胃[57]。

营养不良、虚弱、合并重大疾病及急诊患儿的禁食时间,需视患儿情况优化考虑。镇静下行门急诊或手术室外小手术越来越多,中深度镇静前禁食是否可减少不良事件的发生率,目前无充分证据[58]。

关于术前禁食的进一步探讨,推荐参阅 ASA 与 ESA(欧洲麻醉医师协会)发布的术前禁食指南[55,56]。

致谢:感谢卡洛琳·戴维(Carolyn David)的支持以及对本章节英文书稿的审阅。

（张建敏 译）

参考文献

[1] Goldschneider KR, Cravero JP, Anderson C, et al. The pediatrician's role in the evaluation and preparation of pediatric patients undergoing anesthesia. Pediatrics, 2014, 134(3): 634-641.

[2] Kain ZN, Mayes LC, Cicchetti DV, et al. Measurement tool for preoperative anxiety in young children: the yale preoperative anxiety scale. Child Neuropsychol, 2007, 1: 203-210.

[3] Kain ZN, Caramico LA, Mayes LC, et al. Preoperative preparation programs in children: a comparative examination. Anesth Analg, 1998, 87(6): 1249-1255.

[4] Fell D, Derbyshire DR, Maile CJ, et al. Measurement of plasma catecholamine concentrations. An assessment of anxiety. Br J Anaesth, 1985, 57(8): 770-774.

[5] Kain ZN, Caldwell-Andrews AA, Maranets I, et al. Preoperative anxiety and emergence delirium and postoperative maladaptive behaviors. Anesth Analg, 2004, 99(6): 1648-1654.

[6] Kain ZN, Wang SM, Mayes LC, et al. Distress during the induction of anesthesia and postoperative behavioral outcomes. Anesth Analg, 1999, 88(5): 1042-1047.

[7] Armstrong TS, Aitken HL. The developing role of play preparation in paediatric anaesthesia. Paediatr Anaesth, 2000, 10(1): 1-4.

[8] Melamed B, Siegel L, Franks C, et al. Psychological preparation for hospitalization. In: Franks C, Evans F(eds) Behavioral medicine: practical applications in health care. Springer, New York, 1980, pp.307-355.

[9] Kain ZN, Caldwell-Andrews AA, Mayes LC, et al. Family-centered preparation for surgery improves perioperative outcomes in children: a randomized controlled trial. Anesthesiology, 2007, 106(1): 65-74.

[10] Fortier MA, Kain ZN. Treating perioperative anxiety and pain in children: a

tailored and innovative approach. Pediatric Anaesth, 2015, 25(1): 27 - 35.

[11] Kain ZN, Caldwell-Andrews AA, Krivutza DM, et al. Interactive music therapy as a treatment for preoperative anxiety in children: a randomized controlled trial. Anesth Analg, 2004, 98(15): 1260 - 1266.

[12] Seiden SC, McMullan S, Sequera-Ramos L, et al. Tablet-based Interactive Distraction (TBID) vs oral midazolam to minimize perioperative anxiety in pediatric patients: a noninferiority randomized trial. Pediatric Anaesth, 2014, 24(12): 1217 - 1223.

[13] Gauderer MW, Lorig JL, Eastwood DW. Is there a place for parents in the operating room? J Pediatr Surg, 1989, 24(7): 705 - 706, - discussion 707.

[14] Kain ZN, Caramico LA, Mayes LC, et al. Preoperative preparation programs in children: a comparative examination. Anesth Analg, 1998, 87(6): 1249 - 1255.

[15] Kain ZN, Mayes LC, Wang SM, et al. Parental presence and a sedative premedicant for children undergoing surgery: a hierarchical study. Anesthesiology, 2000, 92(4): 939 - 946.

[16] Lerman J. Anxiolysis — by the parent or for the parent? Anesthesiology, 2000, 92(4): 925 - 927.

[17] Serafini G, Ingelmo PM, Astuto M, et al. Preoperative evaluation in infants and children: recommendations of the Italian Society of Pediatric and Neonatal Anesthesia and Intensive Care (SARNePI). Minerva Anestesiol, 2014, 80(4): 461 - 469.

[18] Sigurdsson GH, Lindahl S, Nordén N. Influence of premedication on the sympathetic and endocrine responses and cardiac arrhythmias during halothane anaesthesia in children undergoing adenoidectomy. Br J Anaesth, 1983, 55(10): 961 - 968.

[19] Brzustowicz RM, Nelson DA, Betts EK, et al. Efficacy of oral premedication for pediatric outpatient surgery. Anesthesiology, 1984, 60(5): 475 - 477.

[20] Rajkumar. A comparative study of volume and pH of gastric fluid after ingestion of water and sugar-containing clear fluid in children. Indian J Anaesthesia, 2007, 51: 117.

[21] Kain ZN, Caldwell-Andrews AA, Krivutza DM, et al. Trends in the practice of parental presence during induction of anesthesia and the use of preoperative sedative premedication in the United States, 1995 - 2002: results of a follow-up national survey. Anesth Analg, 2004, 98(5): 1252 - 1259.

[22] Coté CJ, Cohen IT, Suresh S, et al. A comparison of three doses of a commercially prepared oral midazolam syrup in children. Anesth Analg, 2002, 94(1): 37 - 43.

[23] Levine MF, Spahr-Schopfer IA, Hartley E, et al. Oral midazolam

premedication in children: the minimum time interval for separation from parents. Can J Anaesth, 1993, 40(8): 726 – 729.

[24] Weldon BC, Watcha MF, White PF. Oral midazolam in children: effect of time and adjunctive therapy. Anesth Analg, 1992, 75(1): 51 – 55.

[25] Cox RG, Nemish U, Ewen A, et al. Evidence-based clinical update: does premedication with oral midazolam lead to improved behavioural outcomes in children? Can J Anesth, 2006, 53(12): 1213 – 1219.

[26] Viitanen H, Annila P, Viitanen M, et al. Midazolam premedication delays recovery from propofol-induced sevoflurane anesthesia in children 1 – 3 yr. Can J Anaesth, 1999, 46(8): 766 – 771.

[27] Fazi L, Jantzen EC, Rose JB, et al. A comparison of oral clonidine and oral midazolam as preanesthetic medications in the pediatric tonsillectomy patient. Anesth Analg, 2001, 92(1): 56 – 61.

[28] Alderson PJ, Lerman J. Oral premedication for paediatric ambulatory anaesthesia: a comparison of midazolam and ketamine. Can J Anaesth, 1994, 41(3): 221 – 226.

[29] Patel D, Meakin G. Oral midazolam compared with diazepam-droperidol and trimeprazine as premedicants in children. Paediatr Anaesth, 1997, 7(4): 287 – 293.

[30] Özcengiz D, Gunes Y, Ozmete O. Oral melatonin, dexmedetomidine, and midazolam for prevention of postoperative agitation in children. J Anesth, 2011, 25(2): 184 – 188.

[31] Savla JR, Ghai B, Bansal D, et al. Effect of intranasal dexmedetomidine or oral midazolam premedication on sevofl urane EC50 for successful laryngeal mask airway placement in children: a randomized, double-blind, placebo-controlled trial. Pediatric Anaesth, 2014, 24(4): 433 – 439.

[32] Gingrich BK. Difficulties encountered in a comparative study of orally administered midazolam and ketamine. Anesthesiology, 1994, 80(6): 1414 – 1415.

[33] Reimer EJ, Dunn GS, Montgomery CJ, et al. The effectiveness of clonidine as an analgesic in paediatric adenotonsillectomy. Can J Anaesth, 1998, 45(12): 1162 – 1167.

[34] Lambert P, Cyna AM, Knight N, et al. Clonidine premedication for postoperative analgesia in children. Cochrane Database Syst Rev, 2014, (1): CD009633.

[35] Bergendahl HTG, Lönnqvist PA, Eksborg S, et al. Clonidine vs. midazolam as premedication in children undergoing adeno-tonsillectomy: a prospective, randomized, controlled clinical trial. Acta Anaesthesiol Scand, 2004, 48(10): 1292 – 1300.

［36］ Hall JE, Uhrich TD, Ebert TJ. Sedative, analgesic and cognitive effects of clonidine infusions in humans. Br J Anaesth, 2001, 86(1): 5 - 11.

［37］ Zub D, Berkenbosch JW, Tobias JD. Preliminary experience with oral dexmedetomidine for procedural and anesthetic premedication. Paediatr Anaesth, 2005, 15(11): 932 - 938.

［38］ Schmidt AP, Valinetti EA, Bandeira D, et al. Effects of preanesthetic administration of midazolam, clonidine, or dexmedetomidine on postoperative pain and anxiety in children. Paediatr Anaesth, 2007, 17(7): 667 - 674.

［39］ Baldwa NM, Padvi AV, Dave NM. et al. Atomised intranasal midazolam spray as premedication in pediatric patients: comparison between two doses of 0.2 and 0.3 mg/kg. J Anesth, 2012, 26(3): 346 - 350.

［40］ Weber F, Wulf H, el Saeidi G. Premedication with nasal s-ketamine and midazolam provides good conditions for induction of anesthesia in preschool children. Can J Anaesth, 2003, 50(5): 470 - 475.

［41］ Akin A, Bayram A, Esmaoglu A, et al. Dexmedetomidine vs midazolam for premedication of pediatric patients undergoing anesthesia. Pediatric Anesthesia, 2012, 22(9): 871 - 876.

［42］ Hosseini Jahromi SA, Hosseini Valami SM, Adeli N, et al. Comparison of the effects of intranasal midazolam versus different doses of intranasal ketamine on reducing preoperative pediatric anxiety: a prospective randomized clinical trial. J Anesth, 2012, 26(6): 878 - 882.

［43］ Bilgen S, Köner Ö, Karacay S, et al. Effect of ketamine versus alfentanil following midazolam in preventing emergence agitation in children after sevoflurane anaesthesia: a prospective randomized clinical trial. J Int Med Res, 2014, 42(6): 1262 - 1271.

［44］ Gharde P, Chauhan S, Kiran U. Evaluation of efficacy of intranasal midazolam, ketamine and their mixture as premedication and its relation with bispectral index in children with tetralogy of fallot undergoing intracardiac repair. Ann Card Anaesth, 2006, 9(1): 25 - 30.

［45］ Almenrader N, Passariello M, Coccetti B, et al. Steal-induction after clonidine premedication: a comparison of the oral and nasal route. Paediatr Anaesth, 2007, 17(3): 230 - 234.

［46］ Stella MJ, Bailey AG. Intranasal clonidine as a premedicant: three cases with unique indications. Paediatr Anaesth, 2008, 18(1): 71 - 73.

［47］ Mitra S, Kazal S, Anand LK. Intranasal clonidine vs. midazolam as premedication in children: a randomized controlled trial. Indian Pediatr, 2014, 51(2): 113 - 118.

［48］ Cimen ZS, Hanci A, Sivrikaya GU, et al. Comparison of buccal and nasal dexmedetomidine premedication for pediatric patients. Pediatric Anesthesia,

2013, 23(2): 134 - 138.

[49] Sheta SA, Al-Sarheed MA, Abdelhalim AA. Intranasal dexmedetomidine vs midazolam for premedication in children undergoing complete dental rehabilitation: a double-blinded randomized controlled trial. Paediatr Anaesth, 2014, 24(2): 181 - 189.

[50] Spear RM, Yaster M, Berkowitz ID, et al. Preinduction of anesthesia in children with rectally administered midazolam. Anesthesiology, 1991, 74: 670 - 674.

[51] Saint-Maurice C, Estève C, Holzer J, et al. Premedication using intrarectal midazolam.Study of effective dosage in pediatric anesthesia. Ann Fr Anesth Reanim, 1984, 3(3): 181 - 184.

[52] Tanaka M, Sato M, Saito A, et al. Reevaluation of rectal ketamine premedication in children: comparison with rectal midazolam. Anesthesiology, 2000, 93(5): 1217 - 1224.

[53] Marhofer P, Freitag H, Höchtl A, et al. S (+)-ketamine for rectal premedication in children.Anesth Analg, 2001, 92(1): 62 - 65.

[54] Lönnqvist PA, Bergendahl HT, Eksborg S. Pharmacokinetics of clonidine after rectal administration in children. Anesthesiology, 1994, 81 (5): 1097 - 1101.

[55] Smith I, Kranke P, Murat I, et al. Perioperative fasting in adults and children: guidelines from the European Society of Anaesthesiology. Eur J Anaesthesiol, 2011, 28(8): 556 - 569.

[56] American Society of Anesthesiologists. Practice guidelines for preoperative fasting and the use of pharmacologic agents to reduce the risk of pulmonary aspiration: application to healthy patients undergoing elective procedures. Anesthesiology, 2011, 114(3): 495 - 511.

[57] Bricker SR, McLuckie A, Nightingale DA. Gastric aspirates after trauma in children. Anaesthesia, 1989, 44(9): 721 - 724.

[58] Green SM, Roback MG, Miner JR, et al. Fasting and emergency department procedural sedation and analgesia: a consensus-based clinical practice advisory. Ann Emerg Med, 2007, 49(4): 454 - 461.

常见病理与非病理状况的术前注意事项 4

4.1 上呼吸道感染

全麻患儿围术期并发症与死亡的最常见原因是呼吸系统不良事件[1,2]。近期上呼吸道感染(URI)的患儿,全麻时喉痉挛、支气管痉挛、低氧血症、肺不张及拔管后呼吸道梗阻等并发症的风险明显增加[3-6]。

有呼吸系统症状、湿疹或哮喘家族病史、鼻炎和被动吸烟患儿,呼吸系统不良事件发生率明显增加[6]。

呼吸系统并发症尤其是喉痉挛,与患儿年龄有关,每增长 1 岁相对风险降低 11%[7]。夜间干咳、湿疹(通常与特异性反应有关)、喘息与哮喘患儿支气管痉挛风险较一般患儿高 10 倍。术前 2 周有呼吸系统感染症状如咳嗽、流脓鼻涕及发热的患儿,其呼吸系统不良事件发生率明显上升。

与七氟烷维持麻醉相比,丙泊酚麻醉可明显降低围术期呼吸系统的并发症,尤其是降低喉痉挛的发生率[6]。

气道工具(气管导管或 LMA)是呼吸系统不良事件,特别是喉痉挛发生的独立危险因素。LMA 发生喉痉挛的风险高于面罩,但低于气管内导管[6,9-11]。

近期上呼吸道感染患儿术前使用沙丁胺醇(2.5 mg / < 20 kg, 5 mg / > 20 kg)可使呼吸系统不良事件,如喉痉挛、支气管痉挛和低氧血症(< 95%)及重度咳嗽的发生率降低至少 35%[12]。这与此前在合并哮喘患儿的研究结果相似[13,14]。

因此,对于存在围术期呼吸系统不良事件的高风险患儿,术前应进行系统评估。下面列举了增加围术期呼吸系统不良事件相关危险因素：

- 近期存在呼吸系统感染病史
- 活动时有哮喘发作
- 在过去的 12 个月哮喘发作>3 次
- 夜间干咳
- 湿疹病史
- 有哮喘或有哮喘家族病史
- 鼻炎患儿
- 被动吸烟病史

存在以上风险因素并伴有较轻的症状(流清涕、干咳)的患儿,可通过以下麻醉方法降低风险发生：

- 术前使用沙丁胺醇
- 麻醉诱导及维持使用丙泊酚

术前出现流脓涕、排痰性咳嗽、有下呼吸道症状和全身症状(体温>38.5℃、头痛、乏力、厌食、烦躁)等症状的患儿需推迟手术 2~3 周[3,6,15-17]。

4.2　哮喘与支气管高反应性

气道炎症是哮喘的特异性表现。炎性气道对外界刺激具有高反应性。有哮喘病史的患者,许多麻醉常规操作,如喉镜或气管插管都会导致支气管痉挛。

术中支气管痉挛是严重不良事件,使得通气困难或无法通气;可能导致高碳酸血症、酸中毒、低氧血症,偶可致循环衰竭甚至死亡。哮喘发作后 6 周内,更易发生支气管痉挛。术前全面有效的内科治疗可预防或控制哮喘发生。因此,近期有哮喘加重需住院或急诊治疗的患者,6周内应避免择期手术治疗[18,19]。

哮喘的特点是发作多变和间歇性气道梗阻。患儿表现为呼吸急促、喘息、咳嗽和使用辅助呼吸机。大龄儿童会主诉气促、喘息以及不适感[20]。

一年内有4次或以上的喘息发作,父母罹患哮喘、特应性皮炎或对吸入性变应原过敏,同时兼具以下症状中的两种:食物致敏、非感染引起的喘息或嗜酸性粒细胞增多[21],即可诊断为哮喘。

大部分影像学检查阳性预测结果较好,但阴性预测结果不佳[22]。胸片对轻度哮喘诊断意义不大;但对大多数严重哮喘病例,有助于排除急性感染、过度通气或气胸急性加重等情况[18]。CT断层扫描对气管软化和慢性哮喘所致气管扩张诊断效果良好[23,24]。

7岁以上配合检查的患儿,肺功能测试如第一秒用力呼气量(FEV1)可用于测定气道阻力的可逆性及治疗后通气改善的程度[18]。FEV1昼夜变异提示疾病控制不佳。总的来说,肺功能测试在术前哮喘患儿评估中使用有限[25]。

下列情况下需注意与哮喘进行鉴别,固定性气道阻塞、化脓性肺部疾病(囊性纤维化、纤毛运动障碍)、病毒性肺支气管炎后、支气管或气管软化。以上情况可能误诊为哮喘[26,27]。

哮喘严重程度和控制措施紧密相关。轻度哮喘如控制欠佳,发作频繁而症状持续,可能看起来相当严重。相反,重度哮喘可能看起来病情稳定,但需吸入大剂量糖皮质激素才能维持。哮喘控制不佳可从多方面认定:发作频率、缓解症状药物的使用、急救入院频率以及口服糖皮质激素的使用(表4-1)[20,22]。

表4-1　5~12岁患儿阶梯式管理

等级	程　　度	类固醇激素使用	复合治疗
1	轻度、间断发作	/	必要时吸入短效 β_2 受体激动剂
2	规律预防治疗	倍氯米松直至400 μg/d	长效 β_2 受体激动剂

（续表）

等级	程　度	类固醇激素使用	复合治疗
3	初级复合治疗	倍氯米松直至 400 μg/d	白三烯受体拮抗剂
4	持续控制不佳	倍氯米松直至 800 μg/d	长效 β₂ 受体激动剂/白三烯 受体拮抗剂/氨茶碱
5	持续或频繁口服 类固醇激素	倍氯米松 ≥ 800 μg/d 和口 服类固醇类激素	每日使用有效控制症状的 最低有效剂量类固醇激素

治疗从切合患儿哮喘严重程度的最适方案开始。如治疗未达预期效果,应检查患儿的治疗
依从性和再次明确诊断。

难治型哮喘是指使用吸入大量类固醇激素［≥800 μg/d 倍氯米松（BDP）］仍然控制不佳或分级为 4~5 级的患儿（表 4－1）。虽然部分哮喘患儿对类固醇激素治疗无反应,但大部分"难治型哮喘"的最常见原因是依从性差、吸入器使用方法不当或哮喘误诊[28]。

严重哮喘儿童中有一小部分病情可危及生命。这些患儿可能哮喘控制不佳或突发哮喘大发作,症状类似窒息或过敏反应。近期病情恶化尤其是需进入 ICU 治疗的哮喘患儿特别容易哮喘大发作,使用非甾体类镇痛药或挥发性麻醉药可能加速哮喘发作[29]。

若患儿平素仅在疾病加重时进行药物治疗,该患儿应于术前 3~5 天开始使用发作期所用药物（吸入性 β₂ 受体激动剂或口服药）与剂量进行常规治疗[30]。服药后 6~8 小时即可明显改善气道反应,12~36 小时可达峰值。

接受规律药物治疗的患儿应持续治疗。麻醉诱导前使用 β₂ 受体激动剂（如沙丁胺醇）能有效预防卤族麻醉剂[13]和上呼吸道感染所致的气道阻力增加[12]。

正在接受类固醇激素或已经在此前 2 个月连续使用该类药物治疗的患儿,哮喘加重期应使用糖皮质激素［例如泼尼松 1 mg/（kg·d）］治疗[30]。单独使用吸入性类固醇类药物不会导致肾上腺功能抑制,因此围术期无需增加类固醇激素类剂量[31]。

规律性使用支气管扩张剂和/或糖皮质激素的难治型哮喘患儿,应增加支气管扩张剂的使用频率或增加糖皮质激素用量,偶尔可同

时采用两种措施[28]。

4.3 肺支气管发育不良(BPD)

肺支气管发育不良是婴幼儿慢性肺部疾病的最常见原因。

BPD 多发于矫正胎龄在 36 周以上、出生体重在 1 000 g 左右、出生后需持续氧疗 28 天以上的早产儿[32,33]。

1967 年,诺思韦(Northway)等首次在一组呼吸衰竭、长期机械通气及吸入高浓度氧气的婴幼儿中描述 BPD[33]。这些患儿的肺部表现有肺气肿、肺不张、肺纤维化、上皮组织增生,以及标志性的气道和肺血管平滑肌肥大等特征。

微创通气模式和出生后肺表面活性物质治疗都能明显改善呼吸窘迫综合征的严重程度,从而缓解 BPD。事实上,BPD 的主要特征是肺部炎症导致肺泡结构减少和肺血管进行性改变[34-36]。影像学上胸部 X 线摄片显示肺结构模糊呈弥漫性改变[37]。

多重气道梗阻、支气管高反应性和肺过度通气等,导致肺通气不均、肺顺应性下降,呼吸做功增加以及气体交换障碍[38]。BPD 的临床表现有呼吸急促、喘息、咳嗽、频繁发热、低血氧发作以及心动过缓[38,39]。

BPD 患儿肺通气阻力高、肺容量下降、功能余气量减低、气道梗阻和肺过度通气。出生后 1 年内的 BPD 婴儿由于气道高反应,喉痉挛、支气管痉挛和血氧饱和度下降的风险明显升高。此外,气道分泌物可能阻塞气管导管管腔。并存低体温、疼痛、酸中毒、缺氧等情况下,BPD 婴幼儿可能进展成肺动脉高压,进而导致肺灌注不足、低氧血症和心衰[40]。

BPD 患儿呼吸系统改变在出生后前 3 年最为明显,5～8 岁以后患有严重该病的患儿症状逐渐消失,但气道高反应性仍然存在。

术前应予营养支持,优化支气管扩张剂、抗生素、利尿剂、糖皮质激素等药物治疗[40]。推荐围术期采用超声心动图检查,目的是评估心脏收缩功能以及是否存在右心室功能不全[37,40]。若给 BPD 患儿使用利尿剂,术前应监测血电解质浓度。

BPD 患儿术后 24~48 小时应常规监测生命体征及通气支持。区域麻醉和／或喉罩（LMA）通气替代气管插管全麻可降低和预防风险[19,41]。

4.4 过敏

麻醉药物及围术期用药引起的速发型超敏反应,在工业化国家临床报道日渐频繁。肌松药和乳胶是术中过敏反应的主要原因[42,43]。多数情况下,反应为免疫原性（IgE 介导的过敏反应,类过敏反应）或直接刺激导致组胺释放（类过敏反应）[44,45]。

患者既往病史可能对某些药物、乳胶或热带水果产生特应性或过敏反应。

特应性具有遗传倾向,患者在各种变应原如花粉、尘土、动物皮毛或食物的刺激下体内可合成 IgE 抗体。临床表现出现哮喘、过敏性鼻炎、结膜炎、发热和湿疹等[46]。加尔达吉（Gualdagen）等认为麻醉期间发生的过敏性休克与特应性有关。特应性体质患者体内嗜碱性粒细胞易导致组胺释放[47]。特应性可能是快速输注药物（阿曲库铵、米库氯铵）导致组胺释放的一个危险因素。

如患者以前麻醉时间曾出现过不明原因的循环虚脱、支气管痉挛、水肿,都可能提示发生过敏反应,而局部麻醉药过敏反应较为特殊。208 名疑似局麻过敏反应的患者仅 4 例证实发生了 IgE 介导的过敏反应;其余大部分患者主要为血管迷走反射症状,可能与添加剂、恐惧或血管内注入肾上腺素等有关[48]。神经肌肉阻滞剂间交叉过敏反应的发生率极高。建议此前有神经肌肉阻滞剂同类药物过敏反应的患者,在施行过敏试验之前避免使用该类药物。

术前乳胶过敏高危患者筛查是预防的首要措施。手术室内,首先应避免高危患者接触乳胶手套在内的乳胶制品;手术过程中,防止患者与乳胶接触和／或反复暴露于乳胶是有效防止过敏反应发生的基本措施[49-53]。

儿童乳胶过敏的发生率为 0.8%~6.7% 不等（表 4－2）。高危人群发生过敏反应的共同特征是特应性反应、早期(<1 岁)和长期反复接触乳胶[54,55]。有下列情况时考虑选择特异性 IgE 阳性过敏反应皮试[56]:

- 证实患者有麻醉药或乳胶过敏史
- 患者既往全麻中有不明原因的不良反应史(如严重低血压、支气管痉挛、水肿)
- 患者主诉对局麻药过敏
- 患者属乳胶过敏高危人群(表 4-2)

表 4-2   乳胶过敏高危患者发生率分组

分 组	发生率(%)
脊柱裂[87,88]	18～72
尿道畸形[89]	17～71
反复胃肠手术[90,91]	17～20
大范围或多次神经外科手术操作[92]	36
新生儿期或 1 岁前手术操作>5 次[93]	55
特应性体质[49]	9～36
四肢瘫痪患者	a
既往有不明原因过敏反应发生的患者[94]	a
对水果或蔬菜尤其是热带食物过敏的患者[95]	35～55

a 有大量病例报道但缺乏在普通人群的发生率数据。

皮肤点刺实验(SPT)为 IgE 介导过敏反应的诊断金标准。为了防止肥大细胞耗竭出现假阴性,皮肤点刺实验应于急性过敏反应发生 6 周后测定。该测试对乳胶过敏患者的敏感性达 70%～100%,特异性达 74%～100%。对肌松剂过敏患者,测试敏感性大于 95%,而特异性仍有争议[52,57]。

放射变应原吸附试验(RAST)是一种离体特异性 IgE 检验,目前仅限用于肌松剂、硫喷妥钠或乳胶过敏反应诊断。RAST 检测乳胶过敏的变异性较大,敏感性 53%～97%,特异性 33%～87%。RAST 的特异性不排除乳胶致敏病例出现假阴性结果,但 RAST 对过敏反应患者不会导致过敏反应发生且操作简单,已成为应用最为广泛的检测方法。相关研究表示,血清 IgE 水平与外科手术次数具有良好的相关性。

患者血清 IgE 抗体浓度>0：35 kU/L 提示属敏感人群[54,58]。

一些研究支持使用苯海拉明、西咪替丁和甲泼尼龙预防[18,54]；也有认为药物预防只会减轻早期免疫应答或根本不能防止过敏反应发生[58,59]。更有认为，麻醉前药物预防的作用缺乏足够证据支持[60]。

"乳胶安全"是保障乳胶过敏患者围术期安全的临床路径。为防止高风险患儿接触乳胶而设计的"安全策略"是必须优先遵循的健康保卫措施[49,54,61]。"零乳胶"是指医疗所用仪器与设备经制造商认证绝对不含有任何乳胶成分[60]。

若患儿以前麻醉期间突发不明原因的严重过敏反应，特征是无法解释的低血压或循环虚脱、支气管痉挛及水肿，建议采用乳胶安全策略、区域麻醉技术或不使用肌松药的全身麻醉[46,62]。

4.5　心脏杂音

心脏杂音是儿童常见体征，其中 50% ~ 72% 为正常或非病理性[63,64]。有心脏杂音患儿须进行全面细致的临床检查，包括外周动脉搏动、血压、SaO_2、心电图等，部分患儿还需行超声心动检查[65-67]。

术前应详细询问患儿是否存在早产、先天畸形，是否有呼吸道症状，包括反复感染、发绀、胸痛、晕厥以及家族猝死病史等。表 4 - 3 为患儿心脏杂音临床意义常用问诊评估项目[68]。

表 4 - 3　心脏杂音临床意义评估项目

儿童
孩子跑得动吗？和同龄人有区别吗？
孩子比同龄人安静或行动缓慢吗？

发绀
孩子皮肤会变蓝色吗？喂食或哭闹时怎么样？
孩子有过突然意识消失吗？
孩子会停下玩耍并且蹲坐吗？

婴幼儿
吃奶时间较长？
正常照看下孩子会出汗吗？
早晨孩子眼睛肿吗？

仰卧位时舒张末期容量和心排出量增加,非病理性心脏杂音增强,而大多数病理性杂音强度不随体位而改变,因此心脏听诊应包括仰卧位和坐位,但肥厚性心肌病(HCM)除外,此类患者由仰卧位变成坐位时杂音增强[69]。常见病理性和非病理性杂音特点见表4-4[64,65,70]。

表4-4 非病理性和病理性杂音特点

杂　音	特　点
非病理性	收缩期或连续性 增强或降低 轻度或轻微杂音[2级(一共6级)以下] 坐位到仰卧位时杂音增强
病理性	舒张期、全收缩期或收缩末期 强度中等[3级(一共6级)以上] 合并震颤 合并心脏疾病的症状或体征 坐位到仰卧位时杂音无变化(CMI除外)

检查婴幼儿双侧肱动脉或儿童双侧桡动脉搏动,并与股动脉比较。股动脉搏动减弱,特别是明显低于肱动脉或桡动脉或桡-股动脉搏动不一致,则强烈提示主动脉狭窄或主动脉弓部梗阻,患儿需接受进一步检查[66]。

心电图和胸片对先天性心脏病的诊断价值有限,敏感性和特异性均较低。儿童胸部X射线检查会接触电离辐射,因此无症状患儿不应作为常规检查[71-73]。

心电图对伴有无症状心脏杂音的先天性心脏病患儿的诊断敏感性较低。

超声心动图是先天性心脏病诊断的金标准,最近10年超声心动图其在无症状杂音患儿的诊断价值发生了根本性改变。合并心脏杂音的患儿出现以下情况建议行超声心动检查[65-67]:

- 1岁以内儿童
- 心脏杂音有病理性杂音的特点
- 有心脏疾病相关的症状体征

- 心电图表现为左心室或右心室肥厚

1 岁以内婴幼儿合并病理性杂音、和/或先天性心脏病症状体征、和/或心电图示左心或右心室肥厚,非急诊手术应推迟,直至至完善心动超声检查、心脏病史收集以及排除病理条件后实施[64,68]。

4.6 疫苗接种

疫苗接种是目前最可靠、最有效的预防原发感染性疾病的方法[74]。

麻醉和外科手术可能影响人体免疫系统[75-77],但全麻和手术的免疫调制作用不足以影响新近注射疫苗的功效[31,78-81]。

疫苗的不良反应可发生于注射后当天及随后 90 天内[82]。疫苗最常见的相关并发症(发热、不适、流泪、疼痛)常被误认为是术后特异性感染并发症。因此下列两个问题值得关注:

1. 择期手术儿童是否应推迟注射疫苗?
2. 新近注射疫苗的儿童是否应推迟麻醉?

目前这些问题尚无明确定论[83]。意大利卫生部疫苗接种计划并未就麻醉或手术提供明确意见[74]。大不列颠疫苗接种手册认为"麻醉和手术不是常规免疫的禁忌证,但这些情况下可能需格外谨慎",例如脾脏缺失或脾功能不全者[84]。澳大利亚疫苗接种手册则规定"手术应推迟至接种灭活疫苗 1 周后,接种减毒活疫苗 3 周后"。全麻手术 1 周后可接种疫苗[85]。新西兰卫生部指出"尚无证据表明麻醉能减少机体对疫苗的免疫反应或增加预防接种不良反应(AEFI)风险"。

麻醉前 3 天应避免接种灭活疫苗[减毒活疫苗,如麻疹、腮腺炎和风疹联合病毒活疫苗(MMR)则为 12 天],这样有助于预防 AEFI,避免推迟麻醉[86]。

尽管稍显模糊或只是理论上的认识,但近期接种疫苗的儿童可能存在与麻醉相关的风险,但通过确保手术和麻醉,避免同时疫苗接种可使较小风险减低至零。因此建议以下几种情况应予特别注意[83]:

- 接种疫苗后应推迟需麻醉的择期手术,尤其是新生儿和婴幼儿。
- 疫苗接种应推迟至全麻术后 1 周。
- 麻醉应在灭活疫苗[百白破疫苗(DTPa)]、脊髓灰质炎减毒活疫苗(IPV)、流感嗜血杆菌疫苗、脑膜炎疫苗 C 注射后 1 周进行。
- 麻醉应推迟到麻疹、腮腺炎和风疹联合病毒活疫苗(MMR)、脊髓灰质炎减毒活疫苗、卡介苗(抗结核)注射后 3 周进行。

(王芳 译)

参考文献

[1] Bhananker SM, Ramamoorthy C, Geiduschek JM, et al. Anesthesia-related cardiac arrest in children: update from the Pediatric Perioperative Cardiac Arrest Registry. Anesth Analg, 2007, 105(2): 344 - 350.

[2] Mamie C, Habre W, Delhumeau C, et al. Incidence and risk factors of perioperative respiratory adverse events in children undergoing elective surgery. Paediatr Anaesth, 2004, 14(3): 218 - 224.

[3] Tait AR, Malviya S, Voepel-Lewis T, et al. Risk factors for perioperative adverse respiratory events in children with upper respiratory tract infections. Anesthesiology, 2001, 95(2): 299 - 306.

[4] Murat I, Constant I, Maud'huy H. Perioperative anaesthetic morbidity in children: a database of 24,165 anaesthetics over a 30-month period. Paediatr Anaesth, 2004, 14(2): 158 - 166.

[5] Olsson GL, Hallen B. Laryngospasm during anaesthesia. A computer-aided incidence study in 136,929 patients. Acta Anaesthesiol Scand, 1984, 28(5): 567 - 575.

[6] von Ungern-Sternberg BS, Boda K, Chambers NA, et al. Risk assessment for respiratory complications in paediatric anaesthesia: a prospective cohort study. Lancet, 2010, 376(9743): 773 - 783.

[7] von Ungern-Sternberg BS, Boda K, Schwab C, et al. Laryngeal mask airway is associated with an increased incidence of adverse respiratory events in children with recent upper respiratory tract infections. Anesthesiology, 2007, 107(5): 714 - 719.

[8] Arshad SH. Early life risk factors for current wheeze, asthma, and bronchial hyperresponsiveness at 10 years of age. Chest, 2005, 127(2): 502 - 508.

[9] Tait AR, Pandit UA, Voepel-Lewis T, et al. Use of the laryngeal mask airway in children with upper respiratory tract infections: a comparison with endotracheal intubation. Anesth Analg, 1998, 86(4): 706 - 711.

[10] Harnett M, Kinirons B, Heffernan A, et al. Airway complications in infants: comparison of laryngeal mask airway and the facemask-oral airway. Can J Anaesth, 2000, 47(4): 315 - 318.

[11] Rachel Homer J, Elwood T, Peterson D, et al. Risk factors for adverse events in children with colds emerging from anesthesia: a logistic regression. Paediatr Anaesth, 2007, 17(2): 154 - 161.

[12] von Ungern-Sternberg BS, Habre W, Erb TO, et al. Salbutamol premedication in children with a recen trespiratory tract infection. Paediatr Anaesth, 2009, 19(11): 1064 - 1069.

[13] Scalfaro P, Sly PD, Sims C, et al. Salbutamol prevents the increase of respiratory resistance caused by tracheal intubation during sevofl urane anesthesia in asthmatic children. Anesth Analg, 2001, 93(4): 898 - 902.

[14] Zachary CY, Evans R 3rd. Perioperative management for childhood asthma. Ann Allergy Asthma Immunol, 1996, 77(6): 468 - 472.

[15] Tait AR, Reynolds PI, Gutstein HB, et al. Factors that influence an anesthesiologist's decision to cancel elective surgery for the child with an upper respiratory tract infection. J Clin Anesth, 1995, 7(6): 491 - 499.

[16] Tait AR, Malviya S. Anesthesia for the child with an upper respiratory tract infection: still a dilemma? Anesth Analg, 2005, 100(1): 59 - 65.

[17] Parnis SJ, Barker DS, Van Der Walt JH. Clinical predictors of anaesthetic complications in children with respiratory tract infections. Paediatr Anaesth, 2001, 11(1): 29 - 40.

[18] Black AE. Medical assessment of the paediatric patient. Br J Anaesth, 1999, 83(1): 3 - 15.

[19] Maxwell LG. Age-associated issues in preoperative evaluation, testing, and planning: pediatrics. Anesthesiol Clin North America, 2004, 22(1): 27 - 43.

[20] British Thoracic Society and Scottish Intercollegiate Guidelines Network (2012) http://www.sign.ac.uk/pdf/sign101.pdf [cited 2012 16/02/2012].

[21] Liccardi G, Salzillo A, Sofia M, et al. Bronchial asthma. Curr Opin Anaesthesiol, 2012, 25(1): 30 - 37.

［22］ Services, U.S.D.o.H.a.H., Expert Panel Report: Guidelines for the Diagnosis and Management of Asthma – Update on Selected Topics 2002. National Asthma Education and Prevention Program, 2002. http: / /www. nhlbi. nih. gov/guidelines/archives/epr – 2_upd/asthmafullrpt_archive.pdf. ［cited 2012 18/04/2012］.

［23］ James A, King G. The computed tomographic scan: a new tool to monitor asthma treatment? Am J Med, 2004, 116(11): 775 – 777.

［24］ Takemura M, Niimi A, Minakuchi M, et al. Bronchial dilatation in asthma: relation to clinical and sputum indices. Chest, 2004, 125(4): 1352 – 1358.

［25］ Doherty GM. Anesthesia and the child with asthma. Paediatr Anaesth, 2005, 15(6): 446 – 454.

［26］ de Jongste JC, Shields MD. Cough. 2: chronic cough in children. Thorax, 2003, 58(11): 998 – 1003.

［27］ Thomson F, Masters IB, Chang AB. Persistent cough in children and the overuse of medications. J Paediatr Child Health, 2002, 38(6): 578 – 581.

［28］ Balfour-Lynn I. Difficult asthma: beyond the guidelines. Arch Dis Child, 1999, 80(2): 201 – 206.

［29］ Plaza V, Serrano J, Picado C, et al. Frequency and clinical characteristics of rapid-onset fatal and near-fatal asthma. Eur Respir J, 2002, 19 (5): 846 – 852.

［30］ Pien LC, Grammer LC, Patterson R. Minimal complications in a surgical population with severe asthma receiving prophylactic corticosteroids. J Allergy Clin Immunol, 1988, 82(4): 696 – 700.

［31］ Mattila-Vuori A, Salo M, Iisalo E, et al. Local and systemic immune response to surgery under balanced anaesthesia in children. Paediatr Anaesth, 2000, 10(4): 381 – 388.

［32］ Northway WH Jr, Rosan RC, Porter DY. Pulmonary disease following respirator therapy of hyaline-membrane disease. Bronchopulmonary dysplasia. N Engl J Med, 1967, 276(7): 357 – 368.

［33］ Northway WH Jr. An introduction to bronchopulmonary dysplasia. Clin Perinatol, 1992, 19(3): 489 – 495.

［34］ Bancalari E, Claure N, Sosenko IR. Bronchopulmonary dysplasia: changes in pathogenesis, epidemiology and definition. Semin Neonatol, 2003, 8 (1): 63 – 71.

［35］ Bancalari E, Claure N. Definitions and diagnostic criteria for bronchopulmonary dysplasia. Semin Perinatol, 2006, 30(4): 164 – 170.

［36］ Jobe AJ. The new BPD: an arrest of lung development. Pediatr Res, 1999, 46(6): 641 – 643.

［37］ Coalson JJ, Winter V, deLemos RA. Decreased alveolarization in baboon survivors with bronchopulmonary dysplasia. Am J Respir Crit Care Med, 1995, 152(2): 640 - 646.

[38] Vassallo SA, Goudsouzian NG. In: Rogers MC (ed) Current practice in anesthesiology. Current therapy series. University of Michigan, B.C. Decker., 1990, pp.222 - 225.

[39] Bhutani VK, Abbasi S. Long-term pulmonary consequences in survivors with bronchopulmonary dysplasia. Clin Perinatol, 1992, 19(3): 649 - 671.

[40] Jobe AH, Bancalari E. Bronchopulmonary dysplasia. Am J Respir Crit Care Med, 2001, 163(7): 1723 - 1729.

[41] Ferrari LR, Goudsouzian NG. The use of the laryngeal mask airway in children with bronchopulmonary dysplasia. Anesth Analg, 1995, 81(2): 310 - 313.

[42] Murat I. Anaphylactic reactions during paediatric anaesthesia; results of the survey of the French Society of Paediatric Anaesthetists (ADARPEF) 1991 - 1992. Pediatr Anesth, 1993, 3(6): 339 - 343.

[43] Karila C, Brunet-Langot D, Labbez F, et al. Anaphylaxis during anesthesia: results of a 12-year survey at a French pediatric center. Allergy, 2005, 60(6): 828 - 834.

[44] Johansson SG, Bieber T, Dahl R, et al. Revised nomenclature for allergy for global use: Report of the Nomenclature Review Committee of the World Allergy Organization, October 2003. J Allergy Clin Immunol, 2004, 113(5): 832 - 836.

[45] Moneret-Vautrin DA, Beaudouin E, Widmer S, et al. Prospective study of risk factors in natural rubber latex hypersensitivity. J Allergy Clin Immunol, 1993, 92(5): 668 - 677.

[46] Bouaziz H, Laxenaire MC. Anaesthesia for the allergic patient. Curr Opin Anaesthesiol, 1998, 11(3): 339 - 344.

[47] Guldager H, Sondergaard I. Histamine release from basophil leukocytes in asthma patients after in vitro provocation with various neuromuscular blocking drugs and intravenous anaesthetic agents. Acta Anaesthesiol Scand, 1987, 31(8): 728 - 729.

[48] Fisher MM, Bowey CJ. Alleged allergy to local anaesthetics. Anaesth Intensive Care, 1997, 25(6): 611 - 614.

[49] Murat I. Latex allergy: where are we? Paediatr Anaesth, 2000, 10(6): 577 - 579.

[50] Gentili A, Ricci G, Di Lorenzo F, et al. Latex allergy in pediatric age: an interdisciplinary perioperative management and case reports. Minerva Anestesiol, 2001, 67(1 - 2): 29 - 40.

[51] Konrad C, Fieber T, Gerber H, et al. The prevalence of latex sensitivity

among anesthesiology staff. Anesth Analg, 1997, 84(3): 629 - 633.

[52] Mazón A, Nieto A, Estornell F, et al. Factors that influence the presence of symptoms caused by latex allergy in children with spina bifida. J Allergy Clin Immunol, 1997, 99(5): 600 - 604.

[53] Brehler R, Theissen U, Mohr C, et al. "Latex-fruit syndrome": frequency of cross-reacting IgE antibodies. Allergy, 1997, 52(4): 404 - 410.

[54] De Queiroz M, Combet S, Bérard J, et al. Latex allergy in children: modalities and prevention. Paediatr Anaesth, 2009, 19(4): 313 - 319.

[55] Degenhardt P, Golla S, Wahn F, et al. Latex allergy in pediatric surgery is dependent on repeated operations in the first year of life. J Pediatr Surg, 2001, 36(10): 1535 - 1539.

[56] Mertes PM, Laxenaire MC, Lienhart A, et al. Reducing the risk of anaphylaxis during anaesthesia: guidelines for clinical practice. J Investig Allergol Clin Immunol, 2005, 15(2): 91 - 101.

[57] Hamburger RN. Diagnosis of latex allergy. Ann Allergy Asthma Immunol, 1996, 76(3): 296.

[58] Hepner DL, Castells MC. Latex allergy: an update. Anesth Analg, 2003, 96(4): 1219 - 1229.

[59] Setlock MA, Cotter TP, Rosner D. Latex allergy: failure of prophylaxis to prevent severe reaction. Anesth Analg, 1993, 76(3): 650 - 652.

[60] Holzman RS. Clinical management of latex-allergic children. Anesth Analg, 1997, 85(3): 529 - 533.

[61] Taylor JS, Erkek E. Latex allergy: diagnosis and management. Dermatol Ther, 2004, 17(4): 289 - 301.

[62] Kroigaard M, Garvey LH, Gillberg L, et al. Scandinavian Clinical Practice Guidelines on the diagnosis, management and follow-up of anaphylaxis during anaesthesia. Acta Anaesthesiol Scand, 2007, 51(6): 655 - 670.

[63] Hurrell DG, Bachman JW, Feldt RH. How to evaluate murmurs in children. Postgrad Med, 1989, 86(2): 239 - 241, 243.

[64] McEwan AI, Birch M, Bingham R. The preoperative management of the child with a heart murmur. Paediatr Anaesth, 1995, 5(3): 151 - 156.

[65] Coleman EN, Doig WB. Diagnostic problems with innocent murmurs in children. Lancet, 1970, 2(7666): 228 - 232.

[66] Johnson R, Holzer R. Evaluation of asymptomatic heart murmurs. Curr Paediatr, 2005, 15(7): 532 - 538.

[67] Von Ungern-Sternberg BS, Habre W. Pediatric anesthesia - potential risks and their assessment: part I. Paediatr Anaesth, 2007, 17(3): 206 - 215.

[68] Diedericks J. Should I do this case? The paediatric murmur. Contin Med Educ, 2008, 26(3): 141 - 144.

[69] McConnell ME, Adkins SB 3rd, Hannon DW. Heart murmurs in pediatric patients: when do you refer? Am Fam Physician, 1999, 60(2): 558 - 565.

[70] Rosenthal A. How to distinguish between innocent and pathologic heart murmurs in children. Pediatr Clin North Am, 1984, 31(6): 1229 - 1239.

[71] Swenson JM, Fischer DR, Miller SA, et al. Are chest radiographs and electrocardiograms still valuable in evaluating new pediatric patients with heart murmurs or chest pain? Pediatrics, 1997, 99(1): 1 - 3.

[72] Danford DA, Gumbiner CH, Martin AB, et al. Effects of electrocardiography and chest radiography on the accuracy of preliminary diagnosis of common congenital cardiac defects. Pediatr Cardiol, 2000, 21(4): 334 - 340.

[73] Birkebaek NH, Hansen LK, Elle B, et al. Chest roentgenogram in the evaluation of heart defects in asymptomatic infants and children with a cardiac murmur: reproducibility and accuracy. Pediatrics, 1999, 103(2), E15.

[74] Salute Md, Piano Nazionale Prevenzione Vaccinale (PNPV) 2012 - 2014. http://www.salute.gov.it/imgs/C_17_pubblicazioni_1721_allegato.pdf.

[75] Lecky JH. Anesthesia and the immune system. Surg Clin North Am, 1975, 55(4): 795 - 799.

[76] Hunter JD. Effects of anaesthesia on the human immune system. Hosp Med, 1999, 60(9): 658 - 663.

[77] Hogan BV, Peter MB, Shenoy HG, et al. Surgery induced immunosuppression. Surgeon, 2011, 9(1): 38 - 43.

[78] Correa-Sales C, Tosta CE, Rizzo LV. The effects of anesthesia with thiopental on Tlymphocyte responses to antigen and mitogens in vivo and in vitro. Int J Immunopharmacol, 1997, 19(2): 117 - 128.

[79] Hauser GJ, Chan MM, Casey WF, et al. Immune dysfunction in children after corrective surgery for congenital heart disease. Crit Care Med, 1991, 19(7): 874 - 881.

[80] Puri P, Brazil J, Reen DJ. Immunosuppressive effects of anesthesia and surgery in the newborn: I short-term effects. J Pediatr Surg, 1984, 19(6): 823 - 828.

[81] Siebert JN, Posfay-Barbe KM, Habre W, et al. Influence of anesthesia on immune responses and its effect on vaccinationin children: review of evidence. Paediatr Anaesth, 2007, 17(5): 410 - 420.

[82] Williams SE, Klein NP, Halsey N, et al. Overview of the Clinical Consult Case Review of adverse events following immunization: Clinical Immunization Safety Assessment (CISA) network 2004 - 2009. Vaccine, 2011, 29(40): 6920 - 6927.

[83] Short JA, van der Walt JH, Zoanetti DC. Immunization and anesthesia — an international survey. Paediatr Anaesth, 2006, 16(5): 514 - 522.

［84］ Fortier MA, Del Rosario AM, Martin SR, et al. Perioperative anxiety in children. Paediatr Anaesth, 2010, 20(4): 318–322.

［85］ (ATAGI), A.T.A.G.o.I. The Australian Immunisation Handbook. http://www.health.gov.au/internet/immunise/publishing.nsf/Content/Handbook-specialrisk237 [cited 2012 18/04/2012].

［86］ Khattab AM, El-Seify ZA, Shaaban A, et al. Sevoflurane-emergence agitation: effect of supplementary low-dose oral ketamine premedication in preschool children undergoing dental surgery. Eur J Anaesthesiol, 2010, 27(4): 353–358.

［87］ Bernardini R, Novembre E, Lombardi E, et al. Risk factors for latex allergy in patients with spina bifida and latex sensitization. Clin Exp Allergy, 1999, 29(5): 681–686.

［88］ Cremer R, Kleine-Diepenbruck U, Hoppe A, et al. Latex allergy in spina bifida patients — prevention by primary prophylaxis. Allergy, 1998, 53(7): 709–711.

［89］ Ricci G, Gentili A, Di Lorenzo F, et al. Latex allergy in subjects who had undergone multiple surgical procedures for bladder exstrophy: relationship with clinical intervention and atopic diseases. BJU Int, 1999, 84(9): 1058–1062.

［90］ Gentili A, Ricci G, Di Lorenzo FP, et al. Latex allergy in children with oesophageal atresia. Paediatr Anaesth, 2003, 13(8): 668–675.

［91］ Cremer R, Lorbacher M, Hering F, et al. Natural rubber latex sensitisation and allergy in patients with spina bifida, urogenital disorders and oesophageal atresia compared with a normal paediatric population. Eur J Pediatr Surg, 2007, 17(3): 194–198.

［92］ Nieto A, Estornell F, Mazón A, et al. Allergy to latex in spina bifida: a multivariate study of associated factors in 100 consecutive patients. J Allergy Clin Immunol, 1996, 98(3): 501–507.

［93］ Porri F, Pradal M, Lemière C, et al. Association between latex sensitization and repeated latex exposure in children. Anesthesiology, 1997, 86(3): 599–602.

［94］ Lieberman P. Anaphylactic reactions during surgical and medical procedures. J Allergy Clin Immunol, 2002, 110(2 Suppl): S64–S69.

［95］ Makinen-Kiljunen S. Banana allergy in patients with immediate-type hypersensitivity to natural rubber latex: characterization of cross-reacting antibodies and allergens. J Allergy Clin Immunol, 1994, 93(6): 990–996.

第 II 部分

术中围术期管理

医院日间手术的围术期管理 5

5.1 引言

儿科患者很少罹患严重的全身性疾病,小手术最常见,治疗干预适合在门诊进行。过去 10 年,许多住院手术改为门诊施行,患儿和国家卫生系统皆因此举获益良多。日间手术(DS)的主要优点包括最低限度使儿童与家长分离、院内感染风险降低以及父母可主动参与患儿照护。对于医院等卫生机构而言,DS 可降低成本、增加床位利用率,更多医护人员可投入到危重患儿的治疗中。

手术操作和麻醉的过程都伴随着风险,高质量才能提供最大安全性并减少住院时间。麻醉和手术领域的进展以及日益增加的控费需求,也促进了日间手术广泛开展。借助技术上的革新,如微创手术和新药引入以及高水平专业能力和管理能力,得以形成高质量和极大安全性的围术期监护路径。

管理路径的有效性和效率取决于两个因素:临床实践和组织架构模式。临床实践是管理患者的能力,来源于循证医学。换句话说,即为患者在"合适的时机"提供"正确的诊疗操作"的能力;而组织架构模式是专业人员所处的环境,即医疗机构,高水平的专业人员在其中充分发挥能力,服务于患者[1]。组织架构可确保临床管理高质量、高性能和高周转率运行。

本章主要回顾关于安全有效的门诊麻醉最佳管理的基本概念。

5.2 流行病学

1996—2006 年儿科门诊手术数量增加将近 50%[2]。2012 年,法国 64% 的小儿外科手术在门诊施行[3]。

世界范围内日间手术数量庞大;但几乎无学术团体从临床和医疗机构角度、针对儿科日间手术管理发布特定的"指南或规范"。"法国指南"于 2010 年由法国麻醉医师协会小儿麻醉和重症医学学会(ADARPEF)发布[4]。

据文献报道,综合各种类型的儿科日间手术,麻醉相关的围术期并发症总体发生率很低[5]。具体而言,似无儿科日间手术麻醉相关的死亡发生;术中、术后(24 小时内)心肺不良事件的发生率为 19% ~ 24%;包括喉痉挛、支气管痉挛、低氧血症<90%、心动过缓、心律失常、低血压或需要治疗的高血压。另一个主要并发症是出血,但即便腺样体扁桃体切除这类手术,24 小时内的发生率(0.6%扁桃体切除术,<1%腺样体切除术)也较低。腺样体扁桃体切除术后 1 周,出血发生率为 5/826,其中 4 ~ 5 例为大出血[6]。其他围术期并发症的发生率根据手术类型而不同。例如,斜视术后恶心、呕吐(PONV)发生率为 34% ~ 79%,儿科日间手术的总发生率为 16% ~ 36%[7]。

另一种并发症是围术期/术后躁动,发生率 11% ~ 25%[8]。

儿科日间手术并发症发生率非常低,严重并发症趋近于零,但是如果管理不当,也可能失去日间手术固有的益处。

本章中的"特别注意事项"内容将重点聚焦于术后并发症较高的腺样体扁桃体切除术。

5.3　组织架构方面

组织架构对成功的管理路径具有重要作用,不同国家卫生系统采用的模式不同。组织架构模式是用于执行活动、协议或程序的一套规则。迄今为止,无证据表明某种模式优于另一种模式。任何提供日间手术服务的机构,必须根据当地法律和可用资源制订组织架构模式。无论如何,临床管理路径须经权威部门认证,以尽量减少临床风险。

有三种组织架构模式:

1. 独立的 DS 单位,配备前台、病房、手术室和独立行政管理办公室,地理位置上与转诊医院关联或不关联均可。

2. DS 单位坐落于某家医院院内,公立或为私营医院皆可。

3. 专用日间手术床位整合在住院病房内。

后两种模式,手术室可与其他单位协同或者有专门的日间手术室。

如前所述,并无最好的组织架构模式;但因为需求不同,例如周转迅速,将住院患儿和门诊患儿分隔,有利于日间手术患儿更好地管理。如患儿必须在成人医院接受监护,应有特制、专设的儿科日间手术单元;为患儿及其父母/看护者提供一个单独的区域。

组织架构方面的另一重点是围术期患儿及其家庭的就医环境。应舒适、实用专为儿童设计,配备多学科医务人员从临床和心理角度关爱患儿和家庭[9]。

"门诊"一词并非意指小手术,相反它是一个复杂的程序,需要对整个围术期进行周到的组织和最佳的临床管理。关键时刻承担重要责任的麻醉医师,须具备足够的经验和良好的培训。

所有的管理过程,尤其日间手术中,起关键作用的是多学科团队,团队成员依据预定方案和标准化流程合作分工,其中手术医师和麻醉医师为团队顾问。

5.4 选择标准

选择正确的患者是日间手术的重点,主要考量因素与手术、患者及其所处社会环境有关。

5.4.1 患者

5.4.1.1 ASA 身体状况评分
无已知全身性疾病和 ASA Ⅰ~Ⅱ 级的儿童适合日间手术。

ASA Ⅲ 级、病情控制良好的儿童也可实行日间手术,这可由 DS

单位酌情决定。建议这类儿童重点关注，出院前给予更多时间监测。

关于这个议题，目前缺乏科学的证据支持，所以从方法学的角度考虑，可以视为"Ⅳ级推荐或专家意见"。

具体来说，病情得到控制的癫痫发作患儿可在门诊治疗。正在进行抗惊厥治疗的患儿，应当注意控制器官功能，后者可能影响慢性治疗药物或麻醉药物的代谢，服用丙戊酸治疗的患儿应特别关注肝肾功能。

糖尿病患者住院期间应严密监测血糖，并在出院前重新建立规律性饮食和液体摄入。

某些情况下，如患者慢性病病情稳定，建议尽早出院以避免与住院相关的并发症。免疫抑制疾病患者也是如此，此类患者住院治疗可能会促发医院获得性感染或心理不安、智力障碍，远离家庭对他们而言是巨大的心理创伤。

肥胖、OSA（阻塞性睡眠呼吸暂停综合征）和睡眠障碍，伴或不伴腺样体肥大的儿童越来越多，这类儿童较多需要扁桃体切除。有关这类患者的特殊评估和管理请参看"特别注意事项"。

5.4.1.2　年龄

年龄本身并非日间手术绝对禁忌证，但婴儿和小于 1 个月的足月婴儿（超过 38 周）呼吸道并发症风险增加，因而不建议日间手术[10]，但小于 1 个月、仅行舌系带或多指切除等几无并发症的浅表手术患儿，是否适合日间手术尚未形成共识。出生时早产的婴儿术后呼吸暂停和心动过缓风险增加[12]不宜日间手术，除非状况良好且年龄超过 60 周孕龄（PCA）[11]。最近的研究表明[13,14]，25% 的婴儿发生呼吸暂停，但这与孕龄负相关：孕龄大于 60 周发生率<5%，孕龄 44～46 周则足以防止术后呼吸暂停和心动过缓，孕龄 52 周后呼吸暂停和心动过缓发生率较低。数据显示，孕龄 60 周后的早产儿可行日间手术，前提是不存在增加呼吸暂停的风险（如贫血）并需根据孕龄进行术后监测。具体而言，孕龄<46 周需连续监测至少需要 12 小时；孕龄 46～60 周 6 小时监测已经足够[13]。

由于这些患儿病情的不稳定性，术后可能需加强监护，应在三级以上医院接受治疗。

5.4.1.3 恶性高热

如不使用诱发药物麻醉,并保证术后至少监测 6~8 小时,不排除将疑似或易感恶性高热症患儿纳入日间手术治疗。然而,鉴于新一代卤化麻醉剂(七氟烷和地氟烷)诱发的迟发反应,以及应激也诱引发这种不良反应的可能性,术后至少监测 12 小时可能更为安全。

5.4.1.4 婴儿猝死综合征(SIDS)

虽然无证据显示麻醉与 SIDS 之间存在相关性[16],禁忌为 SIDS 婴儿的同胞兄弟姐妹施行日间手术,除非这些患儿的孕龄已超过 60 周。

5.4.1.5 镰状红细胞病

地中海贫血患儿可进行日间手术。

5.4.1.6 偶发心脏杂音

严重心脏病患儿忌行日间手术。儿童偶发心脏杂音多见。非病理性杂音的特征是柔和,收缩早期,强度可能随体位变化且无异常症状或体征,此类患儿可行日间手术。无论是否行日间手术,如 1 岁以下患儿在全舒张期、全收缩期、收缩期晚期闻及响亮而持续的心脏杂音,伴有发育不良、复发性胸部感染、晕厥、发绀或高血压等情况时都需进一步深入彻查。

5.4.1.7 上呼吸道感染(URI)

上呼吸道感染(URI)在儿科患儿中很常见,手术尤其是日间手术是否可行很难抉择。麻醉期间,URI 与呼吸道并发症如咳嗽、低氧血症、支气管痉挛和喉痉挛的发生率增加有关。这些并发症易于处理且无后遗症状[17-19],但手术当日术前评估须重视患者一般状况,以及患儿是否有发热、疲惫、呼吸紊乱和心动过速等情况。对照比较术前氧饱和度可能有助于评估感染是发生在上呼吸道还是下呼吸道。URI 患者呼吸系统并发症的其他风险因素包括使用气管插管、早产、哮喘、接触二手烟、大量分泌物、鼻塞和气道手术等[20]。

无论是否伴有其他危险因素,如患儿有 URI 症状建议将手术推迟 2 周[21]。

有轻度或中度症状时：

- 年龄<1 岁：推迟
- 年龄>1 岁：考虑其他风险因素并权衡手术风险/收益[22]

5.4.1.8　哮喘

哮喘是儿童最常见的慢性疾病,但不属于日间手术禁忌证。如果哮喘经治疗后充分控制,且无其他如呼吸道感染等危险因素,可考虑适度加强基础治疗。推荐手术前即刻使用 β 激动剂。如此,患儿出院时应无呼吸异常,但疾病控制不佳或严重哮喘(需要每日治疗)时,不推荐患儿进行日间手术。

5.4.2　手术操作类型

医院应根据当地法规设定日间手术操作流程。总体而言,所有需镇痛、镇静或麻醉的浅表操作和诊断试验,均推荐日间手术。日间手术的一般特征如下[23]：

- 非颅内、胸腔或腹腔内大手术
- 出血风险极低
- 患儿出院回家也能充分控制疼痛
- 父母可提供简单的护理
- 对患儿活动没有很大限制

只要确保手术后观察 4 小时,手术时间(临界值 2 小时)并非出院禁忌。即使骨科手术也可当日出院,但建议不要采用运动神经阻滞。随着微创技术在儿科的应用,接受进行腔镜手术的患儿日益增加。很多文献证实了儿童施行腔镜日间手术的可行性;但由于缺乏大样本随机对照临床试验,目前不强烈推荐其归属于日间手术的可行性。这其中,新生儿或婴儿(常为出生时早产)腹股沟疝修补最为常见;诊治对侧异时性疝时,如无需探查也可施行日间手术,但患儿需行气管插管。

最终结论由多学科团队根据患儿一般情况、拟用麻醉技术、手术时间，以及在 4~6 小时观察后是否满足出院标准等决定是否行日间手术。推荐腹腔镜作为第一选择。

5.4.3　社会因素

父母在患儿监护管理中具有重要作用。他们有责任负责与医院沟通并护送患儿到医院。建议到达医院的时间在 1 小时内（50 km），此外也需应考虑天气和其他时间延误因素。

5.5　患儿准备和术前用药

外科医师作为患儿的首诊医师，有义务基于手术类型确定手术指针并评估患儿是否适合日间手术。

术前评估包括麻醉前评估是麻醉医师的责任，由其直接负责。术前评估与住院患儿评估类型相同（相关内容参见第 2 章）。

日间手术术前麻醉评估的有益之处，是保证围术期安全并改善手术效果、减少并发症。事实上，充分的术前评估可帮助判断患儿是否在临床和社会文化方面均适合手术，必要时也可展开进一步术前调查。

日间手术术前评估有助于麻醉医师选择合适的临床管理路径，也可获得术后疼痛管理、家庭照护、手术当天的时间安排、如何禁食和治疗等提供信息。同时可借此机会签署患儿知情同意书。

术前访视方式由麻醉医师选择：可让家长填写调查问卷，ASA Ⅰ和Ⅱ级患儿也可在手术当日晨评估（"一站式麻醉"）。小于 2 岁的患儿，处于生理发育快速变化期，从病史和临床角度看这是一个非常重要的阶段，会走路和不会走路的孩子差别很大。因此推荐临近手术时进行术前评估，但这并无科学依据。

建议采用精心撰写、易于理解的宣传册，减少整个医疗流程，可避免对流程细节上的误解甚至因而取消手术。取消手术或患儿未按时到达对医院而言代价很大[24]，多数情况下需要提前电话通知家长、确认患儿健康状况并提醒父母到达时间、地点和术前禁食。

给患儿父母详细的书面信息可以减少其焦虑。研究表明焦虑家长的孩子更容易产生术前不安[25]。重要的是告知患儿他/她将会经历什么，并详解所有步骤尤其是口服术前药、麻醉诱导、苏醒和术后可能轻微疼痛。录像、插图手册或者手术室导游指南可能会有帮助。

5.5.1 禁食

日间手术最常见的并发症是苏醒期出现术后恶心、呕吐（PONV）和躁动。让孩子从午夜即开始禁食，实际上就是为一个极度饥渴、残留胃容量大于 0.4 ml/kg，且 pH<2.5 的患儿进行麻醉诱导，随后再将其唤醒，无疑这将增加 PONV 和苏醒躁动的发生率。诱导前 2~3 小时给予清水可减少残留胃容量并增加 pH[26,27]。

进一步阅读请参阅相关指南[28]和第 3 章。

5.5.2 术前准备

术前用药的 3 个目的是：减少术前焦虑、患儿与家人易于分离和麻醉诱导（静脉或吸入）平稳。为达这些目的，多种药物性和非药物性方法可用，但这些方法不能彼此取代。此外，正如"一副手套不可能适合所有人"，选择何种方法取决于患儿既往就医经历、年龄和性格、父母控制焦虑的能力和团队的经验。

比如，父母陪伴麻醉诱导对多次麻醉手术的患儿很有帮助，而且此类患儿通常不喜欢镇静而要求父母陪伴。这种情况下，患儿家长作为诊疗团队成员，有助于平缓患儿、医务人员和自身的体验；但选择家长陪伴麻醉诱导有时也会带来很多难题，需要充分地进行术前沟通。

家长陪伴麻醉诱导有助于减少患儿焦虑。小于 6 个月的患儿一般无需使用术前药，经验性预防策略如不给孩子脱衣服、裹在毛毯里保暖或使用奶嘴等有助提升患儿的舒适度。

如果选择静脉诱导，建议使用麻醉软膏（EMLA）涂抹静脉穿刺点；但 EMLA 仅能减轻静脉穿刺的疼痛，不能消除患儿对针头的恐惧感。

根据笔者的经验，当术前准备充分时，患儿和家人分离，进入手术室安静、合作，非常有利于医务人员开展工作。

5.5.3　术前用药

理想的术前用药不影响患儿术后恢复和出院。

口服给药使用最多，不愿口服的患儿也可选择肌内注射。

苯二氮䓬类药物咪达唑仑用作术前药，有抗焦虑、顺行性遗忘症作用。有多种用药途径，剂量取决于给药路径。口服给药使用最为广泛，剂量为 0.5 mg/kg（最大剂量 15 mg）。由于味苦，建议与糖或果汁（去果肉）同服。口服起效时间 10~30 分钟。不合作患儿，可经鼻给予口服相同剂量。

氯胺酮通常在口服给药患儿不配合的情况下使用，可胃肠道外给药。6 mg/kg 口服或 2~4 mg/kg 肌内注射，镇静起效时间 10~15 分钟。

5.6　麻醉

日间手术的目的是麻醉后快速恢复，以便尽快达到出院标准并尽可能减少麻醉不良反应。

鉴于此，施行麻醉应以患儿尽早出院为目标。影响出院的主要并发症包括 PONV、行为异常、呼吸和心血管并发症。麻醉选择取决于多种因素，包括手术类型和患儿情况。儿科患者局部或区域麻醉很少在无镇静的情况下进行。因此，麻醉选择的重点是对恢复时间影响最小、不良反应最小以免出院延迟。静脉和吸入麻醉诱导维持相比，在减少 PONV 和行为障碍等不良反应方面孰优孰劣目前缺乏足够证据[29]。

5.6.1　药物

不配合或建立静脉通路困难的患儿，宜选择吸入麻醉药诱导。

七氟烷使用最广泛,诱导平稳且不良反应最小。另一种可选卤化剂是氟烷,但因其诱发肝炎,并且增加心肌对儿茶酚胺的敏感性,已经弃用。

静脉麻醉药以丙泊酚或硫喷妥钠较好,其他如苯并二氮䓬和氯胺酮等药物的苏醒太长。

日间手术不排斥使用肌松药,只要在神经肌肉功能监测下可被拮抗。目前舒更葡糖可用于拮抗非去极化氨基甾类肌松剂。舒更葡糖替代新斯的明用于儿童[30]可减少 PONV 和分泌物增加等不良反应。

琥珀胆碱由于其多种不良反应(触发恶性高热、危及生命的高钾性心脏停搏、咬肌僵硬等),因此,除非紧急情况,很少用于儿科患者。

阿片类药物由于其呼吸抑制、过度镇静和 PONV 等不良反应,并非儿科日间手术理想药物。推荐术中使用瑞芬太尼等短效阿片类药物。常见不良反应是胸壁肌僵,故推荐缓慢给药;缓慢静脉滴注有助预防药物过量。

5.6.2　区域麻醉

儿科患者区域麻醉建议采用最小有效剂量。成功的区域阻滞常意味着在正确的地方使用了正确的药物和剂量。尤其是日间手术,区域麻醉的有利之处在于缓解术后疼痛而无运动阻滞[31]。其应用取决于手术类型、团队经验及可用的方法/工具。

儿童很少在无镇静的情况下施行区域麻醉。全身麻醉复合区域阻滞剂量的主要优点是维持低水平全身麻醉或镇静,并可减少围术期阿片类药物用量。此外,推荐使用镇痛剂量的局麻药而非麻醉剂量。

超声引导下神经阻滞有助区域麻醉最小剂量,同时可降低全身毒性反应和血管外意外投药风险。

目前成功施行的区域麻醉技术如下。

5.6.3 蛛网膜下腔阻滞

较小儿童蛛网膜下腔阻滞持续时间较成年短,不足以支持施行双侧手术,相比替代技术也不足以产生足够的术后镇痛,因此不推荐用于日间手术。

5.6.4 骶管阻滞

骶管阻滞是儿童最常用的区域麻醉技术,可成功用于所有脐下手术。为获得足够术后镇痛且无运动阻滞,需使用正确的长效局麻药浓度。伊万尼(Ivani)等[32]认为给予0.25%左旋布比卡因1 ml/kg和0.2%罗哌卡因可产生足够的术后镇痛。该技术的局限性是:囿于其效应由头侧至尾侧衰退的方式,涉及下胸部皮层(腹股沟疝和鞘膜积液手术)的手术有效镇痛持续时间受限。尿潴留风险与无骶管阻滞的全身麻醉相似约2%[33]。

5.6.5 髂腹股沟/髂腹下阻滞

广泛用于腹股沟疝和鞘膜积液修补。魏因特劳德(Weintraud)等认为依靠传统解剖标志定位,很难将药物注入理想位置[34]。因此,应在超声引导下进行,以提高成功率并避免意外穿刺邻近腹膜和肠管。使用超声引导,成功阻滞所需局部麻药容积略低于0.1 ml/kg。即便超声引导下完美阻滞髂外/髂腹下神经,也不能控制睾丸固定术后的剧烈、钻心般睾丸痛。控制睾丸痛须阻滞下胸段脊神经。

5.6.6 椎旁阻滞

可替代髂腹/腹股沟下神经阻滞用于腹股沟疝手术。低胸段水平椎旁阻滞对睾丸固定术更有效。在这个节段水平,几无胸膜穿刺风险,单侧手术最为常用。

5.6.7 上肢和下肢神经阻滞

上、下肢神经阻滞可避免运动阻滞。为获得更长麻醉疗效,连续周围神经导管技术应用越来越多,最近已有用于门诊患儿的文献报道,但这些技术最好用于年龄稍大儿童[35]。

5.6.8 阴茎阻滞

适用于包皮环切术,也可用于尿道下裂修复术后镇痛。

5.6.9 阿片类药物用作局麻药佐剂

不推荐在门诊患儿使用吗啡延长局麻麻醉效果。

延长骶管阻滞镇痛效果最有效的药物是氯胺酮(S－氯胺酮 1 mg/kg),可乐定(1 μg/kg)也可使用。

对于外周神经阻滞,仅可乐定可有效延长阻滞时间。

5.6.10 液体治疗

麻醉诱导前 2 小时摄入清饮料的患儿,短小手术(<1 小时)无需术中补液。日间手术患儿应尽可能恢复口服液体,但有研究认为强迫饮水的患儿呕吐频率高于自主恢复饮水患儿[36]。术中液体治疗对斜视和增殖腺扁桃体切除术等高风险 PONV、疼痛限制吞咽的患儿,或麻醉超过 3 小时的婴幼儿可能有益。总之,推荐使用含电解质溶液,年幼儿童中应补充葡萄糖溶液以防低血糖。

5.6.11 气道管理

气道管理应根据手术类型、患儿年龄和麻醉医师经验个体化评估。许多需镇静辅助的门诊治疗,面罩吸氧维持自主呼吸或辅助呼吸即已足够。如果未行气管插管,喉罩(LMA)有助维持气道通畅。过去由于担心拔管后喉炎,不推荐日间手术患儿气管插管。如今由于肌松剂及其安全拮抗和新设备应用,相关风险已经很低。不良反应通常发生于拔管后 1 小时内,建议术后严密监测。

5.6.12 温度

即便是短小手术或操作,也应采取监测和预防措施维持患儿体温稳定,包括提高手术室温度、使用保温垫或保温毯以及输入温热液体。

5.7 镇痛

无论是住院还是门诊手术患儿,疼痛控制是儿科的基础。对日间手术患儿施行加速康复麻醉时,面临的最大挑战是如何在术中使用镇痛药物,确保无痛苏醒和术后康复。

患儿在获得充分镇痛、开具控制疼痛的家庭用药后方可出院。各种技术和药物均可使用,只要不增加不良反应。多模式作为镇痛治疗的金标准,可充分利用各种不同作用机制的药物效应,同时降低各组成药物的用量。

对乙酰氨基酚(扑热息痛)最为常用,推荐剂量每 6 小时 10～15 mg/kg 直至每日最大剂量(≤100 mg/kg)[37]。可作为基础药物与其他多模式方法联用。该药口服后全身吸收可预测性高,为最有效的给药途径。可能的情况下鼓励口服。另外须严格遵循给药间隔,夜里也是如此,尤其是需稳定控制疼痛的日间手术患儿。

NSAIDs 药物不属儿科患者禁忌。由于乙酰水杨酸(阿司匹林)与 Reye 综合征相关故不再使用。NSAIDs 的主要不良反应是抗血小板聚集。鼓励口服用药。布洛芬和酮咯酸最为常用,剂量分别为 5～10 mg/kg 和 0.3～0.5 mg/kg;酮替芬 1～2 mg/kg。均可胃肠外用药[38]。

区域麻醉

区域麻醉显然符合日间手术后良好的疼痛管理要求。相比其他方法,选择正确可行的区域阻滞技术具有更好的术后镇痛效果[39]。

选择合适的区域麻醉药物阻滞疼痛传递,可产生 6～8 小时的充分镇痛。复合使用全麻和区域麻醉技术的主要优点是减少围术期阿片类药物用量,进而减少术后呕吐,但科金斯奇(Kokinsky)等[40]认为,门诊手术患儿全身麻醉复合骶管阻滞,芬太尼 1 μg/kg 和安慰剂相比镇痛无明显改善但 PONV 却显著增加(36%：0%)。

为保证患儿出院回家后依然无痛,连续周围神经置管镇痛似乎更有前景。

5.8 术后恶心、呕吐

术后恶心、呕吐(PONV)是最常见的麻醉并发症。PONV 可导致肺误吸、脱水、电解质失衡、疲劳和伤口破裂等。术后呕吐(POV)影响日间手术患儿及时出院,导致患儿不适、患儿及其父母焦虑并增加医疗监护资源。

埃伯哈特(Eberhart)等[41]确定了 POV 的 4 个独立预测因素:手术时间>30 分钟;年龄>3 岁,患儿、家长或其同胞有 POV 史;斜视和耳鼻喉科手术。有 0,1,2,3,4 个因素存在时,POV 风险分别为 9%、10%、30%、55% 和 70%。

应基于多因素全方位进行管理,包括适当的术前准备、风险分层和合理选择止吐药预防。

减少 PONV 的术前准备主要是避免术前脱水,鼓励患儿麻醉诱导前 2 小时口服清饮料。术中避免使用 NO、挥发性麻醉药,术后降低阿片类药物用量可减少 PONV。然而,但最近的科克伦(Cochrane)研究提示,门诊患儿采用静脉麻醉和吸入麻醉不影响 PONV 发生率。

根据儿科患者合适的风险分层合理选择止吐药物预防。

根据风险分层,最近发布的指南[42]为大部分 POV 高风险儿科患者,确定了预防 PONV 最有效的单一和联合用药方案。中度至高度风险 POV 患儿应联合使用至少两种不同种类的预防药物。

- 昂丹司琼 0.05 mg/kg +地塞米松 0.15 mg/kg
- 昂丹司琼 0.1 mg/kg +氟哌利多 0.015 mg/kg
- 托烷司琼 0.1 mg/kg +地塞米松 0.5 mg/kg

2 岁以下儿童昂丹司琼的药代动力学特点已经阐明。不推荐多沙司琼用于有心律失常风险的患儿。QT 间期延长综合征患儿慎用

5 - HT$_3$拮抗剂。

扁桃体切除术儿童出院后恶心、呕吐(PDNV)的发生率为20%。

霍恩(Hohne)最近建议[43],门诊患儿施行小于30分钟的短小手术麻醉,围术期很少使用阿片类药物,建议采用单药预防PONV;对于斜视、耳鼻喉科手术或高风险患儿建议首选两种药物联用预防PONV。

5.9　出院

降低医疗成本最有效的方式是减少住院时间(术前和术后),但这不能以患者安全为代价,因此应根据入院到出院患者照护的JCI认证标准确保术后观察时间(参照JCI颁发的获得照护和连续性照护-ACC1章节[44])。目前,尤其周转率较高的快通道手术,重点更多聚焦于患者家庭照护。

出院是日间手术管理的重点,与其他阶段相似,主要由两部分组成:临床管理和组织管理。

出院方式取决于组织架构模式。有些单位将患儿从恢复室转至医院住院病房(短暂停留),然后再出院;也有些是从恢复室直接出院。

无论何种方式都必须遵循临床出院标准。相应的评分系统有助出院过程轻松高效。Aldrete评分系统和麻醉后出院评分系统(PADSS)[45]用于麻醉后恢复评估已获得广泛认可(表5-1)。

表 5 - 1　Aldrete 评分系统

呼吸
能够深呼吸和咳嗽 = 2
呼吸困难/浅呼吸 = 1
无呼吸 = 0
O$_2$饱和度
吸室内空气,SO$_2$维持>92% = 2
需吸氧,维持 SO$_2$>90% = 1
即使吸氧,SO$_2$<90% = 0
意识
完全清醒 = 2
可唤醒 = 1
无反应 = 0

（续表）

循环
血压为术前血压±20 mmHg = 2
血压为术前血压±20~50 mmHg = 1
血压为术前血压±50 mmHg = 0
活动
可移动四肢 = 2
可移动两个肢体 = 1
无法移动肢体 = 0

Aldrete 为基于重要生命体征（呼吸和循环）的评分系统，主要评估麻醉后意识、保护性反射及运动能力恢复的程度；该系统适用于恢复 I 期，即患者从恢复室转至病房观察阶段。PADSS 则是评估单个项目中的重要参数，并与其他功能评估关联，确保相关能力恢复并允许出院，如是否能平稳站立、有无恶心呕吐、镇痛是否充分及手术伤口是否止血。该系统适用于 II 期恢复，即患者出院回家。总评分达 9~10 分时可考虑出院或者转移到下一恢复阶段。

最近，法国麻醉与复苏协会（SFAR）发表的前瞻性观察研究将 PADSS 用于儿科患者，定义了儿科日间手术出院评分系统 Ped - PADSS[46]（表 5 - 2）。

表 5 - 2　麻醉后出院评分系统

生命体征
血压和脉搏 20% 术前值 = 2
血压和脉搏 20%~40% 术前值 = 1
血压和脉搏 >40% 术前值 = 0
活动
步态平稳、无头晕或达到术前水平 = 2
需要辅助 = 1
无法走动 = 0
恶心、呕吐
轻度/口服药物治疗 = 2
中度/注射药物治疗 = 1
重度/持续，尽管药物治疗 = 0
疼痛
口服药物控制，患者可接受的镇痛水平：
是 = 2
否 = 1

（续表）

手术出血
轻度／无需换敷料＝2
中度／需要换 2 次敷料＝1
重度／需要换≥3 次敷料＝0

文献分析未能提供术后最短观察时间。以前，术后观察时间至少需 4 小时。如今，SFAR 报道观察 2 小时后 95% 的患儿 Ped － PADSS 评分≥9 。一个更新的研究应用 Ped － PADSS 评分系统[47]观察了 1 060 例患儿，97.2% 的儿童离开手术后 1 小时即可出院，99.8% 的儿童可在 2 小时后出院。因此，术后连续观察 4 小时虽然合理但并非必要，但只要使用了评分系统且患儿出院后完全满意，时间可因组织架构模式而异。

是否出院须由手术医师或麻醉医师决定，但是根据 JCI，依据医院各自的流程，经培训并授权的医务人员也可决定患儿是否出院。

患儿可委托给有行事能力的成年人，必要时负责将患儿送回医院。出院时应获取其交通方式和/或电话号码以便必要时提供帮助。

术后管理根据手术类型必须有详细的书面说明，交由家长或有行事能力的成人，必要时可由专业以可理解的方式加以解释。

疼痛治疗药物处方包括补救剂量必须清晰而详细。如果家庭难以找到（以前）第一次家庭给药方式，医疗机构应该予以提供。

术后 1 天进行电话随访，以确定并发症，包括无需住院处理的并发症的发生率，以及患儿的身体状态及日常活动恢复（饮食、睡眠及活动）恢复状态。根据 JCI 标准，居家疼痛控制管理也是患者管理的一部分。

5.10 扁桃体摘除术特别注意事项

扁桃体摘除术是儿童最常见的手术。如前所述，属于术后并发症发生率较高的手术。常见并发症包括：

- 呼吸道不良事件

- 术后恶心、呕吐
- 出血

由于并发症常见,因此扁桃体切除术作为日间手术的指征,因患者和各医疗机构管理章程而异。扁桃体切除术和/或腺样体切除患儿可在日间手术施行的标准:

- 年龄>3 周岁。
- ASA 分级 Ⅰ~Ⅱ级。
- 无增加呼吸系统并发症风险的合并症(OSAS,重度肥胖、颅面部畸形、神经肌肉疾病伴咽张力减退、心力衰竭或肺动脉高压体征、代谢性疾病、近期上或下呼吸道感染)。出现以上之一者不宜施行日间手术。
- 凝血功能正常。

任何决定施行扁桃体切除术的机构都必须遵循特别的协议,并须具备将患者转为入院并提供 24 小时重症监护的能力。3 岁以下或有合并症的患儿建议在有 ICU 的医院手术。如果施行日间手术,则须考虑一些特殊的预防措施:

- 外科医师、麻醉医师及家长对术后过程达成共识。
- 建议术后至少监护 6 小时,确认是否有咽部出血、评估治疗术后疼痛、预防及治疗术后恶心、呕吐,确保恢复进食。监护观察到的任何不良事件都可能需常规入院治疗。
- 术后恶心、呕吐预防:这些患儿 PONV 高风险,建议联合使用至少 2 种不同种类的预防药物。
- 术后数天充分的术后镇痛规划:术后数天,定期给予对乙酰氨基酚及补救剂量很重要。非甾体抗炎药(NSAID)有增加扁桃体切除术后出血的风险因而不建议推广使用,但是卡德韦尔(Cardwell)的综述[48]认为并非如此。

● 关于食物（冷、平和、无刺激性）和饮料（冷和非酸）的具体详细说明。

（董希玮　钱　斌　译）

参考文献

[1] Qaseem A, Forland F, Macbeth F, et al. Guidelines International Network: toward international standards for clinical practice guidelines.Ann Intern Med, 2012, 156: 525 - 531.

[2] Rabbitts JA, Groenewald CB, Moriarty JP,et al. Epidemiology of ambulatory anesthesia for children in United States: 2006 and 1996. Anesth Analg, 2010, 111: 1011 - 1015.

[3] Ètats des lieux 2012 sur l'activitè de chirurgie ambulatoire. Agence technique de l'information sur l'hospitalisation, 2013, http://www.atih.sante.fr/sites/default/files/public/content/1504/gdr_ca_analyse_atih2012.pdf.

[4] www.ADARPEF.org. One day surgery in children less than 18 years old: French Guidelines, 2010.

[5] Majholm B, Engbæk J, Bartholdy J, et al. Is day surgery safe? A Danish multicentre study of morbidity after 57,709 day surgery procedures. Acta Anaesthesiol Scand, 2012, 56: 323 - 331.

[6] Segerdahl M, Warrén-Stomberg M, Rawal N, et al. Children in day surgery: clinical practice and routines. The results from a nation-wide survey. Acta Anaesthesiol Scand, 2008, 52: 821 - 828.

[7] Villeret I, Laffon M, Duchalais A, et al. Incidence of postoperative nausea and vomiting in paediatric ambulatory surgery. Paediatr Anaesth, 2002, 12(8): 712 - 717.

[8] Ortiz AC, Atallah AN, Matos D, et al. Intravenous versus inhalational anaesthesia for paediatric outpatient surgery Cochrane Database Sys Rev (2): CD009015., 2014.

[9] American Academy of Pediatrics. Section on anesthesiology: guidelines for the pediatric perioperative anesthesia environment. Pediatrics, 1999, 103: 512.

[10] Smith I. Anaesthesia services for day surgery 2014 in Guidelines for the provision of anaesthetic services. chapter 6, 2014, www. rcoa. ac. uk / gpas2014.

[11] Wilkinson KA, Brennan L, Rollin A-M. Paediatric anaesthesia services in guidelines for the prevision of anaesthetic services. 2015 www.rcoa.ac.uk.

［12］ Short J, Bew S. Paediatric day surgery. In: Smith I, McWhinnie D, Jackson I (eds) Oxford specialist handbook of day surgery. Oxford University Press, 2011, pp.161 - 197.

［13］ Walther-Lansen S, Rasmussen L. The former preterm infant and risk of post-operative apnoea: recommendations form management. Acta Anaesthesiol Scand, 2006, 50: 888 - 893.

［14］ Cote CJ, Zaslavky A, Dowes JJ. Postoperative apnoea in former preterm infants after inguinal herniorrhaphy. A combined analysis. Anesthesiology, 1995, 82: 809 - 822.

［15］ Yentis SM, Levine MF, Hartley EJ. Should all children with suspected or confirmed malignant hyperthermia susceptibility be admitted after surgery? A 10-year review. Anesth Analg, 1992, 75: 345.

［16］ Rubens D, Sarnat HB. Sudden Infant Deaths Syndrome: an update and new perspectives of etiology. Handb Clin Neurol, 2013,112: 867 - 874.

［17］ Issues in paediatric day surgery. BADS, London (www.daysurgeryuk.net/en/shop/handbooks/issues-in-paediatric-day-surgery), 2007.

［18］ Rolf N, Cotè CJ. Frequency and severity of desaturation events during general anesthesia in children with and without upper respiratory infections. J Clin Anesth, 1992, 4: 200 - 203.

［19］ Parnis SJ, Barker DS, Van Der Walt JH. Clinical predictors of anaesthetic complications in children with respiratory tract infections. Paediatr Anaesth, 2001, 11: 29 - 40.

［20］ Tait AR, Malviya S. Anesthesia for the child with an upper respiratory tract infection: still a dilemma? Anesth Analg, 2005, 100: 59 - 65.

［21］ Von Ungern-Sternberg BS, Boda K, Chambers NA, et al. Risk assessment for respiratory complications in paediatric anaesthesia: a prospective cohort study. Lancet, 2010, 376(9743): 773 - 783.

［22］ World Federation of Society of Anesthesiologists. ATOTW 203 Paediatric anaesthesia for day surgery, 2010.

［23］ Lawrie R. Operating on children as day-cases. Lancet, 1964, 2: 1289.

［24］ Haana V, Sethuraman K, Stephens L, et al. Case cancellation on the day of surgery: an investigation in an Australian paediatric hospital. ANZ J Surg, 2009, 79: 636 - 640.

［25］ Hmed MI, Farrell MA, Parrish K, et al. Preoperative anxiety in children risk factors and non-pharmacological management. Middle East J Anaesthesiol, 2011, 21(2): 153 - 164.

［26］ Brady MC, Kinn S, Ness V, et al. Preoperative fasting for preventing perioperative complications in children. Cochrane Libr, 2009, (4).

［27］ Schmidt AR, Buehler P, Seglias L, et al. Gastric pH and residual volume after 1 and 2 h fasting time for clear fluids in children. Br J Anaesth, 2015, 114(3): 477 - 482.

[28] Smith I, Kranke P, Murat I, et al; European Society of Anaesthesiology. Perioperative fasting in adults and children: guidelines from the European Society of Anaesthesiology. Eur J Anaesthesiol, 2011, 28(8): 556 - 569.

[29] Ortiz AC, Atallah AN, Matos D, et al. Intravenous versus inhalational anaesthesia for paediatric outpatient surgery (review). Cochrane Libr (2) 2014;2: CD009015.

[30] Meretoja OA. Neuromuscular block and treatment strategies for its reversal in children. Paediatr Anaesth, 2010, 20(7): 591 - 604.

[31] Bosenberg A. Benefits of regional anesthesia in children. Paediatr Anaesth, 2012, 22: 10 - 18.

[32] Ivani G, DeNegri P, Conio A, et al. Comparison of racemic bupivacaine, ropivacaine, and levo-bupivacaine for pediatric caudal anesthesia: effects on postoperative analgesia and motor block. Reg Anesth Pain Med, 2002, 27: 157 - 161.

[33] Pappas AL, Sukhani R, Hatch D. Caudal anesthesia and urinary retention in ambulatory surgery. Anesth Analg, 1997, 85: 706.

[34] Weintraud M, Lundblad M, Kettner SC, et al. Ultrasound versus landmark-based technique for ilioinguinal-iliohypogastric nerve blockade in children: the implications on plasma levels of ropivacaine. Anesth Analg, 2009, 108: 1488 - 1492.

[35] Ludot H, Berger J, Pichenot V, et al. Continuous peripheral nerve block for postoperative pain control at home: a prospective feasibility study in children. Reg Anesth Pain Med, 2008, 33: 52 - 56.

[36] Schreiner MS, Nicolson SC, Martin T, et al. Should children drink before discharge from day surgery? Anesthesiology, 1992, 76: 528.

[37] Anderson BJ, Pons G, Autret-Leca E, et al. Pediatric intravenous paracetamol (propacetamol) pharmacokinetics: a population analysis. Paediatr Anaesth, 2005, 15(4): 282 - 292.

[38] Baley K, Michalov K, Kossick MA, et al. Intravenous acetaminophen and intravenous ketorolac for management of pediatric surgical pain: a literature review. AANA J, 2014, 82(1): 53 - 64.

[39] Ecoffey C, Lacroix F, Giaufré E, et al; Association des Anesthésistes Réanimateurs Pédiatriques d'Expression Française(ADARPEF). Epidemiology and morbidity of regional anesthesia in children: a follow-up one-year prospective survey of the French-Language Society of Paediatric Anaesthesiologists. Paediatr Anaesth, 2010, 20: 1061 - 1069.

[40] Kokinsky E, Nilsson K, Larsson LE. Increased incidence of postoperative

nausea and vomiting without additional analgesic effects when a low dose of intravenous fentanyl is combined with a caudal block. Paediatr Anaesth, 2003, 13: 334 - 338.

[41] Eberhart LH, Geldner G, Kranke P, et al. The development and validation of a risk score to predict the probability of postoperative vomiting in pediatric patients. Anesth Analg, 2004, 99: 1630 - 1637.

[42] Gan TJ, Diemunsch P, Habib AS, et al; Consensus guidelines for the management of postoperative nausea and vomiting. Anesth Analg, 2014, 118(1): 85 - 113.

[43] Hohne C. Postoperative nausea and vomiting in pediatric anesthesia. Curr Opin Anesthesiol, 2014, 27: 303 - 308.

[44] www.jointcommissioninternation.org.

[45] Ead H. From Aldrete to PADSS: reviewing discharge criteria after ambulatory surgery. J Peri Anesth Nurs, 2006, 21(4): 259 - 267.

[46] Biedermann S, Wodey E, De La Brière F, et al. Paediatric discharge score in ambulatory surgery. Ann Fr Anesth Réanim, 2014, 33: 330 - 334.

[47] Moncel JB, Nardi N, Wodey E, et al. Evaluation of the pediatric post anesthesia discharge scoring system in an ambulatory surgery unit. Paediatr Anaesth, 2015, 25(6): 636 - 641.

[48] Lewis SR, Nicholson A, Cardwell ME, et al. Nonsteroidal anti-inflammatory drugs and perioperative bleeding in paediatric tonsillectomy. Cochrane Database Syst Rev, 2013, 18(7): CD003591.

手术室外麻醉的围术期管理 6

许多儿童因诊疗操作的疼痛或不适,需接受非手术室内麻醉[1]（nonoperating room anesthesia，NORA）。NORA 确实有风险和不良事件发生[1,2],但 NORA 也有很多优点。重要的是须优先明确这一特定领域患儿的安全标准,以确保高质量的围术期管理。

目前儿科 NORA 的现状是"甚至缺乏明确定义",个中原因很多,如关于 NORA 的研究文献和镇静文献有广泛重叠,实施地点多变（监护强度层级不一）,所用的技术和操作者不同等。关于最后一点——由谁来负责儿童镇静操作目前仍有很多争议[3,4],但这超出了本章讨论的主题。

与镇静深度无关,操作者必须有能力选择舒适的镇静方案,并能处理与所用药物及技术相关的不良事件[5]。国际医疗卫生机构认证联合委员会（The Joint Commission for Accreditation of Healthcare Organization）规定,操作者必须具有为患者提供一定及更深程度镇静的能力,必要时有能力做补救性处理[6]。本章目的是剖析目前的临床实践,突出麻醉三个阶段（术前评估、麻醉管理、出院）中尚未解决的问题。

6.1　术前评估

许多诊疗操作需在 NORA 下进行。可行性取决于麻醉医师的多维评估,包括患儿的临床情况,操作的侵袭性（疼痛、耗时、风险等）以及可用的设备。即使无手术室外镇静的绝对禁忌证,手术室内监护管理标准也应用于手术室外。

诊疗操作前,麻醉医师应尽可能熟悉 NORA 地点,确保相关物品完备,为增强记忆以用字母缩写 SOAPME 表示(表 6-1)。保证足够数量的插座连接监护仪、吸引器、输液泵等设备。联络设备如固定电话、寻呼机、移动电话等必须具备。哪怕是轻度镇静,任何一个设备的缺失都会影响 NORA 的安全性。

表 6-1 SOAPME 辅助记忆首字母缩略词

S	Suction(吸引器)	配有儿童尺寸吸引导管的吸引设备
O	Oxygen (氧气)	提供足够的氧气输送
A	Airway (气道)	与年龄相匹配的通气设备
P	Pharmacy (药物)	镇静以及紧急药物
M	Monitors (监护仪)	具有重要参数(SaO_2、EKG、NiBP、$EtCO_2$)的标准监护仪
E	Equipment (设备)	儿童尺寸的特殊设备

所有即将施行诊疗操作的儿童,都要评估其生理及行为状态(与手术室麻醉相同),明确是否适宜镇静。熟悉病史包括合并症、既往入院史、镇静或全身麻醉史、目前的治疗、相关家族史及可能的过敏史。肥胖或鼾症患儿应特别关注阻塞性睡眠呼吸暂停风险[7]。体格检查应包括心肺听诊并对颈部及气道进行评估。鉴别和管理儿童困难气道的特异性证据有限[8]。尽管如此,可依据成人手术室麻醉经验建立针对儿童的系统性的评估方法,以字母缩写 LEMON 表示(表 6-2)。

表 6-2 LEMON 辅助记忆首字母缩略词

L	Look at him (观察患者)	寻找异常气道的外部征象
E	Evaluation (评估)	评估张口度、甲颏间距、下颌骨间隙
M	Mallampati	Mallampati (得分)
O	Obstruction (梗阻)	气道阻塞或 OSAS 征象
N	Neck (颈部)	颈部活动性

患儿因素会导致镇静失败,如上呼吸道感染(upper respiratory infection, URI)是麻醉计划取消或变更的主要原因。URI 患儿并发症的发生率较高,但严重不良事件罕见[9]。无论是否伴有感染性分泌物,手术操作都应推迟至少 2 周。

麻醉前评估时,麻醉医师需将镇静或麻醉计划介绍给家长及患儿(取决于年龄),并描述其优点(减少疼痛、焦虑感和生理创伤)以及可能的风险,风险往往有药物特异性,但是通常包括气道受阻、缺氧及呕吐。父母需签署知情同意书。

评估风险指数时患儿禁食状态须重点考虑。美国麻醉医师协会(ASA)建议行择期镇静患儿应遵循表6-3所示禁食方案。但是,危重症患儿禁食仍有争议,ASA和美国急诊协会提出了不同的建议[10,11]。

表6-3　美国麻醉医师协会禁食规则[71]

2 小时	清饮料
4 小时	母　乳
6 小时	婴儿配方奶粉
8 小时	脂肪食物或肉类

减少镇静患儿误吸的最佳禁食时间,证据有限[12]。术前禁食时间与胃内容量之间的关系缺乏[13-17]。此外,也有证据表明,禁食时间越长,残留胃容量越多[18]。

对有代谢性或消化道疾病的儿童,禁食时间应有一定灵活性。某些情况如存在倾倒综合征时[19],操作者应权衡低血糖的风险大于误吸风险。另一方面,如有贲门失弛缓症或肠梗阻等排空缓慢的情况,则需要更长禁食时间[20]。

意大利儿科和新生儿麻醉学会最近建议,对儿科患者应根据术前评估选择性开具化验检查,而非系统性补充[21]。

6.2　麻醉管理

与手术室内不同,麻醉管理不再仅仅取决于患者状态和手术类型,也应兼顾实施麻醉的实际地点周围环境。

灵活性是NORA成功的关键因素。大多数诊疗操作被安排在远离手术室的环境,往往缺乏足够的活动空间,也无法使用某些药物或设备。麻醉医师必须根据实际场景的特殊要求定制麻醉方案。如果诊疗操作直接在新生儿重症监护病房进行,因缺乏麻醉机、挥发罐和回收装置无法使用吸入麻醉,只能使用静脉注射药物;MRI和许多放射学检查不允许靠近患者,不能直接管理患者通气和其他生命体征;牙科和内镜检查麻醉医师与其他医师不得不共享气道(手术室外更具挑战);视网膜电生理检查需要在黑暗环境进行,无法照看患儿等。这些情况下,正确的药物选择和高效可靠的监测对患儿安全至关重要。

尽管呼吸系统不良反应最常见[2,22],无论何种手术操作类型、地点和临床情况,推荐所有患儿仍使用基础血流动力学(EKG,NiBP 监测)。如果深度镇静或者患儿有重大潜在疾病,至少每 5 分钟测量一次生命体征。

经验和证据表明,呼吸道并发症最多见,且可能在给予静脉药物 5~10 分钟内发生,也可能发生在术后疼痛刺激消失后即刻。

连续肉眼观察脸部、口腔和胸壁运动并不可靠,建议整个手术过程中行呼吸功能监测[23,24]。SaO_2 监测是强制性的,但不能提供实时数据。相反通过微流传感器监测 $EtCO_2$ 值得强烈推荐[25],尤其是新生儿。微流监测仪的取样室容量为 15 μl,即使在 50 ml 低流量的情况下也能正常工作。

$EtCO_2$ 用于非插管患儿监测日益增加,有助于镇静和镇痛期间通气评估。呼吸抑制患儿检测到 $EtCO_2$ 升高先于低氧血症出现,尤其是正在吸氧的患儿。已有文献报道关于操作镇静期间不同预充氧和连续吸氧的方法[26]。FiO_2 高于 0.21 时有利于肺氧存储增加[27],发生呼吸暂停时 PaO_2 能够维持更长时间较高水平。然而,除非同时监测 $EtCO_2$,否则持续吸氧不利于及时发现低氧血症和呼吸暂停[28]。而且,无证据表明预充氧或提高 FiO_2 可提高 NORA 的安全性[29]。

脑电监测为另一种监测。脑电双频指数(BIS)为最常用技术。通过放置于前额的探头连续监测脑电图(EEG),将其量化为 0(无脑活动)~100(警醒)的指数,以此量化意识水平。6 个月以上儿童敏感性良好,有助于指导临床合理用药、避免药物过量导致苏醒延迟[30]。值得注意的是,对那些作用于皮层外产生麻醉效应的药物,BIS 指数不敏感,如氯胺酮、右美托咪定、瑞芬太尼和 N_2O 等[31]。

其他脑电监测设备,如熵指数[32]、脑状态指数[33]用于儿科患者有待验证,目前仍有争议。

NORA 可选药物和给药技术多样:实施镇静者必须了解所用药物的药理学特点。因为镇静是一个连续的过程,对药物反应的差异很大程度上受患儿发育、行为和临床情况、手术类型和镇痛需求、保持完全无痛还是仅仅维持患儿制动等的影响,临床医师必须明确患儿处于最适当的镇静/镇痛水平(表 6 - 4);这就需要仔细滴定所选药物确保患儿安全获得所需镇静深度。许多短效镇静催眠和止痛药物可用[24,34,35],其中很多药物可多途径给药(表 6 - 5)。无痛或仅需制动的操作单独镇静即可,疼痛性操作则需要镇痛。必须强调,每个操作者必须有能力处理可能的并发症,强制要求具备紧急情况下气道危机处理能力[5,24,36]。

表 6 - 4 镇静深度的定义

最小镇静	患儿对语言命令指令正常。认知功能和协调可能受损,但通气和心血管功能不受影响
适度镇静/镇痛	患儿意识抑制但对语言指令和/或轻触能做出有目的的回应。气道和通气维持正常无需干涉。心血管功能正常
深度镇静	患儿不易唤醒但对伤害性刺激能做出有目的的逃避。可能需要辅助维持气道和足够通气。心血管功能正常
全麻	患儿不能唤醒。可能需要气道辅助和通气管理。心血管功能可能受损

表 6 - 5 不同药物的主要给药路径

吸　入	卤代物、氧化亚氮(笑气)
静　脉	所有阿片类药物、丙泊酚、咪达唑仑、氯胺酮、氟马西尼、纳洛酮
肌　肉	氯胺酮、苯二氮䓬类药物
直　肠	氯胺酮、苯二氮䓬类药物
经　鼻	咪达唑仑、氟马西尼、右美托咪定、芬太尼、氯胺酮
颊　部	咪达唑仑、氯胺酮、舒芬太尼
经黏膜	芬太尼

6.3 吸入麻醉技术

手术室患儿麻醉经常采用卤化气体麻醉。随着 NORA 诊疗操作的需求日益增加,这种技术已逐渐转移到手术室外。最近由于对环境污染和职业安全的关注度增加,限制吸入麻醉药在未配备清除系统的手术室(外)使用。

七氟烷作为最常用药物,具有维持自主呼吸和血流动力学稳定的特点。其优点是起效快,有利于不合作患儿快速建立静脉通路。可经面罩甚至鼻导管使用,后者对眼部或面部手术患儿尤为有利,此种情况下面罩是个累赘。

由于自主呼吸时对气管支气管的刺激性,其他卤化药物(如地氟烷或异氟烷)不适合使用。

氧化亚氮(N_2O)是一种古老的麻醉气体,最近以新配方重新面世。商用便携式容器含有 N_2O 与 50% O_2 组成的混合气体。经由装有"定值阀门的"面罩或持续气流系统输送[37]。因为定值阀门面罩的操作需要患儿合作,而较小儿童操作困难,目前主要用于 4 岁以上患者。为防止过度暴露,可采用连接清除系统的专用面罩。连续传输系统(固定于口鼻的面罩)用于较小儿童已有成功案例,但该系统相关的呕吐发生率频繁[38,39]。N_2O 具有良好的镇痛、镇静、遗忘和抗焦虑作用[40,41],广泛应用于各种临床情况下缓解急、短期疼痛。禁忌证包括恶心、呕吐、体内空腔气体驻留(如肠梗阻、气胸、中耳感染)。长时间吸入 N_2O 和复合使用阿片类药物或苯二氮䓬类药物时[42],可能产生深度镇静。有报道使用 50% N_2O/O_2 混合气体时无需强制禁食[43],但在无明确证据的情况下,建议根据个人经验或水平确定。

6.4　静脉技术

患儿常有针头恐惧,而 NORA 又不能使用吸入诱导,因此寻求患儿合作建立静脉通路非常重要。提前 45 分钟使用经皮麻醉剂软膏非常有用,同时口服咪达唑仑 0.4~0.5 mg/kg(最多 15 mg)效果更佳;由于鼻黏膜血管丰富[44],经鼻使用咪达唑仑起效更快。

过去 10 年,静脉药物在儿科取得很大成功。新上市的短效药物及其更安全的药效学特性,使得根据手术实时调控麻醉深度成为可能。

随着儿科药代动力学模型研究的进展，Paedfusor 和 Kataria 丙泊酚模型的成功开发并用于靶控输注（TCI）系统，进一步推动了丙泊酚在儿童中的应用。

TCI 技术用于 NORA 特别有利，可确保恒定的丙泊酚血浆浓度[45]，实施镇静的同时维持自主呼吸。相比人工控制输注或间歇静脉推注，TCI 镇静时呼吸暂停事件减少、苏醒更快[46]。

由于以上原因，丙泊酚是目前 NORA 最常用的静脉麻醉药（单用或复合使用）。尽管较长时间或高剂量输注之后有丙泊酚输注综合征的报道[48]，但用于较小儿童其安全性依然令人满意[47]。短小手术错误性给予高剂量后也未发生致命性后果，仅有短暂性代谢模式改变[49]。

瑞芬太尼经血浆酯酶代谢，药代动力学特征非常适合用于全身麻醉。早产儿血浆酯酶即已发育成熟[50]，瑞芬太尼在阿片类药物中使用，患者恢复和出院最快，但维持自主呼吸时可能引起呼吸暂停，需严密监测二氧化碳。

其他阿片类药物也可用于手术室外麻醉。阿芬太尼单次注射复合丙泊酚或咪达唑仑可用于骨髓抽吸或腰椎穿刺等短小、疼痛手术[51]。由于较大的个体间差异和难于滴定，不推荐半衰期较长的阿片类药物单独用作镇静。最近舒芬太尼经鼻给药用于牙科手术初步实验获得成功[52]，但这种技术仍然需要更多验证。

过去几年重受关注的氯胺酮，在镇静、止痛和制动的同时，可保持上呼吸道肌肉张力和维持自主呼吸[53-55]。小剂量氯胺酮与镇静催眠药物联合使用较为常用，尤其适用多途径联合用药。

右美托咪定几无呼吸抑制，被视为镇静的未来，也已用于 NORA。用于健康儿童无痛诊疗操作安全有效[56]。已成为影像学诊断中首选镇静药物[57,58]。

多种药物分子正在研究探索中。其中雷米沙仑（remimazolam）为超短效苯二氮䓬类药物，目前在Ⅱ期临床试验，可能成为新一代的药物[59,60]。

Ketofol 由丙泊酚和外消旋氯胺酮在针筒内混合而成,用于短小手术镇静和止痛仍在研究之中。药物之间最佳比例尚未确定,比例 1:3 用于单次注射,比例 1:4 用于连续输注似乎都是可靠的组合[61]。

NORA 期间解救药必须随时备用,但仅限于少数特殊情况下使用。苯二氮䓬类药物拮抗剂氟马西尼在无静脉通路的情况下也有用[62];美国儿科学会儿童药物委员会关于儿童使用指南建议,使用纳洛酮应极度谨慎[63]。

6.5　配套技术

有很多配套技术和替代药物可用于儿童镇静。含蔗糖的甜味剂可用于减轻新生儿应激反应[64],母亲肌肤之亲也可达到类似效果[65]。

催眠疗法、针灸和中药等也可作为可选治疗,但科学依据较差。当然,为患儿创造一个适宜的环境,以及患儿和父母良好互动对实现 NORA 更为有利。

6.6　出院

诊疗操作之后,儿童在恢复室停留期间必须给予相应的监测。如前述,手术结束后即刻、手术相关刺激消除后[24],轻微不良事件常见;但是最后一次给药 25 分钟后,罕见发生严重不良事件[66]。

改良儿童镇静评分量表可用于确保安全出院:包括密歇根大学镇静评分量表(UMSS)[67]、达特茅斯操作条件量表[68]和改良觉醒维持实验(MMWT)[69]都是可用于儿童的有效量表。

NORA 患儿所需出院特定标准应由机构批准同意。一般来讲,建议住院手术和门诊手术患儿应有不同的出院标准。

住院患儿无需在恢复室长时间停留(有些手术甚至在床边进行),病房亦可提供临床和多参数监测。然而,门诊患儿在准备出院前需进行出院前评估。显然,镇静量表是评估患儿恢复的一个简单有效措施。

但是,其他相关因素也须一并考虑。例如,某些 NORA 儿童受神经或呼吸系统疾病的影响,传统评分无法评估麻醉恢复程度;外科手术本身可能要求较长时间的停留;户外运输(家庭环境,距离医疗中心路程等)也需考虑。出院条件应标准化但须灵活应用。在任何情况下,出院流程应在病历中详细记录,并在术后监护中给予父母详细说明。

根据手术类型,麻醉医师和外科医师/内科医师在出院时应紧密合作。由于人们越来越关注儿科疼痛,以及逐渐增长的诊疗需求,NORA 患儿数量正在快速增长。尤其是那些治疗性操作对监护提出了更高的要求:因为转运的原因,更可能是经济驱动,通常这些操作需要在手术室外进行。

临床有可用的短效药物,外加准确的无创监测以及镇静培训的改善(包括模拟程序),所有这些使得手术室外镇静也能有效安全进行[70]。

(董希玮　钱斌　译)

参考文献

[1] Metzner J, Domino KB. Risks of anesthesia or sedation outside the operating room: the role of the anesthesia care provider. Curr Opin Anaesthesiol, 2010, 23(4): 523 - 531.

[2] Cravero JP, Beach ML, Blike GT, et al. The incidence and nature of adverse events during pediatric sedation /anesthesia with propofol for procedures outside the operating room: a report from the Pediatric Sedation Research Consortium. Anesth Analg, 2009, 108(3): 795 - 804.

[3] Baxter AL, Bernard PA, Berkenbosch JW, et al. Society for pediatric sedation reply to Dr Cote's editorial. Paediatr Anaesth, 2008, 18(6): 559 - 560; author reply 560 - 561.

[4] Cote CJ. Round and round we go: sedation — what is it, who does it, and have we made things safer for children? Paediatr Anaesth, 2008, 18(1): 3 - 8.

[5] Sury M, Bullock I, Rabar S, et al. Sedation for diagnostic and therapeutic procedures in children and young people: summary of NICE guidance. BMJ, 2010, 341: c6819.

[6] Organizations JCoAoHC. Comprehensive accreditation manual for hospitals. JACHO, Oakland, 2000.

[7] Brown KA. Outcome, risk, and error and the child with obstructive sleep apnea. Paediatr Anaesth, 2011, 21(7): 771 - 780.

[8] Gruppo di Studio SVAD, Frova G, Guarino A, et al. Recommendations for airway control and difficult airway management in paediatric patients. Minerva Anestesiol, 2006, 72(9): 723 - 748.

[9] Tait AR, Malviya S, Voepel-Lewis T, et al. Risk factors for perioperative adverse respiratory events in children with upper respiratory tract infections. Anesthesiology, 2001, 95(2): 299 - 306.

[10] American Society of Anesthesiologists Task Force on S, Analgesia by N-A. Practice guidelines for sedation and analgesia by non-anesthesiologists. Anesthesiology, 2002, 96(4): 1004 - 1017.

[11] Green SM, Roback MG, Miner JR, et al. Fasting and emergency department procedural sedation and analgesia: a consensus-based clinical practice advisory. Ann Emerg Med, 2007, 49(4): 454 - 461.

[12] Agrawal D, Manzi SF, Gupta R, et al. Preprocedural fasting state and adverse events in children undergoing procedural sedation and analgesia in a pediatric emergency department. Ann Emerg Med, 2003, 42(5): 636 - 646.

[13] Brady M, Kinn S, Stuart P. Preoperative fasting for adults to prevent perioperative complications. Cochrane Database Syst Rev, 2003, (4): CD004423.

[14] Miner JR, Burton JH. Clinical practice advisory: emergency department procedural sedation with propofol. Ann Emerg Med, 2007, 50 (2): 182 - 187.

[15] Sandhar BK, Goresky GV, Maltby JR, et al. Effect of oral liquids and ranitidine on gastric fluid volume and pH in children undergoing outpatient surgery. Anesthesiology, 1989, 71(3): 327 - 330.

[16] Soreide E, Eriksson LI, Hirlekar G, et al. Pre-operative fasting guidelines: an update. Acta Anaesthesiol Scand, 2005, 49(8): 1041 - 1047.

[17] Brady M, Kinn S, Ness V, et al. Preoperative fasting for preventing perioperative complications in children. Cochrane Database Syst Rev, 2009, (4): CD005285.

[18] Schmitz A, Kallenberger CJ, Neuhaus D, et al. Fasting times and gastric contents volume in children undergoing deep propofol sedation: an assessment using magnetic resonance imaging. Paediatr Anaesth, 2011, 21(6):

685 - 690.

[19] Calabria AC, Gallagher PR, Simmons R, et al. Postoperative surveillance and detection of postprandial hypoglycemia after fundoplasty in children. J Pediatr, 2011, 159(4): 597 - 601, e591.

[20] Kelly CJ, Walker RW. Perioperative pulmonary aspiration is infrequent and low risk in pediatric anesthetic practice. Paediatr Anaesth, 2015, 25(1): 36 - 43.

[21] Serafini G, Ingelmo PM, Astuto M, et al. Preoperative evaluation in infants and children: recommendations of the Italian Society of Pediatric and Neonatal Anesthesia and Intensive Care (SARNePI). Minerva Anestesiol, 2014, 80(4): 461 - 469.

[22] Mallory MD, Baxter AL, Yanosky DJ, et al. Emergency physician-administered propofol sedation: a report on 25, 433 sedations from the pediatric sedation research consortium. Ann Emerg Med, 2011, 57(5): 462 - 468, e461.

[23] American Academy of P, American Academy of Pediatric D, Cote CJ, et al. Guidelines for monitoring and management of pediatric patients during and after sedation for diagnostic and therapeutic procedures: an update. Paediatr Anaesth, 2008, 18(1): 9 - 10.

[24] Krauss B, Green SM. Procedural sedation and analgesia in children. Lancet, 2006, 367(9512): 766 - 780.

[25] Sammartino M, Volpe B, Sbaraglia F, et al. Capnography and the bispectral index-their role in pediatric sedation: a brief review. Int J Pediatr, 2010, 828347.

[26] Shavit I, Leder M, Cohen DM. Sedation provider practice variation: a survey analysis of pediatric emergency subspecialists and fellows. Pediatr Emerg Care, 2010, 26(10): 742 - 747.

[27] Campbell IT, Beatty PC. Monitoring preoxygenation. Br J Anaesth, 1994, 72(1): 3 - 4.

[28] Fu ES, Downs JB, Schweiger JW, et al. Supplemental oxygen impairs detection of hypoventilation by pulse oximetry. Chest, 2004, 126(5): 1552 - 1558.

[29] Green SM, Krauss B. Supplemental oxygen during propofol sedation: yes or no? Ann Emerg Med, 2008, 52(1): 9 - 10.

[30] Powers KS, Nazarian EB, Tapyrik SA, et al. Bispectral index as a guide for titration of propofol during procedural sedation among children. Pediatrics, 2005, 115(6): 1666 - 1674.

[31] Johansen JW. Update on bispectral index monitoring. Best Pract Res Clin Anaesthesiol, 2006, 20(1): 81 - 99.

[32] Davidson AJ, Kim MJ, Sangolt GK. Entropy and bispectral index during anaesthesia in children. Anaesth Intensive Care, 2004, 32(4): 485 - 493.

[33] Disma N, Tuo P, Astuto M, et al. Depth of sedation using Cerebral State Index in infants undergoing spinal anesthesia. Paediatr Anaesth, 2009, 19(2): 133 - 137.

[34] Kennedy RM, Luhmann JD. Pharmacological management of pain and anxiety during emergency procedures in children. Paediatr Drugs, 2001, 3(5): 337 - 354.

[35] Sahyoun C, Krauss B. Clinical implications of pharmacokinetics and pharmacodynamics of procedural sedation agents in children. Curr Opin Pediatr, 2012, 24(2): 225 - 232.

[36] Cravero JP, Blike GT. Review of pediatric sedation. Anesth Analg, 2004, 99(5): 1355 - 1364.

[37] Mace SE, Brown LA, Francis L, et al. Clinical policy: critical issues in the sedation of pediatric patients in the emergency department. Ann Emerg Med, 2008, 51(4): 378 - 399, 399e371 - 357.

[38] Luhmann JD, Kennedy RM, Porter FL, et al. A randomized clinical trial of continuous-flow nitrous oxide and midazolam for sedation of young children during laceration repair. Ann Emerg Med, 2001, 37(1): 20 - 27.

[39] Krauss B. Managing acute pain and anxiety in children undergoing procedures in the emergency department. Emerg Med, 2001, 13(3): 293 - 304.

[40] Gamis AS, Knapp JF, Glenski JA. Nitrous oxide analgesia in a pediatric emergency department. Ann Emerg Med, 1989, 18(2): 177 - 181.

[41] Kanagasundaram SA, Lane LJ, Cavalletto BP, et al. Efficacy and safety of nitrous oxide in alleviating pain and anxiety during painful procedures. Arch Dis Child, 2001, 84(6): 492 - 495.

[42] Babl FE, Oakley E, Seaman C, et al. High-concentration nitrous oxide for procedural sedation in children: adverse events and depth of sedation. Pediatrics, 2008, 121(3): e528 - e532.

[43] Morton N, Scottish Intercollegiate Guidelines N. Sedation in children. SAAD Dig, 2004, 21(2): 20 - 26.

[44] Wolfe TR, Braude DA. Intranasal medication delivery for children: a brief review and update. Pediatrics, 2010, 126(3): 532 - 537.

[45] Constant I, Rigouzzo A. Which model for propofol TCI in children. Paediatr Anaesth, 2010, 20(3): 233 - 239.

[46] Lerman J. TIVA, TCI, and pediatrics: where are we and where are we going? Paediatr Anaesth, 2010, 20(3): 273 - 278.

[47] Sepulveda P, Cortinez LI, Saez C, et al. Performance evaluation of paediatric propofol pharmacokinetic models in healthy young children. Br J Anaesth,

2011, 107(4): 593 - 600.

[48] Hatch DJ. Propofol-infusion syndrome in children. Lancet, 1999, 353 (9159): 1117 - 1118.

[49] Sammartino M, Garra R, Sbaraglia F, et al. Propofol overdose in a preterm baby: may propofol infusion syndrome arise in two hours? Paediatr Anaesth, 2010, 20(10): 973 - 974.

[50] Welzing L, Ebenfeld S, Dlugay V, et al. Remifentanil degradation in umbilical cord blood of preterm infants. Anesthesiology, 2011, 114(3): 570 - 577.

[51] Chiaretti A, Ruggiero A, Barone G, et al. Propofol/alfentanil and propofol/ketamine procedural sedation in children with acute lymphoblastic leukaemia: safety, efficacy and their correlation with pain neuromediator expression. Eur J Cancer Care, 2010, 19(2): 212 - 220.

[52] Hitt JM, Corcoran T, Michienzi K, et al. An evaluation of intranasal sufentanil and dexmedetomidine for pediatric dental sedation. Pharmaceutics, 2014, 6(1): 175 - 184.

[53] Bassett KE, Anderson JL, Pribble CG, et al. Propofol for procedural sedation in children in the emergency department. Ann Emerg Med, 2003, 42(6): 773 - 782.

[54] Green SM, Rothrock SG, Harris T, et al. Intravenous ketamine for pediatric sedation in the emergency department: safety profile with 156 cases. Acad Emerg Med, 1998, 5(10): 971 - 976.

[55] Green SM, Rothrock SG, Lynch EL, et al. Intramuscular ketamine for pediatric sedation in the emergency department: safety profile in 1,022 cases. Ann Emerg Med, 1998, 31(6): 688 - 697.

[56] Kost S, Roy A. Procedural sedation and analgesia in the pediatric emergency department: a review of sedative pharmacology. Clin Pediatr Emerg Med, 2010, 11(4): 233 - 243.

[57] Mason KP, Robinson F, Fontaine P, et al. Dexmedetomidine offers an option for safe and effective sedation for nuclear medicine imaging in children. Radiology, 2013, 267(3): 911 - 917.

[58] Mason KP, Prescilla R, Fontaine PJ, et al. Pediatric CT sedation: comparison of dexmedetomidine and pentobarbital. AJR Am J Roentgenol, 2011, 196(2): W194 - W198.

[59] Gin T. Hypnotic and sedative drugs — anything new on the horizon? Curr Opin Anaesthesiol, 2013, 26(4): 409 - 413.

[60] Borkett KM, Riff DS, Schwartz HI, et al. A phase IIa, randomized, double-blind study of remimazolam (CNS 7056) versus midazolam for sedation in upper gastrointestinal endoscopy. Anesth Analg, 2015, 120(4): 771 - 780.

[61] Coulter FL, Hannam JA, Anderson BJ. Ketofol dosing simulations for procedural sedation. Pediatr Emerg Care, 2014, 30(9): 621－630.

[62] Heard C, Creighton P, Lerman J. Intranasal flumazenil and naloxone to reverse oversedation in a child undergoing dental restorations. Paediatr Anaesth, 2009, 19(8): 795－797; discussion 798－799.

[63] American Academy of Pediatrics Committee on Drugs. Naloxone dosage and route of administration for infants and children: addendum to emergency drug doses for infants and children. Pediatrics, 1990, 86(3): 484－485.

[64] O'Sullivan A, O'Connor M, Brosnahan D, et al. Sweeten, soother and swaddle for retinopathy of prematurity screening: a randomised placebo controlled trial. Arch Dis Child, 2010, 95(6): F419－F422.

[65] Lago P, Garetti E, Merazzi D, et al. Guidelines for procedural pain in the newborn. Acta Paediatr, 2009, 98(6): 932－939.

[66] Newman DH, Azer MM, Pitetti RD, et al. When is a patient safe for discharge after procedural sedation? The timing of adverse effect events in 1367 pediatric procedural sedations. Ann Emerg Med, 2003, 42(5): 627－635.

[67] Malviya S, Voepel-Lewis T, Tait AR, et al. Depth of sedation in children undergoing computed tomography: validity and reliability of the University of Michigan Sedation Scale (UMSS). Br J Anaesth, 2002, 88(2): 241－245.

[68] Cravero JP, Blike GT, Surgenor SD, et al. Development and validation of the Dartmouth Operative Conditions Scale. Anesth Analg, 2005, 100(6): 1614－1621.

[69] Malviya S, Voepel-Lewis T, Ludomirsky A, et al. Can we improve the assessment of discharge readiness? A comparative study of observational and objective measures of depth of sedation in children. Anesthesiology, 2004, 100(2): 218－224.

[70] Howard RF. Current status of pain management in children. JAMA, 2003, 290(18): 2464－2469.

[71] American Society of Anesthesiologists Committee. Practice guidelines for preoperative fasting and the use of pharmacologic agents to reduce the risk of pulmonary aspiration: application to healthy patients undergoing elective procedures: an updated report by the American Society of Anesthesiologists Committee on Standards and Practice Parameters. Anesthesiology, 2011, 114(3): 495－511.

小儿骨科手术的围术期管理 7

7.1 临床实践

7.1.1 骨科手术的术前评估

　　小儿骨科患儿涵盖从出生到青春期所有发育阶段。范围从正常健康儿童到合并多种先天性畸形、神经肌肉疾病或代谢紊乱的儿童。对麻醉医师来说，为特殊儿童制订最佳诊疗方案面临严峻的临床挑战，例如患有脑瘫、畸形综合征、骨髓瘤、唐氏综合征、自闭症以及其他先天性或者后天性疾病的儿童。麻醉前评估的目的在于针对不同患儿选择最佳麻醉方案，确保围术期监护措施的安全性，合理运用资源并提高疗效和满意度，同时需考虑到个体以及与个体相关的风险因素和状况。许多骨科手术是日间手术，患儿及其父母的充分准备在疾病诊疗过程中有重要作用。健康儿童无需常规进行术前和实验室检查，但当存在先天性畸形或家族性疾病时需特别关注。发育障碍的儿童（图7-1）时常伴有惊厥、吞咽障碍以及反应性气道疾病等并发症，为优化手术结果，需要多学科共同评估。

7.1.2 小儿骨科门诊手术

　　门诊手术能减轻医疗负担，减少支出并节约资源，但小儿骨科手术很少在门诊实施，主要是因为患儿父母担心术后疼痛。小儿沟通表述疼痛能力缺乏，麻醉医师很难决断镇痛药的使用。因此，完善的术后镇痛和父母引导是术后管理的重要组成部分。库利（Khoury）等[1]总结的门诊手术条件标准要点见表7-1。充分告知患儿父母如何处理石膏模具，以及可能的并发症。此外，还需提供书面介绍以及

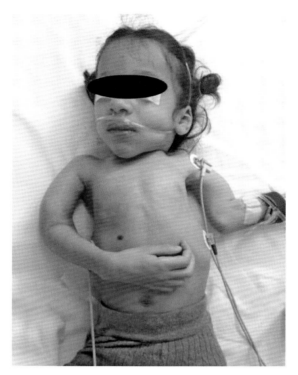

图 7 - 1　8 岁成骨不全症女性患儿(12 kg)

工作人员联系电话。最重要的是,告知患儿家人关于术后疼痛管理和区域麻醉相关的信息。例如,如果小儿接受神经阻滞,父母应当了解患儿恢复活动能力的正常时间范围。常见骨科门诊手术包括石膏更换、关节镜检查、闭合性骨折手法复位、金属异物取出,以及经皮肌腱切断术和关节造影术。

表 7 - 1　小儿骨科门诊手术条件

社会以及地理因素
手术安排与日间病房开放时间一致
父母能够遵循疼痛管理及随访介绍
有可联系到的家庭电话号码
返回医院不超过 30 min
手术条件
手术时间<90 min
估计失血失液量较少(小于 10% 血容量)
预期手术并发症较少

（续表）

患儿条件
如<4 个月则需为足月产
ASA 分级 I 级或者 II 级
无呼吸暂停综合征

改编自 Khoury 等[1]。

7.1.3 术前禁食及术前用药

小儿麻醉应当体现个体化管理，很难制订统一的围术期准则。例如术前禁食，骨科手术与其他专科手术实行统一准则，但骨科创伤发生率高，创伤患儿的胃向来不能视为空腹。尽管如此，创伤患儿可能需要尽快处理，这种情况下应特别重视先进的气道管理。与其他手术一样，术前药可缓解术前焦虑，但也可行非药物干预。实际上，有证据表明观看卡通片可有效缓解患儿术前焦虑和针头恐惧，这种策略易于实施，费用低[2]。此外，EMLA 乳胶除了用于静脉穿刺处，用于神经阻滞穿刺点也很有效。

7.1.4 镇静处理

诊断操作、骨折无创治疗或其他短小疼痛性诊疗操作常需给予镇静处理。无充分镇痛情况下施行肢体骨折复位或处理是不人道的，某种程度上也是一种人身伤害。急诊室深度镇静下行骨折闭合复位、石膏固定可减少患儿应激。

深度镇静用于骨科急诊或择期手术，相关不良事件罕见但严重，例如呼吸暂停或低血压。需要持续监测并配备专职人员。而且，这种情况下必须保证术前禁食，且术后需延长恢复室观察时间，出院事件也相应延长。根据解剖学定位，在相关区域实施镇痛或麻醉性神经阻滞，有助于减轻镇静深度、降低风险并缩短术后观察时间（图 7-2）。事实上，非复杂手术后即使保留神经阻滞，患儿也可在 2 小时后出院。至于术后疼痛管理，门诊手术可常规采用区域阻滞联合非阿片类镇痛药如扑热息痛、NASIDs，或弱效阿片类药物如可待因、曲马朵。

早发性脊柱侧凸患儿行非侵入性矫正等手术必须镇静。婴幼儿

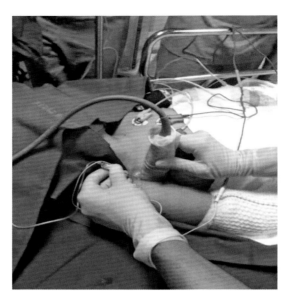

图 7 – 2　超声引导下锁骨下神经阻滞用于上肢骨折非侵入性治疗

这种治疗为序贯性多次躯体塑形,最早可在 4 个月婴儿开始。固定患儿后,脊柱牵引和矫正将在全麻或深度镇静下完成。石膏应用,尤其是用于臀部周围,应考虑肠道和膀胱功能、减少皮肤损伤,为硬膜外或者神经周围导管预留位置。对患有脊柱侧凸的婴幼儿以及慢性病儿童,尤其是需反复手术或者诊断操作的儿童,需要特别的感情和同情心。事实上,一次不良体验也能长久损害患儿及其家人对麻醉的态度。

7.1.5　术中体位

麻醉医师、手术医师和护士都有责任关注患儿手术体位、防止体位相关的并发症。垫料、枕头以及特制果冻垫都是必需的,果冻垫可使患者在手术床上保持最佳姿势,避免疏忽造成患者压迫性缺血损伤。体位不当容易导致接触部位直接受压缺血,从而引发神经损伤和皮肤压伤。脊柱手术涉及椎体融合,仪器常常需要特殊的操作台,并且患儿处于俯卧位。应特别关注俯卧位患儿,术中心肺功能可能受到抑制。俯卧位患儿体重需要分散支撑,避免加重腹部受压以减轻静脉压迫,同时应避免眼球直接受压。胳膊从自然体位外展或拉伸不应超过

90°,同时手臂重量应均匀分布于前臂,避免肘部尺神经受压。严重畸形患儿的体位设置更具挑战,必须重视。术中放射摄片使用普遍,操作过程中使用射线护板,麻醉医师应当监测射线的照射量。

7.1.6 术中保暖

低体温的危害包括增加创口感染率,增加失血量以及延长复苏室和医院停留时间。低体温抑制血小板功能,干扰凝血因子活性并减缓血管收缩,从而加速血液流失。因此,监测患儿核心体温非常必要,一些预防措施可以使患儿围术期保持正常体温。包括使用充气式加温装置,保持手术室处于舒适的温度直至患儿摆好体位并完成手术铺巾,加温输液装置保证输注前液体和血制品达到适宜温度[4]。此外,一些疾病如成骨不全症或先天性多发性关节挛缩可能影响基础体温调节,这种情况下必须监测核心体温,围术期特别关注体温保护(图 7-3)。

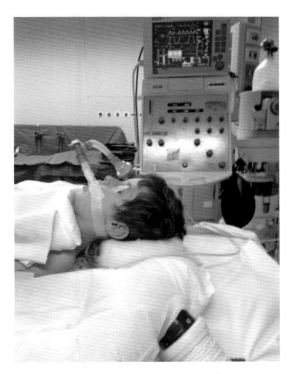

图 7-3 6 岁男性患儿术中使用充气加温毯

7.1.7 止血带

手术过程常用止血带建立并维持手术视野无血,使手术医师操作更为精准和安全,但止血带用于成人或儿童骨科手术也有一定风险。压力过高可导致损害和危险,例如止血带袖带处疼痛,肌力减弱,血管、神经、肌肉及皮肤压迫性损伤和肢体麻痹。反之,释放压力后可能导致手术创面仍有出血和肢体充血。总的来说,可以通过一些手段减少止血带引起的损伤,比如减少使用时间,使用可精确控制压力的自动化装置,控制、监测止血带袖套压力,并使其保持在阻断手术肢体动脉血流的最小压力。儿科患者以肢体血管阻断压力(LOP)为基础,设定较低的止血带压力和宽袖口止血带更为有效、安全,而且不影响手术视野[5]。LOP 是通过专用止血带在特定时间阻断患儿肢体动脉血流的最小袖带压力。LOP 可以通过人工缓慢增加止血带压力,直到多普勒超声或自动体积描记系统探测到末梢动脉脉冲消失,此时的压力值即为 LOP。针对儿科病例的研究表明,在袖带充压前,基于 LOP 制订的止血带袖口压力显著降低了止血带袖口平均压力,同时能保持满意的手术视野[6]。用止血带前,需要用平整的橡胶绷带多重包绕患肢,这种柔软的敷料有防止起皱和水泡的作用(表 7-2)。抬高上肢 90° 或下肢 45° 的方法可获得良好的驱血效果。此外麻醉实施也影响止血带应用效果。持续输注丙泊酚和局部麻醉技术可减弱脂类过氧化反应,降低小儿肢体手术中止血带相关损伤的发生率[7]。此外,止血带的应用可影响术中体温调节,缺血肢体散热减少,同时热量由中心向缺血外周部分的转移也减少。

表 7-2 小儿肢体手术中应用气压止血带的建议

1. 选择适合患肢、袖带最宽的弧形止血带以适应大腿的圆锥外形

2. 选择专为所选袖带设计的四肢保护套;如果没有则包裹两层弹性绷带,但绷带压力应低于静脉压(=20 mmHg),同时也要低于与之紧贴的、未充气的袖带

3. 止血带袖带外覆盖一层袖套,避免袖带、袖套和患者皮肤之间积液

（续表）

4. 用袖带分别测试阻断压力（LOP）并设定止血带压力。在 LOP< 130 mmHg、131<LOP< 190 mmHg 和 LOP>190 mmHg 三种情况下，设定袖带压力在 LOP 的基础上分别增加 50、75 和 100 mmHg。可采用体积描记和多普勒超声测定 LOP。手动测量 LOP 时，首先确定止血带远端的动脉脉搏位置，袖带缓慢充气直至脉搏停止并维持数次心跳的时间，然后放气并确认脉搏恢复。术中一旦血压稳定在预期水平，必须重新测量。注意，测量时肢体应保持水平且不动

5. 通过抬高患肢和弹力绷带驱除肢体血液

6. 给止血带袖带充压并在使用过程中持续监测

7. 如果动脉血流超过止血带压力，每次袖带压力 25 mmHg 直到动脉血流消失

8. 尽量缩短血流阻断时间

9. 在止血带压力释放后，立即移除止血带袖带和袖套

改编自 Reilly 等[5]。

7.1.8 血液管理

骨科大手术患儿都有术中失血风险。由于血库供应受限，输血也可能导致多种并发症，因此输血应谨慎。由于输血有感染风险，导致如今血液制品管理方法更加周密，对于无症状贫血的容忍度更大，对贫血的药物治疗、术前处理和术中止血的关注度也更高。只要可能，应基于成本/效益核算鉴别和处理术前贫血，多数情况下口服铁剂就能达到治疗效果。鉴于以上措施，最近几年术中输血量已明显下降。密切观察（监控）手术区域有利于评估失血量，同时监测重要体征，如血细胞比容、尿量和中心静脉压力有助于评估容量治疗是否充分，也是节约用血的有效策略[8, 9]。

7.1.8.1 术前预存自体血（自体血回输）

同种异体血输注和自体血回输之间的风险差别很小（两种方案细菌感染和错误输注风险相同），如何选择需均衡利弊。切记有明显缺血性心脏疾病和活动感染期的患儿不宜进行自体血预存，细菌可能会污染容器并在存储期间滋生。对于那些输血可能性小；对针头恐惧；采集量少的患儿不鼓励进行自体血预存。促红细胞生成素刺激骨髓生成红细胞可在多种疾病情况下有效使用，包括早产儿、化疗和肾衰竭患儿，或者接受择期整复外科大手术、脊柱手术、肝移植或

者心脏手术的患儿以及耶和华见证人①。建议按 600 U/kg 给予重组促红细胞生成素,皮下注射每周 1~2 次,手术前 3~4 周添加铁剂,维生素 B_{12},维生素 E,口服叶酸。尤其是有自体血预存计划患者,充分利用这种治疗的优点需要血液科、血库及患儿首诊团队的协作。常见做法是每周预存一个单位自体血,但最后一单位自体血至少应在术前 5~7 天预存,以保证血浆蛋白正常,恢复血管容量并保证充足的促红细胞生成素以免患儿手术时处于贫血状态。自体血以液态在血库保存 35~42 天。由于存在输血核查错误及细菌污染风险,仍需严把自体血回输指征。

7.1.8.2　术中血液回收与回输

急性等容性血液稀释是指在患儿麻醉后,收集一定容积血液的同时注入相同容积的晶体液/胶体液补充置换。收集患儿血液在冰箱中保存,手术结束阶段再重新输回体内。术中血液稀释的有两个主要优点:术中失血的血细胞比容较低;输入的是新鲜、自体血。

术中红细胞回收(CS),即在手术过程中收集失血并回输给患儿,是一种有效的血液保护方法,也可减少同种异体血输注(ABT)。从手术野收集的血液经洗涤、离心再回输给患儿。这种方法可以避免感染、同种异体血免疫学和输错血的风险。小儿骨科手术中血液回收与异体输血相比,能够节约成本、物有所值[10],但是术中红细胞回输在儿科患者使用很少,可能是与资本投入、高成本一次性耗材以及操作人员需专门培训有关。脊柱侧弯手术采用术中红细胞回输有利于减少异体红细胞输注,如与术前自体血预存配合使用,可进一步减少异体红细胞输注。随着儿科专用设备的发展,CS 使用可能更加广泛也更加经济,即使较小儿童也是如此。术中红细胞回输的主要禁忌证有感染或手术野污染、镰刀形红细胞贫血和恶性肿瘤。

7.1.8.3　抗纤溶药

纤溶系统是维持血管通畅最重要的抗血栓形成机制。大手术和

---

①　耶和华见证人:属非主流的基督教教派。基于对行为和其他一些经文的解读,他们拒绝接受输血,认为这违反了神的法律。接受输血的成员会被组织驱逐。——译者注

创伤引起组织广泛损伤并释放大量组织型激活剂(组织型纤溶酶原激活物、激肽释放酶和尿激酶),激活剂会使正常生理性纤溶过程转变为纤溶亢进,降低血凝块稳定性并增加出血倾向,导致凝血功能障碍、纤维蛋白原和凝血因子消耗。抗纤溶药物抑制纤溶酶产生而降低纤维蛋白降解,减少术中出血并降低成人与儿童的输血量[11]。氨甲环酸(TXA)是全球最常用的人工合成抗纤溶剂。相比 ε -氨基己酸,TXA 在组织中有更高、更持久的抗纤溶活性(强 10 倍),用于脊柱手术能更有效地减少术后和总失血量。肾功能正常患者体内 TXA 的半衰期约 80 ~ 90 分钟,因此,为达到最佳止血效果,常需维持输注或反复用药,但 TXA 给药方案并非根据其药代动力学制订,初始负荷剂量变化很大,2 ~ 100 mg/kg 或 3 ~ 10 mg/(kg · h)持续输注。笔者医院儿科患者的 TXA 给药方案是 50 mg/kg(最大剂量 2 g)静脉注射,继之 5 mg/(kg · h)持续输注。

7.1.8.4　输血指征

红细胞输注的绝对阈值(指征)一直存在争议,尤其是儿科患者。儿科大多数规范常根据专家意见或成人研究确定,输血指征与成人一样保持一直降低的趋势。异体血制品输注没有普遍认可的标准,与此相同,患儿术前准备中优化血红蛋白也无标准可依,临床须根据患儿个体情况决定。无机体氧合受损和贫血代偿机制受限时,血红蛋白 70 g/L 机体仍有良好耐受性,低于 60 g/L 建议输血[12]。

7.1.9　术后管理

很多因素可导致小儿麻醉苏醒期不适感增加,如缺少家人陪伴、陌生环境、饥饿、体温改变,外周静脉通路或固定石膏等。恢复室患儿在家长陪伴下苏醒和充分的疼痛控制对骨科手术而言很有必要。患儿无痛时配合度更佳,一般不会去触碰手术部位,扯掉敷料、引流管或导尿管(图 7 - 4),因此一个清醒、平静、合作的患儿可减少恢复室护士的负担[13]。

7.1.9.1　疼痛治疗

尽管过去数十年,术中、术后镇痛显著改善,但围术期婴幼儿急

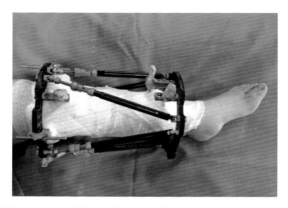

图 7－4　9 岁德朗热综合征女性患儿 Ilizarov 支架手术

性疼痛治疗仍然不足。镇痛不足时,强烈疼痛不仅会使患儿在治疗期无法忍受,还会产生持久的疼痛记忆和行为障碍[14]。骨科手术是最痛的手术之一,常被描述为"能够想象的最大疼痛"。为缓解术后即刻婴幼儿疼痛,应该实施多模式疼痛治疗,只要有可能,建议局部或区域麻醉(图 7－5)[15]。对乙酰氨基酚和非甾体类抗炎药是骨科手术最用止痛药,任何疼痛性手术后均应定期使用。定期、连续使用这些药物可减少阿片类药物补救用量,静脉注射可用于患儿能够口服前,以确保镇痛效果。必要时给予足量阿片类药物,可经静脉、口服、黏膜或皮下多途径给药。肢体延长手术(如 Ilizarov 支架、儿科肿瘤矫形术)后伴有长期疼痛,出院后仍需服用阿片类药物镇痛。阿片类药物也可加入硬膜外或蛛网膜下腔用于治疗术后疼痛。苯二氮䓬类药物具有镇静、抗焦虑和遗忘作用,虽无镇痛作用但与镇痛药物具有协同效应,可用于患儿疼痛伴肌肉痉挛时。

　　相比全身用药,区域麻醉用于小儿围术期疼痛管理具有许多优点。对处于疾病恢复期的患儿及其家庭,区域麻醉良好的镇痛效果可提供理想的心理条件、减少躁动和焦虑,但很遗憾的是,即使如骶管阻滞这样成熟的区域阻滞技术,临床也尚未明确手术特异性的适应证[16, 17]。如今,80% 以上的儿科手术可使用区域麻醉;临床麻醉正从神经轴阻滞转向周围神经阻滞。目前单次神经阻滞的主要问题是镇痛持续时间有限,即便添加佐剂也是如此;镇痛时间对一般外科手

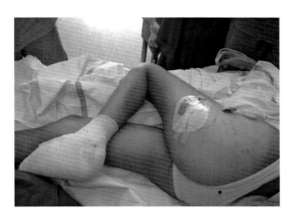

图 7 - 5　持续坐骨神经阻滞用于化脓性踝关节炎患儿疼痛治疗

术足够,但对很多大手术显然不足。连续周围神经阻滞(CPNBs)为新近发展的小儿局域麻醉技术,为胃肠外阿片类药物和连续神经阻滞镇痛之外的可选措施[18, 19]。

以改善镇痛同时减少镇静、恶心、瘙痒及住院时间作为衡量标准,CPNBs 效果优于传统阿片类镇痛[20]。多模式超前镇痛技术涉及使用低浓度局麻药、不阻滞运动神经,并联合使用阿片类药、非甾体抗炎药和对乙酰氨基酚等诸多方面。其目的是提供良好镇痛、防止肌无力,促进患儿早期下床活动。达迪尔(Dadure)认为 CPNBs 在儿科手术可行,若能熟练操作可以延长大多数患儿的镇痛效果且无严重不良反应。CPNBs 常见次要并发症与导管有关,主要是麻醉药导管周围泄露或导管移位[21]。其他次要并发症相比硬膜外麻醉少见。

小儿骨科大手术后 CPNBs 可用于复合性局部疼痛综合征、幻肢痛、血管痉挛等的治疗。其中,罗哌卡因是最常用局部麻醉药,连续输注的常用浓度 0.2%、剂量范围 0.2~0.4 mg/(kg·h)。连续镇痛治疗的具体适应证包括髋骨、股骨、胫骨、肱骨截骨术;股骨干骨折牵引;先天性手足畸形;肢体延长;内固定和外生骨疣;脚趾、手或脚截肢;畸形足修复;足拇外翻修复;慢性肿瘤疼痛;膝关节和踝关节或膝关节韧带成形术后。此外,疼痛康复理疗也是置管连续镇痛的指征,只有疼痛得到控制,良好康复措施方可执行[22]。CPNBs 优于单次神经阻滞之处在于,采用低剂量药物维持更长时间镇痛效果。也可行患儿自控区域镇痛,有研究表明相比连续输注,患儿用 0.2% 罗哌卡因负荷剂量自控镇痛,镇痛效果好,血浆局麻药浓度较低[23]。使用低剂量局麻药可预防全身毒性(LAST)反应之类潜在的并发症,自控设备也可在患儿出院使用。

7.1.9.2 筋膜室综合征

筋膜室综合征是指密闭筋膜间室内压力升高影响血液循环,而造成间室内组织功能和灌注损害。最常发病部位是腿部或前臂骨筋膜隔室,也可发生于上臂、大腿、臀部、手和脚、腹部。筋膜腔隙综合征最常见原因是外伤导致的骨折[24]。急性筋膜室综合征需要及时诊断和处理。石膏制动可引起筋膜室综合征、压疮。如出现持续疼痛,应将石膏取出并仔细检查。延误治疗可导致严重残疾如神经功能缺陷、肌肉坏死、截肢甚至死亡。其基本症状是严重疼痛和感觉异常,但因为主观、多变,也有认为这些症状不可靠。这些症状在极端年龄患者(高龄、婴幼儿)或神经功能损害患者当中很难评估;患者自控镇痛或使用阿片类药物是否延迟诊断目前没有证据。筋膜室综合征的主要临床体征是隔室肿胀、皮肤紧绷、感觉缺失和远端脉搏消失。客观监测是用针或导管测量隔室压力、近红外光谱学测量组织氧合,或测量血清肌酸激酶(CK)含量作为肌肉坏死的指标[25]。如临床高度怀疑,持续患者评估和隔室压力测量对于早期诊断至关重要。治疗结果与确诊时间与筋膜切开减压的时间长短有关,若确诊需在 8 小时内减压。外科医师可能会担心骨折行神经丛阻滞延误诊断;这里必须强调:筋膜室综合征是极度痛苦的疼痛体验,阿片类药物或其他低浓度局麻药不可能掩盖疼痛症状。然而,如今可用的诊断工具很多[26],这种情况下依然依靠患儿的疼痛诊断筋膜室综合征是不可接受的。还有一点需要强调,有筋膜室综合征风险的患儿不是门诊手术适应证。

7.1.9.3 脂肪栓塞

脂肪栓塞(FES)儿科患者罕见,只有少数病例报道,但一旦出现就是致命性的[27]。FES 的典型表现为神经系统异常,如思维混乱、困倦、嗜睡、抽搐以及呼吸功能受损导致的昏迷和缺氧。通常出现于受伤后 12~24 小时;随后胸部和颈部黏膜和皮肤出现皮肤瘀斑皮疹,但大约50%的患者无此表现。FES的次要症状是发烧38.5℃、血细胞比容降低、视网膜改变和心动过速。患者可能会因严重低氧进展为急性呼吸窘迫综合征（ARDS）伴肺动脉高压。FES诊断主要基于临床，但生化检测（尿或痰液血清脂肪酶阳性或升高，血小板减少或凝血障碍），超声心动图和脑、胸影响学检查都是有用的工具。呼吸衰竭是FES患者主要的临床表现也是主要死亡原因。FES治疗主要呼吸支持性治疗和其他抢救措施。重症患者需机械通气、镇痛和心血管支持治疗。制动和早期固定骨折部位可以减少脂肪栓塞的发生。尽管儿童发生率很低，但如长骨骨折或术后出现缺氧和意识改变，应该考虑脂肪栓塞可能。

7.1.9.4　预防血栓形成

由于缺乏直接证据，静脉血栓栓塞（VTE）儿科罕见。此外，临床使用的VTE治疗药物中大概50%为超处方用药，缺乏针对儿童的特定临床试验。大部分规范为成人研究外推，这是不合适的[28]。择期小儿骨科手术VTE的发生率为0.05%，儿科创伤患者发生率从0.02%到0.33%不等。脊柱或脊髓损伤、骨盆骨折和下肢骨折时VTE风险增加。虽然罕见，但VTE与2.2%患儿死亡有关，VTE病例8%血栓复发，12%～50%发生静脉炎后或血栓后综合征。此外，患儿医疗费用增加、住院时间延长。静脉血栓形成与患者合并症也有关，如代谢状况或代谢综合征、肥胖、植入物综合征、患儿年龄较大和住院患儿（不仅因为手术住院）等。除患儿年龄，临床还需考虑患儿身体发育、青春期、情感和智力发育等诸多因素。目前没有明确的儿科患儿VTE预防指南，高风险患者应用低剂量普通肝素或低分子肝素结合间歇正压通气治疗可能是不错的选择。

7.2　广义的儿童骨科手术

任何肌肉、肌腱、骨或四肢关节手术均属于广义的儿童骨科手术范畴。无需多次手术的患儿，合理评估后也可在门诊手术，但麻醉医师必须关注那些术后重度疼痛的骨科大手术；骨骼异常的患儿需多次手术、有多次往返手术室的经历(图 7 - 6)。此类患儿疼痛控制可采取包括区域麻醉在内的预防性、全身性和多模式策略,以确保高质量的术后镇痛;区域麻醉对骨科手术患儿非常有利,通常与全身麻醉或深度镇静复合使用,这种复合可减少全麻药用量;而大部分麻醉药对心肺系统、呼吸中枢具有剂量相关性抑制作用,特别是新生儿、婴儿和较小的儿童。吸入麻醉药复合区域阻滞后 MAC 降低,这有很多优点,例如气道可能无需工具处理、通常也无需辅助呼吸。因此,区域麻醉减少了肌松药、阿片类药和镇静催眠药的用量;患儿苏醒更为平稳和舒适,苏醒期躁动减少,出院和进食的时间也更快。重要的是,区域麻醉可降低与深麻醉相关的风险,提供良好的镇痛效果的同时,对生理干扰极小、不良反应很少。腰麻、硬膜外麻醉和外周神经阻滞可有效减轻手术创伤引起的神经内分泌反应,避免自主神经、激素、代谢、免疫学、炎症性和神经行为学方面的影响。区域麻醉后应激激素(肾上腺素、去甲肾上腺素、促肾上腺皮质激素、皮质醇、催乳素)和血糖水平低于全身麻醉,且这种改变与阿片类药物使用无关,术后行神经轴或区域阻滞也能达到同样效果。区域麻醉还可替代阿片类药物用于镇痛治疗,特别是有阿片类药物使用的禁忌证的情况下,例如患儿有阿片类药物呼吸抑制的风险(急性)或对其镇痛产生耐受(慢性疼痛)时。全麻辅以术前超前区域麻醉用于儿科患者,可优化手术条件、减少手术失血,也有助于缩短手术时间。局麻药伤口

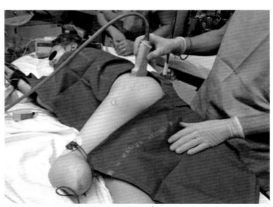

图 7 - 6　13 岁 Charge 综合征女性患儿术前骶神经丛阻滞超声扫描定位

浸润对炎症反应额外有益,并刺激自然杀伤细胞活化。区域麻醉时单次注射用药的作用持续时间受限于局麻药的有效作用时间,但最近连续外周神经导管技术的应用使得长期镇痛成为可能。使用气管插管还是使用 LMA 之类的声门上气道装置应基于常规标准决定,例如饱胃患者、术中体位、维持充分通气要求以及预计手术时间等。如有指征,应在施行神经阻滞前插入气管导管。儿童困难气道不常见,喉罩是气管导管重要的替代选择。全麻或深度镇静下施行小儿骨科手术,多种类型声门上装置(图 7 - 7)可替代气管导管用于确保和维持气道通畅。其主要优点是无需或很少使用肌松药以及使用低剂量麻醉药;而且创伤小麻醉患儿保留自主呼吸时也可使用。声门上装置也可用于空间狭小、头颈部血管畸形患儿,声门上装置已成功用于各种手术条件下的皮-罗(Pierre-Robin)、特雷彻·柯林斯(Treacher-Collins)、戈尔登哈尔(Goldenhar)、猫叫(cri-du-chat)等综合征和黏多糖症患儿。声门上装置可避免过多的气道操作,减少创伤及出血、血肿所致的气道梗阻,规避"不能插管、不能通气"窘境,也可作为通道引导诊疗性纤维支气管镜或置入气管导管[31]。i-gel 为医用热塑性弹性体(柔软、胶状、透明)制成的非充气性声门上装置,首次尝试及正确定位成功率高,成功置入的中位数时间短,口咽密封压力良好,胃管置入容易,术后并发症如血染喉罩和咽喉痛非常少见。该装置安

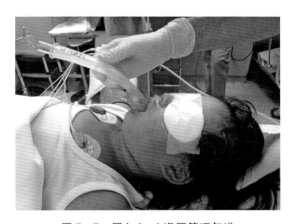

图 7 - 7 置入 i-gel 喉罩管理气道

全、有效且经济[30, 32],用于儿童诊疗性小手术、上下肢无需肌松药控制通气的短小骨科手术是个不错的选择。

7.2.1 上肢手术

所有上肢手术均可采用臂丛神经阻滞,但是由于跨学科和组织架构原因,多数医院仍选择全麻下手术。儿科急诊常见的前臂骨折、肱骨髁上骨折闭合复位或开放手术,可在深度镇静下进行。闭合性骨折复位患儿可用的镇痛技术很多,如 Bier 阻滞(静脉区域麻醉)、外周神经阻滞、血肿区域阻滞等。各有优缺点,应根据患儿实际情况权衡选择。区域神经阻滞有很多优点,明显减少镇静药和阿片类镇痛药用量,减少恶心和呕吐。运动阻滞可放松肌肉,使复位操作更容易、更快。外周神经阻滞安全性高,辅以超声引导则定位更佳、术后控制镇痛更好。更重要的是,如果外科医师改变治疗转而施行切开复位,前述麻醉正好能够满足要求。镇痛持续时间取决于所用局麻药,长效罗哌卡因和左旋布比卡因可维持镇痛时间 6~8 小时。

择期小儿骨科上肢手术包括手部畸形如多指、并指和上肢功能恢复,以及影响生活质量的关节挛缩如青少年肱骨延长、肩关节镜检查,肱骨截骨、切除,肱骨头端肿瘤或上肢截肢等。

所有上肢阻滞都可用于儿科手术,据儿科区域麻醉网数据,目前多数上肢阻滞(82%)在超声引导下实施[19]。与成人相比,肌间沟阻滞很少用于儿科患者,其适应证包括肩关节脱位、青少年肩关节镜检查、肱骨近端骨折和罕见的肿瘤病变治疗少数几种疾病。若手术操作位于肱骨中部以下,麻醉可采用腋窝、锁骨下或锁骨上途径。手臂受伤或骨折时为避免痛苦和手臂外展,可采用锁骨下及锁骨上途经。因易于超声解剖定位,首选锁骨上途径,可单次注射且并发症少,但必须在超声引导下实施以避免气胸及血管内注射等并发症。

7.2.2 下肢手术

小儿常见下肢手术有足踝手术、先天性或后天性畸形矫正的长骨截骨术(图 7-8)等。由于儿科区域麻醉技术、新设备和局部麻醉药儿童应用的安全性和药理学的进展,区域麻醉在儿科应用局面已大为改善。单次和连续骶管阻滞、硬膜外和椎管内麻醉等神经轴技术已用于婴儿和儿童下肢手术。用于较小儿童,椎管内麻醉的特点是血流动力学稳定,小于 8 岁儿童中低血压少见[34]。与成人不同,超声用于儿科神经轴阻滞越来越多。儿科患者结构表浅易于观察,骨性结构骨化有限,神经轴解剖清晰易于分辨,进针感觉和溶剂扩散良好[35];少量小样本研究认为超声引导神经轴阻滞可能带来更多益处,但证据有限。借助神经轴阻滞期间或阻滞前超声显影,能可靠预测阻力消失的深度,也使得操作期间动态观察成为可能。对成人单侧下肢手术,CPNBs 可有效替代硬膜外麻醉,同时 CPNBs 也是单侧肢体大手术镇痛的金标准;相比硬膜外镇痛,CPNBs 的不良反应减少且麻醉仅局限于手术区域[36]。因成人 CPNBs 麻醉的有效性证据不断增加,其临床使用频率也平行上升。一些荟萃分析认为,神经周围镇痛技术用于术后镇痛,无论何时镇痛效果均优于阿片类药物[37]。然而,关于 CPNBs 在儿科镇痛的可行性、安全性和有效性研究文献极度缺乏。目前认为,CPNBs 即便是在全麻下施行,对儿科患者也有诸多优点,这种特定位置的镇痛可以减少不良反应,节约医疗资源并缩短患儿住院时间[38]。建议在超声引导下施行周围神经阻滞操作,以提高持续或单次阻滞的成功率和安全性。

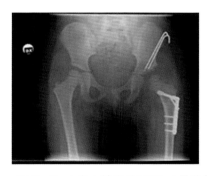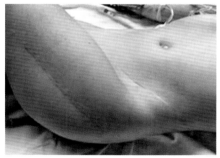

图 7－8　4 岁女性患儿(16 kg)骨盆截骨术后(Salter 和股骨内翻)植入物取出

　　腰丛或腰大肌阻滞(PSCB)可用于髋、大腿、股骨和膝部手术(图 7－9)。神经丛走行于腰大肌背侧和中部,由 L_1-L_4 神经根组成,也经

常包括 T_{12} 分支。当腰丛向远端延伸时，这些神经根分成腹侧支和背侧支，衍生于神经丛的相关神经包括股神经、股外侧皮神经和闭孔神经。经验丰富者使用 PSCB 复合全身麻醉，可安全用于小儿髋关节切开复位和髋关节发育不良截骨术，术中术后镇痛效果优于单次注射骶管阻滞[39]。相比硬膜外麻醉，PSCB 不良反应、罗哌卡因用量和血浆浓度明显降低[40]。手术置入髂筋膜腔导管连续输入高容量、低浓局部麻醉药，用于盆腔截骨术后疼痛治疗效果确切且更简单[41]。

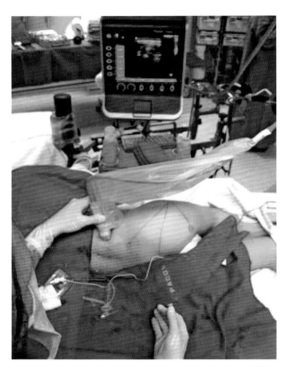

图 7-9　臀部手术超声引导施行持续 PSCB

　　膝关节以下远端部位手术如腿部骨折、足部手术（畸形足），大多需在隐神经、股神经（FN）或坐骨神经阻滞（SN）下完成。FN 阻滞单独即可充分满足前膝关节手术如膝关节镜检查的要求（图 7-10）；但如手术涉及膝盖内侧时，应考虑增加闭孔神经阻滞（ON）；涉及膝盖外侧则建议股外侧皮神经阻滞（LFCN）。同样，手术涉及膝盖后侧如异体腘绳肌腱移植前交叉韧带修补术，应增加骶神经阻滞。FN 阻滞

已用于儿科股骨骨折术后镇痛,但股骨骨折修复手术切口通常涉及
LFCN 的支配区域,超声引导下 LFCN 和 FN 阻滞用于儿科患者股骨
骨折修复手术已有临床报告。

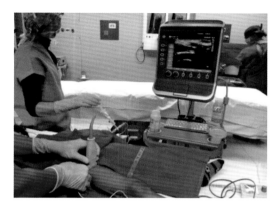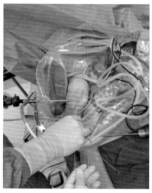

图 7 - 10　超声引导股神经阻滞用于膝关节镜检

　　由于婴儿和不会说话的儿童无法准确描述其症状,许多并发症
诊断困难,但 PRAN 研究表明,研究中检出的严重并发症发生率极
低,且未见报告有后遗症持续>3 个月。诸如导管移位、打结和故障等
尤为常见,占术后不良反应的 1/3;因此首要问题应是设计更好的置
管和固定方法。该研究提示,近年下肢手术神经轴阻滞日益减少,而
外周神经阻滞应用更广泛。外周神经区域麻醉用于儿科手术效果良
好且不良反应较少;超声引导可进一步来增强其安全性。

7.3　脊柱侧弯手术

　　目前,脊柱侧弯(脊柱侧凸)的定义是在正位 X 线摄片测量,显示
脊柱有大于 10°的侧方弯曲。脊柱侧方移位与椎骨的旋转有关,进而
发生三维立体畸形。过去几十年来,脊柱手术和脊柱侧凸修复手术
在儿科患者越来越普遍,这给麻醉医师带来了很大挑战。需手术干
预矫形的脊柱畸形,可能来源于先天性、获得性或创伤性病症。患儿
常罹患影响心血管和呼吸功能的伴随疾病。手术可能耗时较长更可

能导致大量失血,因此术前应制订节约用血和血制品管理相关的预案。小儿脊柱外科手术往往涉及一个或多个脊柱水平,以及多处手术切口(颈椎、胸椎、腰椎、骶骨)。手术入路变化很多,前径路、后径路,在胸椎和腰椎手术时需联合前后径路(图 7 - 11)。

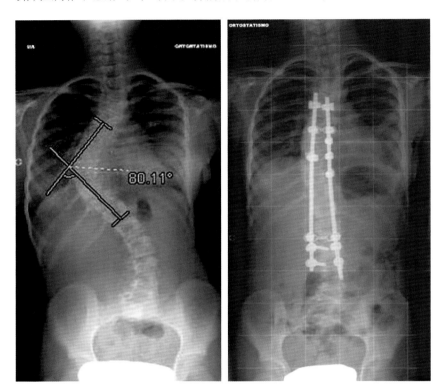

图 7 - 11　Cobb 法测量 10 岁女性患儿特发性脊柱侧弯手术前后的脊柱侧弯
(图片由意大利帕多瓦大学总医院脊柱外科 D.A. Fabris Monterumici 提供)

　　脊柱侧弯的幅度通常采用 Cobb 法测量。基于正位 X 线摄片确定侧弯涉及的所有椎体。顶椎是旋转度和相对于理想脊柱排列位移最大的椎体,然后据此确定弯曲或脊柱侧凸段的顶部和底部椎骨。这些椎骨分别位于顶椎的上方和下方,倾斜最明显但旋转和位移最小。沿着这两个椎骨边缘画一条直线并向外延伸;沿顶部椎骨上缘绘制直线并根据椎骨角度倾斜向下;沿底部椎骨下缘绘制并向上方延伸。然后作两条直线的垂线使之交叉于顶端椎骨水平。Cobb 角即是这两条相交线构成的角度,如果超过 40°提示需要手术治疗。椎体旋转和肋骨畸形常伴随横向弯曲[42]。脊柱侧弯有很多分类方法,从麻醉角度看病因分类更实用。小儿有神经肌肉型脊柱侧弯(NMS)和特发性脊柱侧弯(IS)两种主要病因分类。神经肌肉型脊柱侧弯继发于脑瘫、进行性假肥大性肌营养不良(杜氏肌营养不良)、脊髓性肌营养不良、Friedrich 共济失调、马方综合征(马凡综合征)或成骨不全等多种疾病;而 IS 则是一种遗传调控的生长异常,常见于女孩。后者常用于排除诊断,而前者有相应的标准和亚组定义,其中脑瘫最为常见。脊柱侧弯早发型(<5 岁)或伴有独立发病的心脏或肺部疾患,患儿呼吸衰竭的风险增加。椎体旋转和肋骨畸形导致胸部变形和限制性肺疾患,由于运动受限和顺应性降低,肺容积和肺功能受限。长期发展将导致低氧血症、高碳酸血症、反复肺部感染和肺动脉高压。如保守治疗未能阻止脊柱侧弯进展,建议施行手术支具治疗(图 7 - 12)。NMS 患者通常比较年轻但手术时病情更重,此外,骨骼畸形比 IS 患者更严重、病程更长。NMS 儿童因机械变形导致肌肉功能恶化,必须考虑特异性神经肌肉疾病的自然病史,这些儿童呼吸系统并发症的概率为 IS 患儿的 5 倍以上。另外,如脊柱侧弯合并精神发育迟滞和发育迟缓,肺炎、肺水肿和上呼吸道梗阻等多见。其中脑瘫患者并发症发生率最高[43, 44]。

　　脊柱侧弯的主要治疗手段是手术矫形,大出血及心肺并发症风险与患者畸形解剖的生理影响有关。术前应特别关注肺功能、Cobb角、椎体融合的数目等重要参数,有助于预测术后早期效果。由于长时间麻醉,需有效控制疼痛,以及已知的术后早期并发症。其中肺(肺不张、气胸)、胃肠道(麻痹性肠梗阻)和感染最为常见,当然最可怕和难以预测的是神经系统并发症。因此在一些医院,患者术后常规入住重症监护室治疗病房。术中失血量与术后并发症有关,出现上述一种或多种并发症的患者有必要入住 ICU,但多数患儿可能无此必要。另外,患儿的合并症、手术日期和时间以及病房医务人员的水平也应充分考虑。特别是择期矫形手术,应尽最大努力减少异体血输注。IS 患儿融合每节椎体的估计失血量(EBL)为 60～150 ml;脑瘫

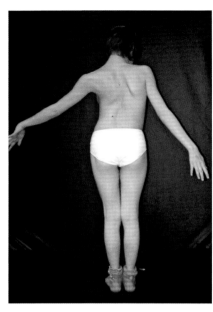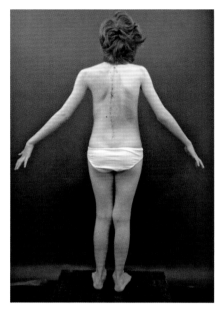

图 7 - 12 同一 IS 患者脊柱手术前后
（图片由意大利帕多瓦大学总医院脊柱外科 D.A. Fabris Monterumici 提供）

患儿更高可达 100~190 ml,而杜氏肌肉不良症(DMD)患儿则可能高达 200~280 ml。导致失血量增加的因素包括神经肌肉疾病,脊柱侧弯的幅度,融合椎体节段,患儿体重和身高,手术复杂程度如再次手术和复杂前后径路手术或腰骶融合,共存肺部疾病,术中血压控制程度和稀释凝血功能障碍等[45, 46]。

较粗的静脉通路和液体加温输注、动脉通路用于有创血压监测和血气分析等术中须常规使用。如预计失血量较大(>1 血容量)或血管通路有限应建立中心静脉通路。过长的术前准备和暴露会导致患者低体温,因此,应注意患者保暖以保证术中血流动力学稳定及凝血功能良好。可将加热毯置于手术支架下方,下方加热效果更好。脊柱手术台或支架可能对心脏功能产生不良影响,体位放置正确无腹部受压对减少静脉淤血和术中出血特别重要(图 7 - 13)。止血钳夹闭和局部止血药直接控制出血也是良好的节血策略;术中应常规行血细胞计数、电解质和凝血功能检查。凝血因子消耗和稀释可使失血量增加。须根据估计失血量、术中血液检查结果和血流动力学

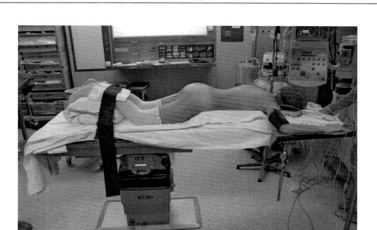

图 7 - 13　术中俯卧位后径路脊柱手术

状态,及时输注生理盐水、自体血和新鲜冰冻血浆;TXA 治疗可显著降低患者术中失血量,且不增加术后并发症。术中控制低血压的目标是维持平均动脉压在 50~60 mmHg。术中使用瑞芬太尼可更好地实现手术期间允许性低血压、缩短手术时间、减少 ICU 停留时间且不增加术后早期并发症。梅奥诊所回顾分析了(25 年)择期儿科脊柱侧弯手术[47],术中血液管理策略已发生了很大变化,主要包括:输血量指征较低,同种异体 RBC 输注和术前自体血预存以及术中自体血回输都显著增加。尽管患儿的基础并发症更重、术中 Hb 水平更低但并发症或死亡率并未升高。

　　手术期间早期探测脊髓损伤需术中监测脊髓功能,常用神经生理监测包括运动诱发电位(MEPs)和体感诱发电位(SSEPs)。"唤醒试验"是降低麻醉深度直至可唤醒并要求患儿对口头命令做出反应,但神经受损后可能需要一段时间才能在唤醒试验中表现出来,进而延误脊柱器械的及时调整;因此,"唤醒试验"的实用性受限,而且其特异性较低,仅能在神经系统功能正常的儿童实施。体感和运动诱发电位很有帮助,但需要特定的麻醉方案及双频指数(BIS)监测麻醉深度[48]。吸入麻醉药和大部分静脉麻醉药显著抑制 MEPs 和 SSEPs,氯胺酮、依托咪酯可能通过减弱抑制增强两者的振幅。监测 MEP 过程中不可使用神经肌肉阻滞,许多医院在插管后、初次切皮、游离肌肉时均不予神经肌肉阻滞药物,特别是术前存在神经肌肉功能障碍的儿童。

拔管标准为:患儿清醒、安静和合作,血流动力学稳定,吸气负压>20 cmH$_2$O,呼吸频率<30 次/min,FiO$_2$<0.4 时 PaCO$_2$<50 mmHg 和 PaO$_2$>70 mmHg,手术部位或引流管无活动性出血。采用丙泊酚和瑞芬太尼麻醉、后侧融合且相对年轻和健康的 IS 患儿,术后管理可在普通病房。脊柱手术后视力丧失极为罕见,尽管人们努力追寻其发生的风险因素和病理生理机制,但这是一个可怕的并发症,绝大多数病例与缺血性视神经病变有关[49]。

用于脊柱侧弯矫正的脊柱融合手术是儿科创伤最大的手术之一。因为手术切口长、骨与软组织分离程度大,可能有明显的术后疼痛,如果治疗不充分,会形成长期的慢性术后疼痛。大部分患儿疼痛短暂且随术后恢复及时间推移降低;而也有患儿疼痛持续数月,并影响日常生活能力。目前,儿科脊柱手术后多模式超前镇痛应用越来越多,区域麻醉技术应用日益增加,鞘内或硬膜外单次或导管技术常用于控制疼痛[50]。多模式超前镇痛方法能提供较好的镇痛效果,包括止痛药(对乙酰氨基酚、NSAIDs、氯胺酮和阿片类药)、抗焦虑剂和肌肉痉挛控制药等。肌肉痉挛可能脑瘫患儿特有的问题。也可采用患儿自控镇痛(PCA);小儿或发育障碍者可选择护士或父母控制镇痛,父母或护士在床旁随时可给予患儿阿片类药物供应或必要时提供补救剂量。重要的是,先于 PCA 开始前,通常手术结束后仔细调节阿片类药物用量、获得合适的镇痛。也可采用下列方案:每 6 小时静脉注射固定剂量对乙酰氨基酚,规则间隔给予 NSAIDs 同时 PCA 吗啡。

(许文妍　钱斌　译)

参考文献

[1] Khoury CE, Dagher C, Ghanem I, et al. Combined regional and general anesthesia for ambulatory peripheral orthopedic surgery in children. J Pediatr Orthop B, 2009, 18: 37 - 45.

[2] Jeongwoo L, Lee J, Lim H, et al. Cartoon distraction alleviates anxiety in

children during induction of anesthesia. Anesth Analg, 2012, 115: 1168 - 1173.

[3] Stone MB, Wang R, Price DD. Ultrasound-guided supraclavicular brachial plexus nerve block vs procedural sedation for the treatment of upper extremity emergencies. Am J Emerg Med, 2008, 26: 706 - 710.

[4] Warttig S, Alderson P, Campbell G, et al. Interventions for treating inadvertent postoperative hypothermia. Cochrane Database Syst Rev, 2014, 20(11): CD009892.

[5] Reilly CW, McEwen JA, Leveille L, et al. Minimizing tourniquet pressure in pediatric anterior cruciate ligament reconstructive surgery. J Pediatr Orthop, 2009, 29: 275 - 280.

[6] Lieberman JR, Staheli LT, Dales MC. Tourniquet pressures on pediatric patients: a clinical study.Orthopedics, 1997, 20: 1143 - 1147.

[7] Budić I, Pavlović D, Cvetković T, et al. The effects of different anesthesia techniques on free radical production after tourniquet-induced ischemia-reperfusion injury at children's age. Vojnosanit Pregl, 2010, 67 (8): 659 - 664.

[8] Hyatt Sherman C, MacIvoe DC. Blood utilization: fostering an effective hospital transfusion culture. J Clin Anesth, 2012, 24: 155 - 163.

[9] Goobie SM, Haas T. Bleeding management for pediatric craniotomies and craniofacial surgery. Paediatr Anaesth, 2014, 24: 678 - 689.

[10] Samnaliev M, Tran CM, Sloan SR, et al. Economic evaluation of cell salvage in pediatric surgery. Paediatr Anaesth, 2013, 23: 1027 - 1034.

[11] Faraoni D, Goobvie SM. The efficacy of antifibrinolytic drugs in children undergoing non cardiac surgery: a systematic review of the literature. Anesth Analg, 2014, 118(3): 628 - 636.

[12] Secher EL, Stensballe J, Afshari A. Transfusion in critically ill children: an ongoing dilemma. Acta Anaesthesiol Scand, 2013, 57: 684 - 691.

[13] Bosenberg A. Benefits of regional anesthesia in children. Paediatr Anaesth, 2012, 22: 10 - 18.

[14] Lonnquist PA, Morton NS. Postoperative analgesia in infants and children. Br J Anaesth, 2005, 95: 59 - 68.

[15] Schultz-Machata AM, Weiss M, Becke K. What's new in pediatric acute pain therapy? Curr Opin Anaesthesiol, 2014, 27: 316 - 322.

[16] Suresh S, Schaldenbrand K, Wallis B, et al. Regional anaesthesia to improve pain outcomes in paediatric surgical patients: a qualitative systematic review of randomized controlled trials. Br J Anaesth, 2014, 113(3): 375 - 390.

[17] Marhofer P, Ivani G, Suresh S, et al. Everyday regional anesthesia in children. Paediatr Anaesth, 2012, 22: 995 - 1001.

[18] Ivani G, Mossetti V. Continuous central and perineural infusions for postoperative pain control in children. Curr Opin Anaesthesiol, 2010, 23: 637 - 642.

[19] Dadure C, Capdevila X. Peripheral catheter techniques. Paediatr Anaesth, 2012, 22: 93 - 101.

[20] Swenson JD. Use of catheters in the postoperative patient. Orthopedics, 2010, 33(9): 20 - 22.

[21] Polaner DM, Taenzer AH, Walker BJ, et al. et al. Pediatric regional anesthesia network (PRAN): a multi-institutional study of the use and incidence of complications of pediatric regional anesthesia. Anesth Analg, 2012, 115(6): 1353 - 1364.

[22] Ludot H, Berger J, Pichenot V, et al. Continuous peripheral nerve block for postoperative pain control at home: a prospective feasibility study in children. Reg Anesth Pain Med, 2008, 33: 52 - 56.

[23] Duflo F, Sautou-Miranda V, Pouyau A, et al. Efficacy and plasma levels of ropivacaine for children: controlled regional anesthesia following lower limb surgery. Br J Anaesth, 2006, 97: 250 - 254.

[24] Mar GJ, Barrington MJ, McGuirk BR. Acute compartment syndrome of the lower limb and the effect of postoperative analgesia and diagnosis. Br J Anaesth, 2009, 102(1): 3 - 11.

[25] Tobias JD, Hoernschemeyer DG. Near-infrared spectroscopy identifies compartment syndrome in an infant. J Pediatr Orthop, 2007, 27: 311 - 313.

[26] Marhofer P, Willschke H, Kettner SC. Ultrasound-guided upper extremity blocks — tips and tricks to improve the clinical practice. Paediatr Anaesth, 2012, 22: 65 - 71.

[27] Stroud MH, McCarthy RE, Parham DM, et al. Fatal pulmonary fat embolism following spinal fusion surgery. Pediatr Crit Care Med, 2006, 7: 263 - 266.

[28] Monagle P, Chan AKC, Goldenberg NA, et al. Antithrombotic therapy in neonates and children: antithrombotic therapy and prevention of thrombosis, 9th ed: American College of Chest Physicians Evidence-Based Clinical Practice Guidelines. Chest, 2012, 141(2 Suppl): 737 - 801.

[29] Thompson AJ, McSwain SD, Webb SA, et al. Venous thromboembolism prophylaxis in the pediatric trauma population. J Pediatr Surg, 2013, 48: 1413 - 1421.

[30] Georgopoulus G, Hotchkiss MS, McNair B, et al. Incidence of deep vein thrombosis and pulmonary embolism in the elective pediatric orthopaedic patient. J Pediatr Orthop (Epub ahead of print), 2015.

[31] Patel B, Bingham R. Laryngeal mask airway and other supraglottic airway devices in paediatric practice. Contin Educ Anaesth Crit Care Pain, 2009,

9(1): 6 - 9.

[32] Smith P, Bailey CR. A performance comparison of the paediatric i-gelTM with other supraglottic airway devices. Anesthesia, 2015, 70: 84 - 92.

[33] Kriwanek KL, Wan J, Beaty JH, et al. Axillary block for analgesia during manipulation of forearm fractures in the pediatric emergency department. J Pediatr Orthop, 2006, 26(6): 737 - 740.

[34] Murat I, Delleur MM, Esteve C, et al. Continuous epidural anesthesia in children. Clinical haemodynamic implications. Br J Anaesth, 1987, 59: 1441 - 1450.

[35] Tsui B, Suresh S. Ultrasound imaging for regional anesthesia in infants, children and adolescents: a review of current literature and its application in the praxis of neuraxial blocks.Anesthesiology, 2010, 112: 719 - 728.

[36] Fowler SJ, Symons J, Sabato S, et al. Epidural analgesia compared with peripheral nerve blockade after major knee surgery: a systematic review and meta-analysis of randomized trials. Br J Anaesth, 2008, 100: 154 - 164.

[37] Richman JM, Liu SS, Courpas G, et al. Does continuous peripheral block provide superior pain control to opioids? A meta-analysis. Anesth Analg, 2006, 102: 248 - 257.

[38] Illfeld BM, Smith DW, Enneking FK. Continuous regional analgesia following ambulatory pediatric orthopedic surgery. Am J Orthop, 2004, 33: 405 - 408.

[39] Omar AM, Mansour MA, Kamal AS. Psoas compartment block for acute postoperative pain management after hip surgery in pediatrics. A comparative study with caudal analgesia. Reg Anesth Pain Med, 2011, 36: 121 - 124.

[40] Dadure C, Bringuier S, Mathieu O, et al. Continuous epidural block versus continuous psoas compartment block for postoperative analgesia after major hip or femoral surgery in children: a prospective comparative randomized study. Ann Fr Anesth Reanim, 2010, 29: 610 - 615.

[41] Lako SJ, Steegers MA, van Egmond J, et al. Incisional continuous fascia iliaca block provides more effective pain relief and fewer side effects than opioids after pelvic osteotomy in children. Anesth Analg, 2009, 109: 1799 - 1803.

[42] Cunin V. Early-onset scoliosis-current treatment. Orthop Traumatol Surg Res, 2015, 101: 109 - 118.

[43] Abu-Kishk I, Kozer E, Hod-Feins R, et al. Pediatric scoliosis surgery — is postoperative intensive care unit admission really necessary? Paediatr Anaesth, 2013, 23: 271 - 277.

[44] Sullivan DJ, Primhak RA, Bevan C, et al. Complications in pediatric scoliosis surgery. Paediatr Anaesth, 2014, 24: 406 - 411.

[45] Carreon LY, Zhang W, Qiu Y, et al. Non neurological complications following surgery for adolescent idiopathic scoliosis surgery. J Bone Joint Surg Am, 2007, 89: 2427 - 2432.

[46] Vitale MG, Levy DE, Park MC, et al. Quantifying risk of transfusion in children undergoing spine surgery. Spine J, 2002, 2: 166 - 172.

[47] Long TR, Stans AA, Shaughnessy WJ, et al. Changes in red blood cell transfusion practice during the past quarter century: a retrospective analysis of pediatric patients undergoing elective scoliosis surgery using the Mayo database. Spine J, 2012, 12: 455 - 462.

[48] Martin DP, Bhalla T, Thung A, et al. A preliminary study of volatile agents or total intravenous anesthesia for neurophysiological monitoring during posterior spinal fusion in adolescents with idiopathic scoliosis. Spine, 2014, 39: E1318 - E1324.

[49] Nickels TJ, Manlapaz MR, Farag E. Perioperative visual loss after spine surgery. World J Orthop, 2014, 5(2): 100 - 106.

[50] Borgeat A, Blumenthal S. Postoperative pain management following scoliosis surgery. Curr Opin Anaesthesiol, 2008, 21: 313 - 316.

神经外科患儿的围术期管理

近年来,随着神经监测技术的更新、麻醉维持标准化方案的建立、术后急性期监护流程的改善及麻醉医师的高度专业化,婴幼儿神经外科在诊断、治疗以及预后各方面取得进展。神经外科亚专业麻醉医师必须谨记,神经系统疾病通常是长期疾病,且可致中、重度残疾;自患儿疾病初始开始治疗,包括患儿家属、心理学专家以及综合社会保障等均应介入。

要考虑到发育期大脑的特殊性,例如在解剖、代谢、脑血管生理和神经病变的位置等呈年龄相关的差异性。神经外科患儿的围术期管理方案应基于儿科神经生理学、神经外科手术方式,以及相关并发症治疗等个体化的基础上制订。

8.1 小儿脑神经生理学

8.1.1 脑血流量

脑血流量(CBF)随着年龄改变而改变。新生儿及早产婴儿脑血流量低于正常成年人[$40\sim42$ ml$/$(100 g $\cdot$ min)],但是足月婴儿和大龄儿童脑血流量大于成年人。从 6 个月至 3 岁,脑血流量为 90 ml$/$(100 g $\cdot$ min),$3\sim12$ 岁的儿童脑血流增加到 100 ml$/$(100 g $\cdot$ min)[1,2]。

8.1.2 脑能量代谢

大脑需要大量的能量来维持细胞的完整性和支持神经传递。儿童大脑葡萄糖消耗量[6.8 mg$/$(100 g $\cdot$ min)]高于成人[5.5 mg$/$(100 g $\cdot$ min)]。面对如此巨大的需求,大脑却没有葡萄糖储备能力。葡萄糖以糖原形式储存并通过 ATP $Na^+ - K^+$ 易化转运系统进入神经胶质细胞(主要是星形胶质细胞)。这种膜转运系统受限于动力学常数,当血浆葡萄糖水平升高时,葡萄糖进入星形胶质细胞的量实际上减少。这可以防止脑细胞内血糖过高,对正常脑组织有一定保护作用。然而脑损伤会激活葡萄糖转运系统,导致高血糖和继发性脑组织损伤。因此严格控制血糖是预防和治疗脑损伤的主要措施[3,4]。

8.1.3　脑氧代谢

大脑是除颈动脉体球细胞外耗氧率最高的器官。成人大脑耗氧量为 3.5 ml/(min · 100 g),儿童大脑耗氧量为 5.5 ml/(min · 100 g)。相比机体总耗氧[0.3 ml/(min · 100 g)],可以想象为何大脑对缺氧非常敏感。大脑大部分氧耗用来维持细胞完整性、产生电活动、维持细胞的转运机制(如神经递质再摄取等)。缺氧时,大脑电活动受损并迅速停止。脑血管自主调节功能、脑血管反应性及神经元的完整性均受损。缺氧会损伤离子泵,影响细胞膜正常复极,使神经元始终处在激活状态。缺氧初期,神经元尚能保持完整性,此时恢复供氧,神经功能会迅速恢复(透明带)。随着缺氧时间延长,神经元活力和完整性都会受到破坏(缺血半影区)。若持续缺氧伴体温正常,该脑区的神经元损伤将不可逆。

8.1.4　动脉二氧化碳分压/氧分压($PaCO_2$/PaO_2)

动脉 $PaCO_2$ 主要有脑血管舒张作用,导致脑血流量(CBF)增加;$PaCO_2$ 在 3.5 ~ 8 kPa 之间时与 CBF 呈线性关系。出生时脑血管对 $PaCO_2$ 变化的反应性尚未发育完全。因此,与成人相比,中度低碳酸血症对新生儿影响轻微,CBF 变化也不大,只有严重低碳酸血症时才会产生较大影响。血液 pH 和 CO_2 对血管张力的影响,是低碳酸血症引起大脑缺血的机制。成人与儿童低碳酸血症及临床不良预后关系的研究表明,应用"治疗性低碳酸血症"需权衡风险/效益。应特别注意避免发生意外低碳酸血症[5]。

二氧化碳为标准麻醉监测,以避免术中高碳酸血症和低碳酸血症。了解新生儿和小婴儿呼气末二氧化碳($ETCO_2$)监测的局限性特别重要。通常情况下 $ETCO_2$ 值低于 $PaCO_2$ 值,但一些患儿 $ETCO_2$ 可能高估 $PaCO_2$;长时间、大手术及虚弱新生儿,须频繁测定毛细血管或动脉血二氧化碳分压以避免临床低碳酸血症。

成人脑血管系统对 PaO_2 的变化较不敏感,CBF 不随 PaO_2 下降而增加。直到 PaO_2 降低到 50 mmHg 以下,CBF 才会呈指数增长;新生儿对缺氧非常敏感,即便 PaO_2 轻度下降,CBF 都会明显增加[6]。

8.1.5 血压和脑血流自主调节

新生儿脑血流自主调节的下限尚不清楚,婴儿自主调节的变异范围很广。有研究表明,一些婴儿脑血流自主调节下限非常接近使用婴儿孕周年龄定义的低血压;但也有证据表明,一些早产儿可在远低于其孕周年龄的平均动脉压(MAP)水平上进行脑血流自主调节[7,8]。瓦万拉(Vavilala)等[9]发现,大于 6 个月婴儿七氟烷麻醉时,脑血流自主调节下限的 MAP 为 59 mmHg,较基础血压低 11 mmHg。研究发现,大龄儿童脑血流调节下限也是 60 mmHg,但低于基础血压 22 mmHg。在 2 岁以下七氟烷麻醉儿童的研究发现,<6 个月婴儿自主调节下限为 38 mmHg 或较清醒基础 MAP 降低 20%[10];相反,>6 个月婴儿,自主调节功能直至血压下降 40% 时才会发生。这些研究表明,婴儿脑血管自主调节储备能力有限,麻醉诱导期血压下降有脑灌注不足的风险。

低血压导致的灌注不足可能导致脑组织局部缺氧。大部分全身麻醉药会造成一定程度的低血压,但被手术刺激抵消。诱导或手术准备时间过长可能造成新生儿长时间低血压。理想状态下,全身麻醉降低脑代谢率,并因而降低术中神经基质的氧需。但是,挥发性麻醉药和静脉麻醉药同为 γ-氨基丁酸(GABA)受体激动剂,它们是否会降低小婴儿的脑代谢率目前尚未阐明。不准确的血压监测使得小婴儿麻醉更为困难,诱导、麻醉维持期或建立有创动脉监测前,必须确保合适的无创血压监测。

8.1.6　颅内压

Monro‐Kellie 学说指出,颅骨是一个含有脑、血液和脑脊液(CSF)的封闭箱体。任何一个部分的体积增加都会增加颅内压(ICP),这会导致其他成分的代偿性减少来抵消变化。婴儿颅骨骨缝融合前,可通过增加颅骨尺寸减压。出生 6 个月后囟门闭合,前囟门闭合发生在 12~18 月龄,颅骨骨缝的最后闭合可能会晚至 10 岁,但儿童仅在渐进性压力变化时,颅内容积才能产生适应性改变;急性压力增加,如外伤性脑损伤,会造成和成人相同的颅内压增加。

通常,婴儿不会表现出典型的颅内高压症状,因为在出现临床症状前,为应对脑组织容积或脑积水增加的过程,颅骨显著扩张。婴幼儿早期临床表现也非典型的颅内高压症状,如心动过缓、血压升高、瞳孔扩大和视盘水肿。若出现则提示病情危重、预后不良。新生儿和婴儿的表现一般为头围增加、囟门凸起、颅缝扩大、"落日征"、烦躁、嗜睡、喂养困难和低度运动障碍。

8.1.7　脑和炎症

过去认为大脑不参与炎症过程,但最新研究表明,外伤性脑损伤[11]引起的蛛网膜下出血[12],会激活严重的脑炎症反应。全身炎症反应会影响大脑,而脑炎症会导致明显的全身效应。脑缺血再灌注损伤是引起脑损伤的主要原因,大脑炎症正是因脑损伤而出现。

目前,无证据表明调节炎症反应会降低脑损伤患者的并发症和死亡率[13]。炎症反应继发性影响如低氧、低血压、高热、高血糖会诱发继发性脑损伤,应予以预防。

8.1.8　小儿电生理学

儿童与成人生理的差别在于发育的年龄特异性。儿童脑电图与成人不同,这是因为儿童脑、脑膜、颅骨、头皮、头的大小以及孩子的行为和配合程度都随年龄而不断变化。

因此,儿童脑电图必须根据儿童年龄和发育水平记录和分析。

分析者须明了各年龄段的不同特征。例如儿童脑电图活动比成人的变异度更大。在婴儿,脑电图不变不一定是异常,但在不同状态之间缺少变化一定是异常。脑电图会随着年龄有显著的变化,需要根据年龄特点合理分析[14-17]。

8.1.9　麻醉和神经毒性

十多年前,有研究数据提出麻醉药具有神经毒性[18,19]。研究者发现,发育关键期啮齿类动物暴露于乙醇、N-甲基-D-天门冬氨酸(NMDA)受体拮抗剂和γ-氨基丁酸受体(GABA)激动剂,其中枢神经系统神经元广泛凋亡[20]。随后,研究扩展至通过这些受体作用的大部分麻醉药。进一步的研究试图证实全麻药在神经退行性病变[21]中的潜在作用,以及对发育期猴的长期影响[22-24]。麻醉剂诱导的组织学变化,不仅损伤神经元,也损伤少突胶质细胞[22]。

尽管如此,但不可能将这些结果外推至人类。因为新生儿和儿童应用同样方法进行随机对照试验有违伦理。目前所有全身麻醉药物神经毒性的儿童相关报道都是回顾性的。大多数支持麻醉暴露影响神经认知研究的风险比都低于 $2^{[25-28]}$。回顾性数据只能推断产生的可能,无法推导结论。

8.2　围术期管理

8.2.1　术前评估

小儿神经外科患者的术前评估,包括了解基本的神经病理学,全面评估任何并发症、用药史、循环状况和麻醉史。

脑肿瘤患儿的多种症状和体征可能会影响麻醉,如嗜睡、昏睡、癫痫发作、颅神经麻痹、局灶性肌无力、下丘脑-垂体激素分泌不足、恶心、呕吐等。

麻醉诱导期和麻醉早期阶段,颅内高压可能危及生命,应谨慎处理。激烈哭吵、尖叫或挣扎会引起颅内压显著升高。口服咪达唑仑有用,且无呼吸抑制也不影响 $PaCO_2$。阿片类药物有呼吸抑制作用,颅内压高患儿应慎用。氯胺酮增加颅内压和脑代谢率,颅内压升高的患儿应避免使用。

反复呕吐和长期营养摄入不足的患儿,循环容量可能不足;合并颅面畸形的患儿可能存在气道异常。儿科患者围术期呼吸和心血管疾病的发病率和死亡率高于成人[29]。

8.2.2　麻醉诱导

无静脉通路的婴儿和儿童,麻醉可以采用吸入诱导。由于挥发性麻醉药增加 CBF,故重点是支持或控制通气降低二氧化碳分压以抵消脑血流量升高。非去极化肌松药方便气管插管并有助于防止颅内压增加。

昏睡、恶心和呕吐的患儿有吸入胃内容物的风险,使用改良快速麻醉诱导技术可以减少相关风险。

8.2.3　术中监测

颅内手术有伴发心血管系统特发改变以及快速失血可能。术中应常规监测二氧化碳、心电图、脉搏血氧饱和度、体温和有创动脉压。长时间手术需要置入导尿管并监测尿量,尤其对于有尿崩症和使用甘露醇治疗的患儿。放置中心静脉导管能够确保静脉通路,便于使用血管活性药物,对静脉空气栓塞治疗也有帮助。低龄儿童俯卧位时会中心静脉压数值不准,但可以监测趋势。

心前区多普勒监测有助于发现静脉空气栓塞。

应用神经生理监测可在损伤可限制或可恢复早期发现神经损伤,改善预后同时减少并发症。简言之,监测方法包括脑电图(EEG)、体感诱发电位(SSEP)、运动诱发电位(MEP)检测和经颅多普勒超声(TCD)。

8.2.4　术中体位

合适的患儿体位在小儿神经外科术中很重要,确保其安全和舒适。大多数神经外科手术的患儿术中处于仰卧位。颈部屈曲可致气管插管向下移位,或压迫颈内静脉使颅内静脉压升高引起颅内容积和压力升高。俯卧位会使眼球受压和灌注量降低,增加眼睛受伤的风险。需紧急手术的情况下,可采用侧俯卧位、侧切口或正中切口。适当垫护和固定以防腋窝及身体其他部位因拉伸、缺血和受压造成损伤。坐位手术时要注意垫护材料的受压点,将患儿固定于床上确保其安全和手术平稳进行。

8.2.5 全身麻醉的维持

麻醉采用平衡麻醉技术维持,使用阿片类药、挥发性麻醉剂和神经肌肉阻滞药。挥发性麻醉剂可剂量依赖性扩张脑血管并升高颅内压,不仅减弱大脑自主调节功能,还会改变神经诱发电位。应避免使用,或将浓度控制在 0.5 MAC 或更少。

持续输注短效阿片类药如舒芬太尼或瑞芬太尼,术中镇痛充分,苏醒迅速,便于术后神经功能评估。麻醉诱导期间输注瑞芬太尼并根据患儿反应调节,可避免静脉推注所致的低血压和心动过缓。瑞芬太尼维持用药时通常无需重复使用肌松药。

用丙泊酚进行全凭静脉麻醉(TIVA)靶控输注时,因为输注装置对体重范围的限制,只能用于年龄较大儿童。

右美托咪定可作为辅助药品。对术中神经电生理监测无明显影响,且能减少阿片类药物的用量。

术中神经肌肉阻滞剂应常规使用,除非需要术中评估运动神经功能,如脊髓或癫痫手术。

8.2.6 输液管理

儿科患者不宜使用含糖和低渗溶液,因高血糖会加重再灌注损伤,低渗溶液会增加脑水肿。但是,必须考虑低血糖的风险并严密监测血糖,尤其是新生儿和早产婴儿。常用等渗晶体有林格乳酸盐和0.9%氯化钠溶液。过量生理盐水可导致高钠血症、高氯性代谢性酸中毒。因此,长时间手术需监测电解质和血糖浓度。

开颅手术中因为不断地血液渗出与冲洗,失血量很难评估。由于有突然或大失血可能,术前应交叉配血、备血。输注 10 ml/kg 浓缩红细胞可使血红蛋白浓度增加 20 g/L。儿科患者在大量失血和多次输注红细胞的情况下,容易发生稀释性血小板减少;输注 5~10 ml/kg 血小板可使血小板增加到 $(50 \sim 100) \times 10^9$/L。在一些失血量较大的手术如后路脊柱融合与颅面重建,术中常规使用抗纤溶剂氨甲环酸可有效减少儿科患者的失血量[30]。

8.2.7　体温控制

轻度低温(34~35℃)可以降低脑氧代谢率($CMRO_2$),有助于降低升高的颅内压,但麻醉医师必须了解相关知识,如低体温并发症(如凝血功能紊乱),正常体温对麻醉苏醒的重要性,以及复温时间,即便轻度低温儿童也需要复温。液体加热器、暖风装置、加热垫必不可少。

8.2.8　静脉空气栓塞(VAE)

VAE 是坐位和头部显著抬高手术患儿的主要并发症。连续心前区多普勒超声监测有助于早期发现 VAE、恢复循环容量,并减少风险。一旦出现 VAE 导致的呼末二氧化碳分压显著降低和血流动力学不稳定,必须将手术床调为头低脚高位防止栓塞进一步加重。过度扭转头部,会压迫颈静脉影响静脉回流,但头高脚底位会减少脑灌注减少、升高颅内压和增加静脉出血。有心内右向左分流的新生儿和婴幼儿,会造成反常栓塞。

8.2.9　术后监护

术后特异性监护取决于手术复杂程度和术中生理改变。一般情况下,颅外手术常规术后护理即可。

颅内手术和其他神经外科大手术患儿在术后需转移到 ICU 监护。

过去,由于其呕吐、镇静及影响瞳孔大小等不良反应,临床医师很少使用吗啡；但强效阿片类药的镇痛效果良好且不增加并发症。对乙酰氨基酚通常在术中及术后常规使用。

8.3 术后主要并发症

8.3.1 低钠血症

低钠血症是神经外科患儿最常见的电解质紊乱。严重的低钠血症会导致脑水肿，并出现中枢神经系统症状。最初的症状可能包括头痛、恶心和呕吐。低钠血症恶化后，会出现精神错乱、惊厥、昏睡和昏迷。神经外科患者低钠血症常常伴随抗利尿激素分泌异常综合征（SIADH）或脑性盐耗综合征（SWS）。这两种临床疾病的治疗完全不同，必须严格鉴别诊断。

SIADH 患儿由于分泌大量的抗利尿激素，需要限液，控制在 70 ml/418.4 kJ，必要时辅以呋塞米（速尿）并增加钠的供应。SWS 患儿则必须要给予大量等渗溶液和并积极补钠，防止严重的缺水。

8.3.2 尿崩症

切除大脑蝶鞍病灶可能会影响垂体功能及抗利尿激素分泌。抗利尿激素分泌减少会引起血管内容量不足、多尿和脱水，发生高钠血症。这种并发症通常发生在术后第一个小时内，当尿量高于 3 ml/（kg·h）时。高钠血症（Na>150 mmol/L）、尿钠水平低于 20 mmol/L 和脱水是尿崩症的典型症状，使用去氨加压素鼻内给药或静脉注射治疗。

8.3.3 高血糖症

是神经外科患儿常见并发症[31]，必须治疗，但它对患儿预后影响不大。

8.3.4 脑水肿

脑和神经组织手术术后会出现不同程度的脑水肿，并影响术后临床表现。糖皮质激素是否减轻脑水肿,目前缺乏充分证据;但糖皮质激素的不良反应,如高血糖、感染和减缓伤口愈合却是众所周知的。

8.4　围术期预防性治疗

围术期预防性应用抗生素降低手术切口感染的风险,但关于其使用时间尚无具体标准[32]。术后癫痫的预防一直以来存在争议;目前一致认为,若患儿术前有癫痫史,则需持续使用抗癫痫药物。无证据表明脑肿瘤患儿一定要使用抗癫痫药物来预防癫痫的发作,但这些药物会增加不良反应的发生率[33]。

8.5　儿科患者的主要神经系统疾病

8.5.1　脑积水和分流手术

脑脊液循环量急性或慢性失衡导致颅内压升高,需行脑脊液引流。通常,将脑脊液引流至腹膜腔或右心房。某些情况下,如脑室内结构改变所致病变,仅内窥镜下第三脑室造口即可。

脑脊液引流术中,因大量皮肤裸露,体温保护是主要问题,尤其是新生儿。须强制性使用液体和机体保温措施,以及严格的体温监测。

8.5.2　脑肿瘤

脑肿瘤是儿童最常见的实体肿瘤,2/3 发生在幕下区域。后颅窝病变对麻醉的影响包括脑脊液流出受阻引起颅内压升高,围术期脑干呼吸中枢功能受损和颅神经功能降低导致术后气道问题高发。喉镜检查及固定头部导致血流动力学变化、颅内压升高,强效阿片类药物如瑞芬太尼可减弱这些反应。

推荐使用加强型气管导管,辅以适当的位置固定以减少对手术区域的影响,避免手术体位改变和长时间手术引起的导管变形、打折。专用的喉部固定敷料可以稳定导管位置。

大多数患儿术后需转运至特别病房或儿科监护室,监测意识和神经功能的早期改变。

8.5.3　癫痫外科

目前,药物难治性癫痫有数种术式可选,如迷走神经刺激器植入、切除癫痫病灶或大脑半球切除。围术期麻醉处理须顾及发育迟缓、围术期癫痫发作以及其他合并疾病。术中神经生理监测常用于癫痫病灶切除术中监测,挥发性麻醉药影响神经监测应避免使用;氧化亚氮(笑气)可加速开颅手术后气颅形成(直至术后 3 周),打开硬脑膜前应避免使用。

术中唤醒有利于术中脑电图监测,从而减少切除正常脑组织,但这种方法只适用较大并有心理准备的儿童。实施“睡眠-清醒-再入睡”技术时,患者在全身麻醉下先外科暴露手术部位,然后被唤醒进行功能检测,检测完毕后再进行全身麻醉。大多数合作患者可以耐受丙泊酚或右美托咪定镇静。在唤醒前 20 分钟停止丙泊酚输注,不干扰脑电图[34]。需要辅以阿片类药物提供镇痛。

大脑半球切除术在过去 10 年发生了改变,趋势是由解剖(全切)切除向微创功能性切除发展[35]。这两种手术都会造成大量失血和循环失衡,影响麻醉管理[36]。

8.5.4　颅缝早闭修复

颅缝早闭意指一个或多个颅缝过早融合。单条颅缝早闭也见于健康儿童。多发性通常是 Apert、Crouzon、Pfeiffer 等颅面综合征的一部分。

颅骨重塑的方法很多,涉及切除颅骨穹窿,之后再用塑料填充或颌面成形。

手术改变头骨形状,促进颅骨在矢状面和冠状面均匀生长。更复杂的多颅缝早闭引起的颅颌面畸形的手术管理必须在三级医院进行。

颅颌面外科手术的麻醉管理必须考虑以下几个方面：

1. 输血量：这些畸形矫正手术,预计患儿有 2~6 个月生理性贫血期。术中出血主要来自头皮伤口及头骨,由于纱布吸收很难计算出血量。最近研究表明氨甲环酸有助于减少失血,在大量失血手术大量应用[37]。

2. 静脉空气栓塞：由于头皮静脉位于右心房的上方,将头皮退至眶缘周围时有发生 VAE 的风险。目前新生儿和儿童 VAE 监测的方法是心前区多普勒超声。

3. 眼心反射：在眼眶操作可能导致严重心动过缓。停止刺激并给予抗胆碱药物有效。

4. 气道管理：眶缘下手术会导致严重面部水肿,水肿与硬性框架使用有关,这可能是麻醉医师从手术开始直至结束都必须面临的问题。

5. 术中体位：术中体位因手术方式而异,应特别注意眼部保护,并防止颈部过度拉伸/屈曲。

8.5.5　先天性脊髓病变

若神经管在妊娠前期(前 3 个月)闭合失败,将产生一系列疾病,范围从脊柱隐裂到无脑畸形。

其中腰骶部脊膜膨出是最常见的神经外科手术。若疝出的内容物包括神经结构(脊髓脊膜膨出),远端神经功能通常会出现严重损害。

为尽可能减少细菌污染和败血症,需在出生最初几天内进行手术。神经管缺损修复手术的主要环节有：

* 出生后 1 天手术。
* 出血：如果需要植皮,可能需要输血。
* 术中体位：尽量减少对囊性结构的压迫,防止进一步损伤或破裂。麻醉诱导可在侧卧位,或取仰卧位时使用环形海绵支撑以缓解

疝囊压力。在俯卧位进行手术时应特别小心,避免腹部受压和影响术侧静脉回流。

• 预防乳胶过敏:骨髓增生异常综合征儿童乳胶过敏风险增加,需要保证无乳胶环境。

8.5.6　血管畸形

脑血管手术麻醉管理的主要目标是优化脑灌注,同时最大限度降低出血风险。巨大动静脉畸形(AVMs)导致高心排充血性心力衰竭,全身麻醉期间需使用血管加压药。介入栓塞或手术切除畸形血管后出现高血压危象时,应迅速给予血管扩张药如硝普钠。

这种病变一般采用介入和手术联合处理,首先行介入治疗将病变血管栓塞,随后外科切除,手术结束时行血管造影。

烟雾病患儿的管理目标是优化脑灌注,术前应积极扩容,术中和术后维持正常血压或轻度高血压。

高碳酸血症和低碳酸血症会导致缺血区窃血现象,因此保持术中血碳酸正常很重要。术中 EEG 可用于监测脑缺血。术后监护室继续维持循环稳定、保证镇静和镇痛以避免由哭泣和疼痛造成的过度通气,将脑灌注优化延长至术后阶段。

8.5.7　神经内镜与麻醉

第三脑室造瘘术患儿需要用梅菲尔德头枕固定头部。手术区域需要喷洒温热的乳酸林格液,测定液体入、出量防止颅内压快速升高。有报道显示,高血压、心律失常和神经源性肺水肿与急性颅内高压有关。

小　结

对儿童大脑解剖和生理的综合认识,是麻醉医师在神经外科手术麻醉期间更好维持脑内代谢平衡的基础。

相关理论知识的专业培训,以及由麻醉医师、神经外科医师和护士组成的专门的神经外科团队,不仅有利于儿科患者围术期管理,也能为这类患儿及其家庭创造特别的环境。

（许文妍　姜　华　译）

参考文献

[1] Chiron C, Raynaud C, Maziere B, et al. Changes in regional cerebral blood flow during brain maturation in children and adolescents. J Nucl Med, 1992, 33: 696 - 703.

[2] Mackersie A. Paediatric neuroanaesthesia. Balliere's Clin Anaesthesiol, 1999, 13: 593 - 604.

[3] Feinendegen LE, Herzog H, Thompson KH. Cerebral glucose transport implies individualized glial cell function. J Cereb Blood Flow Metab, 2001, 21: 1160 - 1170.

[4] Weir CJ, Murray GD, Dyker AG, et al. Is hyperglycaemia an independent predictor of poor outcome after acute stroke? Results of a long-term follow up study. BMJ, 1997, 314: 1303 - 1306.

[5] Curley G, Kavanagh BP, Laffey JG. Hypocapnia and the injured brain: evidence for harm. Crit Care Med, 2011, 39: 229 - 230.

[6] Krane EJ, Phillip BM, Yeh KK, et al. Anaesthesia for paediatric neurosurgery. In: Smith RM, Mototyama EK, Davis PJ (eds) Smith's anaesthesia for infants and children, vol 2006, 7th edn. Mosby, Philadelphia, 1986, pp.651 - 684.

[7] Munro MJ, Walker AM, Barfield CP. Hypotensive extremely low birth weight infants have reduced cerebral blood flow. Pediatrics, 2004, 114: 1591 - 1596.

[8] Tyszczuk L, Meek J, Elwell C, et al. Cerebral blood flow is independent of mean arterial blood pressure in preterm infants undergoing intensive care. Pediatrics, 1998, 102: 337 - 341.

[9] Vavilala MS, Lee LA, Lam AM. The lower limit of cerebral autoregulation in children during sevoflurane anesthesia. J Neurosurg Anesthesiol, 2003, 15: 307 - 312.

[10] Torvik A. The pathogenesis of watershed infarcts in the brain. Stroke, 1984, 15: 221 - 223.

[11] Whalen MJ, Carlos TM, Kochanek PM, et al. Interleukin-8 is increased in cerebrospinal fluid of children with severe head injury. Crit Care Med, 2000, 28: 929 - 934.

[12] Chyatte D, Bruno G, Desai S, et al. Inflammation and intracranial aneurysms. Neurosurgery 45: 1137 - 1146; discussion, 1999, 1146 - 1147.

[13] Bracco D, Ravussin P. Neuroinflammation and infection. Curr Opin Anaesthesiol, 2000, 13: 523 - 528.

[14] Blume WT. Atlas of pediatric encephalography. Raven, New York, 1982.

[15] Holmes GL. Diagnosis and management of seizures in children. W. B. Saunders Company, Philadelphia, 1989.

[16] Petersen I, Eeg-Olofsson O. The development of the electroencephalogram in normal children from the age of 1 through 15 years. Neuropadiatrie, 1971, 2: 247 - 304.

[17] Novotny EJ. The role of clinical neurophysiology in the management of epilepsy. J Clin Neurophysiol, 1998, 15(2): 98 - 108.

[18] Stratmann G. Review article: neurotoxicity of anesthetic drugs in the developing brain. Anesth Analg, 2011, 113: 1170 - 1179.

[19] Pruett D, Waterman EH, Caughey AB. Fetal alcohol exposure: consequences, diagnosis, and treatment. Obstet Gynecol Surv, 2013, 68: 62 - 69.

[20] Ikonomidou C, Bittigau P, Ishimaru MJ, et al. Ethanol-induced apoptotic neurodegeneration and fetal alcohol syndrome. Science, 2000, 287: 1056 - 1060.

[21] Jevtovic-Todorovic V, Hartman RE, Izumi Y, et al. Early exposure to common anesthetic agents causes widespread neurodegeneration in the developing rat brain and persistent learning deficits. J Neurosci, 2003, 23: 876 - 882.

[22] Brambrink AM, Back SA, Riddle A. Isoflurane-induced apoptosis of oligodendrocytes in the neonatal primate brain. Ann Neurol, 2012, 72: 525 - 535.

[23] Brambrink AM, Evers AS, Avidan MS. Ketamine-induced neuroapoptosis in the fetal and neonatal rhesus macaque brain. Anesthesiology, 2012, 116: 372 - 384.

[24] Brambrink AM, Evers AS, Avidan MS. Isoflurane-induced neuroapoptosis in the neonatal rhesus macaque brain. Anesthesiology, 2010, 112: 834 - 841.

[25] Flick RP, Katusic SK, Colligan RC. Cognitive and behavioral outcomes after early exposure to anesthesia and surgery. Pediatrics, 2011, 128: e1053 - e1061.

[26] Hansen TG, Pedersen JK, Henneberg SW. Academic performance in adolescence after inguinal hernia repair in infancy: a nationwide cohort study. Anesthesiology, 2011, 114: 1076 - 1085.

[27] Ing C, DiMaggio C, Whitehouse A. Long-term differences in language and cognitive function after childhood exposure to anesthesia. Pediatrics, 2012, 130: e476 - e485.

[28] Walker K, Halliday R, Holland AJ. Early developmental outcome of infants

with infantile hypertrophic pyloric stenosis. J Pediatr Surg, 2010, 45: 2369 - 2372.

[29] Cohen MM, Cameron CB, Duncan PG. Pediatric anesthesia morbidity and mortality in the perioperative period. Anesth Analg, 1990, 70: 160 - 167.

[30] Faraoni D, Goobie SM. The efficacy of antifibrinolytic drugs in children undergoing noncardiac surgery: a systematic review of the literature. Anesth Analg, 2014, 118: 628 - 636.

[31] Mekitarian Filho E, Carvalho WB, Cavalheiro S, et al. Hyperglycemia and postoperative outcomes in pediatric neurosurgery. Clinics, 2011, 66: 1637 - 1640.

[32] Barker F II. Efficacy of prophylactic antibiotics against meningitis after craniotomy: a meta-analysis. Neurosurgery, 2007, 60: 887 - 894.

[33] Tremon-Lukats IW, Ratilal BO, Armstrong T, et al. Antiepileptic drugs for preventing seizures in people with brain tumors. Cochrane Database Syst Rev, 2008, (2): CD004424.

[34] Soriano SG, Eldredge EA, Wang FK, et al. The effect of propofol on intraoperative electrocorticography and cortical stimulation during awake craniotomies in children. Paediatr Anaesth, 2000, 10: 29 - 34.

[35] Beier AD, Rutka JT. Hemispherectomy: historical review and recent technical advances. Neurosurg Focus, 2013, 34: E11.

[36] Flack S, Ojemann J, Haberkern C. Cerebral hemispherectomy in infants and young children. Paediatr Anaesth, 2008, 18: 967 - 973.

[37] Sethna NF, Zurakowski D, Brustowicz RM, et al. Tranexamic acid reduces intraoperative blood loss in pediatric patients undergoing scoliosis surgery. Anesthesiology, 2005, 102: 727 - 732.

先天性胸廓畸形矫正术后疼痛　9

9.1　漏斗胸

9.1.1　引言

　　胸骨和低位肋软骨向后凹陷或突出是最常见的胸廓畸形,发病率为 1%～2%,男性高于女性。大部分患者无临床症状,主要影响美观。极少数患儿畸形胸廓可损伤心肺功能。部分患者可能共存合并骨骼肌异常的其他疾病,应及时排除,例如马方(Marfan)综合征和洛依斯-迪茨(Loeys – Dietz,LDS)综合征[1]。

　　漏斗胸(PE)患者的术前评估应该包括详尽的病史和体格检查,尤其要注意筛查遗传性骨骼肌肉疾病。同时,患者还需做相关的金属过敏试验,为下一步手术植入做好准备。另外,CT 扫描、肺功能检测和超声心动图检查也是标准诊断所需的辅助检查项目(图 9 – 1)。

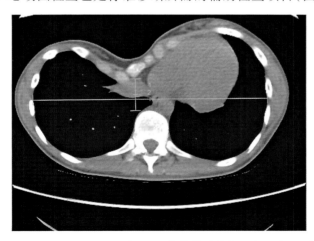

图 9 – 1　严重漏斗胸(Haller 指数为 7)合并典型胸骨倾斜患者 CT 扫描结果

最后,麻醉团队的术前访视是制订围术期疼痛管理策略的关键。

9.1.2　手术治疗

漏斗胸修复的标准治疗方法是努斯(Nuss)及其团队所创的胸腔镜辅助 Nuss 术,即在凹陷的胸骨下植入一块钢板并固定于侧胸壁[2, 3]。简言之,在外科标记和给予预防性抗生素后,在胸骨凹陷最明显处(通常为 $T_5 \sim T_6$ 的位置)与腋前线相交处做一个斜切口;接着,在另一侧胸壁上再开一个小切口,并经由右侧切口缓缓进气后置入胸腔镜。在胸腔镜直视引导下,将穿通器由胸壁外侧向中间穿入,至胸骨最凹陷处,穿过心包上方,到达对侧切口。穿出胸腔后用粗缝合带将已塑形的矫形板固定于穿通器,凹面朝上。原路拉回穿通器,待矫形板被牵引至适合位置后,将其翻转可即刻纠正畸形。严密缝合,确保矫形板固定于两侧侧胸壁,可在一侧使用固定器。撤除人工气胸,排去胸腔内气体,分层缝合关闭伤口。

漏斗胸矫治的另一种方法是改良 Ravitch 矫形术。手术需要打开胸廓,切除畸形的肋软骨并楔形切除畸形的肋骨后将胸骨抬高,并在胸骨后放填充物使其保持正常形状。现主要用于胸壁僵硬或胸壁重建手术后的患者,作为备选[4]。

9.1.3　镇痛注意事项

比较研究发现,Nuss 较改良 Ravitch 矫形术后疼痛增加[5-7],但两种术式的患者满意度和整体疗效无太大差异[8]。住院时间长短与充分有效的镇痛有关。最近的大型多中心临床研究证实,术后患儿的疼痛度在住院期间可高达 8/10(中位数),在给予多种镇痛措施后,出院时可降至 3/10[9]。重要的是,患儿的外观体态和身体机能都有极大改善[10]。

术后早期镇痛措施主要有三种:胸段硬膜外镇痛(TE)、自控镇痛(PCA)和连续椎旁神经阻滞(PVNB)。漏斗胸纠治术是放置 TE 导管的理想指征。最近,108 家儿童医院全球性调查显示:91%的医院将胸段硬膜外麻醉作为镇痛首选方法[11]。这一方式可减少阿片类药物用量,虽然有罕见但非常严重的并发症,比如截瘫[12]。早前的前瞻性比较研究显示,硬膜外和静脉 PCA 镇痛在缓解疼痛和住院时间方面几无差异[13,14]。因此,特别是考虑到大量患者硬膜外置管操作失败,部分医院支持选择静脉 PCA 镇痛[15,16]。最近一项 110 例患者随机试验显示,硬膜外镇痛患者有 22% 的失败率,且医疗资源消耗增加。两种镇痛模式仅在在早期疼痛评分上有很小差异[17]。meta 分析结果显示,硬膜外镇痛术后 48 小时疼痛评分略有改善,次要结果无明显差异[18]。

硬膜外镇痛略有优势但风险略增,相比静脉 PCA 镇痛无法确定孰优孰劣。连续椎旁神经阻滞作为替代方案颇具吸引力。其优势是改善镇痛效果且不增加麻醉风险[19]。两项回顾性比较研究显示,PVNB 与硬膜外镇痛效果相同,且无需导尿[20,21]。当然,全面推广前仍需进一步前瞻性研究确定 PVNB 对漏斗胸纠治术的有效性。

慢性疼痛是 Nuss 术后罕见却是灾难性的并发症。在一项调查中,22% 的麻醉医师透露每年至少有 1 名患者因为慢性疼痛寻求治疗[11]。而外科文献基本不会报道,因此 Nuss 术后慢性疼痛的实际发生率很难确定。我们应该尽全力采取多元化措施积极治疗患者的术后早期疼痛,防止其进一步转化为慢性疼痛。一旦确认为慢性疼痛,须就诊疼痛科进行专科治疗。

9.2 鸡胸

9.2.1 引言

鸡胸(PC)发病率仅为漏斗胸的 50%,普遍认为较漏斗胸少见[22]。为肋胸关节处肋软骨对称或不对称过度生长,偶尔伴有胸骨柄凸起。鸡胸很少会影响其他骨骼肌肉的功能,通常无需大量辅助检查。与漏斗胸不同的是,鸡胸治疗迅速发展至依靠矫治器压缩支撑。虽然紧身胸衣和其他绑带器具治疗已有多年,阿根廷医师马丁内斯·费罗(Martinez - Ferro)的动态压缩支撑[23]被认为是现代支撑治疗的开端。该装置在逐渐缩小胸廓前后径的同时,允许其横向扩张,现已广泛用于鸡胸治疗,手术治疗大大减少[24]。尽管如此,仍有部分患者需要进一步手术治疗,主要是那些急于即刻矫形、或没有及时矫治、或压缩支撑治疗不理想的患者。

9.2.2　外科治疗

矫治鸡胸的传统方法是 Ravitch 术[25]。切除多发畸形的肋软骨以及一处或多处截骨术来塑造正常胸廓。通常需要留一个大切口,并在手术区域放置引流管直至术后。最近,"翻转 Nuss 术"广受关注,并以其创始人艾布拉姆森(Abramson)命名。Nuss 矫形板从畸形前方穿过,压迫凸出的胸廓回缩并固定在两侧胸壁[26]。这种方法给鸡胸的矫治带来了希望,需要进一步的研究来确认推广的价值。

9.2.3　镇痛注意事项

Ravitch 术后疼痛程度低于 Nuss 术[5-7],镇痛策略也相对简单。方卡尔斯鲁德(Fonkalsrud)等报道了一系列 Ravitch 术后不使用硬膜外镇痛且出院时仅需最小剂量镇痛剂的案例[27],当然这类报道并不全面。对于经历"翻转 Nuss 术"的患者而言,相似的手术操作应该是 Nuss 术,而不是 Ravitch 术。因此在这类患者,术后采用胸段硬膜外镇痛、患者自控镇痛还是新兴的连续椎旁神经阻滞,是日后值得关注的问题。

小　结

青春期是矫治胸廓畸形的关键时期。手术可以提高患儿的生活质量和自尊;但不能低估手术带来的疼痛。多种镇痛方案可以选择,目前正在进行的研究工作将阐明最佳的镇痛方案,平衡舒适性和操作风险。最终镇痛方案决定需要结合患儿及其父母的愿望,以及麻醉医师个人经验和医疗机构的临床模式。

(李　超　杜文康　译)

参考文献

[1] Kelly RE. Pectus excavatum: historical background, clinical picture,

preoperative evaluation and criteria for operation. Semin Pediatr Surg, 2008, 17(3): p181 – p193.

[2] Nuss D, Kelly RE Jr, Croitoru DP, et al. A 10-year review of a minimally invasive technique for the correction of pectus excavatum. J Pediatr Surg, 1998, 33(4): 545 – 552.

[3] Kelly RE, Goretsky MJ, Obermeyer R, et al. Twenty-one years of experience with minimally invasive repair of pectus excavatum by the Nuss procedure in 1215 patients. Ann Surg, 2010, 252(6): 1072 – 1081.

[4] Fonkalsrud EW, Dunn JC, Atkinson JB. Repair of pectus excavatum deformities: 30 years of experience with 375 patients. Ann Surg, 2000, 231(3): 443.

[5] Fonkalsrud EW, Beanes S, Hebra A, et al. Comparison of minimally invasive and modified Ravitch pectus excavatum repair. J Pediatr Surg, 2002, 37(3): 413 – 417.

[6] Molik KA, Engum SA, Rescorla FJ, et al. Pectus excavatum repair: experience with standard and minimal invasive techniques. J Pediatr Surg, 2001, 36(2): 324 – 328.

[7] Papic JC, Finnell SM, Howenstein AM, et al. Postoperative opioid analgesic use after Nuss versus Ravitch pectus excavatum repair. J Pediatr Surg, 2014, 49(6): 919 – 923.

[8] Nasr A, Fecteau A, Wales PW. Comparison of the Nuss and the Ravitch procedure for pectus excavatum repair: a meta-analysis. J Pediatr Surg, 2010, 45(5): 880 – 886.

[9] Kelly RE Jr, Shamberger RC, Mellins RB, et al. Prospective multicenter study of surgical correction of pectus excavatum: design, perioperative complications, pain, and baseline pulmonary function facilitated by internet-based data collection. J Am Coll Surg, 2007, 205(2): 205 – 216.

[10] Kelly RE Jr, Cash TF, Shamberger RC, et al. Surgical repair of pectus excavatum markedly improves body image and perceived ability for physical activity: multicenter study. Pediatrics, 2008, 122(6): 1218 – 1222.

[11] Muhly WT, Maxwell LG, Cravero JP. Pain management following the Nuss procedure: a survey of practice and review. Acta Anaesthesiol Scand, 2014, 58(9): 1134 – 1139.

[12] Skouen JS, Wainapel SF, Willock MM. Paraplegia following epidural anesthesia. Acta Neurol Scand, 1985, 72(4): 437 – 443.

[13] Walaszczyk M, Knapik P, Misiolek H, et al. Epidural and opioid analgesia following the Nuss procedure. Med Sci Monit, 2011, 17(11): PH81 – PH86.

[14] Butkovic D, Kralik S, Matolic M, et al. Postoperative analgesia with intravenous fentanyl PCA vs epidural block after thoracoscopic pectus

excavatum repair in children. Br J Anaesth, 2007, 98(5): 677 - 681.

[15] St Peter SD, Weesner KA, Sharp RJ, et al. Shawn D. Is epidural anesthesia truly the best pain management strategy after minimally invasive pectus excavatum repair? J Pediatr Surg, 2008, 43(1): 79 - 82.

[16] Bogert JN, Potter DD, Moir CR, et al. Patient-controlled analgesia-based pain control strategy for minimallyinvasive pectus excavatum repair. Surg Pract, 2013, 17(3): 101 - 104.

[17] St Peter SD, Weesner KA, Weissend EE, et al. Epidural vs patient-controlled analgesia for postoperative pain after pectus excavatum repair: a prospective, randomized trial. J Pediatr Surg, 2012, 47(1): 148 - 153.

[18] Stroud AM, Tulanont DD, Coates TE, et al. Epidural analgesia versus intravenous patient-controlled analgesia following minimally invasive pectus excavatum repair: a systematic review and meta-analysis. J Pediatr Surg, 2014, 49(5): 798 - 806.

[19] Qi J, Du B, Gurnaney H, et al. A prospective randomized observer-blinded study to assess postoperative analgesia provided by an ultrasound-guided bilateral thoracic paravertebral block for children undergoing the Nuss procedure. Reg Anesth Pain Med, 2014, 39(3): 208 - 213.

[20] Pontarelli EM, Matthews JA, Goodhue CJ, et al. On-Q ® pain pump versus epidural for postoperative analgesia in children. Pediatr Surg Int, 2013, 29(12): 1267 - 1271.

[21] Hall Burton DM, Boretsky KR. A comparison of paravertebral nerve block catheters and thoracic epidural catheters for postoperative analgesia following the Nuss procedure for pectus excavatum repair. Paediatr Anaesth, 2014, 24(5): 516 - 520.

[22] Westphal FL, Lima LC, Lima Neto JC, et al. Prevalence of pectus carinatum and pectus excavatum in students in the city of Manaus, Brazil. J Bras Pneumol, 2009, 35(3): 221 - 226.

[23] Martinez-Ferro M, Fraire C, Bernard S. Dynamic compression system for the correction of pectus carinatum. Semin Pediatr Surg, 2008, 17(3): 194 - 200.

[24] Emil S, Laberge JM, Sigalet D, et al. Pectus carinatum treatment in Canada: current practices. J Pediatr Surg, 2012, 47(5): 862 - 866.

[25] Ravitch MM. The operative treatment of pectus excavatum. Ann Surg, 1949, 129(4): 429.

[26] Abramson H, D'Agostino J, Wuscovi S. A 5-year experience with a minimally invasive technique for pectus carinatum repair. J Pediatr Surg, 2009, 44(1): 118 - 124.

[27] Fonkalsrud EW, Anselmo DM. Less extensive techniques for repair of pectus carinatum: the undertreated chest deformity. J Am Coll Surg, 2004, 198(6): 898 - 905.

普通腹部和盆腔手术 10

腹部和盆腔手术因各自病理过程的特点,在术前评估、手术方式、术后疼痛管理以及围术期监测等方面要求各有不同。这种差异主要体现在广泛的年龄和体重变化,跨度从极低体重新生儿到接近成人的病态肥胖患者。此外,生理变化、疾病特异性以及可能伴随的综合征都是对儿科麻醉医师的挑战。从这个角度上看,根据手术的实际情况采取灵活、多样方法比刻板的硬性规定更为重要。这一章我们将探讨一些关于儿童腹部、盆腔手术术前、术中及术后常见的注意事项。

10.1 术前评估

儿科腹部和盆腔手术往往要求医师高度警觉,对先天性异常和一些综合征加以辨别处理。常见的先天畸形如梅克尔憩室(胚胎期脐肠系膜导管退化不全)对麻醉方法本身不会产生影响,但极有可能改变手术方式。例如,普通的腹部阑尾切除术很有可能转化为梅克尔憩室切除术[1]。有时候,需要结合年龄和病史考虑相关综合征或先天畸形。肠套叠通常是特发性的,但若反复发作或是发生于 3 岁以上患儿时,就需要和囊性纤维化、伯基特(Burkitt)淋巴瘤或色素沉着息肉综合征(Peutz‐Jeghers Syndrome)[1]等进行鉴别诊断。另外,严重的腹部病变及其相关异常可能影响麻醉决策。例如,染色体异常、膀胱/泄殖腔外翻、神经和心脏缺陷、脐膨出‐巨舌‐巨体综合征和唐氏综合征都会有脐膨出的表现,但以上每一种疾病对麻醉的选择和要求都不一样,这些需要我们必须兼顾考虑[2‐4]。

腹部和盆腔手术中的很多疾病伴有唐氏综合征(21‐三体综合

征)和贝-维综合征(Beckwith－Wiedemann Syndrome)(又称脐疝-巨舌-巨大发育综合征)的表现,可组成一个广泛的疾病谱:从脐膨出、脐疝、先天性巨结肠到肾母细胞瘤等[3-6]。在这些患者,气道异常和可能伴随的先心病等造成的生理影响都会增加麻醉管理的复杂性。VACTERL(脊柱、肛门直肠、心血管、食管、肾及四肢的)异常是儿科麻醉医师面临的另一个挑战。常见于更高和更复杂的肛门直肠畸形。罗林斯(Rollins)等综述认为,即使是像直肠会阴漏那样的良性病变,也要重视完整的病情检查[7]。

理解疾病病程、相关并发症及其进展也同样重要,可促进儿科麻醉医师为监护管理做更多更充分的准备。比如腹裂(通常伴肠道闭锁)增加并发症和死亡率[2];还有诸如坏死性小肠结肠炎、阑尾炎、肛门直肠畸形、肠套叠等都有引发肠坏死和穿孔的可能性[1,8]。对腹膜炎和感染性休克等复杂情况的预见性至关重要,可以提高继发性心律失常、肾功能不全、贫血、血小板减少症和凝血功能障碍的抢救成功率。了解肿瘤患儿化疗和放疗的潜在并发症相关知识,对患儿腹部和盆腔肿瘤处理也很重要。对这类患儿麻醉管理要考虑到一系列情况,包括心肌损伤引起的心律失常或急性心肌病、骨髓抑制、肝功能衰竭、肺纤维化以及神经元损伤[6]。还需考虑肿瘤实体或其所释放激素的作用。比如肾母细胞瘤会引起全身性并发症如高血压和获得性血管性血友病。此外,扩张的肿瘤血管以及肿瘤栓子可能造成肺栓塞或阻塞下腔静脉甚至三尖瓣,使得手术操作和麻醉管理复杂化[6]。

最后,腹部和盆腔手术围术期须关注水电解质平衡和循环稳定。阑尾炎、肠套叠或幽门狭窄等腹部病变引起的过度呕吐和腹泻,会导致消化液丢失引发电解质紊乱。肾母细胞瘤可分泌过量肾素致烦渴以及醛固酮引起的低钾。嗜铬细胞瘤分泌过量的儿茶酚胺也会表现相同的症状。高糖血症也会引起儿茶酚胺分泌,需要胰岛素治疗[9]。泌尿生殖器异常和肾功能不全患儿会伴有电解质异常,肾功能不全常见于肛门直肠畸形、腹裂和贝-维综合征患儿[4,10-12]。很多原因会引起容量不足:最常见为胃肠道出血、第三间隙以及大量蒸发损失[3]。虽然有文献报道[13]，早期和积极的液体复苏(从 50 ml/kg 到 200 ml/kg)可以改善脓毒血症的预后，但是在一些病理情况如毒性巨结肠综合征和肠菌血症时，液体治疗与血管收缩剂双管齐下才是救命措施[14]。

10.2　术中管理

过去 50 年，腹部和盆腔疾病的总体转归和并发症发生率已大为改善。像腹裂、孤立性脐膨出和肾母细胞瘤等死亡率很高的疾病，现在的生存率已经达到 90% 以上[10,14]。这归结于多因素、多学科的发展，完全肠外营养、新生儿和外科监护、肿瘤治疗方案、更好的诊断工具，相关病理学的鉴别诊断，以及日臻完善的围术期监测等都对此发挥了不可估量的作用。临床麻醉技术也有长足的进步，患儿受益于日趋安全的手术流程和不断完善的术中监测。

基于对饱胃和吸入性肺炎危害性的理解，术前有严格的禁食标准，但这并不能保证空腹。因为孩子往往依从性较差，肠梗阻尤其是幽门狭窄导致的胃排空延迟和肠套叠也会干扰正常胃排空。超声下直接评估胃内容物的可行性虽然目前还未得到证实[16,17]，但有应用前景。因此，目前仍需依赖快诱导技术(RSI)最大限度地降低误吸风险。提倡诱导前放置鼻胃管胃肠减压，以防止或尽量降低误吸风险[4,18]。然而，当患儿低血容量且无静脉通路、不配合预吸氧或清醒插管时，实施快速诱导会相当困难[14,16]。

如前所述，腹部和盆腔手术患儿常伴有贝-维综合征和唐氏综合征。诱导前气道评估对于发现潜在的困难气道至关重要。贝-维综合征中，巨舌会增加气道管理的难度[4]。唐氏综合征的一系列特征如短颈、下颌发育不全、颈椎不稳、声门下狭窄，以及智能缺陷不配合等均不利于气道安全。另外，唐氏综合征患儿常伴先心病，增加七氟烷吸入诱导心动过缓风险[19,20]。经验再丰富的儿科麻醉医师，面对这些临床表现(急腹症、饱胃、困难气道、颈椎不稳、心脏缺陷、诱导时心动过缓、难以获得或缺乏静脉通路)都是一个巨大挑战。

幽门狭窄、腹裂、坏死性小肠结肠炎或先天性巨结肠等更多见于早产儿新生期。为避免低氧血症、氧中毒和气压伤,适当的通气策略非常重要。潮气量不宜超过 8 ml/kg,调整吸入氧浓度维持氧饱和度在 88% ~ 92%[13]。一些患儿需关注肺发育不全,可能导致此类患儿长时间机械通气和气管切开[2,21]。由于越来越多的腹部盆腔手术在腹腔镜下完成,术中应考虑患儿肺顺应性下降、气道压力增加,以及 CO_2 负荷增加[22]。另外,小婴儿气管导管末端与隆突距离相对较短,腹腔镜下腹内压随气腹建立而增加,隆突向头侧移位[14],可能导致支气管内插管或严重支气管痉挛。由于手术本身对机械通气参数的影响,术后应重新评估通气是否充分。例如,腹裂关闭后,升高的腹内压会影响术后通气。

是否行有创监测,取决于腹部和盆腔手术类型。一些手术常规监测下即可完成,一些手术则需全套麻醉监测手段(如动脉置管、中心静脉导管、肺动脉楔压导管和经食管超声心动图等)。除标准监测外是否加用其他辅助监测,取决于是否有潜在的快速血流动力学变化,是否需频繁采血和精确诊断。小儿麻醉医师必须充分准备,应对诸如肾母细胞瘤侵袭下腔静脉[6],术中可突发大出血;以及神经母细胞瘤或嗜铬细胞瘤分泌的大量儿茶酚胺引发的高血压危象[23,24]。维持平均动脉压足够更为复杂,因为平均动脉压数值随着患儿年龄而变化[25]。有创监测有助于腹腔内复杂病变的围术期管理,但是否改善预后仍有争议。嗜铬细胞瘤围术期死亡率从 50% 降到 3%,不能单纯归功于监测的改进。外科技术的改进和围术期药物治疗有很大作用。诚然,用于成人的有创监测并非完全适用于儿童;应基于尺寸、技术难度和/或特殊监护设备使用经验,以及有创监测的潜在益处等决策[9]。

术中液体管理策略随患儿体重、疾病过程,手术时长及术式不同而变化。第三间隙液丢失量在腹腔镜疝气修复术中最小;肠套叠术中则可达 20~30 ml/kg[13];坏死性小肠结肠炎中则可能超过 50 ml/kg[26]。术中充分的液体评估和管理挑战很大但又非常重要,因为这可以改善预后[27],但对于嗜铬细胞瘤患者,又是另外一种情况,其慢性高血压可能导致血容量难以确定,以及急性心肌功能障碍。这种情况下积极补液会引发充血性心力衰竭或肺水肿[9]。另外,液体选择也很重要。虽然腹部和盆腔手术中最常用的是晶体液,但应根据手术具体情况选择胶体液、浓缩红细胞、新鲜冰冻血浆、冷沉淀和其他液体。大量失血早期容量补充也是至关重要的。儿科麻醉医师必须谨记,大量失血不一定是绝对容量很大,特别对罹患坏死性小肠结肠炎的早产极低体重新生儿而言。

胃肠道和泌尿生殖器手术通常选择仰卧位或截石位,有时也用俯卧位,例如1982年佩纳(Pena)为纠正肛门直肠畸形引入的后矢状肛门直肠成形术[8]。应特别注意不同体位的受压点和体温控制;这非常重要,因为儿童皮肤非常敏感,轻度受压也可能造成损伤。在修补腹裂和脐膨出时,肠管一旦暴露就须及时采取措施,减少体液蒸发和热量损失;使用无菌塑料膜包裹覆盖肠管、防止脏器失水[3,13]。随着腹腔镜用于日益复杂的腹部和盆腔手术,第三间隙液和液体蒸发损失量大大减少。然而,腹腔镜手术最大的弊端就是手术时间太长和围术期低体温。在大型儿科医院,腹腔镜的普及已经使得经典的阑尾炎手术麦氏点切口变得罕见[1]。随着临床经验不断丰富,腹腔镜手术时间正在稳步下降。相比开腹手术其住院时间更短,这使得手术时间稍长的弊端显得微不足道[28]。微创手术已成为趋势,广泛应用于各种疾病;这也要求儿科麻醉医师进一步学习,习惯在传统手术室外工作。例如,目前的肠套叠手术多在放射介入治疗室,利用充气和灌肠方法完成。除了有利于手术过程,全身麻醉还提高了这些手术的整体成功率[6,29]。

10.3　术后管理

大部分患者术后需要在麻醉复苏室(PACU)苏醒。腹部和泌尿生殖器手术患儿出院回家前,常需在复苏室观察3~4个小时。有的患者可能需要过夜观察以确定是否可以出院或需要进一步监护。很多腹部、泌尿生殖器的疾患会并发唐氏综合征,这类患儿最需要关注的问题是睡眠呼吸暂停。

日间手术越来越趋于复杂。这场革命有赖于不断提高的手术、麻醉监护技术和风险分级[30]。过去 20 年,腔镜手术、放射介入和心血管学科的发展对儿科乃至成人都产生了深远的影响;发展的动机即是以更低的成本改善医疗服务。表面上看,医疗过程似乎变得更昂贵了,但实际上住院时间也大大缩短。缩短的住院时间足可抵消稍有增加的医疗费用,而且还有力推动了整个医疗服务的效率。例如,阑尾切除术后 24 小时内即可出院,需要后续抗生素治疗者才需要延长住院时间[1]。复苏室患者的复杂性和难度也在日益增加,尤其在重症监护病房床位不足或患者过多时。鉴于种种潜在的并发症,相当数量的患儿术后需转入儿科或新生儿监护室。术后风险评估、延长监护的可能性等应尽早进行。

过去 20 年,腹部和盆腔手术术后镇痛管理已显著改善。大剂量阿片类药物会引起术后恶心、呕吐,延长住院时间。寻找安全有效的外周神经阻滞镇痛方法,已经成为许多研究领域的方向。有朝一日,患者甚至可以带着外周神经阻滞镇痛泵出院回家[31]。在大型儿童医院,腹股沟疝修补和睾丸固定术被认为疼痛程度最低,而扁桃体切除术却很痛,患者至术后第 7 天可能仍感剧烈疼痛[32,33]。

小 结

患儿施行腹部盆腔手术麻醉时,发现可能有关的综合征以及理解相关病程非常重要。围术期需要特别关注血容量稳定、电解质平衡以及失血量,需要时,术中、术后辅以必要的有创监测。手术前及时和外科团队沟通,有助于预测潜在的并发症,并做好相应的准备工作。此外,在避免大剂量镇痛药物的情况下,目前已可为这类患儿提供优质镇痛。

(李 超 杜文康 译)

参考文献

[1] Pepper VK, Stanfill AB, Pearl RH. Diagnosis and management of pediatric

appendicitis, intussusception, and meckel diverticulum. Surg Clin North Am, 2012, 92: 505 - 526.

[2] Islam S. Advances in surgery for abdominal wall defects. Clin Perinatol, 2012, 39: 375 - 386.

[3] Kelly K, Ponsky T. Pediatric abdominal wall defects. Sug Clin North Am, 2013, 93: 1255 - 1267.

[4] Ledbetter D. Congenital abdominal wall defects and reconstruction in pediatric surgery. Surg Clin North Am, 2012, 92: 713 - 727.

[5] Langer J. Hirschsprung disease. Curr Opin Pediatr, 2013, 25: 368 - 378.

[6] Whyte S, Ansermino J. Anesthetic considerations in the management of Wilms' tumor. Pediatr Anesth, 2006, 16: 504 - 513.

[7] Rollins M, Russel K, Schall K, et al. Complete VACTERL evaluation is needed in newborns with rectoperineal fistula. J Pediatr Surg, 2014, 49: 95 - 98.

[8] Sharma S, Gupta D. Delayed presentation of anorectal malformation for definitive surgery. Pediatr Surg Int, 2012, 28: 831 - 834.

[9] Hack H. The perioperative management of children with phaeochromocytoma. Paediatr Anaesth, 2000, 10: 463 - 476.

[10] Giuliani S, Midrio P, De Filippo R, et al. Anorectal malformation and associated endstage renal disease: management from newborn to adult life. J Pediatr Surg, 2013, 48: 635 - 641.

[11] Islam S. Clinical care outcomes in abdominal wall defects. Curr Opin Pediatr, 2008, 20: 305 - 310.

[12] Mastroiacovo P, Lisi A, Castilla E, et al. Gastroschisis and associated defects: an international study. Am J Med Genet A, 2007, 143: 660 - 671.

[13] McDougall R. Pediatric emergencies. Anaesthesia, 2013, 68 (Suppl 1): 61 - 71.

[14] Lerman J, Kondo Y, Suzuki Y, et al. General abdominal and urologic surgery. In: Coté CJ, Lerman J, Anderson BJ (eds) A practice of anesthesia for infants and children. Elsevier Saunders, Philadelphia, 2013, pp.569 - 589.

[15] Davidoff A. Wilms tumor. Adv Pediatr, 2012, 59: 247 - 267.

[16] Davidson A. Anesthetic management of common pediatric emergencies. Curr Opin Anesthediol, 2013, 26(3): 304 - 309.

[17] Schmitz A, Thomas S, Melanie F, et al. Ultrasonographic gastric antral area and gastric contents volume in children: a pro-con debate. Paediatr Anaesth, 2012, 22: 144 - 149.

[18] Cook-Sather SD, Tulloch HV, Cnaan A, et al. A comparison of awake versus paralyzed tracheal intubation for infants with pyloric stenosis. Anesth Analg, 1998, 86: 945 - 951.

[19] Shapiro N，Huang R，Sangwan S，et al. Tracheal stenosis and congenital heart disease in patients with Down syndrome：diagnostic approach and surgical options. Int J Pediatr Otorhinolaryngol，2000，54：137－142.

[20] Kraemer F，Stricker P，Gurnaney H，et al. Bradycardia during induction of anesthesia with sevoflurane in children with Down syndrome. Anesth Analg，2010，111：1259－1263.

[21] Edwards E，Broome S，Green S，et al. Long-term respiratory support in children with giant omphalocele. Anaesth Intensive Care，2007，35：94－98.

[22] Whalley D，Berrigan M. Anesthesia for radical prostatectomy，cystectomy，nephrectomy，pheochromocytoma，and laparoscopic procedures. Anesth Clin North America，2000，18：899－917.

[23] Seefelder C，Sparks J，Chirnomas D，et al. Perioperative management of a child with severe hypertension from a catecholamine secreting neuroblastoma. Pediatr Anaesth，2005，15：606－610.

[24] Kalra Y，Agarwal H，Smith A. Perioperative management of pheochromocytoma and catecholamine-induced dilated cardiomyopathy in a pediatric patient. Pediatr Cardiol，2013，34：2013－2016.

[25] Lee J，Rajadurai V，Tan K. Blood pressure standards for very low birthweight infants during the first day of life. Arch Dis Child Fetal Neonatal Ed，1999，81：168－170.

[26] Murat I，Dubois M. Perioperative fluid therapy in pediatrics. Pediatr Anesth，2008，18：363－370.

[27] Carcillo J，Davis A，Zaritsky A. Role of early fluid resuscitation in pediatric septic shock. J Am Med Ass，1991，266：1242－1245.

[28] Apelt N，Featherstone N，Giuliani S. Laparoscopic treatment of intussusception in children：a systematic review. J Pediatr Surg，2013，48：1789－1793.

[29] Purenne E，Franchi-Abella S，Branchereau S，et al. General anesthesia for intussusception reduction by enema. Paediatr Anaesth，2012，22：1211－1215.

[30] Qadir N，Smith I. Day surgery：how far can we go and are there still any limits? Curr Opin Anaesthesiol，2007，20：503－505.

[31] Fredrickson M，Praine C，Hamill J. Improved analgesia with the ilioinguinal block compared to the transversus abdominis plane block after pediatric inguinal surgery：a prospective randomized trial. Paediatr Anaesth，2010，20：1022－1027.

[32] Stewart D，Ragg P，Sheppard S，et al. The severity and duration of postoperative pain and analgesia requirements in children after tonsillectomy，orchidopexy，or inguinal hernia repair. Paediatr Anaesth，2012，22：

136－143.

[33] Kost-Byerly S，Jackson E，Yaster M，et al. Perioperative anesthetic and analgesic management of newborn bladder exstrophy repair. J Pediatr Urol，2008，4：280－285.

特殊情况和条件下的围术期管理

困难气道患儿的围术期管理 11

11.1 引言

无任何呼吸道症状和体征的健康儿童,气道问题是其围术期发病率和死亡率的主要原因,气道问题也常见于气道损伤儿童[1,2]。

围术期低氧引起的死亡是长期气道梗阻的结果;短暂低氧可能导致明显的短期术后并发症。然而,尚不清楚间歇性低氧血症的长期后果。

新生儿和年幼儿童施行急诊手术时发生并发症的风险较高[3,4]。儿童相比成人,氧储备较低而氧耗量较高,因此,儿童对呼吸暂停的耐受性非常差(以秒计算)[5,6],即使短暂的气道梗阻也会迅速发展为严重的低氧血症和心动过缓,并进而损害患儿的健康。

本章描述儿童气道基本的解剖、生理学相关信息及其直接相关的临床意义。同时提出切实可行的儿童困难气道管理方法,包括必备的基础气道设备清单。

11.2 儿童气道

11.2.1 解剖因素

从出生直至成年期,气道和肺随着儿童生长发育发生显著变化。婴儿和年幼儿童的头部相对身体较大,面部结构相对于整个头颅较小。出生时口腔较小,在生后第一年随着下颌骨和牙齿的大幅生长逐渐增大。新生儿舌体扁平,横向移动受限。

与成人相比,儿童喉头靠前,与周围结构连接松弛。在直接喉镜检查时,可以外力压喉头使之位置向后。会厌长而窄,多呈 U 形,直接喉镜检查时会遮挡声门。新生儿-声门位置较高,相当于脊柱 C_2/C_3 水平,2 岁后逐渐降至常规 C_5 水平。新生儿声带较短,大约只占声门前部的 $1/2$[7]。

一般认为新生儿的喉为圆锥形,年长儿童近似圆柱形;此外,普遍认为喉最宽处位于声门上,最窄处位于声门下;但 MRI 影像研究不同意这种观点,喉最狭窄处事实上是声门。重要的是,新生儿环状软骨应该是功能上最狭窄(不易变形)的部位。环状软骨并非圆形而呈椭圆形,此处黏膜层极易损伤。环状软骨处受压或损伤会导致水肿,增加气道阻力甚至引起气道梗阻[8]。

气管长度与患儿的年龄、身高有关,头部位置变化时气管导管位置也会发生改变,因此导管位置需要通过临床或其他方法进行再评估。

11.2.2 生理因素

年幼儿童虽然功能残气量很低但闭合容量高。加之儿童需氧量高,二氧化碳产生也多。其结果是对呼吸暂停耐受性降低,易引起显著的低氧血症和呼吸性酸中毒。即使已经给予最优的预给氧措施,也难以维持足够长的耐缺氧安全期;年龄越小,耐缺氧时间越短[5,6]。

喉反射是功能性反射,为人类最强的保护性反射,能预防误吸。喉由喉返神经和喉上神经(迷走神经)的内支和外支支配。喉返神经发出的传入神经支配喉的声门下部分,以及除环甲肌之外的喉部肌肉。环甲肌由喉上神经外支支配。喉上神经内支为感觉神经,支配会厌和喉的声门上部分,受刺激可以引起咳嗽、喉痉挛和心动过缓。

喉对液体、固体引起的机械或化学刺激非常敏感,但对吸入性刺激物如挥发性麻醉药相对不敏感[9]。喉痉挛定义为喉完全关闭。机械刺激物(分泌物/血液/异物)是喉痉挛的主要原因,常发生于上呼吸道感染的患儿。"真正的"或"完全性"的喉痉挛是相对于声门痉挛或"部分性"喉痉挛而言,其间最相似之处仅为声带关闭。部分性喉痉挛在后联合处留有一定缝隙,在高压通气下可进行少量氧合。

完全性喉痉挛发生时,可见无声的胸廓起伏运动但呼吸囊不动,无法进行面罩通气。部分性喉痉挛则有胸廓活动伴喘鸣音,呼吸囊轻微起伏与患儿用力呼吸不匹配[10]。

喉痉挛应与拔管后喘鸣音鉴别,拔管后喘鸣音通常是由于小儿气道和黏膜损伤而导致的水肿造成的。

11.2.3 气道梗阻的临床后果

任何年龄段儿童在围术期任何阶段都可能发生气道梗阻,分为解剖性和功能性两类(表 11-1)。

表 11-1   麻醉期间气道梗阻一般分为解剖性(机械性)和功能性气道梗阻

解剖性气道梗阻	功能性气道梗阻
原因	原因
头部位置不恰当	浅麻醉
面罩通气技术差	喉痉挛
扁桃体/腺样体肥大或肥胖	肌肉强直
分泌物	支气管痉挛
处理	处理
重新调整位置/开放气道/放置口咽通气道	加深麻醉
双手/双人通气技术	肌松药
吸引	肾上腺素

这种差别对临床而言提示治疗方法不同:解剖性气道梗阻需要相应的麻醉处理技术;功能性气道梗阻则采用药物干预。

解剖性气道梗阻由技术操作不当引起,比如不恰当地使用面罩,患儿头、下颌骨和胸部位置不当,以及未能识别的腺样体和扁桃体肿大引起的气道梗阻。

不同的梗阻类型有不同的处理方法:解剖性气道梗阻注重麻醉技术,功能性气道梗阻注重药物干预。

简单的是应用张口和"三重气道策略"(头部倾斜、抬下颌、下颚推挤法),或者使用适当大小的口咽通气道都能解决这些问题。由分泌物、血液、反流物或异物导致的机械性梗阻需直视下吸引去除。面罩通气压力过高会导致胃膨胀,应经口置胃管吸引。无法预料的声门下或者气管的机械性梗阻(吸入异物)可通过插入较细的气管导管解决。在新生儿和小婴儿持续的机械梗阻和/或尝试气管插管失败会导致外围肺塌陷。为了恢复最佳的氧合和通气需要采用肺复张策略。如果直接喉镜没有检查出机械性气道梗阻,而且气管插管失败,作为替代方案必须插入声门上设备以解决任何可能被忽略的解剖性声门上气道问题[7]。

功能性上气道梗阻儿童多见,可能是由于麻醉过浅、喉痉挛或阿片类药物诱发的声门关闭。功能性下气道梗阻常由于支气管痉挛或阿片类药物引起的胸壁肌肉强直而造成。功能性气道梗阻首选药物治疗。无严重低氧和心动过缓症状的儿童可追加全麻药物。肌松药能解决除支气管痉挛外的绝大部分功能性气道梗阻,肾上腺素可用于即将心脏停搏的支气管痉挛的抢救[11]。

11.3 儿科困难气道的分类

小儿困难气道一般分为三类:"正常"气道(未预见的困难气道)、受损的正常气道(可疑的困难气道)和可预见的困难气道(表11-2)。这种实用的分类方法并结合患儿就诊时的病情缓急,可帮助决定麻醉方案。

11.3.1 "正常"气道(未预见的困难气道)

这类儿童每天都可以遇到。通常身体健健康康,之前没有任何症状和体征提示存在困难气道。临床所见困难气道多因解剖性(机械性)或功能性气道梗阻引起(表11-1)。

11.3.2 受损的正常气道(可疑的困难气道)

健康儿童的正常气道会因水肿、创伤和感染而快速变成受损的正常气道。其症状严重程度和恶化的速度决定了是否需要麻醉干预以及干预的紧迫性。潜在的危险因素——感染(会厌炎)、过敏或机械(吸入异物、扁桃体出血)——需迅速识别和治疗。然而,绝大多数患儿都会经历一定程度的延迟,因为需要组织和准备复苏相应的人员、场地和设备。

表 11 - 2　儿童困难气道简单而实用的分类

"正常"气道: (未预见的困难气道)	时间:危急 地点:任何地方 人员:任何人 实施:建立儿童未预见的困难气道流程
受损的正常气道: (可疑的困难气道)	时间:紧急 地点:任何地方,考虑转运至专业中心 人员:要求专业人员,考虑耳鼻喉科医师会诊
可预见的困难气道: (已知异常儿童气道)	时间:通常可以选择,有计划 地点:儿科专业中心 人员:要求特别专业人员,需要耳鼻喉科医师帮助

摘自 Marin and Engelhardt[12]。
绝大多数儿童气道是正常的。已知儿童困难气道时应由有经验的儿科麻醉医师处理。

11.3.3　可预见的困难气道

这类困难气道指的是已知或存在明显困难/异常气道的儿童。

常见但不仅限于头、颈和气道异常。可能是先天性(与综合征相关)或获得性(烧伤、瘢痕);或与肿瘤或其他肿块以及更罕见原因相关,如声门下和气管疾病或者前纵隔肿瘤综合征。

除非困难气道将立即危及生命,否则应将患儿转入具备相关经验、人员和设备的专业医院,以确保安全。

11.3.4　儿童困难气道的应对方法

"正常"气道、受损的正常气道以及可预见的困难气道三者之间的差别明显。当患儿需要气道干预处理时,非专业小儿麻醉医师根据儿科气道管理流程图(图 11 - 1)也能提供最佳的方法。"正常"气道在多数医院都能通过人员和资源的合理配置成功应对,但为了儿童气道管理安全,仍必需建立简单的、适应本单位的、便于记忆的流程并进行演练(见下文)。急性损伤性正常气道需要一定的经验和技巧;如果具备这些患儿可就近处理。麻醉医师应根据患儿基础疾病(感染、过敏性水肿、创伤或烧伤)进程的严重性和恶化速度进行干预;患儿病情许可时,应做好复苏处理以及人员、场地和设备准备和组织。除非紧急情况,否则患儿应转入专业儿科病房处理。若麻醉医师不具备足够的经验或能力提供氧合和通气,应求助外科(耳鼻喉科)支持。

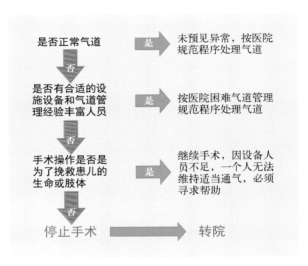

图 11 - 1　儿科气道管理方法流程图
(摘自 Marin and Engelhardt[12])

11.4　儿科困难气道的管理

11.4.1　未预见的困难气道管理

常规儿童气道管理对于有经验的医师来说很容易。正如上文所述,与成人相比,儿童耗氧量增加但是氧储备低。因此,为了在"正常"气道中预防和早期识别未预见的困难气道,充分准备、定期培训和学习非常需要。应建立简单的、适应本单位的,便于记忆的流程并进行演练;最近,适用于儿童患者的简易流程已经出版(图 11 - 2)。

气道管理成功的关键是维持氧合和通气的能力。为达此目的,最好方法是良好的日常临床实践。如前所述,应首先识别和处理解剖性/机械性气道梗阻,药物不能解决解剖性气道梗阻。若情况未即

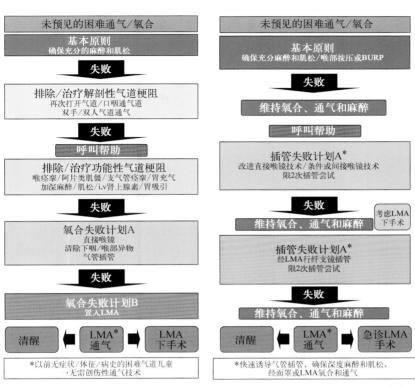

图 11－2　儿童未预见的困难气道管理简易流程（改编自 Weiss 和 Engelhardt [13]）
特别注意区别供氧/通气困难和困难气管插管；必须保证供氧/通气（和麻醉）。

时改善,应立即寻求帮助。功能性气道梗阻的识别与治疗镇静催眠药、肌松药或肾上腺素必不可少。有证据显示,如果解剖性和功能性气道问题得以识别和处理,那么此类患儿的供氧和通气问题基本可以解决[11]。给予肌松药后,必须去除意外堵塞声门的异物（食物/口香糖——机械性梗阻）或者避开异物进行通气。声门上设备可能有助于解决未预见的解剖性气道梗阻。发生未预见的困难气管插管时,同样应建立简单的、适应本单位的、便于记忆的流程。重要的是必须认识到,反复气道创伤性操作可能将困难气道进展为不可通气、不可插管的境地。

"不能供氧、不能通气"情况的处理属于紧急抢救的范畴。原则上,急救方案只能在气管切开、环甲膜穿刺和硬质支气管镜三者中选择。目前无足够证据支持儿童选择哪种方案更好。这方面更强调专门的教学和训练强化,以早期识别和处理解剖性和功能性气道梗阻,预防这种情况的发生。

11.5　可疑的困难(之前正常)气道管理

可疑的困难(之前正常)气道对麻醉医师挑战有别于未预见的困难气道。可根据麻醉医师的既往培训、经验以及现有设备选择合适的方法。这种情况下,通常有足够的时间优化患儿状态,同时制订计划并组织额外的协助。

患儿状态的优化包括针对病因的特殊治疗,比如抗生素治疗细菌感染,类固醇激素治疗儿童格鲁布样症状(犬吠式咳嗽、声音嘶哑或失声、呼吸困难、喘鸣)和吸入性创伤,如果必要可予以适当的复苏处理。

为排除损伤和异物误吸,任何干预处理之前,必须针对起病特征和呼吸系统症状发展过程的特点,进行简短而快速的评估。应该评估急性气道梗阻的临床症状,包括喘鸣、发绀、呼吸困难、胸骨上凹、辅助呼吸肌参与呼吸、呼吸暂停的征象以及患儿的姿势。推荐重复性观察和评估[14]。

麻醉诱导前应制订简要计划(麻醉诱导方法,自主呼吸或者控制呼吸),所有设备和药物在侧并处于待用状态。有气道问题的患儿应由经验丰富的麻醉医师负责气道处理。出现危及生命的情况或者怀疑通气困难时,必须有经验丰富的(耳鼻喉科)医师在场协助处理。解剖性和功能性气道梗阻随时可发生,应根据前述原则及时应对。

11.6　可预见的困难气道管理

可预见的困难气道管理应由有经验儿科麻醉医师负责,并需要专门设备。这类患儿的气道管理难度很大,患儿的术前准备包括安静的环境,麻醉医师精通包括纤支镜插管在内的先进气道管理技术,训练有素的麻醉护士/助手以及适合儿童使用的设备。

与前述类似,已预见的面罩通气困难和已预见的困难气管插管,可能需要区别对待。

吸入麻醉诱导或逐渐增加静脉麻醉药(丙泊酚)剂量进行诱导,都够获得合适的麻醉深度。

根据麻醉医师的习惯和经验,进一步气道管理可在以下方法中选择其一:

1. 采用吸入或全凭静脉麻醉进行自主(辅助)通气。
2. 使用肌松剂进行正压通气(如球囊面罩通气可行)。

必须有一名经验丰富的耳鼻喉科医师在场,如果发生面罩通气困难,紧急情况下可采用硬质支气管镜或建立外科气道。

应该尝试直接喉镜检查(Cormack-Lehane 分级)并记录在案,为将来的麻醉提供资料。

尽管有可视喉镜或其他设备,但纤支镜气管插管仍然是金标准[15]。因此,必须具备儿科纤支镜使用的技能和知识。气管切开是最后的选择,在多次气管插管尝试、插管失败后,水肿和出血导致面罩通气失败之前,必须考虑气管切开。如后续反复气管插管成功的可能性已不大,为保护气道通畅可能需要预防性气管切开[16]。极端情况下(头颈部畸形水囊瘤、淋巴管瘤或肿瘤)应考虑清醒直接喉镜检查。在传统的或创伤性气道建立之前,出生期间施行 EXIT 手术(译者注:宫内分娩期治疗)是为新生儿供氧的特殊选择[17]。困难气道患儿拔管时应采用气道交换导管[18]。

11.7 儿科气道设备

儿科气道管理的安全性离不开合适的儿科专用设备。安全的麻醉并非一定昂贵。每间手术室或者施行儿科麻醉的任何场所,都应该有基本的设备最低要求(表 11-3)。制造者或生产商是谁不重要,但必须适合儿童并且麻醉医师认可。

表 11-3　儿科麻醉最低设备要求

设　　备	说　　明
面罩	多种型号适合各年龄段患儿
简易呼吸球囊	能够和面罩连接
口咽通气道	多种型号适合各年龄段患儿
鼻咽通气道	多种型号适合各年龄段患儿;气管导管可剪短使用
声门上气道装置	多种型号适合各年龄段患儿(1 号、1.5 号、2 号、2.5 号、3 号、4 号和 5 号);第一代喉罩即可
气管导管	多种型号适合各年龄段患儿;低容套囊气管插管,需监测套囊压力
直接喉镜	选择直喉镜片或弯喉镜片
替代喉镜	选择其他设备暴露咽喉
其他设备	管芯、导入器、胃管、胶带和注射器(气管切开包)

目前市场上儿科气道设备很多,科室应根据自己的需求和承受能力选择。包括(但不限于)内窥镜面罩,二代声门上装置和视频喉镜等。当然,设备常规保养和员工正规培训必不可少。

此外,儿科麻醉场所应配备适合本院困难气道流程的困难/紧急气道车。一站式困难气道车较好,其中的设备选择根据年龄/体重分开放置。有专用困难气道车的科室,可按照科室急救流程选配一台简化的"急救"车。简单是成功的关键并避免库存浪费(表 11-4)。

表 11-4　根据当地困难气道流程安排困难/紧急气道车

第一个抽屉标签:供氧/通气失败

LMA:1 号、1.5 号、2 号、2.5 号、3 号、4 号和 5 号(各 2 套)

供选择的面罩和声门上气道设备

Magill 插管钳

第二个抽屉标签:插管失败(A 计划)

备用喉镜片(s.a.McCoy,Wisconsin,Miller)

弹性橡胶探条(5-10F 号)

可塑性导芯(2-5F 号)

选配可视化或其他插管辅助设备(根据习惯)

第三个抽屉标签:插管失败(B 计划)

各种型号的气道交换导管:7F, ID 2.5 mm;8F, ID 3.0 mm;11F, ID 4.0 mm;14F, ID 5.5 mm;19F, ID 7.0 mm

可同时使用内窥镜的面罩

（续表）

第 4 个抽屉标签：急救
环甲膜穿刺针套件（Melker）标签：>8 岁
外科环甲膜切开包标签：<8 岁
不同型号的环甲膜插管和连接管
手术刀（×2）
气管拉钩
血管钳
外科手套

　　所有的儿科困难/紧急气道设备必须定期检查,操作者应熟悉设备,保证设备在紧急时可用并且相应的标志准确。

小　结

　　儿科气道管理极具挑战,制订清晰的未预见、可疑和可预见困难气道的流程,同时保持相关专业知识的学习和培训,气道管理相关的并发症和死亡率应该可以避免。

（李超　杜文康　译）

参考文献

［1］ Bhananker SM, Ramamoorthy C, Geiduschek JM, et al. Anesthesia-related cardiac arrest in children: update from the Pediatric Perioperative Cardiac Arrest Registry. Anesth Analg, 2007, 105: 344 – 350.

［2］ Woodall NM, Cook TM. National census of airway management techniques used for anaesthesia in the UK: first phase of the Fourth National Audit Project at the Royal College of Anaesthetists. Br J Anaesth, 2011, 106: 266 – 271.

［3］ de Graaff JC, Bijker JB, Kappen TH, et al. Incidence of intraoperative hypoxemia in children in relation to age. Anesth Analg, 2013, 117(1): 169 – 175.

［4］ Gencorelli FJ, Fields RG, Litman RS. Complications during rapid sequence induction of general anesthesia in children: a benchmark study. Paediatr Anaesth, 2010, 20: 421 – 424. Anesth Analg 2013;117: 169 – 175.

［5］ Sands SA, Edwards BA, Kelly VJ, et al. A model analysis of arterial oxygen desaturation during apnea in preterm infants. PLoS Comput Biol, 2009,

5, e1000588.

[6] Hardman JG, Wills JS. The development of hypoxaemia during apnoea in children: a computational modelling investigation. Br J Anaesth, 2006, 97: 564 − 570.

[7] Schmidt AR, Weiss M, Engelhardt T. The paediatric airway: basic principles and current developments. Eur J Anaesthesiol, 2014, 31: 293 − 299.

[8] Litman RS, Weissend EE, Shibata D, et al. Developmental changes of laryngeal dimensions in unparalyzed, sedated children. Anesthesiology, 2003, 98: 41 − 45.

[9] Nishino T, Isono S, Tanaka A, et al. Laryngeal inputs in defensive airway reflexes in humans. Pulm Pharmacol Ther, 2004, 17: 377 − 381.

[10] Hampson-Evans D, Morgan P, Farrar M. Pediatric laryngospasm. Paediatr Anaesth, 2008, 18: 303 − 307.

[11] Weiss M, Engelhardt T. Cannot ventilate − paralyze! Paediatr Anaesth, 2012, 22: 1147 − 1149.

[12] Marin PCE, Engelhardt T. Algoritmo para el manejo de la vía aérea difícil en pediatría. Rev Colomb Anestesiol, 2014, 42: 325 − 335.

[13] Weiss M, Engelhardt T. Proposal for the management of the unexpected difficult pediatric airway. Paediatr Anaesth, 2010, 20: 454 − 464.

[14] Engelhardt T, Machotta A, Weiss M. Management strategies for the difficult paediatric airway. Trends Anaesth Crit Care, 2013, 3: 183 − 187.

[15] Wallace C, Engelhardt T. Videolaryngoscopes in paediatric anaesthesia. Curr Treat Options Pediatr, 2015, doi: 10.1007/s40746 − 014 − 0007 − z.

[16] Wrightson F, Soma M, Smith JH. Anesthetic experience of 100 pediatric tracheostomies. Paediatr Anaesth, 2009, 19: 659 − 666.

[17] Olutoye OO, Olutoye OA. EXIT procedure for fetal neck masses. Curr Opin Pediatr, 2012, 24: 386 − 393.

[18] Loudermilk EP, Hartmannsgruber M, Stoltzfus DP, et al. A prospective study of the safety of tracheal extubation using a pediatric airway exchange catheter for patients with a known difficult airway. Chest, 1997, 111: 1660 − 1665.

神经肌肉疾病患儿的围术期管理 12

12.1 引言

罹患神经肌肉疾病（NMDs）（表12-1）的患儿术中、术后发生并发症的风险很高。这类特殊患儿由于重要生理功能的改变（如呼吸肌功能减退、脊柱侧凸、心律失常），导致全身麻醉或镇静操作的风险增加。其次，某些NMDs患儿，琥珀酰胆碱和卤化剂可触发危及生命的反应，例恶性高热、横纹肌溶解或继发于去神经支配的高钾血症、心脏停搏等。另一方面，目前这类NMDs患儿的生存率日渐提高，因此与原发病相关或无关的手术也日渐增加。

表 12-1　儿童神经肌肉疾病

1. 运动神经元疾病	脊髓性肌萎缩（SMA）、脊髓性肌萎缩伴呼吸窘迫（SMARD）
	脊延髓肌萎缩症（Kennedy病）
	脊髓灰质炎
2. 周围神经病	格林-巴利综合征（GBS）
	慢性炎症性脱髓鞘性多发性神经病（CIDP）
	遗传性运动感觉性神经病（如 Charcot-Marie-Tooth disease 腓骨肌萎缩征）
	遗传性感觉-自主神经病（HSAN）
	危重性多发性神经病
3. 神经肌肉接头疾病	重症肌无力（MG）
	先天性自身免疫性重症肌无力
	先天性肌无力
	肉毒杆菌中毒

（续表）

4. 肌肉疾病	进行性肌营养不良	肌营养不良性疾病：杜兴（DMD）和贝克尔（BMD）肌营养不良
		肢带型肌营养不良（LGMD）
		面肩肱型肌营养不良（FSHD）
		眼咽型肌营养不良（OPMD）
		强直性肌营养不良（MD）：MD1 型，MD2 型或近端肌强直性肌病
	先天性肌营养不良（CMD）	渥里克症，伯利恒肌病
		埃-德型肌营养不良症
		分区蛋白缺乏性肌营养不良
		α 抗肌营养不良相关糖蛋白病（如福山型 CMD）
	先天性肌病	中央核疾病/恶性高热
		线状体/杆状体肌病
		中央核/肌管性肌病
		肌纤维类型不均衡性肌病
		肌原纤维肌病
	代谢性肌病	线粒体脑肌病
		糖原贮积异常（如糖原贮积症 Ⅱ 型，麦卡德尔病）
		脂质沉积性肌病

这类患儿需要全身麻醉或镇静时，围术期应制订全面的、前瞻性和多学科相关的处理流程。NMDs 患儿手术治疗应在诊疗经验丰富、先进医疗设备完备的医院开展。

本章将回顾神经肌肉疾病麻醉过程中，可能出现的危及生命的并发症及其病理生理变化，以及围麻醉期评估和治疗。

12.2　神经肌肉疾病患儿危及生命的麻醉并发症

12.2.1　呼吸衰竭

不同 NMDs、同种疾病不同类型，呼吸系统累及的程度差异很大。吸气肌力减退开始时导致限制性肺功能受损，用力肺活量（forced vital capacity,FVC)进行性下降;随后出现肺泡通气不足,仅夜间出现高碳酸血症;最终会导致昼夜高碳酸血症。另外,呼气肌乏力时气道分泌物不能完全清除。通气不足、咳嗽乏力易诱发肺不张和呼吸衰竭。NMDs 患儿多伴有轻到中度的延髓功能障碍,影响吞咽功能。Ⅰ型脊髓性肌萎缩症(SMA)、重症肌无力(MG)和其他快速进展的神经肌肉疾病患儿可能伴有更严重的延髓功能不良,误吸风险增加。呼吸功能最终会因睡眠呼吸暂停、营养不良、胃食管反流或进行性脊柱侧弯而进一步受损。在呼吸功能受损的患儿中,麻醉药进一步削弱呼吸肌力,通气不足进一步恶化、气道分泌物滞留、误吸、阻塞性和中央型呼吸暂停。这些状况导致医源性感染、插管时间延长、气管切开,甚至死亡。

12.2.2 心血管衰竭

如表 12 - 2 所示,一些 NMDs 患儿可伴发心功能不全(心肌病和/或传导系统异常),但由于肌肉骨骼肌的限制,心衰临床表现通常很晚才被认识到。伴心功能不全的患儿在应激时增加心输出量的能力受限,围术期因吸入或静脉麻醉药的负性肌力作用、正压通气、低氧血症和急性贫血而发生心脏并发症的风险增高。由于心脏对儿茶酚胺的敏感性和吸入麻醉药对于电压门控钾通道的抑制作用,吸入麻醉有诱发心律失常的风险。伴呼吸系统受损的 NMDs 患儿发生夜间低氧血症,也受肺高压所致右心室改变的影响。

表 12 - 2　神经肌肉疾病患儿的心功能不全

疾　　病	心功能不全
格林-巴利综合征,脊髓性肌萎缩 1 型,遗传性神经病的一个亚型	家族性自主神经异常心血管不稳定性增加(如心率过缓、血压改变)
肌营养不良症	扩心病(非常常见,病情轻重程度不同,包括严重心衰)、心律失常和传导阻滞(<10%的患儿)
肢带型肌营养不良症(LGMD)	心律失常和传导阻滞(常见)、扩心病(LGMD 2A 及 2D 型罕见)
肌强直性营养不良	心律失常和传导阻滞(常见)、扩心病(罕见)
先天性肌病	心律失常和传导阻滞、扩心病

（续表）

疾　　　病	心功能不全
线粒体脑肌病	心律失常和传导阻滞、扩心病
糖原贮积症 Ⅱ 型	心肌病（婴儿型肥厚性心肌病）
脂质沉积性肌病	心肌病

12.2.3　恶性高热（MH）

MH 是一种罕见遗传性药物诱导性的骨骼肌疾病，以肌肉代谢增加伴体温过高、二氧化碳和乳酸产物堆积、高氧耗、肌肉挛缩和肌纤维溶解为特征。对 MH 高敏患儿暴露于卤族吸入麻醉药、琥珀酰胆碱易促发 MH，罕见情况下可因激烈运动和热暴露而发病。

12.2.3.1　高危患儿

- 诊断有 ryanodine 受体 1（RYR1）突变或中央轴空病（central core disease，CCD）的患儿
  - 亲属中有人患恶性高热和中央轴空病
  - 罕见的肌肉疾病
    - 中央轴空病
    - 杆状体肌病
    - 金-德综合征（King-Denborough Syndrome）

12.2.3.2　预防

- 麻醉选择：卤族吸入麻醉药敏感的患儿应选用"无触发"麻醉药和"清洁"麻醉机。使用一次性回路、新的二氧化碳吸收剂、断开蒸发器并在使用麻醉机前至少 20 分钟用 10 L/min 氧气预洗机器回路。以上建议源自老式麻醉机；为保证残留吸入麻醉剂低于 5 mg/L 的可接受浓度，现代麻醉工作站可能需要更长的时间。
- 准备足量治疗恶性高热的药物：丹曲林（20 mg/瓶）。
- 完善术中、术后监护：严密监测横纹肌溶解的征象（如血浆 CK、肌红蛋白和尿肌红蛋白），监测二氧化碳，测量体温。

12.2.3.3　急性危象的处理

- 停止吸入麻醉药，使用无触发药物完成手术。
- 气管插管+纯氧过度通气。

● 丹曲林：静注负荷量 2.5 mg/kg，随后以 1 mg/kg 静注直至急性 MH 的表现减轻；最后一次观察到急性 MH 症状后每 6 小时给予 1 mg/kg 丹曲林，持续 48 小时以免复发。

● 酸中毒患儿给予碳酸氢钠。

● 降温（静注冷盐水，体表冰敷），灌洗体腔（胃、膀胱、直肠），控制体温<39℃。

● 治疗高钾血症：
  - 拮抗高血钾对心肌的影响，立即静注氯化钙（ECG 持续异常 5 分钟后可重复给药）。
  - 逆转钾离子进入肌细胞，过度通气，静注碳酸氢钠，胰岛素加入 10%右旋糖酐静脉维持（密切监测手指毛细血管血糖）。

● 治疗心律失常：通常对应酸中毒和高钾血症的治疗；使用标准高级心肺急救程序；静注丹曲林后禁用钙通道阻滞剂。

12.2.4 横纹肌溶解

横纹肌溶解少见但可致命，高敏患儿在琥珀胆碱或卤族吸入麻醉药触发下发病，以肌肉坏死伴肌细胞内成分（肌红蛋白、钾离子、肌酸激酶等）进入血液循环为主要特征。横纹肌溶解可急性表现为高钾性心脏停搏；或是亚急性，患儿在复苏室出现尿色发暗、急性肾衰竭，或者心脏停搏。

12.2.4.1 高危患儿

● 琥珀酰胆碱可导致几乎所有 NMDs 患儿发生横纹肌溶解，尤其是去神经性疾病，如进行性萎缩或肌肉代谢改变。

● 卤族吸入麻醉药也会造成肌病患儿发生横纹肌溶解（尤其是肌营养不良及代谢性肌病）。

12.2.4.2 预防

● 对于卤族吸入麻醉药敏感儿，采用"无触发"麻醉药和"清洁"麻醉机（见 MH）。

● 充分的术中和术后监测：术后 12 小时内密切连续监测横纹肌溶解的征象（如血浆 CK、肌红蛋白以及尿肌红蛋白）。

12.2.4.3　急性危象的处置

- 治疗高钾血症(见 MH)。
- 预防血红素导致的急性肾衰竭:
  - 早期、积极的等渗盐水液体复苏,维持尿量大于 1 ml/(kg·h)。
  - 由于积极液体复苏而循环超负荷的患儿给予髓袢利尿剂。
  - 碱化尿液:予碱性液体维持尿液 pH 高于 6.5,保证患儿不处于严重的低钙血症,动脉血 pH 低于 7.5,并且血碳酸氢盐低于 30 mmol/L。
- 治疗急性肾衰:为控制高钾血症、纠正酸中毒或治疗容量超负荷,必要时应用透析。

12.2.5　继发于去神经支配的高钾性心脏停搏

琥珀酰胆碱作用于去神经高敏性(由烟碱乙酰胆碱受体上调引起)的横纹肌可造成高钾血症,从而引起心脏停搏。

12.2.5.1　高危病理

- 运动神经元疾病
- 周围神经病

12.2.5.2　预防

对于患有运动神经元疾病和周围神经病的患儿避免使用琥珀酰胆碱。

12.2.5.3　急性危象的处理

- 运用标准高级心肺复苏流程。
- 逆转钾离子进入肌细胞:给予碳酸氢钠,胰岛素加入 10% 葡萄糖中静注,以及过度通气。
- 继续心肺复苏直到血钾浓度下降至接近正常水平。

12.3　术前评估和管理

12.3.1　神经病学评估

详细诊断是评估围术期手术及麻醉风险的关键。术前评估须包括神经系统检查以证实诊断,并明确每个患儿的病程,然而诊断过程如此复杂,一些患儿最终仍可能缺乏明确的诊断,尤其是那些只有肌酸激酶升高伴轻微症状伴或不伴任何症状的患儿。这类患儿出现麻醉相关、危及生命的并发症风险很高,应视为最高级别风险。

12.3.2 肺部评估

对所有 NMDs 患儿,强烈建议术前进行肺功能评估,预测呼吸系统并发症的风险,并评估是否需要围术期及术后的特殊管理。

呼吸功能的评估应该包括详尽的病史和体格检查,以及胸片、睡眠呼吸紊乱的评估、肺功能测定、咳嗽有效性等。其中,肺功能测定和咳嗽有效性评估,包括 FVC、咳嗽峰流速(peak cough flow,PCF)和血氧饱和度(SpO_2)。如果吸空气时 SpO_2 低于 95% 视为异常,应测量 PCO_2,但学龄前儿童或发育迟缓的年长儿一般不做肺功能及咳嗽有效性试验。对于这类患儿,测量啼哭时肺活量(FVC 通过面罩紧密扣住口鼻与呼吸计量机相连而获得)可接近 FVC。

术前优化患儿呼吸状态是关键。呼吸功能测定和睡眠异常时,应使用无创通气设备和人工或机械性辅助咳嗽技术。因此,与呼吸治疗师制订计划和协调十分重要。咳嗽机(mechanical insufflators-exsufflator,MI‐E)可以增加咳嗽,促进下肺膨胀,治疗并预防肺不张。因此,呼吸储备能力受限的患儿应该在术前训练运用这种技术,在镇静、区域麻醉和术后用来辅助治疗;也建议用于已经使用辅助咳嗽技术和长期无创辅助通气的患儿。

最近,对患有杜氏肌营养不良(DMD)伴术前 FVC<50% 预测值的患儿,尤其是高危呼吸衰竭风险患儿(定义为 FVC<预测值 30%),建议术前进行无创辅助通气训练。超过 12 岁的儿童如果咳嗽峰流速(PCF)<270 L/min,也建议术前辅助咳嗽技术训练。除 DMD 以外,其他疾病造成的呼吸功能受损的成人和儿童也可运用这种策略。

12.3.3 心脏评估

NMDs 患儿麻醉或镇静前,应进行细致的心功能评估和优化治疗。如果术前 12 个月内未进行心电图和心脏彩超检查,所有 NMDs 患儿均应在麻醉前或镇静前检查。有心律失常症状和体征者应进一步完善动态心电图(Holter)检查。如果患儿房室传导阻滞程度较重应在全麻前安装起搏器。

所有严重心功能不全的患儿,应在全麻期间和术后监测有创动脉血压。

罹患神经肌肉疾病而无心肌功能不全的患儿(如脊髓性肌萎缩),建议仅在怀疑肺动脉高压进行术前心功能评估。

12.3.4 其他问题

术前应改善营养状况。营养不良的患儿,伤口愈合慢,并且因为太虚弱而不能充分清理分泌物和维持通气。

NMDs 患儿对术前用药敏感度增高,术前药易诱发呼吸暂停和通气不足。

长期服用激素的患儿(如假性肥大型肌营养不良、重症肌无力),手术期间应考虑其服药情况进行相应的处理。实际上,激素治疗对下丘脑-垂体-肾上腺轴有抑制作用,在手术等应激的情况下,肾上腺可能无法产生适当的应答。

术前应评估可能存在的困难插管的情况,如下颌僵硬程度、咀嚼肌萎缩、巨舌和颈椎活动受限。如果出现上述情况,插管时应参考小儿困难气道指南。

而且,这类患儿开放合适的静脉通路有时候很困难。超声可用于辅助外周静脉置管;此外,若必须开放中心静脉,超声引导仍是金标准。这种情况下,在超声引导下经头静脉或贵要静脉置管行 PICC,也是标准中心静脉置管的有效备选方案。

此外,NMDs 患儿往往有低体温倾向,因为萎缩的心肌或者营养不良的肌肉能量产生不足。皮肤覆盖加热毛毯以及吹入热空气可以避免低体温发生。

有呼吸道并发症风险的患儿,如咳嗽较弱、严重延髓功能障碍、严重心功能不全,以及静脉输注吗啡,应收入 PICU。PICU 可以提供呼吸循环监护及其他的辅助措施,如无创通气、辅助咳嗽、吸痰。

最后,确定手术的收益是否大于麻醉的风险,与患儿及其家庭讨论手术的益处及风险是术前一项非常重要的内容。

12.3.5 特殊 NMDs 的术前考虑

12.3.5.1 重症肌无力(MG)

优化术前药物治疗方案,如果术前病情控制不佳,血浆置换或输注免疫球蛋白可能有益。然而,无证据表明这种策略可以减少麻醉并发症。术前继续口服抗胆碱酯酶药物;因可能影响肌松药作用并增加支气管分泌物,手术当日暂停。若患儿不能口服,则静脉注射等效剂量的新斯的明,直到患儿恢复口服用药。

12.3.5.2 线粒体肌病

生理应激状态下患儿乳酸水平升高,因此,术前禁食可能非常危险。在术前禁食期输入静脉等张液(0.9%生理盐水+5%葡萄糖)以维持正常血糖水平,因为过多的葡萄糖酵解氧化可能升高血清乳酸水平。

12.4 术中管理

如有可能,肺功能下降的 NMDs 患儿应避免全麻而采用区域麻醉。如果必须全麻则应使用短效药物,如丙泊酚、瑞芬太尼。避免使用琥珀酰胆碱和吸入麻醉药,吸入麻醉药用于肌病患儿可能导致危及生命的并发症。

12.4.1 琥珀酰胆碱和卤族吸入麻醉药

下列四种 NMDs 的主要分类(表 12-1)应考虑规划最安全的麻醉策略:① 运动神经元疾病;② 周围神经疾病;③ 神经肌肉接头疾病;④ 肌肉疾病。

运动神经元疾病和周围神经疾病,允许使用卤族吸入麻醉药,但必须避免使用琥珀酰胆碱。

神经肌肉接头疾病患儿可应用卤族吸入麻醉药实施全麻。

　　肌肉疾病患儿吸入麻醉药和琥珀酰胆碱是 MH 和急性横纹肌溶解综合征的高危因素。尽管仅少数肌肉疾病为 MH 高危因素,例如突变的钙离子通道(如 ryanodine 受体)、中央核肌病,以及金-德综合征或其他罕见的肌肉疾病,但所有肌肉疾病的患儿都有横纹肌溶解的风险。所以这类患儿应当避免使用琥珀酰胆碱和吸入麻醉药。但是,线粒体肌病患儿可使用卤族吸入麻醉药,因此静脉开放困难的肌病患儿,只要麻醉医师做好应对横纹肌溶解的预案,有学者赞成短期采用吸入诱导。也有学者建议使用氯胺酮,成人可以肌注,但为减少疼痛及患儿及其家人焦虑,儿童可以口服或直肠用药。

12.4.2　全凭静脉麻醉(total intravenous anesthesia,TIVA)

　　必须避免吸入麻醉时可以采用 TIVA 实施全麻,但应注意静脉麻醉药和阿片类药物可引起呼吸循环抑制。静脉药物应仔细滴定至起有效浓度,同时避免呼吸循环抑制。虽然成人和儿童靶控输注(TCI)和手控输注的有效性仍有争议,但有作者报道 TCI 滴定能够评估 NMDs 患儿丙泊酚的敏感性。

　　尽管脑电双频指数儿童应用仍有不足之处,但有助于预防 NMDs 患儿术中知晓和药物过量。

12.4.3　非去极化神经肌肉阻滞剂(NMBs)

　　在所有 NMBs 患儿中,即使使用短效非去极化 NMB 也可能延长神经肌肉阻滞的时间。因此,大多数报道建议应尽量避免使用。必需使用时,应减少剂量并根据药效调节,必须连续监测神经肌肉功能(如 4 个成串刺激),术后应常规拮抗,但抗胆碱酯酶药可能导致高钾血症,不推荐使用。舒更葡糖拮抗罗库溴铵和维库溴铵诱导的神经肌肉阻滞,可减少术后残余肌松效应,对 NMDs 患儿有意。NMDs 患儿快速序贯诱导时,联合使用舒更葡糖和罗库溴铵可以替代琥珀胆碱。

12.4.4　区域麻醉

　　原有外周神经病变患儿使用区域麻醉有潜在的风险。厄普顿

（Upton）和麦科马斯（McComas）强调这类患儿采用神经阻滞可能会发生继发性损伤，如穿刺和置管的损伤、血管加压药物所致的缺血，或局麻药毒性反应，神经损害可能性增加，但是从另一方面来说，NMDs 患儿特别肺功能降低时，从避免全麻药的使用和减少术后呼吸并发症的角度来说，区域麻醉和局麻具有更大优势。使用超声或外周神经刺激器定位可明显减少局麻药用量，也可减少穿刺后血肿。因此，即便在有外周神经病变的患儿中，应尽可能应用区域麻醉技术。

12.4.5 特殊 NMDs 的麻醉考虑

12.4.5.1 格林-巴利综合征（GBS）

格林-巴利综合征患儿，因自主神经功能障碍（如心动过缓、血压波动，应用镇静药物后严重低血压），可能导致麻醉相关的严重并发症。在自主神经功能障碍患儿，区域麻醉有导致交感阻滞的可能，应谨慎调控血压；因此，格林-巴利综合征患儿椎管内麻醉须谨慎。但是，也有病案报道在格林-巴利综合征患儿成功应用腰硬联合麻醉而无血流动力学波动。

12.4.5.2 重症肌无力（MG）

加重神经肌肉阻滞的因素应当尽可能避免，如低体温、低钾血症、低磷酸盐血症以及某些药物。因为局麻药可以阻断神经肌肉传导，脊麻和硬膜外麻醉时应减量用药，并尽可能选择酰胺类药物布比卡因和罗哌卡因。

重症肌无力患儿抗胆碱酯酶药过量可以导致肌肉麻痹和瞳孔收缩（胆碱能危象）。许多患儿术后 48 小时内抗胆碱酯酶药需要量降低。因此，术后经静脉给予抗胆碱酯酶药时应缓慢而谨慎；此外，抗胆碱酯酶药增加呼吸道分泌物，肺部需保持洁净。舒更葡糖与神经肌肉阻滞监测联合应用，可拮抗罗库溴铵的神经肌肉阻滞效应，避免乙酰胆碱酯酶抑制剂的使用。

12.4.5.3 营养不良

有研究表明肌营养不良患儿使用非去极化肌松药，肌松作用起效延迟。因此，为缩短起效时间，需使用大剂量罗库溴铵；舒更葡糖拮抗神经肌肉阻滞作用,即使大剂量罗库溴铵使用后,也可减少术后残留肌松的风险。

12.4.5.4 肌强直性营养不良

麻醉方案的选择仍未确定,如有可能,优选外周神经或者椎管内麻醉。当有全麻指征时,严格的监护应贯穿麻醉始终。对于 DM1 和 DM2 的患儿,使用吸入麻醉药仍有争议;许多作者建议使用,但也有认为避免使用更为安全。值得注意的是,吸入麻醉药可导致术后肌颤而加重肌肉强直。此外,DM1 患儿对丙泊酚和硫喷妥钠敏感性增强。麻醉诱导期,硫喷妥钠因较长时间的呼吸抑制效应而列为相对禁忌;如仔细滴定调节,丙泊酚用于麻醉诱导和维持安全有效。虚弱和肌肉强直反应两者可使这类患儿引起呼吸衰竭。许多因素如低体温、术后颤抖、血钾紊乱、机械性和电刺激或者一些药物(如普萘洛尔、琥珀酰胆碱和抗胆碱酯酶药物)能促进肌肉强直挛缩。肌强直的进展对麻醉而言是个重要难题;若累及喉和呼吸肌,气管插管可能非常困难甚至失败。肌肉强直源于肌肉内在变化,而非外周神经或神经肌肉接头处。因此,外周神经阻滞或肌松药不能消除。肌肉强直可用咪达唑仑治疗;但处理主要是预防性,必须避免所有触发因素。因此,应采用安全的手术方案预防肌肉强直;诸如避免血钾紊乱、触发药物、过度应激,监测体温以减少寒战,避免使用琥珀酰胆碱等。DM1 患儿有较高的心律失常风险并进而可能引起各年龄段患儿猝死,所有 DM1 患儿均应严密监测心脏功能。最后,此类患儿易发高血糖、吞咽困难、胃食管反流,术后保持躯干抬高可减少误吸。

12.4.5.5 线粒体肌病

线粒体肌病是线粒体异常导致的以肌无力、乳酸酸中毒和累及中枢和/或外周神经系统(癫痫发作、轻偏瘫、皮质盲、视神经病变、听力缺失)病变,伴有吞咽功能受损、心功能紊乱、肝肾疾病的延髓病变以及胰岛素分泌缺陷等为特征的一组疾病。切记,丙泊酚因其线粒体抑制作用可诱导乳酸酸中毒;而且,其他如硫喷妥钠、咪达唑仑、卤族吸入麻醉药及局麻药等,也可引起乳酸酸中毒并干扰线粒体功能。但是,所有上述麻醉药已成功用于线粒体肌病患儿的麻醉,提示这类患儿没有必要避免使用特定的麻醉药,但仍需谨慎。尤其是避免长时间应用丙泊酚维持麻醉。同时为预防乳酸酸中毒应减少应激,维持血糖水平,保证氧平衡,维持循环功能稳定以及足够的气体交换。最后,围术期线粒体肌病患儿推荐使用不含乳酸的静脉输液。

12.4.5.6 糖原贮积症Ⅱ型(GSDⅡ)

婴儿型GSDⅡ以肥厚性心肌病、心输出量下降和麻醉期心肌缺血为特征的疾病。因心室壁肥厚、僵硬而致舒张异常,左室流出道梗阻,左室舒张末期压力升高,舒张期充盈减少导致全身血管阻力和前负荷的下降。麻醉药也能引起全身血管阻力和前负荷下降,因此术中心脏停搏的风险增高。

12.5 术后管理

12.5.1 疼痛管理

胸科、上腹部手术,以及脊柱手术后伤口包扎以及害怕疼痛,通气受限而致通气不足,因此,应该予以充分镇痛。

静脉阿片类药给药应仔细调节,保证充分镇痛的同时维持呼吸道通畅,减少呼吸抑制。为此,最好联合应用超前镇痛和多种药理作用的药物。术前口服可乐定可减少术后镇痛药的剂量。此外,静脉单独应用对乙酰氨基酚或联合非甾体抗炎药(如酮咯酸)也可减少阿片类药物用量。

可采用硬膜外管道连续输注阿片类药物,有效疼痛控制并且减少呼吸相关的不良反应。

切口浸润或连续外周神经阻滞是更安全的镇痛方案。外周神经阻滞与硬膜外镇痛作用相似但不良反应更少。采用超声或神经刺激仪辅助定位。

阿片类药物镇痛后如出现通气不足,可进行无创通气或延迟至24~28小时后拔管。当患儿因疼痛害怕咳嗽时,可用MI-E支持。

12.5.2　呼吸管理

术后呼吸管理应该根据术前肺功能、具体手术方式而定。能正常排痰、相对保留肌肉功能的患儿,术后并发症的风险并不高;但呼吸肌功能下降的患儿,术后应严密监护并积极进行呼吸管理。

患神经肌肉疾病的高风险患儿,应用基于无创通气和 MI‐E 的呼吸管理措施可以降低再插管、避免气管切开,缩短 PICU 停留时间。

术前 FVC<50% 的患儿,应以无创通气作为拔管后的过渡措施,FVC<30% 则强烈推荐拔管后无创通气。辅助排痰技术可在拔管前后应用,也推荐用于术前已经开始无创通气和 MI‐E 的患儿;青少年患儿术前 PCF<270 L/min,术后应使用辅助排痰技术包括 MI‐E。

为了提高成功率,拔管应在呼吸道分泌物清理干净,呼吸空气 SpO_2 正常以后。

对于需要长期机械通气的患儿,手术后应持续呼吸支持。

神经肌肉疾病的患儿若不恰当使用氧气,可能出现仅仅纠正了低氧血症,但是其潜在的病因如高碳酸血症、痰液堵塞、肺不张并未得到有效治疗的情况,为确保正确的氧气治疗,须严密监测二氧化碳水平。

(叶 茂　译)

参考文献

[1] Racca F, Mongini T, Wolfler A, et al. Recommendations for Anesthesia and Perioperative management of patients with neuromuscular disorders. Minerva Anestesiol, 2013, 79: 419‐433.

[2] Birnkrant DJ. The American College of Chest Physicians consensus statement on the respiratory and related management of patients with Duchenne muscular dystrophy undergoing anesthesia or sedation. Pediatrics, 2009, 123 (Suppl 4): S242‐S244.

[3] Birnkrant DJ, Panitch HB, Benditt JO, et al. American College of Chest Physicians consensus statement on the respiratory and related management of patients with Duchenne muscular dystrophy undergoing anesthesia or sedation.

Chest, 2007, 132(6): 1977-1986.

[4] Bushby K, Finkel R, Birnkrant DJ, et al. Diagnosis and management of Duchenne muscular dystrophy, part 2: implementation of multidisciplinary care. Lancet Neurol, 2010, 9(2): 177-189.

[5] Wang CH, Bonnemann CG, Rutkowski A, et al. Consensus statement on standard of care for congenital muscular dystrophies. J Child Neurol, 2010, 25(12): 1559-1581.

[6] Wang CH, Finkel RS, Bertini ES, et al. Consensus statement for standard of care in spinal muscular atrophy. J Child Neurol, 2007, 22(8): 1027-1049.

[7] Gozal D. Pulmonary manifestations of neuromuscular disease with special reference to Duchenne muscular dystrophy and spinal muscular atrophy. Pediatr Pulmonol, 2000, 29(2): 141-150.

[8] Schmitt HJ, Muenster T. Anesthesia in patients with neuromuscular disorders. Minerva Anestesiol, 2009, 75(11): 632-637.

[9] Veyckemans F. Can inhalation agents be used in the presence of a child with myopathy? Curr Opin Anaesthesiol, 2010, 23(3): 348-355.

[10] Wappler F. Anesthesia for patients with a history of malignant hyperthermia. Curr Opin Anaesthesiol, 2010, 23(3): 417-422.

[11] Gurnaney H, Brown A, Litman RS. Malignant hyperthermia and muscular dystrophies. Anesth Analg, 2009, 109(4): 1043-1048.

[12] Hayes J, Veyckemans F, Bissonnette B. Duchenne muscular dystrophy: an old anesthesia problem revisited. Paediatr Anaesth, 2008, 18(2): 100-106.

[13] Klingler W, Lehmann-Horn F, Jurkat-Rott K. Complications of anaesthesia in neuromuscular disorders. Neuromuscul Disord, 2005, 15(3): 195-206.

[14] Driessen JJ. Neuromuscular and mitochondrial disorders: what is relevant to the anaesthesiologist? Curr Opin Anaesthesiol, 2008, 21(3): 350-355.

[15] Graham RJ, Athiraman U, Laubach AE, et al. Anesthesia and perioperative medical management of children with spinal muscular atrophy. Paediatr Anaesth, 2009, 19(11): 1054-1063.

[16] Birnkrant DJ. New challenges in the management of prolonged survivors of pediatric neuromuscular diseases: a pulmonologist's perspective. Pediatr Pulmonol, 2006, 41(12): 1113-1117.

[17] Racca F, Del Sorbo L, Mongini T, et al. Respiratory management of acute respiratory failure in neuromuscular diseases. Minerva Anestesiol, 2010, 76(1): 51-62.

[18] Rubino FA. Perioperative management of patients with neurologic disease. Neurol Clin, 2004, 22(2): V, 261-V, 276.

[19] Blichfeldt-Lauridsen L, Hansen BD. Anesthesia and myasthenia gravis. Acta Anaesthesiol Scand, 2012, 56(1): 17-22.

[20] Bach JR, Goncalves MR, Hamdani I, et al. Extubation of patients with neuromuscular weakness: a new management paradigm. Chest, 2010, 137(5): 1033 − 1039.

[21] Vianello A, Arcaro G, Braccioni F, et al. Prevention of extubation failure in high-risk patients with neuromuscular disease. J Crit Care, 2011, 26(5): 517 − 524.

[22] Bushby K, Finkel R, Birnkrant DJ, et al. Diagnosis and management of Duchenne muscular dystrophy, part 1: diagnosis, and pharmacological and psychosocial management. Lancet Neurol, 2010, 9(1): 77 − 93.

[23] Hopkins PM. Anaesthesia and the sex-linked dystrophies: between a rock and a hard place. Br J Anaesth, 2010, 104(4): 397 − 400.

[24] Muenster T, Mueller C, Forst J, et al. Anaesthetic management in patients with Duchenne muscular dystrophy undergoing orthopaedic surgery: a review of 232 cases. Eur J Anaesthesiol, 2012, 29(10): 489 − 494.

[25] Salem M, Tainsh RE Jr, Bromberg J, et al. Perioperative glucocorticoid coverage. A reassessment 42 years after emergence of a problem. Ann Surg, 1994, 219(4): 416 − 425.

[26] Hammond K, Margolin DA, Beck DE, et al. Variations in perioperative steroid management among surgical subspecialists. Am Surg, 2010, 76(12): 1363 − 1367.

[27] Marik PE, Varon J. Requirement of perioperative stress doses of corticosteroids: a systematic review of the literature. Arch Surg, 2008, 143(12): 1222 − 1226.

[28] Yong SL, Marik P, Esposito M, et al. Supplemental perioperative steroids for surgical patients with adrenal insufficiency. Cochrane Database Syst Rev, 2009, (4): CD005367.

[29] Frova G, Guarino A, Petrini F, et al. Recommendations for airway control and difficult airway management in paediatric patients. Minerva Anestesiol, 2006, 72(9): 723 − 748.

[30] Keyes LE, Frazee BW, Snoey ER, et al. Ultrasound-guided brachial and basilic vein cannulation in emergency department patients with difficult intravenous access. Ann Emerg Med, 1999, 34(6): 711 − 714.

[31] Troianos CA, Hartman GS, Glas KE, et al. Special articles: guidelines for performing ultrasound guided vascular cannulation: recommendations of the American Society of Echocardiography and the Society of Cardiovascular Anesthesiologists. Anesth Analg, 2012, 114(1): 46 − 72.

[32] Sofocleous CT, Schur I, Cooper SG, et al. Sonographically guided placement of peripherally inserted central venous catheters: review of 355 procedures. AJR Am J Roentgenol, 1998, 170(6): 1613 − 1616.

［33］ Sinclair JL, Reed PW. Risk factors for perioperative adverse events in children with myotonic dystrophy. Paediatr Anaesth, 2009, 19(8): 740 - 747.

［34］ Cardone A, Congedo E, Aceto P, et al. Perioperative evaluation of myasthenia gravis. Ann Ital Chir, 2007, 78(5): 359 - 365.

［35］ Dillon FX. Anesthesia issues in the perioperative management of myasthenia gravis. Semin Neurol, 2004, 24(1): 83 - 94.

［36］ Shipton EA, Prosser DO. Mitochondrial myopathies and anaesthesia. Eur J Anaesthesiol, 2004, 21(3): 173 - 178.

［37］ Yemen TA, McClain C. Muscular dystrophy, anesthesia and the safety of inhalational agents revisited; again. Paediatr Anaesth, 2006, 16 (2): 105 - 108.

［38］ Malviya S, Voepel-Lewis T, Tait AR, et al. Effect of age and sedative agent on the accuracy of bispectral index in detecting depth of sedation in children. Pediatrics, 2007, 120(3): e461 - e470.

［39］ De Boer HD, van Esmond J, Booij LH, et al. Reversal of rocuronium-induced profound neuromuscular block by sugammadex in Duchenne muscular dystrophy. Paediatr Anaesth, 2009, 19(12): 1226 - 1228.

［40］ Unterbuchner C, Fink H, Blobner M. The use of sugammadex in a patient with myasthenia gravis. Anaesthesia, 2010, 65(3): 302 - 305.

［41］ Walker KJ, McGrattan K, Aas-Eng K, et al. Ultrasound guidance for peripheral nerve blockade. Cochrane Database Syst Rev, 2009, (4): CD006459.

［42］ Allison KR. Muscular dystrophy versus mitochondrial myopathy: the dilemma of the undiagnosed hypotonic child. Paediatr Anaesth, 2007, 17(1): 1 - 6.

代谢性疾病患儿的围术期管理 **13**

代谢性疾病种类繁多,根据病理生理学大致可分为三类:

- 毒性化合物清除障碍致蓄积中毒:如尿素循环异常导致的高氨血症。
- 能量合成或利用障碍致能量缺乏:如线粒体细胞病可造成有氧 ATP 合成障碍。
- 复合物分子累积或贮积体内过多:如黏多糖贮积症。

当然也存在多种病理生理并存的情况:如糖原贮积症 Ⅲ 型(Cori 病)同时可见低糖血症合并肝脏葡聚糖贮积。通常缺陷越严重,疾病体征和症状出现得越早;轻度缺陷可长时间保持轻微症状或无症状,或者出现的体征(例如神经精神问题)不会使人联想到代谢性疾病。

代谢性疾病对麻醉的影响差别很大:例如对黏多糖贮积症患儿,麻醉主要关注的是气道和心脏相关的问题;而对于先天性肾上腺皮质增生症患儿,麻醉则主要关注类固醇激素治疗是否足够;对尿素循环障碍疾病患儿,要避免蛋白质分解代谢增加。麻醉医师照护代谢性疾病患儿虽然时间短暂(围术期),却至关重要,期间很多因素可危及患儿本已脆弱的代谢平衡状态,因此需要获得患儿医疗团队的帮助,并明确下面几个问题:

- 疾病对患儿麻醉管理有何直接影响:包括上/下气道、心脏、肌肉功能、神经发育问题或癫痫等?
- 患儿常规治疗和/或日常饮食情况如何?
- 麻醉药物对疾病累及的器官有何进一步影响?

● 围麻醉期事件对患儿的代谢平衡产生何种影响：如发热、应激或饥饿？

● 如果患儿不能正常饮食，应该输注何种液体：5%葡萄糖、10%葡萄糖还是20%的葡萄糖电解质溶液？

● 应做何种特别的监测：血糖、血乳酸或者血氨？

● 患儿有何麻醉既往史？

本章第一个目标是给读者提供一个框架，根据术前已确诊、可疑病理以及术前状态为患儿制订合适的麻醉计划；第二个目标是强调形成"代谢疾病思维"的重要性，即患儿围术期出现异常临床特征时，能够及时意识到可能存在"代谢"问题。后者将以具体病例进行阐述。

13.1　疾病资料来源

检索代谢性疾病的最新数据资料非常必要，可借此了解代谢性疾病的病理生理学特点，常见的临床表现和转归，以及其治疗方法，无论是治愈还是仅对症处理。这些资料可通过查阅纸质文献或者电子文献获得。例如：

● Saudubray，van den Berghe，Walter. Inborn Metabolic Diseases，5th edition. Springer，2012.

● B Bissonnette，B Dalens. Genetic Syndromes. McGrawHill，2005.

● http：//www.rarediseases.org/

● http：//orpha.net/

● http：//orphanaesthesia.eu

● http：//ncbi.nlm.nih.gov/Omim/

或者更简单一点，可通过"谷歌在线"搜索。

使用 Google 时需要注意,检索获得的链接排名顺序不仅取决于检索的关键词,还取决于复杂的检索运算法则。因此,检索排名顺序与数据质量并非完全相关,需对链接一一核实(包括其来源、更新或者出版日期等)。此外,当参考麻醉案例报道时,对文献提供的信息要谨慎解读[1],因为个案孤立性描述,其科学价值通常相对有限:

- 或者没有任何问题:可能是完美的麻醉管理结果也可能是偶然的幸运。
- 或者出现某些问题:有时很难界定与疾病有关还是与可疑的麻醉管理有关。
- 需要核实发表时间:有些报道发表时,设备(如声门上气道装置)或药物(如短效阿片类药或肌松药、丙泊酚)尚未临床应用。

因此,只有综述大量文献才能获得关于疾病的最全面的信息来源。

同时也应注意,由于医学的发展一些疾病的自然转归已经发生改变:疾病演变可完全或部分通过严格的药物治疗控制(如苯丙酮尿症的特殊饮食治疗);或者通过静脉酶替代治疗[如戈谢病(Gaucher disease)和糖原贮积症 II 型(Pompe disease)];亦可能通过器官移植来治愈[如黏多糖贮积症 IH 型(Hurler Syndrome)][2,3]。目前我们尚无法确知,已经治愈的疾病将会发生何种演变;其治疗方案的不良反应如何。我们也不清楚患儿治疗后的情况改变,将对麻醉产生哪些潜在的影响。

最后,患儿的父母通常对患儿的疾病非常了解,并能提供相关疾病资料的网站地址。直接联系患儿的主治医师可详尽了解相关疾病以及患儿所有详细资料。

13.2　疾病资料的综合整理

根据麻醉管理要点仔细回顾疾病的病理生理学特点。为确保各方面都考虑周到,建议使用 NARCO + Age 的(首字母缩写词)形式整理来帮助记忆[4],如表 13 - 1 所示。

表 13 - 1　NARCO 记忆工具

N：神经肌肉 （**neuromuscular**）	有无任何发育迟缓？ 肌肉有无痉挛、挛缩、肌张力减弱？ 有无癫痫,是否控制？ 用何药物治疗？
A：气道 （**airway**）	有无困难插管/通气？ 有无任何反流/误吸风险？ 慢性肺部感染？ 有无阻塞性或中枢性睡眠呼吸暂停的迹象？
R：呼吸 （**respiratory**）	气道反应性如何？ 有无限制性或阻塞性综合征？ 有无慢性肺部感染？
C：心血管 （**cardiovascular**）	节律是否异常？ 有无心肌病？
O：其他 （**others**）	有无特殊饮食？ 能否耐受禁食？ 有无麻醉既往史？ 是否存在心理问题？ 沟通交流有无障碍？

改编自 Malviya 等[4]。

这种基于系统的评估方法最初是为评估儿童麻醉风险而设计,效果优于 ASA 分级。基于系统的助记工具非常有利于记忆,例如用 ABCD 可帮助记忆,A 代表气道,B 代表脑,C 代表心脏和 D 代表药物和饮食等。

同时也应该考虑患儿的年龄,因为对任何儿科患者：① 患儿年龄越小风险越高；② 低龄儿童有其解剖、生理和药理特殊性；③ 某些代谢性疾病随着年龄增长而加重,例如黏多糖贮积症和线粒体细胞病。

麻醉医师也应该牢记,代谢性疾病的患儿仍然是一个儿童：不能只见树木(代谢性疾病)不见森林(患儿整体情况)! 应该像对待其他正常患儿一样进行基础的儿科术前评估：

- 个人史：有无麻醉既往史？

- 有无过敏史？

- 有无出血倾向？

- 上气道：张口度是否正常？有无下颌后缩，面部不对称，中脸发育不全，牙齿松动，睡眠打鼾史？

- 气道反应性：近期有无感染？哮喘？被动吸烟？

- 有无静脉通路建立困难？

- 心肺检查有无异常？

最终，无论是否为急诊手术，无论是在手术室内还是手术室外，制订的麻醉方案应满足手术要求。应该注意，急诊手术实际上是多种风险的累加，即急诊麻醉风险（饱胃）加上发热、血容量不足和应激状态对患儿代谢平衡的影响，因而有必要听取儿科医生的建议，并在术后早期准备加护病房病床。

最后但也更重要的是，应关注患儿心理问题：一个代谢性疾病的患儿随着生长发育，逐渐演变成一个有"特殊医疗需求"和恐惧症（面罩、针）的慢性病患者，患儿会警惕周围发生的一切事物。此外，青春期能否依从治疗也是一个严峻问题。简言之，代谢性疾病患儿是脆弱的个体，对患儿及其家庭的关心需要科学的态度和同情心。

13.3　例1：尿素循环障碍

尿素循环是由6个连续的酶促反应组成，将内源性和外源性蛋白质分解代谢产生的氨转化为尿素，并随尿液排出。这一过程只在肝细胞内发生[5]。N-乙酰谷氨酸合成酶（N-acetylglutamate synthetase，NAGS）是参与其中的三种线粒体酶之一。NAGS缺乏是一种常染色体隐性遗传病（NAGS基因，17q21.31），患病率约为1/70 000。其临床体征因缺陷的严重程度和患儿年龄而不同：

- 新生儿期：喂养困难、出生后数小时内发生呕吐，如未及时诊断和治疗,快速进展为低渗性昏迷、抽搐。

● 婴儿期:厌食、呕吐和生长缓慢等情况;这些患儿确诊前常需要进行诊断性食道胃镜检查。

● 儿童和青春期:有间断性急性代谢失衡发作,症状和体征表现为神经系统(脑病、惊厥、共济失调、精神问题)、代谢(昏迷)或肝脏(细胞溶解,Reye 样综合征)等问题;诸如发热、术后恢复期、感染或使用丙戊酸类药物等应激状态均可诱发加重急性发作。

NAGS 治疗的基本原则是避免蛋白质分解代谢增加。因此,患儿需要特殊的饮食,其蛋白质含量需精确计算以适应不同年龄,感染或应激(如手术)的情况下降低饮食中蛋白质含量。这些患儿还应根据其血尿素和血氨水平接受 N-氨基甲酰基谷氨酸[$30 \sim 250$ mg/(kg · d)]治疗。原位肝移植可治愈此病。

对麻醉的影响:

● N:依据孩子神经系统状况

● A:此病无特殊

● R:此病无特殊

● C:此病无特殊

● O:

- 特殊饮食:择期手术前 $1 \sim 2$ 天开始低蛋白质和高热量饮食。

- 尽可能缩短麻醉前禁食时间:麻醉前禁食开始即应同时开始输注含糖电解质溶液。

- 监测:氨(正常 <50 μmol/L)和血糖。

- 因抑制氨甲酰磷酸转移酶(尿素循环的另一个酶),癫痫发作时不应使用丙戊酸盐类。

- 区域阻滞无特殊禁忌,而且可明显减少患儿围术期应激反应。

- 经消化道摄取的血液是外源性蛋白质的重要来源;术中(如

五官科、牙科或胃肠道手术）进入消化道的血液，应经鼻胃管吸引清除。

- 出现高血氨症时紧急采取下列措施：静脉注射 20% 葡萄糖、苯甲酸钠[0.25~0.5 g/(kg·d)]、苯基丁酸钠[0.5 g/(kg·d)]和 L-精氨酸[0.25~0.5 g/(kg·d)]。上述措施失败或出现严重神经症状时，应进行血液透析或腹膜透析。

13.4 例 2：糖原贮积症

糖原贮积症Ⅲ型（也称 Cori's 或 Forbe's 病），淀粉-1,6-糖苷酶缺乏，葡萄糖代谢中糖原不能完全降解成葡萄糖：随后发生低血糖血症同时葡聚糖在肝和/或肌细胞中累积。A 型影响肝脏和肌细胞，B 型只影响肌细胞。

葡聚糖在肝细胞积聚导致肝脏肿大并逐渐发展成肝纤维化；一些病例肝硬化和肝腺瘤会在青春期加重。这些患儿通常存在肥胖，因为他们需要频繁进餐以避免低血糖。已有此病出现肥厚型心肌病的病例报道。

对麻醉的影响[6,7]：

N：有时存在婴儿期肌张力减退；在青少年和成年期可有近端肌萎缩伴肌酸磷酸激酶升高。

A：可有巨舌症

R：可有肥胖引起的呼吸系统并存疾病，哮喘和阻塞性睡眠呼吸暂停

C：超声心动图排除心肌病

O：
- 必须检查肝功能；是否有门静脉高压体征？
- 静脉通路建立困难和其他肥胖导致的并发症。
- 尽可能缩短麻醉前禁食时间：从麻醉前禁食开始即应同时开始输注含糖电解质溶液。

-     监测：血糖水平。
-     应避免使用琥珀胆碱和术中避免使用止血带以预防横纹肌溶解（肌肉脆弱）。
-     神经阻滞无特殊禁忌,但超声引导周围神经阻滞时可能需要更多的技巧,因为肌萎缩会改变肌肉回声特点。

13.5　线粒体细胞病

　　线粒体是细胞能量的主要提供者,许多代谢过程全部或部分地发生于线粒体内：包括糖代谢(三羧酸循环或柠檬酸循环)、脂代谢(脂肪酸 β-氧化过程中的肉毒碱穿梭系统)和蛋白质代谢(尿素循环)。此外,目前已知的许多神经退行性疾病(如某些类型的帕金森病或腓骨肌萎缩症)是由于线粒体的"维护功能"障碍引起,但线粒体细胞病这个词主要是指呼吸链和氧化磷酸化系统异常,这两个连续的反应主要发生在线粒体内膜：即产生活性质子(H^+)和生成 ATP 的自由电子梯度。涉及呼吸链的 5 种蛋白质复合物的基因编码存在于线粒体或细胞核 DNA 中：它们的信息传递方式比较复杂,包括母系遗传和常染色体显性或隐性遗传。此外,它们的表型表达高度可变,取决于野生型基因和突变型基因的线粒体在每个细胞内的相对分布,和它们分布的组织的能量需要(阈值效应)[8]。线粒体细胞病变通常根据首字母缩略词命名,如 MERFF(肌阵挛、癫痫、破红肌纤维),MELAS(线粒体脑病、乳酸性酸中毒、卒中样发作)。亦有用其发现者的名字命名(例如 Leigh 或 Kearns - Sayre 病)。

　　线粒体细胞病的麻醉管理有一定特殊性：离体实验发现许多麻醉药物干扰呼吸链,但从离体的野生型线粒体上获得的试验数据,其临床意义很难界定；因为几乎所有麻醉药物均已用于线粒体细胞病变患儿,但并无明显临床不良事件。然而,麻醉计划时仍然应予以关注,例如：

- 丙泊酚抑制呼吸链的复合物 Ⅱ 和复合物 Ⅴ 以及线粒体内运输

游离脂肪酸的肉毒碱系统：因为可能诱发丙泊酚输注综合征（PRIS），一般禁忌连续输注丙泊酚[9]。然而，已发表的小样本病例表明，线粒体细胞病患者连续输注丙泊酚未产生不良结果，可能与同时输注含葡萄糖溶液有关[10]。最近，有报道 1 例 MELAS 综合征女孩未予葡萄糖输注，使用单剂量丙泊酚后观察到神经系统病变恶化，但因其临床状态麻醉前已经开始恶化：很难断定其代谢性恶化不使用丙泊酚情况下是否也会发生[11]。任何情况下，凡确诊或疑似线粒体细胞病的患儿，使用丙泊酚时均应联合输注含葡萄糖溶液［6 mg/（kg·h）］，并且连续输注丙泊酚时须监测血乳酸水平。

- 巴比妥类，依托咪酯和氯胺酮可抑制复合物 I。
- 氧化亚氮（笑气）可降低复合物 IV 的活性，此复合物可促进局部一氧化氮的合成。
- 卤族麻醉药主要作用于编码复合物 I 亚基的 GAS - 1 基因[12]：因此，线粒体细胞病患儿可能对卤族麻醉药更敏感，正如一系列病例所示，复合物 I 功能障碍的患儿达到 BIS 水平 60 时所需要的七氟烷较正常儿童少[13]。
- 局部麻醉药：利多卡因不干扰呼吸链，但两种构型的布比卡因均较罗哌卡因更能抑制复合物 I[14]。

由于线粒体细胞病为多系统、渐进性疾病，因此术前对患儿的评估应该考虑到每个器官和系统。让我们回到上文提出的 NARCO 记忆工具：

- N：仔细评估患儿的神经系统状况，是否有癫痫发作及其控制水平？是否存在脑病、肌萎缩、挛缩、脊柱侧弯、智力迟钝等情况？
  - 该病不增加恶性高热风险，尽管有 1 例证据不充分病例报道[15]，以及 1 例患有复合线粒体和代谢性肌病成年人在咖啡因-氟烷挛缩试验出现异常反应[16]：异常线粒体常常出现于病变肌肉的组织学检查中，但挛缩试验的反应在结构性肌肉疾病中可能存在假阳性。
  - 使用卤族麻醉药时麻醉诱发横纹肌溶解（anesthesia-induced rhabdomyolysis，AIR）的风险不增加。

- 存在肌肉症状(肌肉萎缩、肌挛缩、失用性肌萎缩)的情况下,应避免使用琥珀胆碱,以免发生急性横纹肌溶解。

- **A**:此病无特殊;但如疾病涉及胃肠系统,可有胃轻瘫并伴胃排空延迟,可能导致"饱胃"状态。

- **R**:应咨询是否存在中枢和/或阻塞性呼吸暂停病史。已经观察到 Leigh 综合征患儿对缺氧和高碳酸血症的反应降低;因此,如果存在中枢和/或阻塞性呼吸暂停病史,术前镇静应该谨慎使用[17]。若患儿存在慢性感染(吸入唾液或胃内容物)和/或脊柱侧凸的情况,可有阻塞性或限制性肺功能障碍的潜在危险;此时肺功能测试通常无法进行,但测量在夜间吸空气时的 SpO_2 和经皮 CO_2 对了解病情可能有帮助。

- **C**:术前行心电图和超声心动图,分别排除心肌病、心律失常或传导阻滞。

- **O**:[18]

  - 任何增加患儿氧气消耗(如发热和感染)的事件,都可能恶化其神经功能[11,19]。在这些情况下,医疗团队须重新评估手术和麻醉指征;同样应避免术前低体温和发热,以及麻醉后寒战。

  - 应检查肝肾功能以及血红蛋白、血小板和电解质等;在出现不能解释的低钠血症/高钾血症时,应怀疑存在亚临床肾上腺功能不全。

  - 应将患儿的常规治疗[抗癫痫药、维生素、肉毒碱(卡尼汀)、CoQ(辅酶 Q)等]持续应用至麻醉当天。

  - 尽可能缩短麻醉前禁食时间:从麻醉前禁食开始阶段即应该同时开始输注含 5%~10% 葡萄糖的电解质溶液;建议避免静脉输注任何含乳酸盐的溶液(例如乳酸林格液),尽管该补液乳酸负荷非常低,并且已有系列报道认为并未发生严重不良事件[10]。如果患儿接受生酮饮食控制复杂性癫痫发作,麻醉前应就围术期的补液成分咨询神经病学专家。

  - 监测:血糖和乳酸水平。应该知道患者的基础血乳酸水平：它通常略高于正常值的上限；要注意的是，采集测量乳酸盐的静脉血样时不应使用止血带；围术期血糖应保持在正常范围，因为低血糖和高血糖都可能对线粒体功能有害。

- 如果使用非去极化肌松药，则应严密监测神经肌肉功能，已有线粒体细胞病患儿对非去极化肌松药敏感性增加的报道[20]。此外，如果存在肌肉症状，则在应用肌松药前即应监测 TOF，以了解患儿的基础值。

- 区域神经阻滞无特殊禁忌，可减少患儿围术期应激。脊柱侧凸椎管内麻醉穿刺困难；如果存在脱髓鞘病变，应与其父母作充分交流。此外，一些患儿的周围神经病变表现为运动神经传导速度减慢[21]；区域阻滞对这些轴索和/或脱髓鞘病变的影响目前未知。

13.6 形成"代谢性疾病"临床诊治思路

目前在西方国家，许多代谢性疾病通过系统筛查（Guthrie 测试）出生时即被诊断。然而，有些患儿在新生儿期间未能被检测到，也有些患儿可能因不同原因而未检测。此外，部分代谢紊乱可在很长一段时间内保持无症状，因为它可由其他代谢途径代偿，或通过患儿自发调整其饮食或行为改善：例如，轻度尿素循环障碍患者会自行避免食用肉类，因为进食会感觉不适（高氨血症）。但是，如果出现发热、饥饿、蛋白质分解代谢等应激情况，破坏了脆弱的代谢平衡，则代谢紊乱症状会突然出现，这是围术期常见的情况。如果患儿常规麻醉后出现无法解释的并发症如苏醒延迟或行为改变，麻醉医师应考虑是否存在"代谢"问题。

麻醉后苏醒延迟有很多原因，如：

- 低体温
- 药物过量[22]
- 药物的相互作用[23]

- 各种原因导致的脑水肿：低钠性脑病和创伤
- 脑缺血：镰状细胞病、烟雾病等
- 脑栓塞[24]
- 或无症状的脑肿瘤

同样,麻醉后行为改变的原因有很多：它们可能是上述脑病变之一,也可能是以下的原因：

- 药物特异性反应[25,26]
- 癔症(排除性诊断)

但它们也可能是代谢性疾病失代偿的结果[27,28]。在这种情况下,麻醉医师应果断抽取血液样本检查血糖、电解质、血氨及乳酸水平(表 13-2),甚至进行脑部 CT 扫描或申请神经病学专科医师会诊。在必要时启动挽救生命的对症治疗和第一阶段的诊断检查。

表 13-2　发现急性代谢紊乱的常见生物学指标

糖尿病：血糖↑或↓

线粒体细胞病：乳酸↑

有机酸血症：乳酸↑血糖↓

尿素循环障碍：铵离子↑

甲状腺功能减退：血糖↓

肾上腺功能不全：血压↓钠离子↓血糖↓
(谨慎：哮喘和器官移植的儿童)

小　结

代谢性疾病患儿的围术期管理对其父母和麻醉医师都是很大的压力,麻醉医师面临的主要挑战通常是药理学方面。

代谢性疾病的患儿非常脆弱,需要整个医疗团队科学的、审慎的并怀有同情心地关心患儿及其家庭。麻醉结束以后,应关注其未来的医疗,给父母一个简短的报告：包括使用的麻醉方法和预防措施；记录麻醉过程中的一些实际问题,这些可给同行未来择期手术或急诊处理时提供必要的帮助。

（费 建　译）

参考文献

[1] Veyckemans F. Case reports：keep a critical eye! Eur J Anesthesiol, 2012, 29：559 - 560.

[2] Kirkpatrick K, Ellwood J, Walker RWM. Mucopolysaccharidosis type I (Hurler syndrome) and anesthesia：the impact of bone marrow transplantation, enzyme replacement therapy, and fiberoptic intubation on airway management. Paediatr Anaesth, 2012, 22：745 - 751.

[3] Megens JHAM, de Wit M, van Hasselt PM, et al. Perioperative complications in patients diagnosed with mucopolysaccharidosis and the impact of enzyme replacement therapy followed by hematopoietic stem cell transplantation at early age. Pediatr Anesth, 2014, 24：521 - 527.

[4] Malviya S, Voepel-Lewis T, Chiravuri SD, et al. Dose an objective system-based approach improve assessment of perioperative risk in children? A preliminary evaluation of the NARCO. Br J Anaesth, 2011, 106：342 - 356.

[5] Dutoit AP, Flick RR, Sprung J, et al. Anesthetic implications of ornithine transcarbamylase deficiency. Pediatr Anesth, 2010, 20：666 - 673.

[6] Mohart D, Russo P, Tobias JD. Perioperative management of a child with glycogen storage disease type Ⅲ undergoing cardiopulmonary bypass and repair of an atrial septal defect. Pediatr Anesth, 2002, 12：649 - 654.

[7] Bolton SD, Clark VA, Norman JE. Multidisciplinary management of an obstetric patient with glycogen storage disease type 3. Int J Obstetr Anesth, 2011, 20：86 - 89.

[8] Area-Gomez E, Schon EA. Mitochondrial genetics and disease. J Child Neurol, 2014, 29：1208 - 1215.

[9] Vanlander AV, Jorens PG, Smet J, et al. Inborn oxidative phosphorylation defect as risk factor for propofol infusion syndrome. Acta Anaesthesiol Scand, 2012, 56：520 - 525.

[10] Gurreri C, Kivela JE, Bojanic K, et al. Anesthetic considerations in mitochondrial encephalomyopathy, lactic acidosis, and strokelike episodes syndrome：a case series. Can J Anaesth, 2011, 58：751 - 763.

[11] Mtaweh H, Bayir H, Kochanet PM, et al. Effect of a single dose of propofol

and lack of dextrose administration in a child with mitochondrial disease: a case report. J Child Neurol, 2014, 29: NP40 - NP46.

[12] Kayser E-B, Morgen PG, Sedensky MM. GAS-I: mitochondrial protein controls sensitivity to volatile anesthetics in the nematode *Caenorhabditis elegans*. Anesthesiology, 1999, 90: 545 - 554.

[13] Morgen PG, Hoppel CL, Sedensky MM. Mitochondrial defects and anesthetic sensitivity. Anesthesiology, 2002, 96: 1268 - 1270.

[14] Sztark F, Magat M, Dabadie P, et al. Comparison of the effects of bupivacaine and ropivacaine on heart cells mitochondrial bioenergetics. Anesthesiology, 1998, 88: 1340 - 1349.

[15] Ohtani Y, Mike T, Ishitsu T at al. A case of malignant hyperthermia with mitochondrial dysfunction. Brain Dev, 1985, 7: 249(abstract).

[16] Fricker RM, Raffelsberger T, Rauch-Shorny S, et al. Positive malignant hyperthermia susceptibility in vitro test in a patient with mitochondrial myopathy and myoadenylate deaminase deficiency. Anesthesiology, 2002, 97: 1635 - 1637.

[17] Muravchick S, Levy RJ. Clinical implications of mitochondrial dysfunction. Anesthesiology, 2006, 105: 819 - 837.

[18] Niezgoda J, Morgan PG. Anesthetic considerations in patients with mitochondrial defects. Pediatr Anesth, 2013, 23: 785 - 793.

[19] Casta A, Quackenbusch EJ, Houck CS, et al. Perioperative white matter degeneration and death in a patient with a defect in mitochondrial oxidative phosphorylation. Anesthesiology, 1997, 85: 420 - 425.

[20] Naguib M, El Dawlatly AA, Ashour L, et al. Sensitivity to mivacurium in a patient with mitochondrial myopathy. Anesthesiology, 1996, 84: 1506 - 1509.

[21] Stickler DE, Valenstrin E, Neiberger RE, et al. Peripheral neuropathy in genetic mitochondrial disease. Pediatr Neurol, 2005, 34: 127 - 131.

[22] Barak M, Greenberg Z, Danino J. Delayed awakening following inadvertent high-dose remifentanil infusion in a 13 year old patient. J Clin Anesth, 2011, 23: 322 - 324.

[23] Crowe S, McKeating K. Delayed emergence and St John's Wort. Anesthesiology, 2002, 96: 1025 - 1027.

[24] Dive AM, Dubois PE, Ide C, et al. Paradoxical cerebral fat embolism: an unusual cause of persistent unconsciousness after orthopedic surgery. Anesthesiology, 2002, 96: 1029 - 1031.

[25] Quraishi SA, Girharry TD, Xu S-G, et al. Prolonged retrograde amnesia following sedation with propofol in a 12 - year-old boy. Pediatr Anesth, 2007, 17: 375 - 379.

[26] Saravanakumar K, Venkatesh P, Bromley P. Delayed onset refractory

dystonic movements following propofol anesthesia. Pediatr Anesth, 2005, 15: 597 - 601.

[27] Neuvonen PT, van den Berg AA. Postoperative coma in a child with carnitine almitoyltransferase I deficiency. Anesth Analg, 2001, 92: 646 - 647.

[28] Bergmann KR, McCabe J, Smith TR, et al. Late-onset ornithine transcarbamylase deficiency: treatment and outcome of hyperammonemia crisis. Pediatrics, 2014, 133: e1072 - e1076.

14.1 引言

睡眠障碍性呼吸（sleep-disordered breathing，SDB）包括打鼾、中枢性睡眠呼吸暂停（central sleep apnea，CAS）和阻塞性睡眠呼吸暂停综合征，以及其他与睡眠相关的通气不足／低氧血症等一系列疾病，小儿发病率高达 13%[1]。

阻塞性睡眠呼吸暂停综合征（obstructive sleep apnea，OSA）指睡眠过程中发生的呼吸紊乱，特征表现为部分上气道长时间阻塞和／或间歇性完全性上气道阻塞，扰乱了睡眠期间的通气和正常睡眠模式[2]。

OSA 儿童大部分阻塞性呼吸事件发生在快速眼动睡眠（rapid eye movement，REM）期间[3]，此时更容易发生气道塌陷[4]。

14.1.1 流行病学

成人和儿童 OSA 不同。30~70 岁成年人中，男性和女性的发病率分别为 20% 和 10%。

儿童 OSA 的发病率为 1%~6%，性别间无明显差异[2,5]。发病年龄通常为 2~8 岁[5]，与腺样体肥大有关[6]。据报道，第二个发病高峰在青少年期[7]，此时男性发病率高于女性[6]。

婴儿 OSA 的发病率为 36%~57%，出生后 2~7 周为发病高峰[8]。

14.1.2 临床表现

年长儿和青少年常见 OSA 的临床表现为头痛、白天嗜睡和口干。近期有数据表明，白天嗜睡的发生率比之前想象的更高[9]，可能高达 35%[10]。

儿童期 OSA 的主要症状包括夜间呼吸暂停发作、夜间打鼾、夜寐不安和白天嗜睡等。

3%~14% 的儿童有打鼾症状;小于 6 岁的儿童,2%~5% 有明显的呼吸暂停症状[11],还可表现为烦躁不安、出汗和异态睡眠。

OSA 婴儿可表现为张口呼吸、易醒、呼吸费力、盗汗和生长发育缓慢[12];嗜睡在婴儿少见;长时间阻塞性通气常见,尤其是早产儿。大多数 OSA 婴儿有颅面异常和腺样体、扁桃体梗阻,偶尔伴有肥胖。

14.1.3 OSA 的危险因素

出生时早产的婴儿[13]和居住于贫困社区的儿童更易罹患 OSA 和 SDB[14]。非洲裔美国人(AA)族群儿童的 OSA 发病率较高[13,15]。而且,AA 族群患儿在阻塞性呼吸暂停时,低氧血症比拉丁美洲裔和白种人患儿更加严重[15]。

近期在超过 1 200 例 5~10 岁儿童的分析显示[16],AA 族群、母亲孕期暴露于吸烟环境与更加严重的 OSA 相关。值得注意的是,90% 以上的重度 OSA 患儿为 AA 族群。此项研究的局限性在于未包括有合并症患儿和肥胖患儿。

肥胖也是小儿 OSA 的危险因素,体质指数(body mass index,BMI)每增加 1 kg/m^2,OSA 发病的风险增加 12%[9]。但是,BMI 与 OSA 严重程度并非呈线性相关[17]。肥胖儿童 OSA 发病率为 22%~40%[18, 19]。

OSA 还与哮喘相关[9]。哮喘并不影响基础氧饱和度值,但会进一步降低 REM 睡眠期最低氧饱和度值[20],父母有腺样体扁桃体切除术和扁桃体肥大病史也是儿童罹患 OSA 的危险因素[21]。

14.1.4 OSA 的合并症

轻度 SDB 儿童认知功能障碍[9]以及学习和行为方面问题的发生率较高。与外在多动型行为高度一致、关联性最强;后者类似于注意缺陷多动障碍(attention-deficit/hyper-activity disorder,ADHD)[2]。

OSA 儿童有自主神经调节异常、压力感受性反射功能改变[22],

以及下丘脑-垂体-肾上腺轴功能失调。OSA 患儿尤其女孩,夜间遗尿发生率较高[9,23]。

OSA 儿童心功能不佳导致运动耐力明显下降。最近的研究数据显示,相比体重相同的健康儿童,7~12 岁 OSA 患儿的心脏指数和每搏量指数减少[24]。

此外,OSA 可引起内皮功能紊乱[9]、体循环高血压[25]和肺动脉高压[26],以及左[27, 28]右[29, 30]心室功能不全。与单纯打鼾相比,OSA 患儿的左心室质量指数较大,相对室壁厚度增加[28],左心室舒张功能障碍[27]。相比同龄健康儿童,OSA 患儿肺动脉平均压更高,射血时间缩短,心肌做功指数降低[30]。

14.2　阻塞性呼吸睡眠暂停患儿的诊断

14.2.1　体格检查与病史

目前普遍认为,临床标准可作为 OSA 的诊断依据。打鼾,特别是鼾声如雷,明确的呼吸暂停,张口呼吸、身体和头部睡眠姿势异常都与 OSA 相关[31]。清醒时也可见张口呼吸;也可有白天嗜睡、疲劳、肥胖及生长缓慢等表现[31]。表 14.1 为美国儿科协会(American Academy of Pediatrics,AAP)公布,提示为 OSA 的小儿相关症状和体征[32]。用于诊断中、重度 OSA,临床评估(病史和体格检查)的敏感性和特异性不高(分别为 59% 和 73%)。虽然有研究报道,每晚打鼾具有更高的敏感性(91%)和特异性(75%),阳性预测值和阴性预测值分别为 67% 和 94%[33],但研究对象仅限于亚洲儿童,因此可能并不适用于其他种族的儿童。

OSA - 18 量表[34]和儿童睡眠问卷(pediatric sleep questionnaire,PSQ)[35]等问卷调查表可用来帮助诊断 OSA。相比诊断 OSA 的金标准——多导睡眠图(polysomnography,PSG),这些详细的问卷调查表通常包含 20 多项内容,敏感性为 78%,特异性为 72%[36]。近期有关儿童颅面部异常的研究发现,57% 的患儿 PSQ 阳性,但只有 28% 的患儿通过 PSG 诊断为 OSA[37]。显然,OSA 的确诊和分级需要通过检查临床评估作为补充[38]。

表 14-1　阻塞性睡眠呼吸暂停患儿的相关症状和体征[32]

病史(临床症状)

频繁打鼾(≥3 晚/周)

睡眠中有呼吸费力

喘息/打鼾/可察觉的呼吸暂停

尿失禁持续 6 个月以上的夜间遗尿(特别是继发性遗尿)

坐姿睡眠或睡眠时颈部过度伸展

发绀

晨起头痛

白天嗜睡

注意缺陷多动障碍

学习问题

体格检查

低体重或超重

扁桃体肥大

腺样体面容

小下颌/下颌后缩

高硬腭

发育迟滞

高血压

经许可转载。

14.2.2　诊断性检查

目前,OSA 诊断的金标准是夜间睡眠实验室 PSG 监测[1]。典型的 PSG 包括脑电图(EEG),下颌和胫前肌肌电图(EMG),双侧眼电图检查,脉搏血氧饱和度,光电容积脉搏波描记法,气流传感器(鼻腔压力传感器、口鼻气流热敏电阻、呼气末二氧化碳图),胸腹部呼吸感应体积描记法,体位传感器,麦克风,以及实时同步视频监控。PSG 获得的关键指标见表 14-2[1]。睡眠异常通过呼吸暂停-低通气指数(apnea-hypopnea index,AHI)量化,即计算阻塞有关的事件[39]和各种饱和度指标,包括最低血氧饱和度以及氧减饱和度指数。高碳酸血症是重症 OSA 的特征。

表 14-2 多导睡眠监测参数[1]

呼 吸 事 件	定 义
呼吸暂停	呼吸气流完全中断(较基线水平下降≥90%,持续时间≥10 s)
低通气(部分呼吸暂停)	至少 2 次呼吸的呼吸气流信号较基线水平降低≥30%,并伴 SpO_2 下降≥3%或微醒觉
呼吸用力相关微觉醒(RERAs)	呼吸用力增加,鼻气流波形变平,呼气末二氧化碳分压升高,持续至少 2 次呼吸,且与睡眠觉醒相关
通气不足	通气时间超过总睡眠时间的 25%,以 $PCO_2 > 50$ mmHg 为特征
睡眠呼吸暂停低通气指数(AHI)	每小时睡眠中发生呼吸暂停和低通气的总次数
呼吸紊乱指数(RDI)	每小时睡眠中发生呼吸暂停、低通气和 RERAs 的总次数

经许可转载。

与成人 OSA 不同,目前就建立儿童 OSA 的诊断标准仍未达成共识[35]。

出现下列情况时可考虑存在异常:AHI>5,最低或最小血氧饱和度<92%。高碳酸血症的定义为至少 10%的睡眠时间内二氧化碳分压大于 50 mmHg,或至少 60%的睡眠时间内二氧化碳分压大于 45 mmHg[40]。还有一些其他诊断标准也已提出[41, 42]。

14.2.3 心肺功能研究

简化的心肺功能评估可在家中或床旁进行。评估往往仅限于口鼻气流、呼吸感应体积描记、体位、鼾声、心电图、经胸阻抗、脉搏血氧饱和度的测定。这些指标与 PSG 具有良好的相关性[43]。

14.2.4 血氧饱和度

3 岁以下 SDB 患儿低氧血症的发生率几乎达到 40%,年龄每增加 1 岁,发生率降低 17%[34]。

整夜血氧饱和度监测可在家中和床旁评估 OSA,应用更为广泛[44]。

前来睡眠实验室,高度疑似 OSA 的患儿群体(验前概率高),如其血氧饱和度异常,则最后经 PSG 确诊为 OSA 的可能性也非常高,两者之间相关性达 99%。然而,OSA 验前概率较低的患儿群体,异常血氧饱和度与 OSA 确诊率之间的相关性也较小[45]。

氧减饱和度指数(血氧饱和度降低超过 4% 基础值的次数)2.0、3.5和4.2 分别对应于轻度、中度、重度 OSA(AHI > 1、AHI > 5、AHI > 10)。每个对应的敏感性(77.7%、83.8% 和 89.1%)和特异性(88.9%、86.5%和86.0%)均较高[46]。

PSG 监测中至少出现 3 次氧减次数,即可定义为异常血氧饱和度变化趋势(缺氧)。McGill 氧饱和度评分(McGill oximetry score,MOS)用于对 OSA 的严重程度进一步分级。将严重程度确定为 3 个水平(MOS2、MOS3 和MOS4),其最低氧饱和度分别低于 90%、85%和80%。研究表明 MOS 与 PSG 相关[49,50],可用于 SDB 患儿最初测试。康斯坦丁(Constantin)等[34] 比较了 MOS 与 OSA - 18 问卷发现,OSA - 18评分为 60(最大 126)时,敏感性很低(40%)但阴性预测值高。因此,OSA - 18 评分低的患儿不太可能罹患 OSA。这提示我们,细致的临床评估可以排除重度 OSA,但不能对 OSA 的严重程度进行可靠分级。

14.2.5　其他研究

有建议采用"小睡"研究,但结果充满矛盾。家用 PSG、呼吸描记仪,鼻阻抗,基于心电图的呼吸暂停自动筛检以及脉搏传导时间(PTT)[2,51]的应用目前正在调查研究中。音频和录像显示的敏感性为 94%、特异性为 68%、阳性预测率 83%、阴性预测率 88%,但像多导睡眠监测一样,测试和分析相当耗时[52]。

放射学研究(例如 X 射线)也有应用,但这些测试的敏感性、特异性、阳性和阴性预测值尚无报道[2]。

最后,丙泊酚诱导(右美托咪定诱导)的睡眠内窥镜检查[53]和电影 MRI[54]也已用于评估上呼吸道动力学,以确定 OSA 患儿气道阻塞的位置。

14.2.6　展望

一些生物标记物,例如趋化因子、炎性细胞和其他一些物质已被研究用于预测 OSA[9,51]，但其临床应用尚待建立。

14.3　呼吸控制的解剖和生理基础

14.3.1　上气道解剖与 OSA 的关系

婴儿及儿童的上颌骨小、枕骨大，可能易于发生气道塌陷。出生后第一年上颌骨和颅骨持续发育，并促进咽部结构稳定[55]。

上呼吸道是一个"X"形通道，口与鼻为两个不同的入口，在咽部汇合，然后分别进入食管和喉。上呼吸道包括不同的解剖结构，具有不同的生长特点。以下内容概述每个结构相对重要的部分。

14.3.1.1　鼻咽部

鼻部受骨性结构和软骨支撑。因此，这些结构的异常可导致鼻气道阻塞[56]。

无论成人还是儿童，鼻阻抗随呼吸气流自发上下波动。在成人，鼻塞增加呼吸暂停和低通气的次数[57]且加重睡眠紊乱[58]。儿童鼻阻抗还受体位影响，下方鼻孔阻抗增加[59]。

婴儿以鼻呼吸为主，因而鼻腔通气尤其重要[60]。实际上，未能诊断的后鼻孔闭锁可导致婴儿窒息。

14.3.1.2　口和咽部

口腔顶部受软腭、硬腭，底部受舌体的限制，前壁和侧壁以牙槽突为界。其向后开口于口咽部，且在口腔与鼻腔交汇处形成"X"形。

再向后，口咽部延续为舌后区（"喉咽部"），前端以舌和会厌为界，上方为口咽后软腭，下方是食管和喉，后方和外侧为咽缩肌。

发育期间，扁桃体和腺样体组织生长比周围结构快，侵占气道并易于引起咽部阻塞[61]。

正常儿童，气道闭合发生在软腭和舌根水平，但是 SDB 患儿的咽闭合发生在扁桃体和腺样体水平[62]。

OSA 患儿软腭、扁桃体和腺样体较大，使舌后区咽部间隙变窄[63]。对于 1~12 岁小儿，腺样体大小是重要的决定因素。

舌体对于 OSA 的发病有着至关重要的作用,舌体和颈部肌肉张力消失会导致舌后坠至下咽部,常导致部分或完全性阻塞[64],尤其是下颌发育不良的患儿。此外,舌扁桃体异常也会导致气流阻塞。这对唐氏综合征患儿尤其重要[65]。

14.3.1.3　喉

会厌以下,上呼吸道分成后方的食管和前方的气管。这一区域的解剖异常几乎不会引起 OSA,除非存在解剖或神经系统异常[66]。

杓状软骨-杓状会厌襞区增生可能与 OSA 有关[67]。气管软化也可引起睡眠呼吸暂停[68]。

14.3.2　睡眠期呼吸的神经控制和气道塌陷

目前提出了两种模型解释气道塌陷[55]:解剖平衡模型与神经平衡模型。

解剖平衡模型[69]将上呼吸道视作具有可折叠节段(如鼻、咽、喉)的管子,周围环绕软组织(如舌),包含于坚硬的盒子(骨性结构)里。

有关咽部气道塌陷压力的研究提出了临界压(Pcrit)与闭合压(Pclose)两种压力。Pcrit[70]主要研究清醒状态下自主呼吸的儿童;相反,Pclose 则在麻醉、肌松、无呼吸状态下测定[62]。

周围压力超过气道内压力时咽部塌陷。如果上段气道阻力(鼻部)低,恰如正常个体,下段气道(喉咽部)压力未达到 Pcrit,气道开放取决于吸气压力。

这种模型已成功用于解释清醒成人及小儿发生咽部阻塞时,神经元和解剖结构之间的动态相互作用[70,71]。

艾森诺(Isono)[62]在肌松和机械通气患儿,通过内窥镜评估了不同压力下咽部横截面积的静态变化,并明确了 Pclose 和气道塌陷的解剖水平。

神经平衡模型中[72],气道开放取决于促进咽部塌陷的肌肉(膈肌、肋间外肌)和咽部扩张的肌肉(颏舌肌,主要维持上呼吸道扩张)之间力量的平衡。

咽部扩张肌受以下因素调节:

　　1.意识状态：相比膈肌和肋间外肌,咽扩张肌活动在睡眠和全身麻醉时降低程度更大,并促进气道塌陷。

　　2.气道负压反射。

　　3.化学刺激水平：pO_2、pCO_2、pH。

　　在清醒和非快速眼动睡眠(NREM)期间,吸气时咽扩张肌维持咽部气道通畅,但过渡到睡眠状态时,咽扩张肌和收缩机肌张力下降[73],气道阻力随之增加。

　　咽部塌陷力可超过咽扩张肌力,造成咽腔内压力低于大气压(负压)。位于鼻咽部和喉部黏膜的压力感受器受到负压刺激(负压反射)[73],激活咽扩张肌阻止气道塌陷[74]。

　　如果负压反射消失,则发生呼吸暂停,随后 pO_2、pCO_2、和 pH 的变化刺激通气反应和觉醒。

　　尤尼斯(Younes)引入了环路增益(loop gain,LG)的概念,描述了呼吸暂停、随后的 pCO_2 升高和通气反应(增益)之间的相互反馈(环路),使 pCO_2 恢复正常以维持呼吸稳定[75]。如果最初的代偿反应过度,所造成的低碳酸血症将再次引起低通气/呼吸暂停,甚至比之前更加严重,并且能一直无限循环下去。正常人的这种控制系统是稳定的(LG<1)。OSA 患者的控制系统不稳定(LG>1)[76]。

　　儿童气道横截面小、鼻阻抗高和胸壁顺应性高。正常儿童可通过增加通气动力、降低气道塌陷代偿这些增加气道梗阻风险的解剖因素[77];OSA 患儿的神经运动反应由于皮层对呼吸传入的处理存在缺陷,易发生气道塌陷[78]。

14.4　特别注意事项

14.4.1　婴儿和早产婴儿

　　婴儿 OSA 的详细描述超出本章讨论范围。有兴趣的读者可参考卡茨(Katz)等[79]的综述。儿童与 OSA 相关的解剖学特征包括鼻阻抗高、上下颌骨相对发育不全等,而婴儿喉软化、后鼻孔闭锁、腭裂和声门下狭窄也是常见因素[79]。6 个月以上的小儿腺样体明显增生肥大,男孩和早产或出生低体重儿更加常见,术后复发率高也与之有关[80]。

婴儿梗阻部位位于腭和舌根部,颈部前屈可加重阻塞[79]。最近一项回顾性研究指出[81],所有 SDB 手术患儿中,早产儿占 5.5%。常见肺部和胃肠道合并症,以及气道异常(分别占 40%、29.8% 和19.3%)。1/3 患儿术前血氧饱和度异常。

婴儿 OSA 多导睡眠监测标准尚未建立,但是婴儿只要 AHI>2,都应怀疑 OSA 可能。此外,喉软化和慢性呼吸窘迫的婴幼儿应予SDB 评估[79]。

大部分婴儿 OSA 的症状可在发育过程中消退[68]。OSA 的非药物治疗包括持续气道正压通气(continuous positive airway pressure,CPAP)、体位治疗,以及鼻咽通气道。手术治疗包括腺样体扁桃体切除术、声门上成形术、舌唇粘连术、下颌骨牵引以及气管造口术[79]。

14.4.2 肥胖儿童

多种因素促使肥胖儿童更易罹患 OSA[82]。据报道,65% 的肥胖儿童扁桃体或腺样体肥大[83]。咽部肌肉和周围结构脂肪浸润[84],可导致 OSA 特征性的气道塌陷。肥胖不仅能影响气道口径,而且还通过损伤上呼吸道肌肉功能破坏气道通畅。肥胖还降低气道的纵向张力和肺顺应性,并减少功能残气量,所有这些因素均促使咽部气道塌陷[85]。

重度肥胖和 OSA 与睡眠片段化,和随后的精神运动障碍、记忆力减退和拼写评分低有关[86]。

肥胖儿童具抑郁症[26]、自杀、孤僻、胃食管反流[87]、肝脏疾病、肠易激综合征[88]、代谢综合征(注意,肥胖儿与非肥胖青少年胰岛素抵抗发生率分别为 30%~50% 和 4%)[89]、2 型糖尿病、脂肪性肝病[90]、高血压、血脂异常和动脉粥样硬化的风险较高[91]。

与对照组 OSA 患儿相比较,肥胖儿运动能力达运动极限时的心指数、每搏输出量指数、氧耗均偏低[24]。

BMI z 评分每增加 0.5 个单位,代谢综合征(胰岛素抵抗、血脂异常、高血压和肥胖)发病风险也相应增加(OR = 1.55;95% CI 1.16 ~ 2.08),并且这见于一半的严重肥胖儿童(BMI z 评分>2.5)[89]。

回顾分析显示[92]超重/肥胖儿(BMI>27 kg/m²)腺样体扁桃体切除术中血氧饱和度降低、喉痉挛和围术期间上呼吸道梗阻的风险更大。这些患儿往往较健康儿童更频繁入院,且住院时间也更长。

此外,与正常体重的 OSA 患儿相比较,肥胖患儿腺样体扁桃体切除术的成功率更低,术后残余 OSA 的概率高达 75%[83, 93]。肥胖儿罹患持续性 OSA 的风险比为正常体重儿童的 4 倍[42]。

14.4.3　综合征

表 14-3 总结了儿童和青少年易患 OSA 的综合征和疾病[94]。

如果张口呼吸和肥胖,同时伴有下颌发育不良或长脸(腺样体面容),应怀疑 OSA 可能[95]。

OSA 症状常见于颅面畸形患儿[96]。最近研究发现,28%的颅面畸形患儿 PSG 阳性(AHI > 5)[37]。超过 70%的颅缝早闭综合征(Apert,Pfeiffer 和 Crouzon)患儿可能患 OSA(中位数 AHI 12.9),且多为重度[96]。

这些患儿通常需要更加复杂和创伤性的气道手术,例如舌缩减术或舌扁桃体切除术[97]。

唐氏综合征患儿罹患 OSA 的风险非常高,气道内多个水平都可能发生梗阻[98,99]。最近报道,此类患儿中约 97%多导睡眠监测异常,59% ~ 66%有中至重度 OSA[100]。相比发育正常患儿,唐氏综合征患儿夜间 MOS 和 EtCO₂ 更高[101]。腺样体扁桃体切除时,唐氏综合征患儿可能已经进展为明显的肺动脉高压[102]。

普拉德-威利综合征(Prader-Willi Syndrome)是解剖异常(包括小下颌畸形)和肥胖相结合的病症。腺样体扁桃体切除术可用于治疗 OSA,但是围术期相关并发症发生的风险较高,包括苏醒延迟、出血、低血糖、喉痉挛、吸氧和再插管[103]。

表 14 - 3　小儿阻塞性睡眠呼吸暂停相关综合征[94]

与上、下颌明显发育不良有关的颅面部综合征	Apert 综合征 Crouzon 综合征 Goldenhar 综合征（半侧颜面短小畸形） Hallermann - Streiff 综合征 Pierre Robin 综合征 Rubinstein - Taybi 综合征 Russell - Silver 综合征 Treacher Collins 综合征
具有突出颅面部畸形的其他综合征	软骨发育不全 Klippel - Feil 综合征 Larsen 综合征 Saethre - Chotzen 综合征 Stickler 综合征 Velocardiofacial 综合征
巨舌症相关疾病	Beckwith - Wiedemann 综合征 唐氏综合征 甲状腺功能减退 黏多糖贮积症（如 Hunter，Hurler 综合征）
与解剖性气道梗阻相关的疾病	腺样体肥大 腭裂和/或腭裂修补 后鼻孔闭锁或狭窄 胎儿华法林综合征 喉气管软化症 鼻息肉或鼻中隔偏曲 Pfeiffer 综合征 血管环
与通气控制无力或受损相关的神经系统疾病	脑瘫 脑神经病变（如 Mobius 综合征、脊髓灰质炎） 神经肌肉疾病（如杜氏肌营养不良症、强直性肌营养不良症） 结构性脑干病变（如 Chiari 畸形即小脑扁桃体下疝畸形、延髓空洞症）
以肥胖为特征的疾病	病态肥胖/代谢综合征 Prader - Willi 综合征
其他疾病	先天性多发关节挛缩症 Conradi - Hünermann 综合征 胃食管反流 镰状细胞病

经许可转载。

14.4.4　中枢性低通气综合征

先天性中枢性低通气综合征是一种睡眠依赖的低通气疾病，一般出生即可诊断,但也可在婴儿甚至成年期发病[如迟发型中枢性低通气综合征(late-onset central hypoventilation syndrome,LOCHS)][104]。其特点是对高碳酸血症的反应受损,且夜间血氧饱和度示踪与典型的 OSA 不同[104]。已证实 LOCHS 患儿 PHOX2B 基因突变。麻醉后可能会出现苏醒延迟,容易与阿片类药物高敏感性和肌松残余相混淆[105]。术后仍表现低通气的特征。

下丘脑机能障碍引起的快速肥胖(rapid-onset obesity with hypothalamic dysfunction,ROHHAD)是另一种可能在围术期出现的中枢性通气不足疾病[106]。然而,其病因、病理生理和相关的内分泌异常与 LOCHS 不同。

14.5 阻塞性呼吸睡眠暂停患儿的内科治疗

一些研究正致力于儿童 OSA 的内科治疗[107]。无创正压通气(Noninvasive positive pressure ventilation,NIV)已广泛应用于成人,也越来越多地用于治疗婴儿和儿童 OSA[108]。

由于术后使用的 NIV 装置可能与家用的有所不同,必须要有经过专业培训的人员在整个住院过程中进行严密监护,并且在术后出现呼吸困难时立即给予无创正压通气[109]。

经鼻导管吸入高流量氧,减肥、体位治疗(侧卧、俯卧位替代仰卧位睡眠)的应用对一些患儿可能有用,但其长远效果不确定或未知[97, 110]。

牙科操作,如快速上颌扩大术和口腔矫治可能有用。近期已有 2 篇综述陆续发表[97, 110]。

由于炎症对扁桃体和腺样体肥大起着关键作用[107],免疫调节药物如孟鲁司特可能在将来证明有用[107, 110]。鼻内用糖皮质激素似乎有效[107, 110],并且可能是腺样体扁桃体切除术前所能接受的最佳短期治疗方法。长期应用的安全性仍有待确认[110]。目前正在研发针对不同生物标记物的药品[107]。

14.6　阻塞性呼吸睡眠暂停患儿的外科治疗

腺样体扁桃体切除术是治疗儿童 OSA 的一线方法,也是美国最常见的手术(年手术量 50 万例)。

无论是否肥胖,腺样体扁桃体切除术可以提高 AHI 指数、生活质量(quality of life,QOL),改善行为和学校表现[83]。单纯腺样体切除也能减少气道塌陷[70]。

最近一项系统综述分析了腺样体扁桃体切除术对心血管的有益之处[111]。尽管这些研究的差异很大,但腺样体扁桃体切除术似乎有益于血压(尤其是舒张压)和心功能[111]。

同样,最近一项研究报道了平均肺动脉压下降,左右心室等容收缩期的时间延长、心肌工作指数值和射血时间延长[30]。

目前已提出腺样体扁桃体切除术的替代术式。5 岁以上患儿,部分扁桃体切除可减轻疼痛,更快恢复正常饮食,减少出血,保持免疫功能,而且复发风险很低[112]。

实际上,基于 AHI 阈值标准对 OSA 严重程度的界定[113],重度 OSA 患儿术后残余 OSA 的发生率为 20%~40%[93]。肥胖、7 岁以上、有哮喘病史,术前 AHI[93] 及呼吸紊乱指数(respiratory disturbance index,RDI)高[42],AA[114] 和颅面部畸形[96]是术后 OSA 持续存在的高危因素。

然而,腺样体扁桃体切除术并非没有风险[107,115,116]。出血、心肺问题和用药错误是术后最常见的并发症(分别为 54%、18% 和 17%),占术后死亡原因的一半[117,118],尤其是儿童术后数小时可能发生延迟性呼吸窘迫[42]。

3~16 岁轻度 OSA 儿童(AHI 指数 1~5),与临床保守治疗相比较,腺样体扁桃体切除术可早期缓解症状,并提高生活质量[119]。但是,严密观察 8 个月后生活质量也能明显改善,且可考虑作为腺样体扁桃体切除术以外的一种选择。

最近一项对 126 例 OSA 婴儿的回顾性分析显示[120],86 名患儿接受了不同的手术干预,包括扁桃体切除、腺样体切除,其中 35% 的患儿为腺样体扁桃体切除。相比非手术治疗(观察、抗反流治疗,CPAP)患儿,6 个月随访时手术干预与其成功率相同。

大型多中心单盲随机研究,即儿童期腺样体扁桃体切除术试验(childhood adenotonsillectomy trial,CHAT)[114],比较了 5~9 岁接受腺样体扁桃体切除术和严密观察策略的结果。与对照组相比,术后 7 个月随访时,腺样体扁桃体切除术并不能改善神经系统结果(NEPSY 注意力与执行功能测试),但是早期接受腺样体扁桃体切除术的患儿行为(护理人员和教师的评分)、生活质量(儿童睡眠问卷和儿童生活质量量表)和 PSG 指数都有很大改善(AHI,从基础值变化 – 1.6 vs. – 3.5,$p<0.001$)。最重要的是,早期腺样体扁桃体切除术组中 79% 的儿童 PSG 结果恢复正常,而观察组只有 46%。值得注意的是,59% 的肥胖患儿(BMZ z 评分>1.65)术后仍然表现为严重的 OSA(AHI>5)。

综合征型颅缝早闭患儿,行腺样体扁桃体切除术可减轻阻塞症状,但可能还需要额外的干预措施,比如 CPAP 治疗,下颌骨牵引和气管切开术[96]。

最近一项研究[121]比较了合并唐氏综合征和黏多糖贮积症的 OSA 患儿分别接受 CPAP 通气或手术治疗。1 年后,两组 PSG 监测、临床评估、小儿 Epworth 睡眠量表,QOL 以及 OSA – 18 评分的随访结果相似。

舌根悬吊术和悬雍垂-腭-咽成形术,伴或不伴腺样体扁桃体切除术也已用于选择性患儿,且可能有益。近来,欧洲呼吸学会课题组对其临床应用进行了回顾[97]。最后,难治性重症患者,气管切开术依然是一种选择[40]。

14.7 阻塞性呼吸睡眠暂停患儿的麻醉管理

14.7.1 总体推荐:美国麻醉医师协会指南

美国麻醉医师协会(the American society of anesthesiologists,

ASA)最近更新了 OSA 患者的管理指南[122]。须注意下列原则：

1. 未涉及中枢性呼吸暂停、气道异常（例如鼻中隔偏曲）或与阻塞性呼吸暂停无关的肥胖和非继发于睡眠呼吸暂停的嗜睡症患者。

2. 未考虑 1 岁以下患儿。

3. 鼓励对 OSA 进行睡眠研究评估。未经睡眠监测的情况下，ASA 认可临床标准作为 OSA 诊断和评估严重程度的依据。

4. 建议在具备处理术后气道并发症设备的医院对 OSA 患者进行管理。

5. 围术期鼓励使用 CPAP。

6. 建议完全逆转神经肌肉阻滞。

7. 强调 OSA 患者由阿片类药和镇静药所致的呼吸抑制风险较高。

8. 推荐术后对患者的准确评估。

9. 鼓励延长观察时间。不应让患者出院而处于不受监护的环境，直到其不再有术后呼吸抑制的风险。2014 年提出了这项新的建议，强调术后监护在降低术后呼吸系统并发症风险中的关键作用。

14.7.2 麻醉管理选择

麻醉医师应根据 OSA 的严重程度制定麻醉方案。如前所述，通过术前问卷调查进行临床评估的阴性预测值高，但其敏感性很低[34]。泰特（Tait）等[123]制订了一份有限的五项问卷，以判断 SDB 患儿围术期呼吸系统不良事件的风险是否增加。然而，这项问卷并未设计对 OSA 的严重程度进行分级，且呼吸系统事件也仅限于术后短期内。

因此，如果无可利用的睡眠研究数据，麻醉医师必须依靠临床评估气道塌陷。由于能引起明显的气道梗阻和血氧饱和度严重下降[124]，故应仔细权衡严重 OSA 患儿术前用药的利弊。

患儿对麻醉的反应可能提供重要的信息，因为全麻时骨骼肌张力低下实际上模拟了 REM 睡眠，可能诱发 OSA。自主呼吸时，需要正压保持咽部气道通畅，高二氧化碳窒息阈值[125]和阿片类药物敏感性增加都提示重度 OSA，可能有必要术后住院和延长心肺监护时间[126]。

使用局部麻醉可能诱发 OSA。局部麻醉可能通过抑制上呼吸道扩张，导致 OSA 患儿咽部横截面积减小[127]。阿片类药物滴定对减少重度 OSA 患儿呼吸系统并发症至关重要（见下文）。

最后，重度 OSA 患儿复苏室供氧必须谨慎，因为他们对 CO_2 反应迟钝，更多依赖外周呼吸驱动[125]。

14.8　小儿腺样体扁桃体切除术麻醉管理指南

14.8.1　腺样体扁桃体切除术建议：意大利国家指南、美国耳鼻咽喉头颈外科学会指南、美国儿科学会指南

2008 年，意大利国家指南[128]指出，实施腺样体扁桃体切除术的决定应基于临床评估（例如大声打鼾、低血氧饱和度），而不论是否采用专科问卷调查。推荐夜间脉搏血氧饱和度监测作为 SDB 疑似儿童初测项目。PSG 用于脉搏血氧饱和度不确定患儿的进一步检查[48]。单纯腺样体切除因术后复发率高而不推荐。术中不建议使用吗啡。推荐采用静脉注射地塞米松 0.5～1 mg/kg（最大剂量 8 mg），每 4 小时口服对乙酰氨基酚 15 mg/kg 和必要时每 4 小时口服可待因 1 mg/kg 联合的多模式镇痛，但必须注意，FDA 在 2013 年对可待因发出黑框警告[39]。

建议短期应用抗生素。该指南还建议 3 岁以下患儿术后住院观察。

美国耳鼻咽喉头颈外科学会推荐，并存疾病例如肥胖、唐氏综合征、颅面部畸形、神经肌肉疾病、镰状细胞病和黏多糖贮积症等患儿施行腺样体扁桃体切除术前应予 PSG 检查[129]。重要的是，应当在麻醉诱导前与麻醉医师沟通 PSG 结果。3 岁以下严重 OSA 患儿（AHI≥10 或每小时更多次梗阻事件，最低血氧饱和度<80%，或两者并存），建议术后住院观察。

2012 年，AAP[32]推荐腺样体扁桃体切除术作为小儿 OSA 的一线治疗方案。相对禁忌包括非常小的扁桃体/腺样体、病态肥胖同时扁桃体/腺样体小、难治性出血性疾病和黏膜下腭裂。夜间录制视频、夜间血氧饱和度监测、日间小睡多导睡眠监测和动态多导睡眠监测被认为可有效替代 PSG。该指南承认，即使无病毒感染，患儿也可表现为慢性流涕和鼻塞，这些都会使气道管理更具挑战。3 岁以下同时伴重度 OSA、OSA 所致的心脏疾病、发育迟缓、肥胖、颅面部畸形，神经肌肉疾病，以及近期呼吸道感染的患儿，建议术后住院观察。AAP 指出围术期最低氧饱和度<80%，PCO_2>60 mmHg 或术前 AHI>24 的患儿术后呼吸系统并发症风险较高。

14.8.2 小儿腺样体扁桃体切除术的麻醉管理

3 岁以下儿童或存在下列情况时，建议术后住院观察：存在并发症，出血体质、距离医院太远、疼痛严重、食欲缺乏、术后呕吐和清醒状态下呼吸空气时血氧饱和度<95%[45]。

考虑术后转入 ICU 观察指征：患儿年龄<24 个月伴 REM 睡眠期 RDI>60；REM 睡眠期 RDI<60 但伴有并存综合征或可能加重气道梗阻的明显神经肌肉疾病，发育迟缓、呼吸功能障碍、中枢性呼吸暂停、复杂发绀或先天性心脏病[130]，或 MOS4[45]。与 AAP 实践指南相同，2 岁以上 OSA（MOS4）非常严重且无并发症的患儿，术后除了入 PICU，也可在其他病房严密监测[45]。

14.8.2.1 术中管理

关于 OSA 患儿施行腺样体扁桃体切除术的麻醉管理既无统一意见，也无随机对照研究。腺样体扁桃体切除术中，由于喉罩使咽部手术视野变小，故认为气管内插管优于喉罩。

使用吸入诱导应当谨慎，因为吸入诱导降低咽部肌肉的张力和纵向应力，可能引发气道塌陷，需要熟练的面罩通气支持。因此，这就要求临床医生必须在麻醉诱导前仔细评估气道，并且先进的气道急救设备随时可用[39]。通过 APL 阀应用 CPAP 可方便手控通气，根据气道塌陷水平和严重程度调节 CPAP 水平[55]。

静脉诱导可导致上呼吸道塌陷,使正压通气困难。置入口咽通气道可克服咽部气道梗阻。

最近一项研究[131]比较了右美托咪定-氯胺酮和七氟烷-舒芬太尼麻醉用于悬雍垂腭咽成形术。右美托咪定-氯胺酮组疼痛评分更低,苏醒期谵妄/躁动发生率更低,但苏醒时间延长,镇静程度更深(Ramsay 评分),并且在麻醉后监护室(post anesthesia care unit,PACU)血氧饱和低于95%的发生率更高。

OSA 患儿对阿片类药物敏感性较高[132]且痛觉减退[133],术中使用短效阿片类药物如瑞芬太尼对重度 OSA 患儿(MOS3、MOS4)也许有利。此外,术后吗啡用量应当减半,且 MOS3 和 MOS4 级患儿可能只需要常用阿片类药的半量[50]仔细滴定。

如前所述,鉴于存在气道塌陷的风险,不建议采用咽部局麻药浸润。使用对乙酰氨基酚和术中类固醇的多模式镇痛方案有利于减轻术后疼痛[115]。腺样体扁桃体切除术使用非甾体类抗炎药尚存在争议[134]。最后,尽管术后常见暂时性菌血症[135],然而并不推荐常规应用抗生素[115]。

14.8.2.2 术后管理

优化术后管理的关键在于减少呼吸系统事件,其在腺样体扁桃体切除术后的发生率可高达60%[45]。

美国儿科麻醉学会近期调查[136]显示,手术后 24 小时内发生了16 例可预防的死亡/神经损伤,分别发生在家中、PACU 或病房[136]。这项调查强调了延长术后监测的重要性。

呼吸系统并发症常发生在术后第一晚,轻、中度 OSA 患儿可表现为症状加重[137]。术前 RDI>19 或持续打鼾的患儿,术后应当进行PSG 随访,因为其残留 OSA 的风险更高[42]。流涕、悬雍垂水肿和麻醉残留可加重术后气道梗阻[130]。术后,儿童也可能进展为梗阻后肺水肿[32]。3 岁以下患儿脱水的发生率为5%[138]。

小 结

儿童 OSA 是一种具有独特的病理生理特点的复杂疾病。了解

OSA 儿童气道塌陷的解剖和生理基础对优化患儿的麻醉管理至关重要。麻醉医师必须认识到 OSA 严重程度分级是判断术后并发症高风险患儿的关键。此外,对于这些高危患儿,应当始终考虑延长术后监测时间和谨慎使用麻醉性镇痛药。

(魏嵘　译)

参考文献

[1] Berry RB, Budhiraja R, Gottlieb DJ, et al. Rules for scoring respiratory events in sleep: update of the 2007 AASM Manual for the Scoring of Sleep and Associated Events. Deliberations of the Sleep Apnea Definitions Task Force of the American Academy of Sleep Medicine. J Clin Sleep Med, 2012, 8(5): 597 - 619.

[2] Marcus CL, Brooks LJ, Draper KA, et al. Diagnosis and management of childhood obstructive sleep apnea syndrome. Pediatrics, 2012, 130 (3): e714 - e755.

[3] Goh DY, Galster P, Marcus CL. Sleep architecture and respiratory disturbances in children with obstructive sleep apnea. Am J Respir Crit Care Med, 2000, 162(2 Pt 1): 682 - 686.

[4] Carrera HL, McDonough JM, Gallagher PR, et al. Upper airway collapsibility during wakefulness in children with sleep disordered breathing, as determined by the negative expiratory pressure technique. Sleep, 2011, 34(6): 717 - 724.

[5] Brunetti L, Rana S, Lospalluti ML, et al. Prevalence of obstructive sleep apnea syndrome in a cohort of 1,207 children of southern Italy. Chest, 2001, 120(6): 1930 - 1935.

[6] Hoban TF. Sleep disorders in children. Continuum (Minneap Minn), 2013, 19(1 Sleep Disorders): 185 - 198.

[7] Erickson BK, Larson DR, St Sauver JL, et al. Changes in incidence and indications of tonsillectomy and adenotonsillectomy, 1970 - 2005. Otolaryngol Head Neck Surg, 2009, 140(6): 894 - 901.

[8] Kato I, Franco P, Groswasser J, et al. Frequency of obstructive and mixed sleep apneas in 1,023 infants. Sleep, 2000, 23(4): 487 - 492.

[9] Tan HL, Gozal D, Kheirandish-Gozal L. Obstructive sleep apnea in children: a critical update. Nat Sci Sleep, 2013, 5: 109 - 123.

[10] Chervin RD, Weatherly RA, Ruzicka DL, et al. Subjective sleepiness and polysomnographic correlates in children scheduled for adenotonsillectomy vs

other surgical care. Sleep, 2006, 29(4): 495-503.

[11] Castronovo V, Zucconi M, Nosetti L, et al. Prevalence of habitual snoring and sleep-disordered breathing in preschoolaged children in an Italian community. J Pediatr, 2003, 142(4): 377-382.

[12] Kahn A, Groswasser J, Sottiaux M, et al. Mechanisms of obstructive sleep apneas in infants. Biol Neonate, 1994, 65(3-4): 235-239.

[13] Rosen CL, Larkin EK, Kirchner HL, et al. Prevalence and risk factors for sleep-disordered breathing in 8- to 11-year-old-children: association with race and prematurity. J Pediatr, 2003, 142(4): 383-389.

[14] Brouillette RT, Horwood L, Constantin E, et al. Childhood sleep apnea and neighborhood disadvantage. J Pediatr, 2011, 158(5): 789-795.

[15] Stepanski E, Zayyad A, Nigro C, et al. Sleep-disordered breathing in a predominantly African-American pediatric population. J Sleep Res, 1999, 8(1): 65-70.

[16] Weinstock TG, Rosen CL, Marcus CL, et al. Predictors of obstructive sleep apnea severity in adenotonsillectomy candidates. Sleep, 2014, 37(2): 261-269.

[17] Tripuraneni M, Paruthi S, Armbrecht ES, et al. Obstructive sleep apnea in children. Laryngoscope, 2013, 123(5): 1289-1293.

[18] Kaditis AG, Alexopoulos EI, Hatzi F, et al. Adiposity in relation to age as predictor of severity of sleep apnea in children with snoring. Sleep Breath, 2008, 12(1): 25-31.

[19] Rudnick EF, Walsh JS, Hampton MC, et al. Prevalence and ethnicity of sleepdisordered breathing and obesity in children. Otolaryngol Head Neck Surg, 2007, 137(6): 878-882.

[20] Gutierrez MJ, Zhu J, Rodriguez-Martinez CE, et al. Nocturnal phenotypical features of obstructive sleep apnea (OSA) in asthmatic children. Pediatr Pulmonol, 2013, 48(6): 592-600.

[21] Alexopoulos EI, Charitos G, Malakasioti G, et al. Parental history of adenotonsillectomy is associated with obstructive sleep apnea severity in children with snoring. J Pediatr, 2014, 164(6): 1352-1357.

[22] Gozal D, Hakim F, Kheirandish-Gozal L. Chemoreceptors, baroreceptors, and autonomic deregulation in children with obstructive sleep apnea. Respir Physiol Neurobiol, 2013, 185(1): 177-185.

[23] Jeyakumar A, Rahman SI, Armbrecht ES, et al. The association between sleepdisordered breathing and enuresis in children. Laryngoscope, 2012, 122(8): 1873-1877.

[24] Evans CA, Selvadurai H, Baur LA, et al. Effects of obstructive sleep apnea and obesity on exercise function in children. Sleep, 2014, 37(6):

1103 - 1110.

[25] Leung LC, Ng DK, Lau MW, et al. Twenty-four-hour ambulatory BP in snoring children with obstructive sleep apnea syndrome. Chest, 2006, 130(4): 1009 - 1017.

[26] Sofer S, Weinhouse E, Tal A, et al. Cor pulmonale due to adenoidal or tonsillar hypertrophy or both in children. Noninvasive diagnosis and follow-up. Chest, 1988, 93(1): 119 - 122.

[27] Amin RS, Kimball TR, Kalra M, et al. Left ventricular function in children with sleep-disordered breathing. Am J Cardiol, 2005, 95(6): 801 - 804.

[28] Amin RS, Kimball TR, Bean JA, et al. Left ventricular hypertrophy and abnormal ventricular geometry in children and adolescents with obstructive sleep apnea. Am J Respir Crit Care Med, 2002, 165(10): 1395 - 1399.

[29] Tal A, Leiberman A, Margulis G, et al. Ventricular dysfunction in children with obstructive sleep apnea: radionuclide assessment. Pediatr Pulmonol, 1988, 4(3): 139 - 143.

[30] Cincin A, Sakalli E, Bakirci EM, et al. Relationship between obstructive sleep apnea-specific symptoms and cardiac function before and after adenotonsillectomy in children with adenotonsillar hypertrophy. Int J Pediatr Otorhinolaryngol, 2014, 78(8): 1281 - 1287.

[31] Bhushan B, Sheldon S, Wang E, et al. Clinical indicators that predict the presence of moderate to severe obstructive sleep apnea after adenotonsillectomy in children. Am J Otolaryngol, 2014, 35(4): 487 - 495.

[32] Marcus CL, Brooks LJ, Draper KA, et al. Diagnosis and management of childhood obstructive sleep apnea syndrome. Pediatrics, 2012, 130(3): 576 - 584.

[33] Chau KW, Ng DK, Kwok CK, et al. Clinical risk factors for obstructive sleep apnoea in children. Singapore Med J, 2003, 44(11): 570 - 573.

[34] Constantin E, Tewfik TL, Brouillette RT. Can the OSA-18 quality-of-life questionnaire detect obstructive sleep apnea in children? Pediatrics, 2010, 125(1): e162 - e168.

[35] Alonso-Alvarez ML, Cordero-Guevara JA, Teran-Santos J, et al. Obstructive sleep apnea in obese community-dwelling children: the NANOS study. Sleep, 2014, 37(5): 943 - 949.

[36] Chervin RD, Weatherly RA, Garetz SL, et al. Pediatric sleep questionnaire: prediction of sleep apnea and outcomes. Arch Otolaryngol Head Neck Surg, 2007, 133(3): 216 - 222.

[37] Cielo CM, Silvestre J, Paliga JT, et al. Utility of screening for obstructive sleep apnea syndrome in children with craniofacial disorders. Plast Reconstr Surg, 2014, 134(3): 434e - 441e.

[38] Brietzke SE, Katz ES, Roberson DW. Can history and physical examination reliably diagnose pediatric obstructive sleep apnea/hypopnea syndrome? A systematic review of the literature. Otolaryngol Head Neck Surg, 2004, 131(6): 827 - 832.

[39] Patino M, Sadhasivam S, Mahmoud M. Obstructive sleep apnoea in children: perioperative considerations. Br J Anaesth, 2013, 111(Suppl 1): i83 - i95.

[40] Bower CM, Gungor A. Pediatric obstructive sleep apnea syndrome. Otolaryngol Clin North Am, 2000, 33(1): 49 - 75.

[41] Kheirandish-Gozal L, Gozal D. The multiple challenges of obstructive sleep apnea in children: diagnosis. Curr Opin Pediatr, 2008, 20(6): 650 - 653.

[42] Suen JS, Arnold JE, Brooks LJ. Adenotonsillectomy for treatment of obstructive sleep apnea in children. Arch Otolaryngol Head Neck Surg, 1995, 121(5): 525 - 530.

[43] Nixon GM, Brouillette RT. Diagnostic techniques for obstructive sleep apnoea: is polysomnography necessary? Paediatr Respir Rev, 2002, 3(1): 18 - 24.

[44] Pavone M, Cutrera R, Verrillo E, et al. Night-to-night consistency of at-home nocturnal pulse oximetry testing for obstructive sleep apnea in children. Pediatr Pulmonol, 2013, 48(8): 754 - 760.

[45] Brown KA. Outcome, risk, and error and the child with obstructive sleep apnea. Paediatr Anaesth, 2011, 21(7): 771 - 780.

[46] Tsai CM, Kang CH, Su MC, et al. Usefulness of desaturation index for the assessment of obstructive sleep apnea syndrome in children. Int J Pediatr Otorhinolaryngol, 2013, 77(8): 1286 - 1290.

[47] Nixon GM, Kermack AS, Davis GM, et al. Planning adenotonsillectomy in children with obstructive sleep apnea: the role of overnight oximetry. Pediatrics, 2004, 113(1 Pt 1): e19 - e25.

[48] Brouillette RT, Morielli A, Leimanis A, et al. Nocturnal pulse oximetry as an abbreviated testing modality for pediatric obstructive sleep apnea. Pediatrics, 2000, 105(2): 405 - 412.

[49] Brown KA, Morin I, Hickey C, et al. Urgent adenotonsillectomy: an analysis of risk factors associated with postoperative respiratory morbidity. Anesthesiology, 2003, 99(3): 586 - 595.

[50] Brown KA, Laferriere A, Moss IR. Recurrent hypoxemia in young children with obstructive sleep apnea is associated with reduced opioid requirement for analgesia. Anesthesiology, 2004, 100(4): 806 - 810; discussion 805A.

[51] Brockmann PE, Schaefer C, Poets A, et al. Diagnosis of obstructive sleep apnea in children: a systematic review. Sleep Med Rev, 2013, 17(5): 331 - 340.

[52] Schechter MS. Technical report: diagnosis and management of childhood obstructive sleep apnea syndrome. Pediatrics, 2002, 109(4): e69.

[53] Wootten CT, Chinnadurai S, Goudy SL. Beyond adenotonsillectomy: outcomes of sleep endoscopy-directed treatments in pediatric obstructive sleep apnea. Int J Pediatr Otorhinolaryngol, 2014, 78(7): 1158 - 1162.

[54] Shott SR. Evaluation and management of pediatric obstructive sleep apnea beyond tonsillectomy and adenoidectomy. Curr Opin Otolaryngol Head Neck Surg, 2011, 19(6): 449 - 454.

[55] Isono S. Developmental changes of pharyngeal airway patency: implications for pediatric anesthesia. Paediatr Anaesth, 2006, 16(2): 109 - 122.

[56] Chen W, Kushida CA. Nasal obstruction in sleep-disordered breathing. Otolaryngol Clin North Am, 2003, 36(3): 437 - 460.

[57] Taasan V, Wynne JW, Cassisi N, et al. The effect of nasal packing on sleepdisordered breathing and nocturnal oxygen desaturation. Laryngoscope, 1981, 91(7): 1163 - 1172.

[58] Olsen KD, Kern EB, Westbrook PR. Sleep and breathing disturbance secondary to nasal obstruction. Otolaryngol Head Neck Surg, 1981, 89(5): 804 - 810.

[59] Haight JS, Cole P. Unilateral nasal resistance and asymmetrical body pressure. J Otolaryngol Suppl, 1986, 16: 1 - 31.

[60] Miller MJ, Martin RJ, Carlo WA, et al. Oral breathing in newborn infants. J Pediatr, 1985, 107(3): 465 - 469.

[61] Jeans WD, Fernando DC, Maw AR, et al. A longitudinal study of the growth of the nasopharynx and its contents in normal children. Br J Radiol, 1981, 54(638): 117 - 121.

[62] Isono S, Shimada A, Utsugi M, et al. Comparison of static mechanical properties of the passive pharynx between normal children and children with sleep-disordered breathing. Am J Respir Crit Care Med, 1998, 157(4 Pt 1): 1204 - 1212.

[63] Arens R, McDonough JM, Costarino AT, et al. Magnetic resonance imaging of the upper airway structure of children with obstructive sleep apnea syndrome. Am J Respir Crit Care Med, 2001, 164(4): 698 - 703.

[64] Shorten GD, Opie NJ, Graziotti P, et al. Assessment of upper airway anatomy in awake, sedated and anaesthetised patients using magnetic resonance imaging. Anaesth Intensive Care, 1994, 22(2): 165 - 169.

[65] Suzuki K, Kawakatsu K, Hattori C, et al. Application of lingual tonsillectomy to sleep apnea syndrome involving lingual tonsils. Acta Otolaryngol Suppl, 2003, 550: 65 - 71.

[66] Pinto JA, Kohler R, Wambier H, et al. Laryngeal pathologies as an etiologic

factor of obstructive sleep apnea syndrome in children. Int J Pediatr Otorhinolaryngol, 2013, 77(4): 573 - 575.

[67] Naganuma H, Okamoto M, Woodson BT, et al. Cephalometric and fiberoptic evaluation as a case-selection technique for obstructive sleep apnea syndrome (OSAS). Acta Otolaryngol Suppl, 2002, 547: 57 - 63.

[68] Ramgopal S, Kothare SV, Rana M, et al. Obstructive sleep apnea in infancy: a 7 - year experience at a pediatric sleep center. Pediatr Pulmonol, 2014, 49(6): 554 - 560.

[69] Schwartz AR, Smith PL. CrossTalk proposal: the human upper airway does behave like a Starling resistor during sleep. J Physiol, 2013, 591(Pt 9): 2229 -2232.

[70] Marcus CL, McColley SA, Carroll JL, et al. Upper airway collapsibility in children with obstructive sleep apnea syndrome. J Appl Physiol, 1994, (1985) 77(2): 918 - 924.

[71] Schwartz AR, Smith PL, Wise RA, et al. Induction of upper airway occlusion in sleeping individuals with subatmospheric nasal pressure. J Appl Physiol (1985), 1988, 64(2): 535 - 542.

[72] Brouillette RT, Thach BT. A neuromuscular mechanism maintaining extrathoracic airway patency. J Appl Physiol: Respir Environ Exer Physiol, 1979, 46(4): 772 - 779.

[73] Horner RL. Motor control of the pharyngeal musculature and implications for the pathogenesis of obstructive sleep apnea. Sleep, 1996, 19(10): 827 - 853.

[74] Nishino T. Physiological and pathophysiological implications of upper airway reflexes in humans. Jpn J Physiol, 2000, 50(1): 3 - 14.

[75] Younes M. CrossTalk proposal: elevated loop gain is a consequence of obstructive sleep apnoea. J Physiol, 2014, 592(Pt 14): 2899 - 2901.

[76] Younes M, Ostrowski M, Thompson W, et al. Chemical control stability in patients with obstructive sleep apnea. Am J Respir Crit Care Med, 2001, 163(5): 1181 - 1190.

[77] Arens R, Marcus CL. Pathophysiology of upper airway obstruction: a developmental perspective. Sleep, 2004, 27(5): 997 - 1019.

[78] Huang J, Marcus CL, Davenport PW, et al. Respiratory and auditory cortical processing in children with obstructive sleep apnea syndrome. Am J Respir Crit Care Med, 2013, 188(7): 852 - 857.

[79] Katz ES, Mitchell RB, D'Ambrosio CM. Obstructive sleep apnea in infants. Am J Respir Crit Care Med, 2012, 185(8): 805 - 816.

[80] Greenfeld M, Tauman R, DeRowe A, et al. Obstructive sleep apnea syndrome due to adenotonsillar hypertrophy in infants. Int J Pediatr Otorhinolaryngol, 2003, 67(10): 1055 - 1060.

［81］Manuel A, Witmans M, El-Hakim H. Children with a history of prematurity presenting with snoring and sleep-disordered breathing: a cross-sectional study. Laryngoscope, 2013, 123(8): 2030 - 2034.

［82］Gozal D, Kheirandish-Gozal L. Childhood obesity and sleep: relatives, partners, orboth? — a critical perspective on the evidence. Ann N Y Acad Sci, 2012, 1264: 135 - 141.

［83］Mitchell RB, Boss EF. Pediatric obstructive sleep apnea in obese and normal-weight children: impact of adenotonsillectomy on quality-of-life and behavior. Dev Neuropsychol, 2009, 34(5): 650 - 661.

［84］Arens R, Sin S, Nandalike K, et al. Upper airway structure and body fat composition in obese children with obstructive sleep apnea syndrome. Am J Respir Crit Care Med, 2011, 183(6): 782 - 787.

［85］Canapari CA, Hoppin AG, Kinane TB, et al. Relationship between sleep apnea, fat distribution, and insulin resistance in obese children. J Clin Sleep Med, 2011, 7(3): 268 - 273.

［86］Hannon TS, Rofey DL, Ryan CM, et al. Relationships among obstructive sleep apnea, anthropometric measures, and neurocognitive functioning in adolescents with severe obesity. J Pediatr, 2012, 160(5): 732 - 735.

［87］Pashankar DS, Corbin Z, Shah SK, et al. Increased prevalence of gastroesophageal reflux symptoms in obese children evaluated in an academic medical center. J Clin Gastroenterol, 2009, 43(5): 410 - 413.

［88］Teitelbaum JE, Sinha P, Micale M, et al. Obesity is related to multiple functional abdominal diseases. J Pediatr, 2009, 154(3): 444 - 446.

［89］Weiss R, Dziura J, Burgert TS, et al. Obesity and the metabolic syndrome in children and adolescents. N Engl J Med, 2004, 350(23): 2362 - 2374.

［90］Nobili V, Cutrera R, Liccardo D, et al. Obstructive sleep apnea syndrome affects liver histology and inflamatory cell activation in pediatric nonalcoholic fatty liver disease, regardless of obesity/insulin resistance. Am J Respir Crit Care Med, 2014, 189(1): 66 - 76.

［91］Freedman DS, Mei Z, Srinivasan SR, et al. Cardiovascular risk factors and excess adiposity among overweight children and adolescents: the Bogalusa Heart Study. J Pediatr, 2007, 150(1): 12.e12 - 17.e12.

［92］Nafiu OO, Green GE, Walton S, et al. Obesity and risk of peri-operative complications in children presenting for adenotonsillectomy. Int J Pediatr Otorhinolaryngol, 2009, 73(1): 89 - 95.

［93］Bhattacharjee R, Kheirandish-Gozal L, Spruyt K, et al. Adenotonsillectomy outcomes in treatment of obstructive sleep apnea in children: a multicenter retrospective study. Am J Respir Crit Care Med, 2010, 182(5): 676 - 683.

［94］Hoban TF, Bliwise DL. Ontogeny. In: Kudhida CA (ed) Obstructive sleep apnea: pathophysiology, comorbidities, and consequences, 10th edn. Informa Healthcare USA, New York, 2007, pp.39 - 60.

[95] Flores-Mir C, Korayem M, Heo G, et al. Craniofacial morphological characteristics in children with obstructive sleep apnea syndrome: a systematic review and meta-analysis. J Am Dent Assoc, 2013, 144(3): 269 - 277.

[96] Zandieh SO, Padwa BL, Katz ES. Adenotonsillectomy for obstructive sleep apnea in children with syndromic craniosynostosis. Plast Reconstr Surg, 2013, 131(4): 847 - 852.

[97] Randerath WJ, Verbraecken J, Andreas S, et al. Non-CPAP therapies in obstructive sleep apnoea. Eur Respir J, 2011, 37(5): 1000 - 1028.

[98] Gibson SE, Myer CM 3rd, Strife JL, et al. Sleep fluoroscopy for localization of upper airway obstruction in children. Ann Otol Rhinol Laryngol, 1996, 105(9): 678 - 683.

[99] Donnelly LF, Surdulescu V, Chini BA, et al. Upper airway motion depicted at cine MR imaging performed during sleep: comparison between young patients with and those without obstructive sleep apnea. Radiology, 2003, 227(1): 239 - 245.

[100] Austeng ME, Overland B, Kvaerner KJ, et al. Obstructive sleep apnea in younger school children with Down syndrome. Int J Pediatr Otorhinolaryngol, 2014, 78(7): 1026 - 1029.

[101] Lin SC, Davey MJ, Horne RS, et al. Screening for obstructive sleep apnea in children with Down syndrome. J Pediatr, 2014, 165(1): 117 - 122.

[102] Eipe N, Lai L, Doherty DR. Severe pulmonary hypertension and adenotonsillectomy in a child with Trisomy-21 and obstructive sleep apnea. Paediatr Anaesth, 2009, 19(5): 548 - 549.

[103] Pavone M, Paglietti MG, Petrone A, et al. Adenotonsillectomy for obstructive sleep apnea in children with Prader-Willi syndrome. Pediatr Pulmonol, 2006, 41(1): 74 - 79.

[104] Barratt S, Kendrick AH, Buchanan F, et al. Central hypoventilation with PHOX2B expansion mutation presenting in adulthood. Thorax, 2007, 62(10): 919 - 920.

[105] Mahmoud M, Bryan Y, Gunter J, et al. Anesthetic implications of undiagnosed late onset central hypoventilation syndrome in a child: from elective tonsillectomy to tracheostomy. Paediatr Anaesth, 2007, 17(10): 1001 - 1005.

[106] Chandrakantan A, Poulton TJ. Anesthetic considerations for rapid-onset obesity, hypoventilation, hypothalamic dysfunction, and autonomic dysfunction (ROHHAD) syndrome in children. Paediatr Anaesth, 2013, 23(1): 28 - 32.

［107］ Kheirandish-Gozal L，Kim J，Goldbart AD，et al. Novel pharmacological approaches for treatment of obstructive sleep apnea in children. Expert Opin Investig Drugs，2013，22(1)：71 - 85.

［108］ Marcus CL，Rosen G，Ward SL，et al. Adherence to and effectiveness of positive airway pressure therapy in children with obstructive sleep apnea. Pediatrics，2006，117(3)：e442 - e451.

［109］ Elliott MW，Confalonieri M，Nava S. Where to perform noninvasive ventilation？ Eur Respir J，2002，19(6)：1159 - 1166.

［110］ Tapia IE，Marcus CL. Newer treatment modalities for pediatric obstructive sleep apnea. Paediatr Respir Rev，2013，14(3)：199 - 203.

［111］ Teo DT，Mitchell RB. Systematic review of effects of adenotonsillectomy on cardiovascular parameters in children with obstructive sleep apnea. Otolaryngol Head Neck Surg，2013，148(1)：21 - 28.

［112］ Zhang Q，Li D，Wang H. Long term outcome of tonsillar regrowth after partial tonsillectomy in children with obstructive sleep apnea. Auris Nasus Larynx，2014，41(3)：299 - 302.

［113］ Kang KT，Weng WC，Lee CH，et al. Discrepancy between objective and subjective outcomes after adenotonsillectomy in children with obstructive sleep apnea syndrome. Otolaryngol Head Neck Surg，2014，151 (1)：150 - 158.

［114］ Marcus CL，Moore RH，Rosen CL，et al. A randomized trial of adenotonsillectomy for childhood sleep apnea. N Engl J Med，2013，368(25)：2366 - 2376.

［115］ Baugh RF，Archer SM，Mitchell RB，et al. Clinical practice guideline：tonsillectomy in children. Otolaryngol Head Neck Surg，2011，144 (1 Suppl)：S1 - S30.

［116］ Brouillette RT. Let's CHAT about adenotonsillectomy. N Engl J Med，2013，368(25)：2428 - 2429.

［117］ Stevenson AN，Myer CM 3rd，Shuler MD，et al. Complications and legal outcomes of tonsillectomy malpractice claims. Laryngoscope，2012，122(1)：71 - 74.

［118］ Morris LG，Lieberman SM，Reitzen SD，et al.Characteristics and outcomes of malpractice claims after tonsillectomy. Otolaryngol Head Neck Surg，2008，138(3)：315 - 320.

［119］ Volsky PG，Woughter MA，Beydoun HA，et al. Adenotonsillectomy vs observation for management of mild obstructive sleep apnea in children. Otolaryngol Head Neck Surg，2014，150(1)：126 - 132.

［120］ Leonardis RL，Robison JG，Otteson TD. Evaluating the management of obstructive sleep apnea in neonates and infants. JAMA Otolaryngol Head

Neck Surg, 2013, 139(2): 139-146.

[121] Sudarsan SS, Paramasivan VK, Arumugam SV, et al. Comparison of treatment modalities in syndromic children with obstructive sleep apnea — a randomized cohort study. Int J Pediatr Otorhinolaryngol, 2014, 78(9): 1526-1533.

[122] Practice guidelines for the perioperative management of patients with obstructive sleep apnea: an updated report by the American Society of Anesthesiologists Task Force on Perioperative Management of patients with obstructive sleep apnea. Anesthesiology, 2014, 120(2): 268-286.

[123] Tait AR, Voepel-Lewis T, Christensen R, et al. The STBUR questionnaire for predicting perioperative respiratory adverse events in children at risk for sleep-disordered breathing. Paediatr Anaesth, 2013, 23(6): 510-516.

[124] Nozaki-Taguchi N, Isono S, Nishino T, Numai T, et al. Upper airway obstruction during midazolam sedation: modification by nasal CPAP. Can J Anaesth, 1995, 42(8): 685-690.

[125] Strauss SG, Lynn AM, Bratton SL, et al. Ventilatory response to CO_2 in children with obstructive sleep apnea from adenotonsillar hypertrophy. Anesth Analg, 1999, 89(2): 328-332.

[126] Brown KA, Brouillette RT. The elephant in the room: lethal apnea at home after adenotonsillectomy. Anesth Analg, 2014, 118(6): 1157-1159.

[127] Gozal D, Burnside MM. Increased upper airway collapsibility in children with obstructive sleep apnea during wakefulness. Am J Respir Crit Care Med, 2004, 169(2): 163-167.

[128] Bellussi L, Busoni P, Camaioni A, et al. Appropriatezza e sicurezza degli interventi di tonsillectomia e/o adenoidectomia. Minerva Pediatr, 2008, 60(5): 907-909.

[129] Roland PS, Rosenfeld RM, Brooks LJ, et al. Clinical practice guideline: polysomnography for sleep-disordered breathing prior to tonsillectomy in children. Otolaryngol Head Neck Surg, 2011, 145(1 Suppl): S1-S15.

[130] Walker P, Whitehead B, Rowley M. Role of paediatric intensive care following adenotonsillectomy for severe obstructive sleep apnoea: criteria for elective admission. J Laryngol Otol, 2013, 127(Suppl 1): S26-S29.

[131] Cheng X, Huang Y, Zhao Q, et al. Comparison of the effects of dexmedetomidineketamine and sevoflurane-sufentanil anesthesia in children with obstructive sleep apnea after uvulopalatopharyngoplasty: an observational study. J Anaesthesiol Clin Pharmacol, 2014, 30(1): 31-35.

[132] Rabbitts JA, Groenewald CB, Dietz NM, et al. Perioperative opioid requirements are decreased in hypoxic children living at altitude. Paediatr Anaesth, 2010, 20(12): 1078-1083.

［133］ Doufas AG, Tian L, Padrez KA, et al. Experimental pain and opioid analgesia in volunteers at high risk for obstructive sleep apnea. PLoS One, 2013, 8(1), e54807.

［134］ Lewis SR, Nicholson A, Cardwell ME, et al. Nonsteroidal antiinflammatory drugs and perioperative bleeding in paediatric tonsillectomy. Cochrane Database Syst Rev, 2013, (7): CD003591.

［135］ Yildirim I, Okur E, Ciragil P, et al. Bacteraemia during tonsillectomy. J Laryngol Otol, 2003, 117(8): 619－623.

［136］ Cote CJ, Posner KL, Domino KB. Death or neurologic injury after tonsillectomy in children with a focus on obstructive sleep apnea: Houston, we have a problem! Anesth Analg, 2014, 118(6): 1276－1283.

［137］ Nixon GM, Kermack AS, McGregor CD, et al. Sleep and breathing on the first night after adenotonsillectomy for obstructive sleep apnea. Pediatr Pulmonol, 2005, 39(4): 332－338.

［138］ Spencer DJ, Jones JE. Complications of adenotonsillectomy in patients younger than 3 years. Arch Otolaryngol Head Neck Surg, 2012, 138(4): 335－339.

创伤性损伤仍然是 1~14 岁儿童死亡和严重伤残的主要原因。

儿科患者创伤性损伤主要是钝性、非穿透性伤。这种临床特点与多种原因有关,如图 15-1 所示。

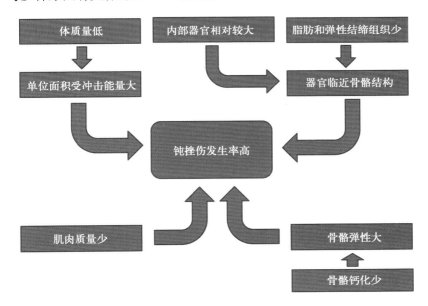

图 15-1 儿童钝挫伤发生率高的原因

儿科患者巨大和致命创伤相对少见。这一特点使得制订小儿创伤管理和治疗指南非常困难,因为发表的文献中,群体间几乎没有统计学差异。

创伤性损伤的死亡率呈现三个高峰:

1. 即刻:创伤后第一小时内,通常为受到冲击或威胁生命的创伤(胸腔或腹腔内大血管撕裂、颈椎高度损伤、心腔破裂、严重脑损伤)。

2. 早期:创伤后最初的 2 小时内,继发于气道建立、稳定和控制的不足,未被控制的出血及相关的血流动力学崩溃,肺挫伤和出血或气胸导致的呼吸衰竭,以及颅内出血。

3. 迟发:住院期间发生的并发症(脓毒血症、进行性呼吸衰竭、多器官功能衰竭)。

机动车辆碰撞、行人和自行车事故、跌倒和烧伤是儿童创伤最常见的原因[1]。

成功管理创伤的关键因素,包括快速诊断和原发创伤的治疗,以及避免继发性损伤。专用术语"白金30分钟"(成人"黄金1小时"),虽然没有证据基础,但指出早期是处理伤者的关键期,此期正确应对可以显著提高患儿存活率。

及早识别原发伤害,并快速控制气道和循环血容量替代仍然是儿科创伤患者成功复苏的基石。继发于创伤的缺氧和低血压是决定创伤后并发症和死亡率的重要因素,尤其是头部创伤[2]。

小儿创伤对麻醉管理而言显然是个挑战,有儿童在生长发育的每个阶段,解剖、生理、心理都具有不同的特点,同一名患儿在其不同发育阶段相当于彼此完全不同的个体。鉴于此,只有精准了解有别于成人的儿科解剖和生理特点,才能成功治疗创伤患儿。这些差异随年龄增长而不同,其中,管理新生儿所面临的临床挑战最大。

如前所述(图15-1),儿童脂肪较少和结缔组织更具弹性,并且靠近腹部和胸腔结构的骨架活动度大,因此即使没有外伤,胸腹腔内也可能受伤。

相比成人,儿童体表面积与体质量的比值较大,更容易出现热量丧失,并可能导致严重低体温。

儿童对巨大创伤的生理反应不同于成人,出血高达30%~40%血容量时,儿童仍能够维持接近正常的血压。这种情况下,最重要的监测参数表现为心率增快和组织灌注减少,后者可通过毛细血管再充盈时间进行评估。评估方法是:按压儿童甲床,或新生儿和婴儿胸骨区5秒。缺血区域(出现苍白)应该在2秒内恢复正常灌注。毛细血管再充盈时间延长提示组织灌注不足(图15-2)。

患儿在意外发生后可能无法好处理自己的情绪。需要在一个平

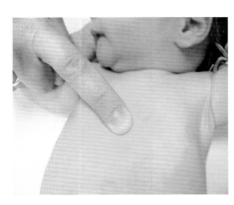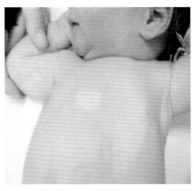

图 15 - 2　检测毛细血管再充盈时间

静、适合儿童的环境下接受诊治。父母或心理专家在抢救室陪伴有助于最大限度地减轻患儿的恐惧和焦虑,创伤团队实施医治。相关研究结果表明,25%的患儿在创伤事件后患有创伤后应激障碍[3]。

儿科创伤后,最难处理的解剖和功能方面的问题,莫过于气道和肺功能。儿童耗氧量高、功能余气量相对较小、对低氧的反应是很快出现心率减慢。不能耐受呼吸暂停时间过长。因此,准确的气道检查是关键。

麻醉医师应该事先了解下列小儿呼吸道的解剖特征:

● 年幼儿枕骨隆突明显凸出造成头部自然屈曲。易致气道梗阻,且气管内插管需要仔细定位。

● 口腔小、舌体大、可见腺样体和扁桃体,偶尔松动的乳牙可能限制口腔内操作,直接喉镜检查视线受阻,并容易出血。

● 喉头短,位置相对较高,更靠前。会厌常呈“U”形,又长又软。这种结构可能给喉镜检视带来潜在的困难,且喉头较短增加了插入一侧支气管的可能性。

● 公认的有关婴儿和儿童喉部呈漏斗状,且漏斗最窄处为环状软骨环的观点必须改变。利特曼(Litman)等[4]利用磁共振成像扫描证实,新生儿、婴儿和 14 岁以下儿童,喉部左右径呈圆锥状,圆锥顶点位于声带水平,而前后径呈圆柱状,并且在整个发育过程没有变化。随后,达拉勒(Dalal)等[5]通过视频-支气管镜检查法证明了这个观点。

麻醉医师在儿科创伤管理中的角色,应扩展至患儿进入手术室前,包括急诊科、放射科、重症监护病房以及急性疼痛服务中心。因此,儿科麻醉医师应随时参与提供服务。

麻醉医师可能必须在以下场合诊治创伤患儿:

1. 患儿在急诊室,病情初步稳定。
2. 镇静和影像学检查监测。
3. 急诊手术,如剖腹手术或开颅手术。
4. 初步稳定后,为长骨骨折固定施行麻醉。
5. 重症监护病房管理。
6. 住院治疗期间疼痛控制,特别是使用区域镇痛。

由于所有这些原因,一个迅速和组织良好的团队对于受伤患儿是至关重要的。

15.1 初步的评估检查

初步评估检查的目的主要是发现和治疗直接威胁生命的情况,例如出血或张力性气胸。

在儿科创伤中,初步探查根据 ABCDEF 顺序呈现,但也具有一些特殊:

A(airway):气道+颈椎稳定

B(breathing):呼吸+通气和氧合

C(circulation):循环+出血控制

D(disability):判断损伤部位和严重程度

F(exposure):暴露,去除衣物详细体格检查

F(family):家庭(家人)

上述异常情况已纠正和解决后,开始下一步评估。

对患儿开始任何操作之前,必须通过交谈或轻微疼痛刺激评估其意识水平。

15.1.1   气道

许多创伤患儿到达急诊科(emergency department,ED)已经插管,因此,麻醉医师的职责是根据气管导管型号大小,有/无套囊,无套囊导管是否存在明显漏气,插管深度,呼吸音,通气和氧合来评估气道。

回顾任何在急诊科所做的胸部 X 线摄片检查,以确认导管是否位于气管中段的正确位置,以及是否存在气胸。未行气管插管的患儿,气道评估必须简单确定其通畅程度。打开嘴巴观察口腔内部,如果患儿无意识,前推下颌以防止舌下坠阻塞上呼吸道。与此同时,选择并放置大小合适的颈托(图 15-3)。如果没有适合小儿的颈托,可将毛巾或毛毯卷成筒状放置在幼儿和婴儿头部两侧。

血液、异物、牙齿、分泌物和呕吐物可在口咽部阻塞气道,尽可能去除或吸除。整个操作过程中,头、颈、胸部轴线必须成一直线,防止颈椎有任何危险的旋转或伸展运动。

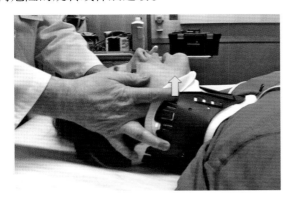

图 15-3   打开口腔、前推下颌和放置颈托

15.1.2   呼吸

步骤 A 完成后,必须评估呼吸。如果患儿保持自主呼吸,则通过带有贮气囊的无重复吸入呼吸面罩给予 100% 高流量氧气。

如果患儿呼吸暂停或通气费力,必须给予辅助通气。只要操作正确,短时间气囊-活瓣-面罩装置(bag-valve-mask,BVM)通气与气管插管通气同样有效。如果患儿无意识,必须施行 5 次通气,其中至少 2 次必须有效,最终可借助口咽通气道(注意在半清醒的患儿口内置入口咽通气道可能引起恶心和呕吐)。创伤患儿中,应借助压舌板直接置入口咽通气道(不需要旋转 180°)。

如果面罩手控或辅助通气无效,必须气管内插管或放置声门上通气装置(喉罩,laryngeal mask airway,LMA)。

入院前处理中,即可证实 LMA 大小是否合适、有效,如此,并可作为困难气管插管中[6]的替代方案。

LMA 大小选择根据患儿的体重选择(表 15-1)。

表 15-1 喉罩的大小

大　　小	体重（kg）
1	≤5
1.5	5~10
2	10~20
2.5	20~30
3，4，5	>30

实际临床工作中,患儿使用：3 号喉罩,对应体重 30~50 kg；4 号喉罩,对应体重 50~70 kg,并非如表 15-1 所示 体重>30 kg 统一使用 3 号,4 号,5 号。——译者注

如果必须气管内插管,应该在麻醉诱导和给予神经肌肉阻断剂之前快速评估气道。在困难插管或插管失败的情况下,应有气道处理应急预案。可视喉镜,纤支镜或 LMA 也应随时备用。

对于创伤患儿,禁忌经鼻气管内插管,尤其是怀疑颅底受伤者。

创伤患儿应始终视作饱胃患者,快速诱导是这类患儿气道管理的金标准[7]。

由于喉软骨比成人柔软,儿童 Sellick 操作可能效果不佳。

受伤严重的患儿即使在入院前,也应予带囊气管插管[8,9]。带囊导管大小的选择,常根据无套囊导管的改良 Cole 公式(年龄(年)/4+4),即在无囊导管基础上减小半号。套囊充气应达到气道压力约 25 cmH$_2$O 时气道不漏气。

新生儿气管导管大小见表 15-2。

表 15-2 新生儿气管导管尺寸

大　小	体重（kg）
2.5	<1
3	1~2
3.5	>2

气管导管插管深度根据无套囊导管改良 Cole 公式计算结果乘以 3 倍。气管导管的正确位置必须通过呼吸音听诊和二氧化碳波形监测确认。

气管插管通气期间，任何呼吸参数不稳定（如血氧饱和度下降）都应认真对待。为此，可用首字母缩写 DOPES 逐项核对：

D = 意外拔管可能或深入一侧支气管导致气管导管移位

O = 分泌物、呕吐、血液或异物阻塞气管导管

P = 气胸

E = 设备（如氧气管道）

S = 手控通气时，空气进入胃内导致胃膨胀

15.1.2.1 张力性气胸

张力性气胸发生在胸部创伤时，肺泡壁损伤后，空气逐渐进入胸膜腔而无法排出，导致胸膜腔内压升高，肺塌陷。由于儿童纵隔顺应性高，因此病程早期即发生移位，导致静脉回流减少并迅速出现心血管功能衰竭。张力性气胸会导致呼吸困难、低血压、呼吸加快，患侧叩诊过清音和呼吸音减弱。张力性气胸的诊断是根据临床而非放射影像，所以正确治疗首要原则是"警惕张力性气胸的可能"！因此，这种危及生命的情况必须及时处理，即紧急采用粗针头刺入胸膜腔，随后放置胸腔引流管进行治疗。

15.1.3 循环

在儿童，继发于呼吸循环衰竭的心脏停搏，比心律失常导致的原发性循环骤停更多见。小儿呼吸循环骤停的预后较差，心脏或呼吸衰竭的早期诊断是重中之重，因此，早期有效干预可以挽救生命。

在儿童，步骤 C 管理的困难有很多特点，例如争取患儿配合静脉穿刺，潜在的心理创伤，更细小的静脉，更丰富的皮下脂肪使得扪及和发现静脉更困难。其他的问题包括容量不足的可能性较大，一次

静脉穿刺成功率低易致血肿、瘀青,及破损静脉不能再次穿刺置管、肢端骨折、低体温导致外周血管收缩。

如前所述,血压正常的患儿也会发生休克。休克患儿最早出现的警示征象包括皮肤灌注减少(毛细管再充盈、体温和皮肤颜色)、中枢神经系统灌注不足(嗜睡、对疼痛操作的反常反应,以及不认识父母)和脉搏(心动过速和能或不能扪及脉搏)。如果出现低血压和明显精神抑制,则患儿的失血量已高达血容量的40%,进入休克晚期。等到出现低血压才开始休克治疗为时已晚。

为创伤患儿开放血管通路也是难点之一。这些问题包括患儿对静脉穿刺的配合和潜在的心理创伤,静脉细小与更多的皮下脂肪丰富等,使得扪及和发现静脉更加困难。

一些新的装置,如髓腔内注射针系统和技术以及超声引导下技术,便于中心和外周静脉置管,改善了小儿创伤管理。

一旦确认休克,并取得静脉或骨髓腔内通路,应根据图15-4所示流程开始复苏。

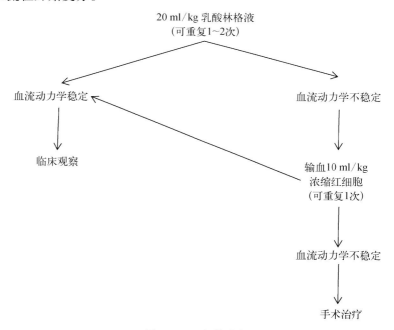

图15-4 复苏流程

15.1.4 残疾

这一步涉及迅速评估神经功能,在第二阶段检查中必须重复进行以监测患儿的神经状态。

通过根据小儿年龄调整的格拉斯哥昏迷评分(Glasgow Coma Scale,GCS)或首字母缩略词 AVPU 的快速应用(A,警报;V,口头;P,疼痛;U,反应迟钝)评估患儿的意识水平(表 15-3),可以将 P 视为对应于 GCS≤8。

表 15-3 儿科格拉斯哥昏迷评分

	>1 岁	<1 岁	得分
睁眼反应	自发	自发	4
	语言刺激时	呼喊刺激时	3
	疼痛刺激时	疼痛刺激时	2
	刺激后无反应	刺激后无反应	1
运动反应	按指令运动	自发运动	6
	因局部疼痛而动	因局部疼痛而动	5
	疼痛刺激后肢体屈曲回缩	疼痛刺激后肢体屈曲回缩	4
	疼痛刺激时肢体过屈(去皮质强直)	疼痛刺激时肢体过屈(去皮质强直)	3
	疼痛刺激时肢体过伸(去大脑强直)	疼痛刺激时肢体过伸(去大脑强直)	2
	无反应	无反应	1
	>5 岁	2~5 岁	0~23 个月	
言语反应	能定向说话	适当的单词、短语	适当的微笑/咕咕叫	5
	无方向感/迷惑	词语不当	哭泣,不可安慰	4
	词语不当	持续哭闹和尖叫	持续不恰当哭闹和/或尖叫	3
	言语模糊不清	咕哝	咕哝、烦躁和不安	2
	无说话反应	无反应	无反应	1

总分(3~15)

15.1.5 暴露

初步检查的最后阶段是完全除去患儿衣服和将其移动翻身,这是为了发现任何表面损伤或肿胀,同时防止低体温和便于插入长背板(也称脊椎板,图 15 - 5)。

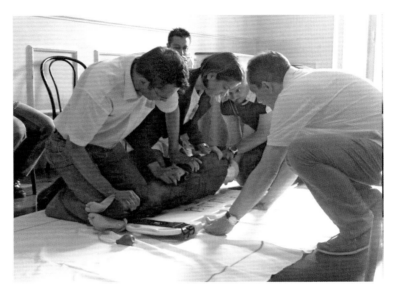

图 15 - 5　翻滚方式以及插入长背板

15.1.6　家庭(家人)

如果/当创伤患儿意识存在时,通常表现出害怕、疼痛、与父母分离和与陌生人在一起有关的极度沮丧。对创伤患儿进行适当的管理不仅包括生命支持,而且也包括对患儿和家长的心理支持。目标是促进患儿的行为和心理健康发展。

根据患儿的年龄,主要目标是安抚他/她,让父母陪伴在他/她身边。

某些情况下,甚至父母都是严重的心理和情感创伤的受害者。由于这个原因,重要的是建立一个能与父母充分沟通、描述诊疗过程的团队。

15.2　术前评估和管理

若有可能,精确的病史和临床检查应该是麻醉前管理的第一步,但在紧急情况下,首字母缩写 AMPLE 也许可行性更佳。

A = 过敏

M = 药物

P = 既往病史

L = 最后经口摄食和最近接种破伤风免疫

E = 相关的受伤情况

临床评估在儿科创伤中至关重要[10]。急救时,也许只可能迅速评估气道、呼吸和循环。

手术室准备应包括年龄相应的装置,已经稀释、贴有标签和年龄相应的浓度、剂量的药物,婴幼儿环境温度升至 26℃,快速输液装置,液体加温和输液泵。

影像学和实验室检查可能有助于受伤患儿,但不应耽误急诊操作。所有胸部影像学检查方法中,标准前后位胸部 X 线摄片是一种性价比较高的筛查工具,可显示大多数胸部异常[11]。

常规实验室检测如尿液分析、血清,创伤患儿所需的样本量很少。即使患儿血流动学稳定,还是推荐确定血型、交叉配血和测定血细胞比容。连续血细胞比容测定有助于监测实体器官损伤[12]。尽管创伤患儿不常发生凝血病,但 PT、PTT 和 INR 对于严重创伤患儿很有用。

15.3 术中管理

创伤患儿,尤其很小的小孩,由于其体温调节机制发育不成熟,体表面积与体质量的比值较大,暴露的手术区域液体和热量损失,故容易发生低体温;温度监测是强制性的。

头部受伤患儿术中可能需要动脉和颅内压监测,以及神经生理监测。

麻醉维持没有特殊。没有一种技术或药物优于其他的技术或药物[13]。

15.4　术中液体管理

如上所述,患儿在受伤早期,代偿血流动力学改变的能力尚存,直到失血量达到总血容量的 30%~40% 才表现出低血压,是出血的晚期征象。由于儿童血容量少(表 15-4),液体复苏延迟可迅速导致血容量不足,因此心率加快和毛细管再充盈时间延长不容忽视。

为预防低温,所有静脉输液应加温至 37°。

常规选择等渗晶体液作为液体复苏的开端。

儿童液体复苏的终点通常包括脉率正常和尿量 >1 ml/(kg·h)。

表 15-4　基于年龄的血容量和收缩压最小值

年　　龄	血容量（ml/kg）	收缩压（mmHg）
0~1 个月	90	60
1 个月~1 岁	80	70
1 岁以上	70	70 + 2×年龄（岁）

舒张压值约为 2/3 的收缩压

当创伤为闭合性头颅外伤时[14],应考虑使用高渗盐溶液,起始剂量 6.5~10 ml/kg 静脉推注,随后 0.1~ 1 ml/(kg·h)输注。

羟乙基淀粉和白蛋白可用于没有明显不良反应的患儿[15,16]。

通常避免使用含糖液体,因为低渗液体可导致脑水肿,同时也可避免血糖升高风险,此与颅脑损伤患儿神经系统预后不良有关[17]。

15.5　损伤控制策略

虽然有可能,但创伤患儿大量失血比较罕见。大多数研究更关注成人,所以临床决策可遵循成人的方案或根据个人的临床判断。确定患儿的输血时机和输血量,以及优化输注成分血(红细胞、新鲜冷冻血浆、血小板)可能存在困难。适当时,提倡补充凝血因子,例如重组Ⅶ因子和/或冷沉淀等。

血液稀释、凝血病、酸中毒和输血相关并发症与过量输注晶体液和使用血制品相关。

凝血病、酸中毒和低体温即所谓的"致命三联症",损害控制方法是预防这种情况发生的一种策略。损伤控制策略(damage control strategy, DCS)的主要原则包括迅速手术控制出血、适度允许性低血压有助于保留新形成的血栓、尽量减少使用等渗胶体以防止血液稀释相关的并发症,并早期给予1∶1∶1单位的浓缩红细胞、血浆和血小板[18]。

DCS分三个阶段实施(表15-5)。

表 15-5　损伤控制的三个阶段

| **手术室-创伤的手术控制** |
| 快速止血 |
| 控制污染 |
| 临时关闭腹部 |
| 重症监护-复苏 |
| **复温** |
| 纠正休克-优化氧供 |
| 纠正凝血障碍 |
| 纠正酸中毒 |
| 检查腹部筋膜室综合征 |
| **手术室-再次腹部探查** |
| 最终修复 |
| 关闭腹腔 |

15.6　术后

大部分严重创伤患儿初次手术后,需要进入重症监护室(intensive care unit, ICU)监护,进一步稳定和继续机械通气。鉴于大量失血和积极的液体复苏,可以预计到明显的液体转移、酸中毒和软组织水肿。

严重创伤患儿在手术室内拔管必须慎重考虑。机械通气患儿成功拔管取决于心血管稳定性,正常的酸碱平衡,气道反射恢复良好,有能力清除分泌物,中枢吸气驱动功能无损,有效的气体交换能力和呼吸肌做功能满足呼吸的要求。不能立即拔管的患儿需要护送至重症监护室。转运之前,麻醉医师对患儿再评估,并保证血流动力学稳定、充分供氧和监护仪正常工作。转运中继续保持术中监测项目,复苏药物应准备在侧。必须向重症监护团队提交有关病史和围术期管理的详细报告,确保诊疗的连续性和患儿安全。

15.7 镇静和镇痛

虽然镇静和镇痛也用于治疗术后疼痛,但儿科创伤中,许多操作包括撕裂伤修复,骨折复位或关节脱位复位,获得血管通路,以及非疼痛性操作如影像诊断(CT、MRI、X 线摄片)都需要镇静和镇痛。其主要目的旨在抗焦虑、控制疼痛和制动。其中无需镇静和镇痛的操作,可通过非药物技术来管理。

药物的选择和镇静水平应取决于个体需要,以及即将施行的操作是否引起疼痛。疼痛操作在镇痛的同时,需要程度更深的镇静;而无痛操作,例如影像学诊断,则需要减浅至中度镇静。创伤患儿用于镇静和镇痛的药物包括镇静催眠药、镇痛药、和/或分离麻醉药以缓解诊治操作相关的焦虑和疼痛。

主要有两个方法可缓解受伤患儿与诊治操作相关的焦虑和疼痛:

应用氧化亚氮和/或卤代吸入麻醉药(七氟烷)的吸入麻醉技术,以及使用各种药物的静脉麻醉技术,包括镇静催眠药、镇痛药、和/或分离麻醉药。常用药物及其不良反应,以及特异性拮抗剂见表15 - 6。儿科镇静基本设备和药物剂量指南见表15 - 7。

表 15 - 6   用于镇静、镇痛和拮抗的药物[19]

药物和剂量	临床作用	不良反应
咪达唑仑		
0.5~0.75 mg/kg 口服 0.025~0.1 mg/kg 静脉注射 0.2 mg/kg 鼻内给药	抗焦虑、遗忘、镇静、催眠、抗惊厥	通气不足、呼吸暂停和反常反应

（续表）

药物和剂量	临床作用	不良反应
丙泊酚		
1 mg/kg,必要时追加 0.5 mg/kg	镇静快速起效和作用持续时间短	呼吸抑制、呼吸暂停、低血压和注射痛
氯胺酮		
3~5 mg/kg 肌内注射 1~2 mg/kg 静脉注射	分离镇痛和遗忘	心率加快、血压升高、分泌增加
芬太尼		
1~2 μg/kg 静脉注射或者鼻内每 3 min 重复给药,直到滴定后起效	强效镇痛,无抗焦虑药或遗忘作用	呼吸抑制、低血压、心动过缓
吗啡		
0.2 mg/kg 静脉注射或 0.3~0.5 mg/kg 鼻内给药	镇痛	呼吸抑制、恶心呕吐
纳洛酮		
0.1 mg/kg 静脉注射,必要时每 2 min 重复给药	可逆转阿片类药物所致的呼吸抑制	逆转长效阿片类药物的作用效果短暂
氟马西尼		
0.02 mg/kg 静脉注射,必要时每 1 min 重复给药	逆转苯二氮䓬类药临床作用	逆转长效苯二氮䓬类药物的作用效果短暂

15.8　疼痛评估

疼痛评估对于适度镇静和镇痛至关重要。儿童疼痛评估难于实施,因为没有单独的工具可用于所有年龄组;因此,应该使用患儿年龄相应的疼痛评估量表(表 15–8)。

表 15-7　港景医学中心儿科科创伤中心修订的 Broselow 系统

Broselow色带(kg)	灰色 3~5(4)	粉红 6~7(6)	红色 8~9(8)	紫色 10~11(10)	黄色 12~14(13)	白色 15~18(16)	蓝色 19~22(20)	橙黄 23~28(26)	绿色 29~36(32)	>40kg
平均体重(kg)	新生儿	4个月	8个月	1岁	2岁	4岁	6岁	8岁	10岁	>12岁
心率	100~160	100~160	100~160	90~120	90~120	80~120	70~110	70~110	60~90	60~90
呼吸频率	30~60	30~60	30~60	24~40	24~40	22~34	20~30	18~30	18~30	12~22
收缩压(=70mmHg + 2×年龄)	50~70	70~95	80~100	80~100	80~110	80~110	80~110	80~115	90~120	90~120
气管导管(*不带套囊>6kg)	3.5	3.5	3.5	4	4.5	5	5.5	6	6.5	>6.5
吸痰管/Foley	8Fr	8Fr	8Fr	8Fr	8Fr	10Fr	10Fr	10Fr	12Fr	12Fr
胃管	8Fr	8Fr	8Fr	8Fr	10Fr	10Fr	10Fr	12Fr	12Fr	14Fr
胸管	10~12Fr	10~12Fr	10~12Fr	16~20Fr	20~24Fr	20~24Fr	24~32Fr	28~32Fr	32~36Fr	36Fr
中心静脉导管	3Fr	4Fr	4Fr	4Fr	5Fr	5Fr	5Fr	5Fr	5Fr	7Fr
通气设计-频率	24~30	20~25	20~25	15~25	15~25	15~25	12~20	12~20	12~20	12~20
通气设计-V, (8 ml/kg)	24~40	48	64	80	104	128	160	208	256	325
颈托	P~0	P~0	P~1	P~1	P~2	P~2	P~2	P~2	P~3	>P~3
液体维持(ml/hr)	12~20	25	35	40	45	55	60	65	70	100
阿托品(安瓿:0.1mg/ml) 剂量:0.02 mg/kg;最低剂量 0.1 mg	0.08 mg / 0.8 ml	0.12 mg / 1.2 ml	0.16 mg / 1.6 ml	0.2 mg / 2 ml	0.26 mg / 2.6 ml	0.32 mg / 3.2 ml	0.4 mg / 4 ml	0.5 mg / 5 ml	0.64 mg / 6.4 ml	0.8 mg / 8 ml
右旋糖酐(D10) IV 袋 剂量:2 ml/kg	8	12	16	20	26	32	40	52	64	80
肾上腺素(安瓿:1:10 000=0.1 mg/ml) 剂量:0.01 mg/kg	0.04 mg / 0.4 ml	0.06 mg / 0.6 ml	0.08 mg / 0.8 ml	0.1 mg / 1ml	0.13 mg / 1.3 ml	0.16 mg / 1.6 ml	0.2 mg / 2 ml	0.26 mg / 2.6 ml	0.32 mg / 3.2 ml	0.4 mg / 4 ml
芬太尼(安瓿:50 μg/ml) 剂量:1 μg/kg	4 μg / 0.08 ml	6 μg / 0.1 ml	8 μg / 0.2 ml	10 μg / 0.2 ml	13 μg / 0.3 ml	16 μg / 0.3 ml	20 μg / 0.4 ml	26 μg / 0.5 ml	32 μg / 0.6 ml	40 μg / 0.8 ml
磷苯妥英(安瓿:50 mg/ml PE$_{eq}$) 剂量:20 mg/kg	80 mg / 1.6 ml	120 mg / 2.4 ml	160 mg / 3.2 ml	200 mg / 4 ml	260 mg / 5.2 ml	320 mg / 6.4 ml	400 mg / 8 ml	520 mg / 10.4 ml	640 mg / 12.8 ml	800 mg / 16 ml
劳拉西泮(安瓿:2 mg/ml) 剂量:0.1 mg/kg	0.4 mg / 0.2 ml	0.6 mg / 0.3 ml	0.8 mg / 0.4 ml	1 mg / 0.5 ml	1.3 mg / 0.6 ml	1.6 mg / 0.8 ml	2 mg / 1 ml	2.6 mg / 1.3 ml	3.2 mg / 1.6 ml	4 mg / 2 ml
甘露醇(安瓿:0.2 g/ml) 剂量:1 g/ml	4 g / 20 ml	6 g / 30 ml	8 g / 40 ml	10 g / 50 ml	13 g / 65 ml	16 g / 80 ml	20 g / 100 ml	26 g / 130 ml	32 g / 160 ml	20 g / 100 ml
咪达唑仑(安瓿:1 mg/ml) 剂量:0.02 mg/ml	0.08 mg / 0.08 ml	0.12 mg / 0.1 ml	0.16 mg / 0.2 ml	0.2 mg / 0.2 ml	0.26 mg / 0.3 ml	0.32 mg / 0.3 ml	0.4 mg / 0.4 ml	0.5 mg / 0.5 ml	0.64 mg / 0.6 ml	0.8 mg / 0.8 ml
吗啡(安瓿:2mg/ml) 剂量:0.1 mg/kg	0.4 mg / 0.2 ml	0.6 mg / 0.3 ml	0.8 mg / 0.4 ml	1 mg / 0.5 ml	1.3 mg / 0.6 ml	1.6 mg / 0.8 ml	2 mg / 1 ml	2.6 mg / 1.3 ml	3.2 mg / 1.6 ml	4 mg / 2 ml
纳洛酮(安瓿:0.4 mg/ml 最大 2mg/kg 完全恢复) 剂量:0.1 mg/kg	0.35 mg / 0.9 ml	0.6 mg / 1.5 ml	0.8 mg / 2 ml	1 mg / 2.5 ml	1.3 mg / 3.2 ml	1.6 mg / 4 ml	2 mg / 5 ml	2 mg / 5 ml	2 mg / 5 ml	2 mg / 5 ml
苯巴比妥(安瓿:130 mg/ml) 剂量:20 mg/kg	80 mg / 0.6 ml	120 mg / 0.9 ml	160 mg / 1.2 ml	200 mg / 1.5 ml	260 mg / 2 ml	320 mg / 2.5 ml	400 mg / 3 ml	520 mg / 4 ml	640 mg / 4.9 ml	800 mg / 6.1 ml

此表仅作为指南参考:所有医师必须严格掌握各自的适应症和剂量。

这里采用的是 2014 修订版,而非原书采用的旧版本——译者注。

表 15-8 不同年龄儿童疼痛评估工具

疼痛评估量表	测定标准	年龄范围
早产儿疼痛评估量表（PIPP）	评估新生儿 15 个疼痛指标	新生儿和早产儿
新生儿面部编码系统（NFCS）	评估面部表情	新生儿
面部表情、腿部活动、体位、哭闹和可安慰度（FLACC）	评估 5 类疼痛行为	2 个月~7 岁
加拿大东安大略儿童医院疼痛评分量表（CHEOPS）	评估 6 类疼痛行为	1~4 岁
修订版面部表情疼痛量表（FPS-R）	一系列面部表情表示不同程度的不适，用数字 1~10 评分	3~5 岁
Oucher 量表（Oucher scale）	6 张儿童面部表情的彩色照片，代表不同疼痛程度和从 0（无痛）~100（最痛）的数值评分	7 岁或以上
视觉模拟量表	一条没有刻度，两端标有最小或最大疼痛强度值的线段	学龄儿童
数字评价量表（NRS）	VAS 的变化，数字（0~10 或 0~100 量化疼痛）	学龄儿童

小 结

创伤是儿童发病和死亡的主要原因。急诊科麻醉医师在围术期治疗中参与受伤患儿的监护。治疗创伤患儿需要准确了解患儿有别于成人的解剖和生理特征。

（陈怡绮　陈琦　译）

参考文献

［1］ Heron M，Hoyert DL，Murphy SL，et al. Deaths final data for 2006. Natl Vital Stat Rep，2009，57（14）：1-134.

［2］ Pigula FA，Wald SL，Shackford SR，et al. The effect of hypotension and hypoxia on children with severe head injuries. J Pediatr Surg，1993，28（3）：310-314.

［3］ Schafer I，Barkmann C，Riedesser P，et al. Posttraumatic syndromes in children and adolescents after road traffic accidents-a prospective cohort study.

Psychopathology, 2006, 39(4): 159-164.

[4] Litman RS, Weissend EE, Shibata D, et al. Developmental changes of laryngeal dimensions in unparalyzed, sedated children. Anesth Analg, 2003, 98(1): 41-45.

[5] Dalal PG, Murray D, Messner AH, et al. Pediatric laryngeal dimensions: an age-based analysis. Anesth Analg, 2009, 108(5): 1475-1479.

[6] Bosch J, de Nooij J, de Visser M, et al. Prehospital use in emergency patients of a laryngeal mask airway by ambulance paramedics is a safe and effective alternative for endotracheal intubation. Emerg Med J, 2014, 31(9): 750-753.

[7] Sagarin MJ, Chiang V, Sakles JC, et al. Rapid sequence intubation for pediatric emergency airway management. Pediatr Emerg Care, 2002, 18(6): 417-423.

[8] Clements RS, Steel AG, Bates AT, et al. Cuffed endotracheal tube use in paediatric prehospital intubation: challenging the doctrine? Emerg Med J, 2007, 24(1): 57-58.

[9] Newth CJ, Rachman B, Patel N, et al. The use of cuffed versus uncuffed endotracheal tubes in pediatric intensive care. J Pediatr, 2004, 144(3): 333-337.

[10] Dykes EH. Paediatric trauma. Br J Anaesth, 1999, 83(1): 130-138.

[11] Renton J, Kincaid S, Ehrlich PF. Should helical CT scanning of the thoracic cavity replace the conventional chest x-ray as a primary assessment tool in pediatric trauma.? An efficacy and cost analysis. J Pediatr Surg, 2003, 38 (5): 793-797.

[12] Linzer J. Do routine laboratory tests add to the care of the pediatric trauma patient? Clin Pediatr Emerg Med, 2010, 11(1): 4.

[13] Szabo EZ, Luginbuehl I, Bissonnette B. Impact of anesthetic agents on cerebrovascular physiology in children. Paediatr Anaesth, 2009, 19(2): 108-118.

[14] Guidelines for the acute medical management of severe traumatic brain injury in infants, children, and adolescent second edition. Pediatr Crit Care Med, 2012, 13(Suppl 1): S1-S82.

[15] Sumpelmann R, Kretz FJ, Gabler R, et al. Hydroxyethyl starch 130/0.42/6: 1 for perioperative plasma volume replacement in children: preliminary results of a European Prospective Multicenter Observational Postauthorization Safety Study (PASS). Paediatr Anaesth, 2008, 18(10): 929-933.

[16] Standl T, Lochbuehler H, Galli C, et al. HES 130/0.4(Voluven) or human albumin in children younger than 2 yr undergoing non-cardiac surgery. A prospective, randomized, open label, multicentre trial. Eur J Anaesthesiol,

2008, 25(6): 437 - 445.

[17] Cochran A, Scaife ER, Hansen KW, et al. Hyperglycemia and outcomes from pediatric traumatic brain injury. J Trauma, 2003, 55(6): 1035 - 1038.

[18] Spinella PC, Holcomb JB. Resuscitation and transfusion principles for traumatic hemorrhagic shock. Blood Rev, 2009, 23(6): 231 - 240.

[19] Ramaiah R, Grabinsky A, Bhananker SM. Sedation and analgesia for the pediatric trauma patients. Int J Crit Illn Inj Sci, 2012, 2(3): 156 - 162.

肿瘤患儿的围术期管理

16

16.1 儿科肿瘤流行病学

肿瘤是造成儿童发病和死亡的主要原因,为15岁以下儿童第二大常见死亡原因[1, 2]。尽管肿瘤患儿5年生存率超过80%,但存活患儿多有慢性疾患、身体虚弱等后遗症状[3, 4]。肿瘤发生率和类型因年龄而异,且与成人差异巨大(表16-1)。儿科麻醉医师必须具备良好的能力,随时准备应对并处理肿瘤及其治疗有关的各种情况的良好能力。肿瘤患儿可能罹患严重的多系统疾病,对化疗和/或放疗以及相关药物治疗极易发生多种毒性反应。

表 16-1 不同年龄儿科肿瘤的发病率(%)

肿 瘤 类 型	年龄(岁)				总 体
	0~4	5~9	10~14	15~19	0~19
白血病	36.1	33.4	21.8	12.4	25.2
中枢神经系统肿瘤	16.6	27.7	19.6	9.5	16.7
淋巴瘤	3.9	12.9	20.6	25.1	15.5
癌和上皮肿瘤	0.9	2.5	8.9	20.9	9.2
软组织肉瘤	5.6	7.5	9.1	8.0	7.4
生殖细胞、滋养层和其他性腺肿瘤	3.3	2.0	5.3	13.9	7.0
恶性骨肿瘤	0.6	4.6	11.3	7.7	5.6
交感神经系统肿瘤	14.3	2.7	1.2	0.5	5.4
肾脏肿瘤	9.7	5.4	1.1	0.6	4.4
视网膜母细胞瘤	6.3	0.5	0.1	0.0	2.1
肝脏肿瘤	2.2	0.4	0.6	0.6	1.1
其他类型肿瘤a	0.5	0.3	0.6	0.8	0.6

a 包括心脏肿瘤。

16.2 免疫调节作用

　　某些麻醉药物,如氯胺酮、吸入麻醉药和阿片类药等与免疫抑制及肿瘤细胞增殖有关。丙泊酚和氧化亚氮较少诱发免疫抑制;而区域麻醉则可能有助于减少肿瘤复发[5,6],但由于缺乏更有力的证据,目前尚无可推荐的特异性麻醉以避免免疫系统抑制和肿瘤增殖。

16.2.1 肿瘤治疗的毒性

　　肿瘤治疗的主要方法包括化疗、放疗、造血干细胞移植(hematopoietic stem cell transplantation, HSCT)及外科干预。所有这些治疗都对健康组织有显著影响并导致多器官功能障碍。为优化患儿管理,相关药物毒性的了解和认识对麻醉医师而言尤为重要。

16.2.1.1 化学治疗

　　化疗是肿瘤治疗的基本方法之一。需要麻醉的肿瘤患儿大多数已经或正在接受一种或多种化疗方案。化疗药物对器官系统和酶功能具有广泛的生物学效应。因此,对每例患儿均须优化使用麻醉药物,以适应器官生理变化并兼顾药物之间的相互作用。尽管化疗的影响偶尔可能持续存在,并在化疗结束后数年改变患儿对麻醉的敏感性,但化疗的急性效应尤其值得关注。化疗对围术期管理的影响取决于化疗药物的种类及其内在毒性以及累积剂量。化疗药物对呼吸循环系统、造血系统以及消化系统的影响与麻醉紧密相关。表16-2概述了常用化疗药物及其器官毒性。

表 16 - 2　常用化疗药物及其器官毒性

系 统 毒 性	化 疗 药 物
心脏毒性	白消安、顺铂、环磷酰胺、柔红霉素/多柔比星、氟尿嘧啶
肺脏毒性	甲氨蝶呤、博来霉素、白消安、环磷酰胺、阿糖胞苷、卡莫司汀
肾脏毒性	甲氨蝶呤、L-天冬酰胺酶、卡铂、异环磷酰胺、丝裂霉素

系 统 毒 性	化 疗 药 物
肝脏毒性	放线菌素 D、甲氨蝶呤、雄激素、L-天冬酰胺酶、白消安、顺铂、硫唑嘌呤
中枢神经系统毒性	甲氨蝶呤、顺铂、干扰素、羟基脲、丙卡巴肼、长春新碱
抗利尿激素分泌异常综合征	环磷酰胺、长春新碱

心脏毒性

心脏毒性病理上可表现为急性或亚急性、慢性和迟发性。导致心脏毒性的常用化疗药物包括蒽环类药物（多柔比星、柔红霉素、表柔比星）、米托蒽醌、环磷酰胺、博来霉素、氟尿嘧啶和紫杉醇[7-9]。

蒽环类药物和类蒽环类药物米托蒽醌降低心肌收缩力，特别是米托蒽醌总量超过 140 mg/m^2，可能导致心肌病和充血性心力衰竭[10]。甚至对静态心功能正常的患儿，蒽环类药物也能增强麻醉的心脏抑制作用[11]。心律失常的发生和药物用量无关，表现为窦性心动过速、室上性心动过速、交界性心动过速、房室和束支传导阻滞或室性心动过速；心律失常最早可发生于用药后数小时[12, 13]。蒽环类药物诱发的急性毒性，40% 表现为心电图变化，包括前述各种心律失常、QRS 低电压和 QT 间期延长，后者是多柔比星的特征性表现[7, 13]。除 QRS 低电压，其他通常在化疗结束 1~2 个月内恢复正常；但室颤继发猝死也可能发生。亚急性心脏毒性导致急性左心衰竭、心包炎或致命性心包心肌炎综合征[14]，虽然罕见但在儿童也已有报道。

蒽环类药物的慢性心脏毒性通常表现为心肌病，与累积给药剂量有关。据报道，多柔比星累积剂量 < 400 mg/m^2、550 mg/m^2、600 mg/m^2 和 700 mg/m^2 时，充血性心力衰竭平均发生率分别为 0.14%、7%、15% 和 35%[15, 16]。

蒽环类药物心脏毒性可为迟发性，这必须引起关注。近有文献综述报道，治疗结束 1 年多后，先前无症状的患者出现了隐匿性心室功能不全、心脏衰竭和心律失常[17]。尤其多柔比星，导致青春期前患儿亚临床性心肌损伤后,在青春期快速生长发育期损害心肌发育。除了蒽环类药物的总用量,大剂量纵隔放疗,以及同时联合环磷酰胺化疗、极低龄、先前的心肌损伤、高血压、心脏瓣膜疾病以及肝脏疾病等,都是心脏毒性发生进展的重要影响因素。

导致心肌损伤第二常见化疗药物是环磷酰胺。给药 2 天后总剂量超过 120 mg/kg 即能导致严重充血性心力衰竭、出血性心肌炎、心包炎和心肌坏死。

每日口服白消安常规剂量可能导致心内膜纤维化,表现为限制型心肌病[18, 19];干扰素可能导致已有心脏疾病者病情恶化;长期或大剂量使用丝裂霉素也可导致心肌损伤[20];顺铂联合紫杉醇导致室性心动过速也已有报道[21]。

有上述药物使用史患儿,麻醉前需要对心脏进行全面评估,如心脏超声或放射性核医学检查等。心脏舒张功能障碍可能是蒽环类药物毒性的早期表现。如果左室射血分数(left ventricular ejection fraction,LVEF)降至45%以下,则可诊断为蒽环类药物诱发的心脏毒性。

术中监护选择取决于术前症状和具体手术。有创动脉压监测,以及较少使用的中心静脉或经食管超声心动图可能对已有心功能不全患儿有益。蒽环类药物治疗患儿,术中麻醉状态下可能会发生难治性急性左室衰竭,且 β 受体激动剂疗效差。此类病例选择氨力农和硫马唑治疗有效[22]。表 16-3 总结了非蒽环类化疗药的心脏毒性。

表 16-3　非蒽环类化疗药物的心脏毒性反应

药　　物	心血管作用
环磷酰胺	急性充血性心力衰竭 急性心包炎伴心包积液 剂量大于 200 mg/m^2,以及和蒽环类药物合用时风险增加
博来霉素	急性心包炎
氟尿嘧啶	冠状动脉痉挛导致的冠脉供血不足,表现为心绞痛/心肌梗死
紫杉醇和多西紫杉醇	无症状的心动过缓,严重的缓慢性心律失常和快速性心律失常包括室颤和心脏停搏,传导系统异常,心肌缺血和心肌梗死;合用顺铂时总的风险增加。液体潴留引起外周性水肿(多西紫杉醇)

肺脏毒性

儿童肿瘤患者常存在疾病本身或相关治疗导致的肺部并发症。肿瘤肺部转移或原发病灶、感染、化疗、放疗和/或肺大部切除都可能导致呼吸衰竭[23]。这些患儿如果需要机械通气,死亡率可高达75%[24-26]。

导致肺损伤的化疗药物包括白消安、环磷酰胺、紫杉醇和博来霉素,其中博来霉素造成的损伤最大。

已知博来霉素可以引起6种不同病理情况:

1. 间质性肺炎,并可进展至慢性纤维化。

2. 急性过敏性肺炎。

3. 急性胸痛综合征。

4. 闭塞性支气管炎伴机化性肺炎。

5. 肺静脉闭塞病。

6. 非心源性肺水肿。

博来霉素治疗后4~10周产生肺脏毒性,发生率0~40%。11%~30%患儿可发生博来霉素所致的非致死性肺纤维化,相关死亡率2%~10%。多达20%的患儿具有博来霉素毒性的影像学和组织学证据,但没有临床症状[27]。博来霉素肺脏毒性的危险因素包括大年龄、累积剂量>400~450 mg、肺储备功能差、放疗、尿毒症、较高的吸入氧浓度,以及合用其他抗肿瘤药。

博来霉素因产生超氧化物和其他自由基,具有直接细胞毒性;吸入氧浓度较高时毒性增强。一般认为累积剂量>400~450 mg可造成肺损伤,但总量低至50 mg也有致命肺纤维化的报道[22]。目前认为致命性肺损伤的原因是由于肺泡内Ⅱ型细胞取代了Ⅰ型细胞;随着博来霉素持续暴露,立方上皮细胞逐步取代Ⅱ型肺泡细胞。而且,由于缺乏有效的组织修复,最终进展为肺纤维化。胸部X线摄片显示双侧肺底和肺门周围纤维化浸润。临床表现包括发热、咳嗽、呼吸困难、双侧肺底部干啰音和湿啰音。可出现劳力性呼吸困难伴轻度X线摄片变化,静息PaO_2正常或降低。博来霉素毒性的常见症状是动脉低氧血症;间质性肺纤维化常同时出现肺泡-动脉氧分压梯度增大和一氧化碳弥散能力(carbon monoxide diffusing capacity,DLCO)降低。肺功能测试可提示肺通气受限,立即终止治疗或许可使损伤肺得到恢复;某些病例中激素治疗有效。

博来霉素化疗患儿围术期吸入氧浓度值得关注。有报道,博来霉素化疗患儿术中 $FiO_2>0.39$ 后,5 例进展为 ARDS 并最终死亡[28],但两项较大样本研究认为,博来霉素化疗患者术中分别暴露于 $FiO_2>0.25$ 和 $FiO_2>0.41$,围术期并未出现肺部并发症[29, 30]。最近更大样本研究证实,暴露于 $FiO_2>0.40$ 和 $FiO_2>0.25$ 并无患儿进展为 ARDS 或死亡,仅有轻微肺部并发症。而过分关注液体平衡、手术时间以及化疗后用力肺活量是术后肺部并发症的重要预测因素[31]。鉴于证据矛盾,目前建议维持 $SpO_2>90\%$ 的情况下尽可能降低 FiO_2,同时术中使用 PEEP。

已有肺部并发症患儿的术前评估,可根据胸部 X 线摄片、肺功能测试、动脉血气分析确认肺功能障碍的严重程度,某些情况下也可选择 DLCO 测试。动脉置管可为患儿术中重复动脉血气分析提供便利。同时根据术前表现和术中情况,计划好术后是否需要机械通气支持。

其他化疗药物及麻醉中应重点关注的肺部不良影响见表 16-4。

表 16-4　非博来霉素化疗药物的肺脏毒性反应

药　　物	发生率(%)	说　　　　　明
白消安	4~10	肺纤维化、肺泡蛋白质沉积症
环磷酰胺	<2	肺炎合并或不合并纤维化
丝裂霉素	<10	和博来霉素相似
阿糖胞苷	5~32	非心源性肺水肿合并或不合并胸腔积液
甲氨蝶呤	7	过敏性肺炎 非心源性肺水肿 肺纤维化 胸膜炎合并急性胸痛

肝肾毒性

多种化疗药物影响肾脏系统,其中最常见最重要的是顺铂。限制剂量的情况下,大约 30% 顺铂化疗患儿出现肾脏毒性。预防肾脏毒性最重要的方法是在充分液体治疗的同时强制利尿。生理盐水是特别合适的输注液体,因为肾小管内高浓度氯离子可以抑制顺铂水解[22]。肾损伤的主要原因是近端和远端肾小管以及结合管上皮细胞凝固性坏死,导致肾血流减少、肾小球滤过率(glomerular filtration rate,GFR)降低。25%～30%的患者在单次给予顺铂 2 mg/kg 或 50～75 mg/m² 后产生肾毒性[32]。急性肾功能衰竭可发生于给药后 24 小时内,也可表现为 GFR 缓慢降低。有报道,顺铂化疗 16～52 个月后,GFR 约降低 12.5%[33]。合用其他肾毒性药物,如氨基糖苷类抗生素,可增加肾毒性发生的风险。新型顺铂衍生物如卡铂和奥沙利铂,肾毒性比顺铂小。其他肾脏毒性药物见表 16 - 5。

表 16 - 5 非顺铂化疗药物的肾脏毒性反应

药 物	说 明
丝裂霉素	血清肌酐慢性进行性增加至微血管性溶血性贫血
甲氨蝶呤	药物在肾小管内沉积造成的生理影响 非甾体类抗炎药减少甲氨蝶呤的排泄,因此应避免使用[34]
异环磷酰胺	急性肾小管坏死和肾衰竭

肝损伤表现为肝酶增高、合成功能受损导致低蛋白和凝血因子合成障碍、肝脂肪浸润和胆汁淤积。肝损伤可能源于化疗药物本身或其代谢产物。其中,L‑天冬酰胺酶和阿糖胞苷是诱发肝细胞功能障碍的最常见化疗药物,环磷酰胺和丝裂霉素造成肝细胞功能障碍也有报道;导致的肝功能障碍可从轻度直至极重度,伴有腹水、肝脏肿大疼痛和肝性脑病。

神经毒性

化疗可以影响中枢、外周和自主神经系统。长春新碱影响神经系统的各个方面,是已知唯一的因神经毒性而限制剂量的化疗药。中枢神经系统毒性可表现为眼肌麻痹和面瘫。周围神经病的特征是深部腱反射抑制,以及随疗程逐渐向近端进展的外周感觉异常;也可有运动功能障碍和步态异常表现。自主神经功能障碍可导致直立性低血压、勃起功能障碍、便秘、排尿困难、膀胱弛缓等。

约 50%顺铂化疗患儿出现神经毒性，与给药剂量和疗程有关。周围神经病变通常为袜子手套状分布，以及视觉和听觉受损。亚临床、未被识别的神经病变患者，区域阻滞时可能出现意外并发症。近有报道，一例顺铂化疗患者肌间沟阻滞后发生弥漫性臂丛病变[35]。因此，计划实施区域阻滞时应施行全面神经学检查。

鞘内错误注射长春新碱会产生严重神经损伤；真实病例数不明，已有近 100 例致命或严重不可逆神经损伤报道[36]。长春新碱可有效治疗白血病、淋巴瘤、肾母细胞瘤、神经母细胞瘤等，但鞘内注射后可产生局部运动神经失用症(不同严重程度的瘫痪)，或上行性脑脊髓神经根神经病变、昏迷和死亡。长春新碱通常用注射器配置，鞘内化疗时错拿注射器并误注将导致严重后果。鞘内错误注射长春新碱后尚无预防神经损伤或死亡的策略；如用药后即刻发现错误，此时药物已进入脑脊液，可采用新鲜冰冻血浆冲洗脑脊液，截瘫或四肢轻瘫不可避免，但患儿死亡率仅为 15%[36]；否则死亡率可高达 100%。注入血液后 20 分钟内，50%长春新碱与血浆蛋白结合；因此采用循环血浆冲洗脑脊液，可使其中的长春新碱与血浆结合，阻止其对神经元细胞骨架的破坏并诱发神经损伤或者死亡。避免此类灾难性后果的关键是，保持药物远离鞘内操作区域。

其他有神经毒性的化疗药见表 16-6。

表 16-6 非长春新碱化疗药物的神经毒性反应

药　物	发生率(%)	说　　　明
阿糖胞苷	15~37	小脑功能障碍、周围神经病变、癫痫发作、脑病、脊髓病、假性延髓麻痹
异环磷酰胺	0~10	小脑功能障碍、偏瘫、昏迷、锥体外系病变
氟尿嘧啶	0~5	小脑功能障碍、多灶性白质脑病
甲氨蝶呤	0~2	脑膜刺激、短暂性瘫痪、脑病
紫杉醇	50~70（大剂量）	周围神经病变、自主神经病变
丙卡巴肼		大脑影响：昏睡、抑郁性精神病变，周围神经病变

血液学影响

原发恶性疾病、骨髓转移或化疗可影响各系造血细胞。凝血机制障碍可导致 PT 和 PTT 延长；Ⅰ、Ⅴ、Ⅷ、Ⅸ、Ⅺ因子和纤维蛋白降解产物增加；血小板寿命缩短；抗凝血酶Ⅲ活性降低。截至目前，具体到手术类型，可防止术中出血的最低血小板计数尚无前瞻性研究。经验推荐围术期应维持血小板计数大于 50×10^9/L。重要的是术前必须纠正已经存在的任何凝血异常。

肿瘤患者常有贫血，但关于浓缩红细胞（packed red blood cell，PRBC）的输注阈值仍有分歧。多数建议无症状患儿的血红蛋白输注阈值为<90 g/L，有症状患儿输血阈值可更高[37]。麻醉医师应在围术期密切观察失血量，并根据患儿年龄估计允许失血量，指导输血决策。对于那些免疫功能低下的患儿，包括造血干细胞移植受体，罹患霍奇金病、白血病和淋巴瘤、严重淋巴细胞减少的再生障碍性贫血、实体器官肿瘤患儿；核苷类似物治疗（例如氟达拉滨）患儿；需要输注粒细胞的患儿；接受大剂量化疗、需要输注辐射照光浓缩红细胞的患儿，术前应和肿瘤科医师共同商定红细胞输注计划[38]。

大多数接受基础化疗的患儿都有免疫抑制。根据方案，化疗针对的是快速分化细胞，也包括免疫系统细胞在内；患儿更容易感染。因此，有创操作必须严格保持无菌。中性粒细胞缺乏也影响伤口愈合，但白细胞超过 0.5×10^9/L 的患儿伤口愈合不受影响。慢性贫血对伤口愈合影响极微[39]。化疗也是影响伤口愈合的因素之一，其影响取决于化疗药物的剂量和给药时机，以及是否合并放疗。

化疗导致短暂骨髓抑制，通常于终止治疗后 1~6 周内即可恢复。

激素和酶的产生

肿瘤治疗患儿最常见的激素紊乱是类固醇诱导的肾上腺功能抑制。外源性皮质激素治疗 6 个月后，应激反应钝化。大多数患儿术中持续使用常规剂量皮质类固醇，可维持体内皮质类固醇水平适当，同时能够产生内源性应激反应[40]。患儿术中是否需要类固醇激素补充剂量仍有争论[41,42]。促肾上腺皮质激素刺激试验可定性是否存在肾上腺功能抑制，但测试费时费力、成本高且预测价值有限。最近有综述（统计功效较低)认为,下丘脑-垂体轴功能完整的患者接受生理剂量的外源性类固醇激素很可能增强应激反应,受损者[如艾迪生病,(Addison's disase)]则可能无助于提高类固醇激素的内源性反应,需要额外补充[43]。目前大多数医院倾向于在围术期对外源性激素治疗的患者进行补充治疗。如患儿术中或术后出现无法解释的低血压,尤其是对液体和/或升压药治疗无反应,必须静脉给予氢化可的松 1.5 mg/kg。

抗利尿激素分泌异常综合征(syndrome of inappropriate antidiuretic hormone secretion,SIADH)与小细胞肺癌的副癌综合征密切相关,儿童少见,但儿童 SIADH 在也与其他肿瘤相关。1%~2% 肿瘤患者发生 SIADH;一些药物也能诱发 SIADH,包括加压素、卡马西平、催产素、长春新碱、长春碱、环磷酰胺、吩噻嗪类药物、三环类抗抑郁药、阿片类药和单胺氧化酶抑制剂[44]。SIADH 的诊断标准包括血钠水平低于 135 mmol/L、血浆渗透压 <280 mmol/kg、尿渗透压 >500 mmol/kg 和尿钠 >20 mmol/L。SIADH 患者表现为萎靡不振、精神状态改变、癫痫发作、昏迷,偶尔甚至导致死亡;在无肿瘤脑转移的患者也可出现局灶性神经系统表现。如果血钠浓度低于 125 mmol/L,应该紧急治疗。缓慢纠正低钠血症,尤其当低钠血症已经持续数天。血钠浓度迅速升高可造成患儿神经损伤和脑桥中央髓鞘溶解;因此,治疗第一个 48 小时内,血钠升高不应超过 20 mmol/L。

一些化疗药物可干扰某些酶的活性。烷化剂如环磷酰胺可抑制假性胆碱酯酶活性,末次化疗后抑制效应仍可持续 3~4 周。因此,会导致琥珀胆碱的肌松持续时间延长,故这类患儿应减少琥珀胆碱剂量[45];丙卡巴肼可抑制单胺氧化酶。由于潜在的协同效应,巴比妥类、抗组胺药、酚噻嗪类、阿片类药和三环抗抑郁药的使用应谨慎。

16.2.1.2 放疗毒性

放疗毒性无法避免,儿童由于年龄较小特别容易出现后遗症。放疗疗程、剂量和间歇期对早期不良反应有明显影响,剂量和年龄则影响晚期不良反应。一般而言,后遗症只发生在被照射的器官,但下述继发性实体肿瘤除外[46, 47]。

放疗损伤的组织容易产生炎性反应,随后出现纤维化。如颈部放疗可致组织僵硬和纤维化,气道扭曲和狭窄,造成潜在的困难气道。胸部放疗可以影响心脏和肺脏。心脏影响可以表现为心包炎、心包积液、心肌病、瓣膜纤维化和传导异常[48]。为最大程度减小心脏毒性,放疗剂量应限制在小于 25~30 Gy。肺脏极易产生纤维化。放化疗联合治疗更可能导致肺纤维化和间质性肺炎。腹部放疗剂量超过 20 Gy 时可导致进展性肾脏毒性。胃肠道表现包括营养不良、慢性小肠结肠炎和肠梗阻。全脑放疗可导致认知功能和智商长期低下,其严重程度取决于放疗开始时的年龄和剂量大小。患儿年龄越小、剂量越大,放疗对认知功能影响越大,且学习障碍和记忆缺失的表现比广泛性智力损伤更明显。蝶鞍放疗剂量超过 35~40 Gy 可造成垂体功能障碍,表现为孤立性甲状腺机能减退症和垂体功能减退,造成生长发育迟缓。此外,颅骨放疗后传导性耳聋和感觉神经性耳聋也有报道。其他放疗常见后遗症包括皮肤疱疹和非黑色素瘤皮肤癌、脱发、恶心和贫血。最令人担忧的放疗并发症是继发性恶性实体肿瘤风险;放疗后 10 年或更长潜伏期后,儿童继发性实体肿瘤发生率可高达 47%。继发性肿瘤风险和原发性肿瘤风险不同,放疗时患儿年龄越小、放疗剂量越大,则风险越高。这种继发性实体肿瘤包括甲状腺肿瘤、乳腺肿瘤、脑肿瘤、肉瘤等。

16.2.2 前纵隔肿瘤

前纵隔肿瘤(anterior mediastinal mass,AMM)患儿需要在全身麻醉和/或镇静下施行组织(淋巴结)活检、CT 或 MRI 诊断性检查,或由于化疗需要而留置中心静脉导管[49]。这些患儿的麻醉风险高,也有心脏骤停的报道。深入了解疾病的病理生理有助预测其并发症,并可避免使用有风险的麻醉药。

儿童大多数 AMM 包括四种组织分型:淋巴瘤、畸胎瘤、胸腺瘤和甲状腺淋巴瘤,后者最为常见,约占 45%[49]。前纵隔肿瘤生长最快的是 T 淋巴母细胞性淋巴瘤,为非霍奇金淋巴瘤,12~24 小时即能成倍增殖。患儿可在 1~2 天即从临床表现(如盗汗)轻微迅速进展至威胁生命的状态(例如端坐呼吸,上腔静脉综合征)。患儿通常需要在麻醉下完成影像学检查,以判定肿瘤边界及其对纵隔结构的影响、进行组织活检,或者建立长期化疗通路。

选择局部麻醉、区域阻滞还是全身麻醉取决于患儿年龄、合作度,纵隔器官累及程度、淋巴结或肿瘤活检或手术切除径路。包括外科医师、麻醉医师,以及肿瘤科医师的多学科团队应在术前一起回顾分析所有影像学和术前资料。

所有患儿术前应行胸部 X 线摄片(前后位片和侧位)和心脏超声检查。后者尤其有助于判断右房、肺动脉、心包和心包囊是否累及。患儿清醒状态时的心脏超声检查,不能排除麻醉状态下这些结构不被肿瘤压迫,但可帮助判断麻醉时这些结构是否存在受压风险。

能够耐受局部麻醉和镇静手术的患儿,可以选择这种方式,但年幼儿、不能耐受局部麻醉和镇静者,以及肿瘤严重压迫气道和/或肺动脉的患儿,不可选择局部麻醉和镇静。这些情况下,应与肿瘤科医师讨论,考虑给予 12~24 小时静脉类固醇激素或局部放疗,减小肿瘤以便于麻醉并降低心脏停搏风险[50]。短期类固醇激素或放疗的风险少见,但是可能引起广泛的肿瘤坏死,使细胞分型诊断困难并可能诱发肿瘤溶解综合征[51]。如果肿瘤广泛坏死会给组织学诊断造成困难,一些肿瘤科医师不愿使用类固醇激素治疗。明确肿瘤分型对于制订针对性治疗方案至关重要。因此,必须在肿瘤科医师和麻醉医师的需求之间寻求平衡。

大多数需要放射学检查、肿瘤活检或化疗泵置入的患儿,全身麻醉避免使用肌松药、保留自主呼吸是最佳方案[49]。不能平躺的患儿可在左侧卧位进行麻醉诱导和气管内插管,实在不理想的,也可在坐位施行麻醉。麻醉诱导后插入气管插管以确保气道通畅;因为一旦患儿出现循环衰竭,为逆转循环虚脱,需要将其转为俯卧位,此时保留气管导管非常重要。为保留自主呼吸,气管插管应在不使用肌松药的条件下实施。自主呼吸有助于维持胸内负压梯度,维持肿瘤位于纵隔结构上方,避免其压迫肺动脉、右心房以及气管支气管树。尽管如此,麻醉诱导也能降低胸内负压至足以导致肿瘤压迫心脏大血管。因此,必须持续监测心输出量(参考二氧化碳波形;见下),并随时准备紧急重建循环。重建循环时可将患儿转为俯卧位;麻醉状态患儿,可在胸骨上切迹和剑突处分别用巾钳钳夹并上提胸骨,如此使心脏大血管重新开放(通常是肺动脉)。二氧化碳监测有助于确认肺循环(和心输出量)恢复是否充分;体循环心血管衰竭前,二氧化碳波形突然消失或下降通常提示肺动脉受压;除非麻醉诱导前股动脉和股静脉已经置管,否则 AMM 患儿发生循环骤停时,快速建立体外膜肺氧合以恢复循环儿无可能。

16.2.3　气道病变

黏膜炎和干燥症可能是开始治疗数周内发生的化疗/放疗后遗症。造血干细胞移植后发生的黏膜炎和溃疡性病变,是移植物抗宿主病(GVHD)的部分表现。黏膜炎和干燥症可致假膜形成、声门上水肿、脆性增加/出血和误吸可能[37]。颈部放疗可诱发纤维化以及气道变形(声门下水肿、声门上和声门下狭窄、下颌骨发育不良以及会厌软骨、勺状软骨、气管软骨坏死)[46];导致困难气道、喉罩位置不佳或者需要更细的气管导管。有报道造血干细胞移植且需机械通气的患儿,30%气管内插管困难,最常见原因是黏膜炎出血或水肿[46]。

16.2.4　肿瘤/癌症

16.2.4.1　心血管影响和麻醉

原发性心脏肿瘤罕见,但抗肿瘤药物的心脏毒性可导致严重心脏后遗症。临床常用的蒽环类药物、环磷酰胺、氟尿嘧啶、生物碱以及天冬酰胺酶等是具有心脏毒性的化疗药物;联合放疗时,这些药物的心脏影响累积增加。因此放化疗合用时,建议放疗剂量不超过 25~30 Gy。胸部放疗可能导致心包积液、心包炎、心肌病、瓣膜纤维化、传导系统异常、冠脉疾病[48,52]。

蒽环类药物化疗和/或胸部放疗的患儿应常规心脏超声随访,尤其是婴儿期使用过蒽环类药物、药物剂量大于 240 mg/m^2、单独放疗剂量大于 40 Gy 或联合使用蒽环类药物时放疗剂量大于 30 Gy[53]。

16.2.4.2　肺脏影响和麻醉

肺肿瘤及其化疗可导致许多肺部并发症,例如胸腔积液、肺栓塞、乳糜胸、AMM,以及肺内白细胞滞留、肺炎、肺纤维化和肺水肿。肺炎通常有亚临床表现,其可逆性可维持至出现影像学变化[54,55]。肺纤维化常发生于急性治疗期,但也可能出现于治疗后数月至数年。博来霉素化疗患儿吸入高浓度氧时,有肺纤维化加重和限制性肺部疾病的风险。儿童化疗导致的肺毒性总体风险接近6%。联合放疗和造血干细胞移植后,风险分别增加至20%和25%[56,57]。尽管很多药物和肺毒性相关,但是博来霉素引起肺部并发症最常见,是罪魁祸首。

16.2.4.3 肾脏影响和麻醉

儿童常见肾脏肿瘤包括肾母细胞瘤、肾透明细胞肉瘤、恶性横纹肌样瘤、先天性中胚层肾瘤和肾细胞癌。神经母细胞瘤可侵袭肾脏致梗阻和急性肾衰。导致肾毒性的常见化疗药物包括顺铂、卡铂、异环磷酰胺、环磷酰胺和甲氨蝶呤。毒性表现包括范科尼综合征(异环磷酰胺)、低镁血症(顺铂)、抗利尿激素分泌失调综合征和放射性肾炎。管理有放化疗相关肾功能障碍患儿时,认真仔细评估和管理其血压、电解质、贫血和凝血状态非常重要[37]。

16.2.4.4 肝脏影响和麻醉

儿童原发性肝脏肿瘤罕见,包括肝母细胞瘤、肉瘤、生殖细胞瘤和横纹肌样瘤(表16-1)。多达20%的肝脏肿瘤和遗传综合征相关。贝-维综合征(Beckwith-Wiedemann syndrome)与出生体重大于4 kg、巨舌和脐膨出等相关[58]。这些婴儿常有眼球突出、内脏肥大、高黏滞综合征和低血糖。需要仔细评估困难气道、血糖监测、是否需要静脉切开和术后气道梗阻的可能性。

化疗和放疗能导致肝脏毒性和纤维化;但通常程度较轻且具有自限性。造血干细胞移植后肝窦阻塞综合征的发生率为11%~27%,但死亡率可高达19%~50%。肝窦阻塞综合征的特征为门脉高压、肝衰竭和继发性多脏器功能衰竭。对于任何肝功能障碍的患者,应认识到肝脏麻醉药生物转化能力下降,且可能存在凝血病。

16.2.4.5 胃肠道影响和麻醉

儿童原发性胃肠道肿瘤很少见,但腹腔内肿块可能导致梗阻(肠道或胆道)、肠套叠、穿孔和出血。化疗毒性能导致腹泻、黏膜炎、中性粒细胞减少性小肠结肠炎、口腔炎、厌食症和营养不良/脱水。麻醉评估主要问题包括误吸风险、维生素 K 缺乏、电解质紊乱和容量状况[37]。

16.2.4.6 中枢神经系统影响和麻醉

常见的中枢神经系统肿瘤包括星形细胞瘤、室管膜瘤、神经外胚层瘤、神经胶质瘤。化疗的神经毒性和铂类、门冬酰胺酶、异环磷酰胺、甲氨蝶呤、阿糖胞苷、依托泊苷、长春新碱、环孢霉素 A 等相关。脑部照射可以导致神经认知功能减退和脑白质病。大多数肿瘤需要手术切除;麻醉医师应对管理颅内压和治疗可能出现的术中癫痫发作做好准备[37]。有些患者由于肿瘤治疗或降低颅内压的需要而使用类固醇激素,此类患者麻醉期间必须给予额外的类固醇激素。

16.2.4.7 内分泌影响和麻醉

内分泌肿瘤占儿童肿瘤的比例少于 5%(表 16-1)。性腺生殖细胞肿瘤、甲状腺肿瘤和垂体肿瘤是最常见的内分泌肿瘤。主要的麻醉问题包括类固醇激素用于肿瘤治疗和放疗对激素分泌的影响。

糖皮质激素治疗患儿肾上腺功能抑制很常见,手术 1~2 个月内已接受类固醇激素治疗的患儿,建议给予应激剂量类固醇激素。放疗剂量即使低至 20 Gy,也能导致生长激素和促性腺激素缺乏。当放疗剂量增至约 40 Gy 时,垂体功能减退风险增加[59]。放疗剂量达到 20 Gy 时,放疗后 2~4.5 年会发生甲状腺功能减退[60]。

16.2.4.8 血液学影响和麻醉

肿瘤本身和化疗抑制骨髓。贫血、血小板减少症和中性粒细胞减少症是肿瘤患儿常见的临床表现。计数大于 $200×10^9/L$ 的白细胞增多症,血液的黏滞性增加,并造成白细胞淤滞。必须注意维持适当的容量状态,避免过量输血加重白细胞增多症[61]。

骨髓抑制的标准治疗策略包括减少治疗剂量和输注血制品。易产生 GVHD 的免疫力低下患儿建议输注去白和辐射照光血制品。血小板输注适合某些特定手术。小手术建议血小板计数大于 $20×10^9/L$;大手术时血小板计数应该在 $(40~50)×10^9/L$。神经外科手术,血小板计数应大于 $100×10^9/L$。ALL 和 AML 是患儿常见的出血性疾病,如果 PT/APTT 延长或者存在凝血异常导致外科出血的证据[37],应通过输注去白新鲜冰冻血浆尽快纠正。

16.2.4.9 精神病学方面的考虑

神经认知功能和精神症状的变化在肿瘤治疗后数年仍然常见。表现为学习成绩差或者情感创伤。鞘内注射甲氨蝶呤和头颅照射的患儿影响最明显。患儿个人、家庭、社会以及儿童是否参与其治疗方案等,都是决定情感创伤严重程度的关键因素。

应该让患儿有机会在自我照护中承担积极的作用。治疗前脱敏、角色扮演、和患儿讨论生理和心理期望等活动,都有助于减少肿瘤治疗和外科干预治疗所致的心理应激。据报道,肿瘤治疗患儿创伤后应激综合征的发生率可达 33%~68%。应与患儿开诚布公的沟通,了解他们的期望,让其熟悉即将经历的治疗,以及手术可能出现的结果,这些非常重要。对于多次手术的患儿,可以建立一个患儿喜欢的、优化的麻醉常规[46]。

16.2.5 肿瘤溶解综合征

肿瘤溶解综合征(tumor lysis syndrome,TLS)是由于肿瘤细胞溶解导致细胞内容物释放引起。肿瘤细胞溶解可为自发性,也可为治疗诱导产生(化疗、放疗、糖皮质激素、三苯氧胺或干扰素)。肿瘤细胞负荷越大,表现越严重。尽管 TLS 最常见于非霍奇金淋巴瘤或急性白血病,但发生于其他肿瘤的报道也越来越频繁。凯罗(Cairo)和毕晓普(Bishop)将 TLS 分为实验室型和临床型[62]。在治疗开始前 3 天内或者在治疗开始后至多 7 天内出现两种或更多种下列代谢性异常时,实验室型 TLS 诊断成立:高尿酸血症、高钾血症、高磷血症和低钙血症;相应的,当实验室型 TLS 伴有血浆肌酐水平增高、癫痫发作、心律失常或死亡时可诊断为临床型 TLS。肾集合系统内尿酸、黄嘌呤和磷酸盐结石沉积导致急性肾功能衰竭。尿酸诱发的急性肾损伤,不仅通过肾内结晶机制,还可通过非结晶机制,如肾血管收缩、自主调节功能受损、肾血流量减少、氧化和炎症[63]。肿瘤溶解还释放细胞因子造成全身炎症反应综合征,常导致多器官功能衰竭[64]。磷酸钙可以在全身沉积。沉积在心脏传导系统会导致严重的、可能致死的心律失常。原有慢性肾功能不全、少尿、脱水、低血压、酸性尿的患者发生 TLS 的风险更大。主要治疗措施是静脉给予平衡盐溶液充分补液 [TLS 高危患儿给予 2 500～3 000 ml/(m² · d)]。如果达到理想的水合状态后尿量仍然很少,推荐使用袢利尿剂,目标尿量至少 2 ml/(kg · h)。应该避免碱化尿液,因为其虽然增加尿酸的溶解性,但降低磷酸钙的溶解性,而纠正高磷酸血症比纠正高尿酸血症更加困难。控制血浆磷浓度可以防止低钙血症,后者可能导致威胁生命的心律失常和神经肌肉激惹。无症状低钙血症不需要治疗。鉴于心律失常可致突然死亡,高钾血症仍然是 TLS 中最危险的症状。葡萄糖合并胰岛素或 β 受体激动剂可用作应对高钾血症的临时措施,紧急情况下葡萄糖酸钙可降低心律失常的风险。

化疗中患儿计划麻醉时,关键在于明确 TLS 发生的风险、严重程度,以及已经开始实施的治疗方案。注意:小手术或者诊疗操作的前纵隔肿瘤患儿,很有可能患有未经治疗的造血系统肿瘤。在取到活检组织,并与肿瘤科医师商议之前,禁止给予地塞米松治疗术后恶心、呕吐,因为单次使用地塞米松可能诱发 TLS。事实上,曾有 1 例未确诊的造血系统肿瘤患儿,腺样体扁桃体切除术后单次使用地塞米松诱发了致命性 TLS[51]。新发 TLS 常于诱导治疗后 5～7 天发生;一些治疗方案可能降低 TLS 风险。TLS 患儿需要麻醉的情况少见,但偶尔需要时,应密切注意维持足够的水合状态,同时经常监测血浆钾离子浓度(例如每隔 4～6 小时)。

16.2.6　维甲酸综合征

接受全反式维甲酸治疗的急性早幼粒细胞白血病患儿,维甲酸综合征发生率高达 25%,死亡率 2%。维甲酸综合征表现为呼吸窘迫、肺部浸润、心包积液、心功能不全、低血压和可能的急性肾功能衰竭[37]。

16.3　术前评估

肿瘤患儿必须根据其具体合并症以及个体风险进行术前评估和

检查。除了综合病史和体格检查,还必须对患儿用药和治疗史进行全面回顾。特别要注意患者是否存在贫血、凝血异常、电解质异常等风险。

患儿如为新诊断为白血病/淋巴瘤和近期化疗/放疗/造血干细胞移植,以及年龄小于 6 个月,则贫血风险增加。新诊断为白血病的患儿白细胞增多症的发生率为 20%。患儿如果被新诊断为白血病(发生率 75%)、接受放化疗、有 DIC 症状和体征,以及出现脾肿大[53],则血小板减少症风险增加。

脓毒血症、维生素 K 缺乏、白细胞增多症、T 细胞急性淋巴细胞白血病,髓单核细胞性白血病和急性早幼粒细胞白血病,以及接受过 L–天冬酰胺酶治疗的患儿应通过实验室检查测定凝血功能。如果血小板计数能够满足手术要求,通常不需要进一步的实验室检查。

造成电解质紊乱的常见疾病包括 SIADH、骨肿瘤和神经母细胞瘤引起的高钙血症、脱水或营养不良、肾功能障碍、肿瘤溶解综合征。

16.4　小儿癌性疼痛

16.4.1　定义

疼痛是一种涉及感觉、生理、认知、情感、行为以及精神等内容的综合多维现象。它是儿童肿瘤患者经历的最常见的不适,且在疾病晚期的发生率可高达 89%[65]。疼痛影响日常生活的各个方面,包括日常活动、学习、睡眠方式、家庭互动和社会关系,并能导致痛苦、焦虑、抑郁、失眠和疲劳。很多时候,由于儿科医师缺乏经验以及害怕阿片类药物成瘾性和呼吸抑制,导致疼痛的严重程度被低估,并缺乏有效的治疗。

疼痛可以根据病理生理机制(伤害性或神经病理性)、持续时间(慢性或急性)、病因(恶性或非恶性)或解剖定位(躯体或内脏)进行分类。大多数肿瘤患儿同时遭受慢性和急性疼痛。慢性疼痛定义为持续或反复发作的疼痛,持续超过了预计的正常伤口愈合时间;对肿瘤患儿而言,即为继发于处于进展过程中的疾病而持续存在疼痛。急性疼痛为突然发作、为时短暂的疼痛;重要的是,应注意区分 3 种不同类型的急性疼痛:伴发痛、"剂量末期"痛、自发痛或爆发痛。伴发痛有明确的原因,例如运动、负重、咳嗽和治疗操作。当镇痛药血药浓度的最低值小于镇痛所需的最低有效血药浓度时出现"剂量末期"痛;譬如在给药间隔的末期出现的疼痛,这种疼痛可通过增加维持期长效阿片类药物的剂量来消除。爆发痛的特点是在已有疼痛的基础上出现短暂的疼痛程度加剧。其突然发作,疼痛剧烈,持续时间短。为缓解疼痛,需要给予阿片类药"补救"剂量,但是在这些患儿的治疗效果不佳[66]。约 57%肿瘤患儿经历过爆发痛,这种疼痛可以在 1 天内多次出现。7~12 岁患儿似乎更容易发生爆发痛[67]。爆发痛是造成功能损害和心理抑郁的独立影响因素。下列情况可使急性癌痛患儿发生爆发痛:病情进展或肿瘤部位感染、对阿片类药物形成耐受、药物相互作用,由于肾功能下降导致的伤害性代谢产物蓄积(吗啡-3-葡萄糖苷酸或氢吗啡酮-3-葡萄糖苷酸),和/或躯体和心理压力[68]。

　　为制订适当的治疗策略,区分伤害性疼痛和神经病理性疼痛非常重要。伤害性疼痛源于组织损伤。激活浅表组织(皮肤、黏膜)或深部组织,例如骨骼、关节、肌肉或结缔组织中的伤害感受器造成躯体疼痛,而激活内脏伤害感受器导致内脏疼痛。神经病理性疼痛是由于外周或中枢神经系统的结构损伤和神经细胞功能障碍所致;婴儿、儿童和青少年中关于神经病理性疼痛的研究很少。肿瘤患者产生神经病理性疼痛的主要原因是神经损伤、神经卡压或任何占位性病变的外部压迫、幻肢痛、肿瘤侵犯神经、肿瘤治疗导致的神经损伤(如化疗、放疗)。

16.4.2　疼痛评估

　　优化疼痛管理关键在于建立定期、常规、客观的疼痛评估。应多次反复评估疼痛以评价镇痛治疗的有效性,并在必要时调整镇痛方案。

　　目前没有测量儿童持续性疼痛的单一量表;但有几种评估工具可用于评估不同年龄儿童的急性疼痛。许多自我报告疼痛评估工具适用于年龄低至 3 岁的患儿;但对不会讲话的患儿进行疼痛评估面临较大挑战。这种情况下,患儿疼痛严重程度最好由了解孩子对疼痛的反应行为的父母和/或监护人进行评估。

为改善需多次手术肿瘤患儿的围术期疼痛管理,麻醉医师应该询问患儿之前的镇痛方案,以及治疗方案的有效性。

16.4.3　疼痛治疗

目前,基于科学证据的疼痛管理策略有限,世界卫生组织(WHO)和其他机构的推荐方案,多来源于低质量的证据并主要依赖专家意见。疼痛管理的原则包括应用世界卫生组织阶梯镇痛方案、适当增加阿片类药物剂量、使用镇痛辅助药物,以及非药物镇痛方法。

16.4.4　药物治疗

儿童药物癌痛管理的关键,包括应用不同于成人三阶梯镇痛策略的二阶梯镇痛策略、定期给药、采用合理的给药途径、运用个体化治疗。二阶梯镇痛策略中,镇痛药的选择取决于疼痛的严重程度。对于轻度疼痛,对乙酰氨基酚和/或非甾体类抗炎药(如布洛芬)应考虑用于一线治疗,而对于中、重度疼痛,阿片类药应作为主要干预手段。然而,某些情况下,可根据临床判断省略第一阶梯用药。

16.4.4.1　对乙酰氨基酚

对乙酰氨基酚的口服剂量为 10~20 mg/kg,重复剂量每 4 小时 12.5 mg/kg 或者每 6 小时静脉注射 15 mg/kg(年龄 2~12 岁和体重小于 50 kg 的青少年)。对乙酰氨基酚可安全用于新生儿,但其代谢和清除较成人慢;因此,新生儿重复给药应间隔 6 小时而非 4 小时。药物过量可导致肝衰竭,儿童对乙酰氨基酚每日总剂量不超过 90~100 mg/kg(口服)或 75 mg/kg(静脉注射)。有报道体弱患儿即使减量也可发生肝损伤,因此此类患儿应避免使用对乙酰氨基酚。

16.4.4.2　布洛芬

布洛芬口服剂量是餐时或餐后 5~10 mg/kg,每日 3 次或 4 次。最大剂量为 40 mg/(kg·d)。布洛芬可造成胃肠道功能紊乱,肾功能损伤,血小板聚集减少。肾功能轻度受损的患儿,应使用布洛芬最低有效剂量并监测肾功能。水钠潴留,以及肾功能恶化是肾衰竭发生的征兆。中、重度肾功能受损患儿,以及小于3个月的婴儿不应使用布洛芬。肝功能受损和严重肝脏疾病的患儿也应慎用布洛芬,因为胃肠道出血的风险增加。

中、重度疼痛的患儿有必要使用阿片类药,但由于害怕和儿童使用阿片类药物相关知识的缺乏,阻碍了阿片类药物在儿童的应用。吗啡是WHO推荐的第二阶梯的首选镇痛药,虽然无法耐受吗啡不良反应时,也可考虑用其他强效阿片类药物替代。其他阿片类药替代吗啡作为首选药物,目前证据也不够充分。选择替代的阿片类药物应该综合考虑安全性、可及性、费用以及包括患者因素在内的适用性等。

管理癌性疼痛的基本原则,也是最重要的原则是规律用药;这也是获得和维持镇痛药稳态血药浓度的必要条件。如采取按需给药(PRN)方案,则阿片类药用量增加且控制疼痛很难满意,这种方案无法避免治疗过程中药量不足和药物过量交替出现。阿片类药物缓释口服制剂、透皮贴剂和静脉输注也已广泛用于维持稳定的镇痛水平。根据患儿年龄,阿片类药物的初始推荐剂量见表16-7,表16-8和表16-9。调节剂量直至镇痛起效,表中未列出最大剂量;如果每天需要补救剂量或治疗爆发痛次数多于4次则增加背景镇痛剂量。门诊患者24小时内阿片类药剂量最大增幅可达50%;在有经验医师严密监测下,24小时内用量可增加100%。有关儿童阿片类药物等效剂量研究很少,当阿片类药物由胃肠道外使用改为口服时,可按照表16-10中内容进行换算。

表 16-7 新生儿首次使用阿片类药物的剂量

药　物	给药途径	起　始　剂　量
吗啡	静脉注射	每6小时 25~50 μg/kg
	皮下注射	
	静脉输注	初始静注剂量 25~50 μg/kg;维持：5~10 μg/(kg·h)
芬太尼	静脉注射	每2~4小时 1~2 μg/kg
	静脉输注	初始静注剂量 1~2 μg/kg;维持：0.2~1 μg/(kg·h)

表 16-8 婴儿首次使用阿片类药物的剂量（1 个月~1 岁）

药 物	给药途径	起 始 剂 量
吗啡	口服（速释）	每 4 小时 80~200 μg/kg
	静脉注射	1~6 个月：每 6 小时 100 μg/kg
	皮下注射	6~12 个月：每 4 小时 100 μg/kg（最大 2.5 mg/次）
	静脉输注	1~6 个月：初始静脉剂量：50 μg/kg；维持：10~30 μg/(kg·h) 6~12 个月：初始静脉剂量：100~200 μg/kg；维持：20~30 μg/(kg·h)
	皮下输注	1~3 个月：10 μg/(kg·h) 3~12 个月：20 μg/(kg·h)
芬太尼	静脉注射	每 2~4 小时 1~2 μg/kg
	静脉输注	初始静脉剂量：1~2 μg/kg；维持：0.2~1 μg/(kg·h)
羟考酮	口服（速释）	每 4 小时 50~125 μg/kg

表 16-9 儿童首次使用阿片类药物的剂量（1~12 岁）

药 物	给药途径	起 始 剂 量
吗啡	口服（速释）	1~2 岁：每 4 小时 200~400 μg/kg 2~12 岁：每 4 小时 200~500 μg/kg（最大 5 mg）
	口服（缓释）	每 12 小时 200~800 μg/kg
	静脉注射	1~2 岁：每 4 小时 100 μg/kg
	皮下注射	2~12 岁：每 4 小时 100~200 μg/kg（最大 2.5 mg）
	静脉输注	初始静脉剂量：100~200 μg/kg；维持：20~30 μg/(kg·h)
	皮下输注	20 μg/(kg·h)
芬太尼	静脉注射	1~2 μg/kg，每隔 30~60 分钟重复
	静脉输注	初始静脉剂量：1~2 μg/kg；维持：0.2~1 μg/(kg·h)
氢吗啡酮	口服（速释）	每 3~4 小时 30~80 μg/kg（最大 2 mg/次）
	静脉注射或皮下注射	每 3~6 小时 15 μg/kg
美沙酮	口服（速释）	100~200 μg/kg
	静脉注射或皮下注射	初期每 4 小时 2~3 次，以后每 6~12 小时给药（初始最大 5 mg/次）
羟考酮	口服（速释）	每 4 小时 125~200 μg/kg（最大 5 mg/次）
	口服（缓释）	每 12 小时 5 mg

表 16-10　胃肠道外和口服剂量转换的近似值

药　　物	剂量比值(胃肠道外/口服)
吗　啡	1:2~1:3
氢吗啡酮	1:2~1:5
美沙酮	1:1~1:2

疼痛管理临床实践应因患儿而异。与第一阶梯药物不同,阿片类药物没有最大(封顶)剂量;有些患儿可能需要很大剂量的阿片类药。治疗暴发痛时,额外剂量的吗啡(口服速释制剂、静脉注射或皮下给药)和芬太尼可以按需频繁给予。除芬太尼外,吗啡和其他阿片类药物的补救剂量为每日总基础量的 10%。如需要更大剂量的阿片类药物才能控制暴发痛,则应据此相应增加阿片类药物的常规每日总基础量。阿片类药给药方案:每隔 4 小时口服速释吗啡或每日 2 次控释吗啡,必要时给予 24 小时吗啡用量 10% 的速释制剂以控制暴发痛。如果患儿有静脉通路,阿片类药物可采用持续输注加患儿控制负荷剂量的患者自控镇痛(patient-controlled analgesia,PCA)模式给药。大于 5 岁或 6 岁的患儿即可使用 PCA,患儿太小或者无法使用 PCA 按钮时则采用护士控制镇痛模式(nurse-controlled analgesia,NCA)[67]。如果需要增加 PCA 负荷剂量,应该按照 50% 的增加量进行调整,维持量同样如此调整。常用 PCA 起始剂量参见表 16-11[68]。

表 16-11　患者自控镇痛的常用初始剂量

	初始剂量 (μg/kg)	持续输注剂量 [μg/(kg·h)]	PCA 负荷量 (μg/kg)	锁定时间 (min)	最大剂量 [μg/(kg·h)]
吗　啡	100~200	0~20(最大 1 000)	10~20(最大 1 000)	5~10	60~100
氢吗啡酮	2~4	0~4(最大 250)	2~5(最大 250)	5~10	12~20
芬太尼	0.5~1	0~0.5(最大 50)	0.5~1(最大 50)	5	1.5~2.5

剂量适用于 6 月以上儿童,最大体重 50 kg。

16.4.4.3　吗啡

吗啡有速释和缓释片剂、口服液、颗粒剂(用水稀释)和注射针剂。已证实口服长效吗啡用于小婴儿安全有效。速释吗啡有口服糖浆或片剂,易于按照体重给予合适剂量。缓释口服制剂延长了给药间隔时间,从而通过减少给药次数改善患儿依从性。吗啡缓释口服制剂每隔 8~12 小时给药,但用于治疗暴发痛并不合适。缓释片剂不能碾碎、咀嚼或切割,这种情况下可使用缓释颗粒剂替代。

可采用速释片剂治疗,以帮助对患儿吗啡剂量进行个体化调节,并确定控制疼痛所需剂量,速释片剂可以每 4 小时给药。速释片剂在管理阵发性或暴发性痛时必不可少。对于婴儿和幼小儿童来说,液体制剂比片剂更容易控制给药剂量。静脉使用吗啡可以患者或医务人员以 PCA 或 NCA 模式给药。

肾功能受损患儿应该减少剂量:轻度(GFR 20~50 ml/min 或者血清肌酐 150~300 μmol/L)到中度(GFR 10~20 ml/min 或者血清肌酐 300~700 μmol/L)肾功能受损者减少剂量 25%,重度(GFR<10 ml/min 或者血清肌酐>700 μmol/L)时减少 50%,或以其他更少通过肾脏清除的阿片类药替代,例如美沙酮和芬太尼。肝损伤患儿,应该避免使用吗啡或者减小剂量。

尽管缺乏前瞻性研究数据,在儿童癌性疼痛的治疗过程中,阿片类药的替换或轮换对于应对药物不良反应所致的剂量限制或耐药性具有积极的影响[69]。等效镇痛剂量参见表 16-12。

表 16-12 阿片类药等效镇痛剂量

阿片受体 激动剂	胃肠道外剂量 静注,皮下,肌注(mg)	口服剂量 (mg)	口服:静脉	作用时间 (h)
吗啡	10	30	3:1	3~4
吗啡,长效	—	30	—	12
氢吗啡酮	1.5	7.5	5:1	2~3
芬太尼	0.2	—		2
羟考酮	—	15~20		3~5
羟考酮,长效	—	20		12

16.4.4.4 芬太尼

芬太尼是一种短效阿片类药,可静脉持续输注或作为透皮贴剂维持用药,或静脉推注缓解暴发痛。有建议经鼻给药(为超处方使用)控制暴发痛。鼻黏膜富含血管,芬太尼容易快速吸收,并且不经过肝脏首过代谢。经鼻给予芬太尼的药代动力学特征和静脉途径给药非常相似。然而,目前在儿童经黏膜给予芬太尼的相关研究很少;目前,不推荐经鼻使用芬太尼控制儿童癌性痛和暴发性痛。

芬太尼静脉推注和持续输注的初始剂量参见表16-7、表16-8、表16-9。

肾功能障碍患儿应减少芬太尼剂量:中度受损(GFR 10~20 ml/min 或者血清肌酐 300~700 μmol/L)时减量 25%,严重受损(GFR<10 ml/min 或者血清肌酐>700 μmol/L)时应减量 50%。芬太尼可能导致肝功能受损患儿昏迷,故应减少剂量或避免使用。

芬太尼透皮贴剂是儿童慢性疼痛治疗的维持镇痛药。多中心研究发现,用于替代口服阿片类药,芬太尼透皮贴剂可安全应用于儿童应用且耐受性好[70]。每片芬太尼透皮贴剂设计的使用时间为 72 小时;最小剂量 12 μg/h 芬太尼。不可修剪透皮贴片调整芬太尼剂量。2 岁以下儿童使用芬太尼透皮贴剂的安全性和有效性尚未得到证实。为防止儿童误食,透皮贴剂合适使用部位应谨慎选择。肝、肾功能受损患儿应减少芬太尼剂量(见上)。开始使用皮芬太尼透皮贴剂时,应该停用所有阿片类药物;等效速释剂量速释吗啡随时备用。透皮贴剂使用 3 天后,根据先前 48 小时使用的其他阿片类药物补救剂量,采用口服吗啡 45 mg/24 h 换算成芬太尼透皮贴剂 12 μg/h,进行剂量调整。对于那些口服吗啡需要量少于 60 mg/kg 或等效剂量其他阿片类药物的儿童,关于芬太尼透皮贴的效果尚无临床对照研究。其他阿片类药物与芬太尼透皮贴剂剂量转换参见表16-13。

表 16-13　芬太尼透皮贴剂(多瑞吉)的转换剂量

常用阿片类药	每日剂量(mg/d)			
口服吗啡	60~134	135~224	225~314	315~404
肌注或静注吗啡	10~22	23~37	38~52	53~67
口服羟考酮	30~67	67.5~112	112.5~157	157.5~202
口服氢吗啡酮	8~17	17.1~28	28.1~39	39.1~51
静注氢吗啡酮	1.5~3.4	3.5~5.6	5.7~7.9	8~10
口服美沙酮	20~44	45~74	75~104	105~134
芬太尼透皮贴剂的推荐剂量(μg/h)	↓ 25	↓ 50	↓ 75	↓ 100

如果透皮贴剂的用药部位或周围皮肤直接暴露于加热垫或保温毯等外部热源,可能会增加芬太尼的吸收,导致致命性芬太尼过量、呼吸骤停和死亡。如果患儿发热或因为剧烈运动导致中心体温升高,也有芬太尼吸收增加的风险,可能需要减少芬太尼透皮贴剂的剂量以避免并发症。每隔 72 小时更换透皮贴剂部位时,也应更换使用部位。

16.4.4.5　氢吗啡酮

氢吗啡酮有片剂、口服液或注射针剂。氢吗啡酮是一种强效阿片类药物,口服剂量和静脉剂量之间存在很大差异。从一种给药途径改为另一种给药途径需要非常谨慎。氢吗啡酮从胃肠道外给药改为口服时,剂量可能需要调节至 5 倍静脉剂量。具体剂量范围参见表 16 - 9。

中重度肾功能受损患儿应减少氢吗啡酮剂量。治疗应从最小剂量开始,并根据患儿反应调节。肝功能受损患儿,不论损害程度如何都应减少初始剂量。

16.4.4.6　美沙酮

美沙酮的药代动力学个体差异很大,因此建议对该药使用经验丰富者才能使用。数天内,应该在对患儿严密临床观察的基础上调节药物剂量;初始剂量调节与其他强效阿片类药物相同。为防止美沙酮蓄积造成的不良反应,达到有效剂量后 2～3 天内应将剂量减少50%;此后,间隔 1 周或更长时间增加剂量,剂量最多增加 50%。剂量范围参见表 16 - 9。

肝功能受损患儿应避免使用美沙酮或减量。美沙酮主要通过肝脏消除,因此肾功能衰竭患儿很少发生明显药物蓄积。然而,用于严重肾功能损伤患儿,剂量应减少 50%,并逐步调节直至有效。

16.4.4.7　羟考酮

羟考酮有速释和缓释两种口服制剂。中到重度肾功能障碍患儿应减少剂量;中到重度肝功能障碍患儿应避免使用或剂量减少 50%。口服吗啡改为口服羟考酮时,最好采用按照 1.5∶1 转换率计算羟考酮初始剂量。此后,将剂量调节至最佳镇痛水平。剂量范围参见表 16 - 9。

16.4.4.8 纳洛酮

纳洛酮是一种静脉用纯阿片类药物拮抗剂,用于拮抗阿片类药物过量引起的极端效应。首次使用阿片类药物的新生儿、婴儿或儿童,治疗阿片类药物导致呼吸暂停的剂量是 10 μg/kg,如果治疗无反应,可再给予 100 μg/kg。呼吸功能无改善时应再次确诊,明确病因;如果呼吸功能恶化,可能需要再次给药。必要时持续静脉输注纳洛酮[5~20 μg/(kg·h)],并根据治疗效果调整剂量。阿片类药物耐受的患儿需要的剂量较小:新生儿、婴儿或儿童以 1 μg/kg 随时间(例如每隔 3 分钟)逐步调节,直至患儿恢复自主呼吸,并能维持足够氧合;随后,可给予相同剂量静脉输注或肌内注射,以维持呼吸频率和意识水平,直至药物过量影响解除。在此期间,需要密切监测,谨慎避免出现急性戒断症状。肾功能损伤患儿由于肾脏药物代谢障碍造成阿片类药过量,纳洛酮输注治疗可能需要延长。

16.4.5 药物辅助治疗

药物辅助治疗在婴儿和儿童尚未进行广泛研究。这些药物的应用主要是基于成人疼痛管理、专家意见和一些病例报道。不推荐皮质激素和双磷酸盐类用作儿童疼痛管理的辅助药物。这些药物的有益之处尚未明确,本身却有严重不良反应的可能。

因优点不明,目前不推荐三环类抗抑郁药、选择性 5 -羟色胺再摄取抑制剂或者抗惊厥药(例如加巴喷丁)用作儿童神经病理性疼痛的辅助药物。

关于氯胺酮作为阿片类药物的辅助治疗,用于儿童疼痛的收益和风险,目前也无定论。有认为氯胺酮是一种有用的辅助剂;但其在儿童应用的安全性和有效性证据很少。一项研究显示,在未能控制的癌痛患儿,氯胺酮可减少阿片类药物用量并改善疼痛控制[71]。

基于现有证据尚不能推荐其他辅助药物,如苯二氮䓬类和巴氯芬,用于治疗小儿肌肉痉挛和僵直引起的疼痛。

16.4.6　非药物性疼痛管理

在婴儿和儿童,控制疼痛的创伤性管理方法相关的数据质量较差,确切的应用指针,比如哪些患儿、什么时间以及如何施行这些操作等都依然未明。已有报告认为,外周神经阻滞、连续外周神经阻滞和硬膜外阻滞等用于晚期肿瘤患儿有效;神经损毁治疗也已有考虑。

我们应重点提倡支持性、康复性和综合性治疗方法,例如牵引、生物反馈、深呼吸和自我催眠。此外,应加强与患儿及其家庭的沟通、交流、宣教。

16.4.7　肿瘤患儿术后疼痛

肿瘤患儿在疾病任何阶段都有接受手术的可能。对未曾使用阿片类药物的患儿,其疼痛管理策略与非肿瘤患儿相似。如果患儿术前长期使用阿片类药物,围术期可能须增加阿片类药物剂量,以应对可能出现的阿片类药物耐受;术后处理"伴发痛"时,阿片类药物的剂量也可能超过预期。合适的情况下,可采用对乙酰氨基酚和非甾体类抗炎药等辅助药物,以减少围术期阿片类药物的用量。长期使用阿片类药物的成人,输注 NMDA 受体拮抗剂(如氯胺酮)和镁离子可减少控制疼痛所需阿片类药物的用量。如果患儿已经采用阿片类药物 PCA 治疗,术后须增加阿片类药物的总剂量;且增加量个体间差异性很大,这取决于儿童对阿片类药物的耐受性以及手术类型。如同时采用其他方法管理疼痛,比如硬膜外或周围神经阻滞(留置/不留置导管),仍应持续给予阿片类药物维持剂量以避免出现急性戒断症状。

16.5　镇静技术

放疗患儿镇静极其需要团队协作,确保患儿麻醉(镇静)期间处于可靠的监测之下。此类诊疗操作通常远离传统手术室区域(放射肿瘤科),缺乏援助和支持部门。因此,施行麻醉前应确保所有的"标准麻醉要求"到位,包括适当的术前评估(禁食)、药物、设备(包括抢救车)和复苏监护人员。麻醉诱导常在放疗室内进行,一旦情况稳定,患儿将被独自留在放疗室内接受放疗,同时医师在控制室内对其进行远程监测。根据放疗部位不同,可以使用不同的麻醉方案。任何情况下,患儿必须保持制动但通常保留自主呼吸。患者如若需面罩以利辐射束精确定位,能通过鼻导管供氧和进行呼吸监测。而头部以外部位放疗患儿,任何气道管理技术和麻醉技术都可应用,但值得注意的是,每日放疗可能长达 60 天之久。因此,应优先选择创伤最小的气道管理方案。

患儿镇静可有多种药物选择,但绝大多数情况下,丙泊酚全凭静脉麻醉方法最为常用;其他方法有静脉输注氯胺酮、咪达唑仑和右美托咪定等。通常这些患儿已有化疗泵或静脉通路,静脉麻醉诱导方便。丙泊酚 2 mg/kg 静脉注射,随后以 250~300 μg/(kg·min)静脉维持(小婴儿和神经功能障碍患儿需要更大初始输注速率)可维持自主呼吸。如果没有静脉通路则可以采用吸入诱导,在患儿麻醉后转为静脉麻醉。标准 ASA 监测包括经鼻导管供氧,同时监测 etCO$_2$。维持患儿合适的体位并以泡沫衬垫。在患儿治疗过程中,麻醉医师可在靠近放疗室的控制室内观察监测患儿,最重要的是,麻醉期间保持注意力集中,以确保患儿维持足够的氧合和良好通气。患儿将在放疗室旁的复苏室,从丙泊酚麻醉状态迅速复苏,直至可以步行离开后准予离院。

小　结

为确保化疗中的肿瘤患儿做好充分的术前准备,兼顾患儿临床表现,建议进行以下实验室检查:全血细胞计数、尿液分析、血清电解质、空腹血糖、血清尿素氮、肺功能测试、动脉血 PaO$_2$ 和 PaCO$_2$,血浆渗透压、胆红素、肌酐、淀粉酶、肝功能测定、胸部 X 线摄片和 ECG。了解各种化疗药物的不良反应,有助于提高麻醉管理的安全性和全面性。

（庄培钧　姜　华　译）

参考文献

[1] Jemal A, Siegal R, Ward E, et al. Cancer statistics, CA Cancer J Clin, 2009, 59(4): 225 - 249.

[2] Ries LA, Percy CL, Bunin GR. Introduction. In: Ries LA, Smith MA, Gurney JG et al (eds) Cancer incidence and survival among children and adolescents: Unites States SEER Program 1975 - 1995. National Cancer Institute SEER Program, Bethesda, 1999, p 1. NIH Pub. No. 99 - 4649 ed.

[3] Horner MJ, Ries LA, Krapcho M. SEER cancer statistics review, 1975 - 2006. National Cancer Institute, Bethesda, 2009.

[4] Oeffinger KC, Mertens AC, Sklar CA, et al. Chronic health conditions in adult survivors of childhood cancer. N Engl J Med, 2006, 355 (15): 1572 - 1582.

[5] Heaney A, Buggy DJ. Can anesthetic and analgesic techniques affect cancer recurrence or metastasis? Br J Anaesth, 2012, 109(Supp 1): i17 - i28.

[6] Tavare AN, Perry NJ, Benzonana LL, et al. Cancer recurrence after surgery: direct and indirect effects of anesthetic agents. Int J Cancer, 2012, 130(6): 1237 - 1250.

[7] Burrows FA, Hickey PR, Colan S. Perioperative complications in patients with anthracycline chemotherapeutic agents. Can Anaesth Soc J, 1985, 32(2): 149 - 157.

[8] Lahtinen R, Kuikka J, Nousianinen T. Cardiotoxicity of epirubicin and doxorubicin: a double-blind randomized study. Eur J Haematol, 1991, 46(5): 301 - 305.

[9] Lekakis J, Vassilopoulos N, Psichoyiou H, et al. Doxorubicin cardiotoxicity detected by indium 111 myosin-specific imaging. Eur J Nucl Med, 1991, 18(3): 225 - 226.

[10] Weesner KM, Bledsoe M, Chauvenet A, et al. Exercise echocardiography in the detection of anthracycline cardiotoxicity. Cancer, 1991, 68 (2): 435 - 438.

[11] Huettemann E, Junker T, Chatzinikolaou KP, et al. The influence of anthracycline therapy on cardiac function during anesthesia. Anesth Analg, 2004, 98(4): 941 - 947.

[12] Steinherz LJ, Steinherz PG, Tan CT, et al. Cardiac toxicity 4 to 20 years after completing anthracycline therapy. JAMA, 1991, 266(2): 1672 - 1677.

［13］Steinberg JS, Cohen AJ, Wasserman AG, et al. Acute arrhythmogenicity of doxorubicin administration. Cancer, 1987, 60(6): 1213 – 1218.

［14］Bristow MR, Billingham ME, Mason JW, et al. Clinical spectrum of anthracycline antibiotic cardiotoxicity. Cancer Treat Rep, 1978, 62 (6): 873 – 879.

［15］Praga C, Beretta G, Vigo PL, et al. Adriamycin cardiotoxicity: a survey of 1273 patients. Cancer Treat Rep, 1979, 63(5): 827 – 834.

［16］Von Hoff DD, Layward MW, Basa P, et al. Risk factors for doxorubicin – induced congestive heart failure. Ann Intern Med, 1979, 91(5): 710 – 717.

［17］Shan K, Lincoff AM, Young JB. Anthracycline-induced cardiotoxicity. Ann Intern Med, 1996, 125(1): 47 – 58.

［18］Solley GO, Maldonado JE, Gleich GJ, et al. Endomyocardiopathy with eosinophilia. Mayo Clin Proc, 1976, 51(11): 697 – 708.

［19］Drzewoski J, Kasznicki J. Cardiotoxicity of antineoplastic drugs. Acta Haematol Pol, 1992(2), 23: 79 – 86.

［20］Verweij J. Mitomycins. Cancer Chemother Biol Response Modif, 1996, 6: 46 – 58.

［21］Cortes JE, Pazdur R. Docetaxel. J Clin Oncol, 1995, 13(10): 2643 – 2655.

［22］Gehdoo RP. Anticancer chemotherapy and it's anaesthetic implications (current concepts). Indian J Anaesth, 2009, 53(1): 18 – 29.

［23］Varon J. Acute respiratory distress syndrome in the postoperative cancer patient. BMJ, 1995, 308(6924): 344.

［24］Dumont P, Wihim JM, Hentz JG, et al. Respiratory complications after surgical treatment of esophageal cancer: a study of 309 patients according to the type of resection. Eur J CardiothoracSurg, 1995, 9(10): 539 – 543.

［25］Epner DE, White F, Krasnoff M, et al. Outcome of mechanical ventilation for adults with hematologic malignancy. J Invest Med, 1996, 44 (5): 254 – 260.

［26］Randle CJ Jr, Frankel LR, Amylon MD. Identifying early predictors of mortality in pediatric patients with acute leukemia and pneumonia. Chest, 1996, 109(2): 457 – 461.

［27］Waid-Jones M, Coursin DB. Perioperative considerations for patients treated with bleomycin. Chest, 1991, 99(4): 993 – 999.

［28］Goldiner PL, Schweizer O. The hazards of anesthesia and surgery in Bleomycin-treated patients. Semin Oncol, 1979, 6(1): 121 – 124.

［29］Goldiner PL, Carlon GC, Cvitkovic E, et al. Factors influencing postoperative morbidity and mortality in patients treated with bleomycin. Br Med J, 1978, 1(6128): 1664 – 1667.

［30］LaMantia KR, Glick JH, Marshall BE. Supplemental oxygen does not cause respiratory failure in Bleomycin-treated surgical patients. Anesthesiology, 1984, 60(1): 65 – 67.

[31] Donat SM, Levy DA. Bleomycin associated pulmonary toxicity: is perioperative oxygen restriction necessary? J Urol, 1998, 160 (4): 1347 – 1352.

[32] Madias NE, Harrington JT. Platinum nephrotoxicity. Am J Med, 1978, 65 (2): 307 – 314.

[33] Fjeldberg P, Sorensen J, Helkjaer PE. The long term effects of cisplatin on renal function. Cancer, 1986, 58(10): 2214 – 2217.

[34] Frenia ML, Long KS. Methotrexate and nonsteroidal antiinflammatory drug interactions. Ann Pharmacother, 1992, 26(2): 234 – 237.

[35] Huettemann E, Sakka SG. Anaesthesia and anti-cancer chemotherapeutic drugs. Curr Opin Anaesthesiol, 2005, 18(3): 307 – 314.

[36] Reddy GK, Brown B, Nanda A. Fatal consequences of a simple mistake: how can a patient be saved from inadvertent intrathecal vincristine? Clin Neurol Neurosurg, 2011, 113(1): 68 – 71.

[37] Latham GJ. Anesthesia for the child with cancer. Anesthesiol Clin, 2014, 32(1): 185 – 213.

[38] Treleaven J, Gennery A, Marsh J, et al. Guidelines on the use of irradiated blood components prepared by the British Committee for Standards in Haematology blood transfusion task force. Br J Haematol, 2011, 152(1): 35 – 51.

[39] Schaffer MR, Barbul A. Chemotherapy and wound healing. In: Lefor AT (ed) Surgical problems affecting the patient with cancer. Lippincott-Raven, Philadelphia, 1996, pp.305 – 320.

[40] Axelrod L. Perioperative management of patients treated with glucocorticoids. Endocrinol Metabol Clin North Am, 2003, 32(2): 367 – 383.

[41] Sabourdin N. Steroids: the evidence. The rationale for perioperative glucocorticoid supplementation for patients under chronic steroid treatment. Curr Anesthesiol Rep, 2015, 5(2): 1 – 7.

[42] Garcia JEL, Hill GE, Joshi GP. Perioperative stress dose steroids: is it really necessary? Am Soc Anesthesiol Newsletter, 2013, 77(11): 32 – 35.

[43] Marik PE, Varon J. Requirement of perioperative stress doses of corticosteroids: a systematic review of the literature. Arch Surg, 2008, 143(12): 1222 – 1226.

[44] Anderson RJ, Chung HM, Kluge R, et al. Hyponatremia: a prospective analysis of its epidemiology and the pathogenetic role of vasopressin. Ann Intern Med, 1985, 102(2): 164 – 168.

[45] Zsigmond EK, Robins G. The effect of a series of anticancer drugs on plasma

cholinesterase activity. Can Anaesth Soc J, 1972, 19(1): 75 - 82.

[46] Latham GJ, Greenberg RS. Anesthetic considerations for the pediatric oncology patient — part 2: systems-based approach to anesthesia. Pediatr Anesth, 2010, 20(5): 396 - 420.

[47] Landier W, Armenian S, Bhatia S. Late effects of childhood cancer and its treatment. Pediatr Clin North Am, 2015, 62(1): 275 - 300.

[48] Adams MJ, Lipshultz SE, Schwartz C, et al. Radiation associated cardiovascular disease: manifestations and management. Semin Radiat Oncol, 2003, 13(3): 346 - 356.

[49] Lerman J. Anterior mediastinal masses in children. Semin Anesth Perioper Med Pain, 2007, 26(3): 133 - 140.

[50] Borenstein SH, Gerstle T, Malkin D, et al. The effects of pre-biopsy corticosteroid treatment on the diagnosis of mediastinal lymphoma. J Pediatr Surg, 2000, 35(6): 973 - 976.

[51] McDonnell C, Barlow R, Campisi P, et al. Fatal peri-operative acute tumour lysis syndrome precipitated by dexamethasone. Anaesthesia, 2008, 63(6): 652 - 655.

[52] Berry GJ, Jorden M. Pathology of radiation and anthracycline cardiotoxicity. Pediatr Blood Cancer, 2005, 44(7): 630 - 637.

[53] Latham GJ, Greenberg RS. Anesthetic considerations for the pediatric oncology patient — part 3: pain, cognitive dysfunction, and preoperative evaluation. Pediatr Anaesth, 2010, 20(6): 479 - 489.

[54] Abid SH, Malhotra V, Perry MC. Radiation-induced and chemotherapy-induced pulmonary injury. Curr Opin Oncol, 2001, 13(4): 242 - 248.

[55] Faroux B, Meyer-Milsztain A, Boccon-Gibod L, et al. Cytotoxic drug-induced pulmonary disease in infants and children. Pediatr Pulmonol, 1994, 18(6): 347 - 355.

[56] Cerveri I, Fulgoni P, Giorgiani G, et al. Lung function abnormalities after bone marrow transplantation in children: has the trend recently changed? Chest, 2001, 120(6): 1900 - 1906.

[57] Marras TK, Szalai JP, Chan CK, et al. Pulmonary function abnormalities after allogenic marrow transplantation: a systemic review and assessment of an existing predictive instrument. Bone Marrow Transplant, 2002, 30(9): 599 - 607.

[58] Litten JB, Tomlinson GE. Liver tumors in children. Oncologist, 2008, 13(7): 812 - 820.

[59] Hata M, Ogino I, Aida N, et al. Prophylactic cranial irradiation of acute lymphoblastic leukemia in childhood: outcomes of late effects on pituitary function and growth in long-term survivors. Int J Cancer, 2001, 96(Suppl):

117 - 124.

[60] Madanat LM, Lahteenmaki PM, Hurme S, et al. Hypothyroidism among pediatric cancer patients: a nationwide, registry based study. Int J Cancer, 2008, 122(8): 1868 - 1872.

[61] Golub TR, Arceci RJ. Acute myelogenous leukemia. In: Pizzo PA, Poplack DG (eds) Principles and practice of pediatric oncology, 5th edn. Lippincott Williams & Wilkins, Philadelphia, 2006, p.591.

[62] Cairo MS, Bishop M. Tumour lysis syndrome: new therapeutic strategies and classification. Br J Haematol, 2004, 127(1): 3 - 11.

[63] Shimada M, Johnson RJ, May WS Jr, et al. A novel role for uric acid in acute kidney injury associated with tumour lysis syndrome. Nephrol Dial Transplant, 2009, 24(10): 2960 - 2964.

[64] Nakamura M, Oda S, Sadahiro T, et al. The role of hypercytokinemia in the pathophysiology of tumor lysis syndrome (TLS) and the treatment with continuous hemodiafiltration using a polymethylmethacrylate membrane hemofilter (PMMA-CHDF). Transfus Apher Sci, 2009, 40(1): 41 - 47.

[65] Hechler T, Ruhe AK, Schmidt P, et al. Inpatient-based intensive interdisciplinary pain treatment for highly impaired children with severe chronic pain: randomized controlled trial of efficacy and economic effects. Pain, 2014, 155(1): 118 - 128.

[66] Zeppetella G, O'Doherty CA, Collins S. Prevalence and characteristics of breakthrough pain in cancer patients admitted to a hospice. J Pain Symptom Manage, 2000, 20(2): 87 - 92.

[67] Friedrichsdorf S, Finney D, Bergin M, et al. Breakthrough pain in children with cancer. J Pain Symptom Manage, 2007, 34(2): 209 - 216.

[68] Friedrichsdorf SJ, Postier A. Management of breakthrough pain in children with cancer. J Pain Res, 2014, 7: 117 - 123.

[69] Drake R, Longworth J, Collins JJ. Opioid rotation in children with cancer. J Palliat Med, 2004, 7(3): 419 - 422.

[70] Finkel JC, Finley A, Greco C, et al. Transdermal fentanyl in the management of children with chronic sever pain: results from an international study. Cancer, 2005, 104(12): 2847 - 2857.

[71] Finkel JC, Pestieau SR, Quezado ZM. Ketamine as an adjuvant for treatment of cancer pain in children and adolescents. J Pain, 2007, 8(6): 515 - 521.

脑瘫和行为障碍患儿的围术期管理 **17**

17.1　引言

脑瘫(cerebral palsy，CP)是发育早期脑部病变或异常导致的多种非进展性疾病的总称。发达国家足月产儿童的发病率是 1‰~2.5‰。多种因素与其有关，产时缺氧仅是小部分脑瘫患儿的病因；产前事件是大多数患者脑瘫的病因：脑部畸形、产前感染(如弓形虫病、风疹、巨细胞病毒感染、疱疹)、产前卒中和遗传性疾病。脑瘫是发育早期中枢神经系统损伤的共同结局[1]。脑瘫在早产儿中更常见。

从智力正常的单瘫直到合并严重智力发育迟缓的痉挛性四肢瘫痪，脑瘫的临床表现差异很大。根据运动障碍分为不同类型：痉挛型、运动障碍型和共济失调型[2]。认知功能表现也各不相同，从完全正常、轻度语言障碍到严重残障。多达 30% 的脑瘫患儿可发生癫痫，这些患儿总体预后不佳：3/4 存在慢性疼痛，1/2 存在智力障碍，1/3 存在髋关节脱位，1/3 无法走路，1/4 存在行为异常，1/4 存在膀胱控制问题，1/15 需要鼻饲[3]。

大多数儿科麻醉教科书没有涵盖脑瘫患者麻醉管理的内容，但是一些综述总结了相关知识[4-9]。

17.2　术前评估

17.2.1　总体方面

发育迟缓在脑瘫患儿很常见，因此，对其进行全面的运动和认知障碍评估非常重要。正常情况下,最了解患儿及其喜好的是父母或其监护人,麻醉医师可从他们那里获取有价值的信息。严重残障儿童需要关注下列几个关键问题:他/她能做什么,如何才能与他/她进行交流,他/她有什么偏好,不舒服时有哪些表现?(图 17-1)麻醉医师应该熟悉包括患儿社交在内的方方面面:住在哪里,由谁负责监护,家庭经济来源[10]?"从儿科监护向成人监护转变"是一个不太受重视的问题[11];儿科通常是对患儿进行包括日常生活在内的全面评估,但成人医院专家仅关注专业领域有关的问题,有关患儿监护的很多重要内容常被忽视。

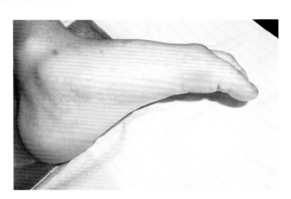

图 17-1 14 岁(25 kg)重度残疾男性患儿遭受重度疼痛
据其母亲描述,脚趾屈曲是典型的不适或疼痛的表现。

17.2.2 特殊问题

脑瘫患儿胃食管反流相对常见,误吸风险增加;合并脊柱侧弯的患儿通气受限(图 17-2),肺部并发症风险较高;必须考虑挛缩和畸形的影响,这些情况对患儿手术体位方案产生明显影响;脑瘫患儿慢性便秘很常见,可能导致少见但典型的并发症,如肠系膜上动脉综合征[12]。另外,许多患者存在认知功能障碍,即使年长儿童也可能无法配合。脑瘫肌肉减少症的成人患者,肥胖和久坐会影响围术期诊疗处理[13],这些患者的健康管理必须不间断进行[14]。

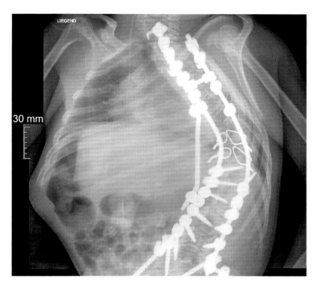

图 17 - 2　15 岁 (12 kg) 女性患儿计划行腹腔镜胃底折叠术
手术体位是一个挑战。正确的气管内导管位置通过支气管镜证实。

17.2.3　痉挛

脑瘫患者如何控制痉挛和避免挛缩是一个巨大挑战。从药理学方面看，可尝试选择具有调节运动张力作用的药物，如苯二氮䓬类、巴氯芬、氨己烯酸、替托尼定，但这些药物都能产生嗜睡和剂量依赖性镇静。

巴氯芬在结构上和 GABA (γ - 氨基丁酸) 相关，可口服或鞘内给药。首次鞘内试验性给药后，必须密切观察患儿[15]。巴氯芬泵需要每 5~7 年更换、至少每隔 3 个月需重新填充巴氯芬。因为会产生急性戒断症状，巴氯芬不能突然撤药。

氨己烯酸主要作为抗癫痫药使用，为 γ - 氨基丁酸类似物，可以抑制 γ - 氨基丁酸代谢。

替托尼定的结构类似可乐定，有镇静、心动过缓、低血压和肌松作用，主要经 CYP1A2 代谢，阻断该酶 (如大剂量环丙沙星) 可导致替托尼定浓度过高。

肉毒杆菌毒素 (保妥适) 抑制突触前乙酰胆碱释放，形成功能性去神经支配作用。直接肌内注射后作用可持续数月。另外,保妥适也可用于儿童治疗过度流涎[16]或控制膀胱逼尿肌功能亢进。

肌内注射或涎腺内注射需在超声引导下进行,患儿多数需要在镇静或麻醉下进行。如限定总量,严重不良反应罕见[17]。报道的不良反应主要和镇静有关,与注射药物本身无关[18]。

破坏性神经阻滞(化学性神经毁损)主要适用于运动纤维为主的神经,如内收肌痉挛患者的闭孔神经[19]。这类阻滞需由有经验的麻醉医师,在神经刺激器和超声引导定位下完成。目前破坏性神经阻滞几乎已完全被肌内注射肉毒杆菌毒素所替代;但苯酚(5%~12%的溶液)选择性破坏阻滞可提供4~8个月缓解期,仍有一席之地[20]。酒精可以作为苯酚的替代物[21]。

17.2.4 癫痫

脑瘫共患癫痫者高达30%。因为一些增强癫痫活动的因素无法避免,如应激、饥饿、睡眠剥夺、视觉刺激、过度通气,围术期癫痫发作的频率和持续时间可能增加,但另一方面,大多数麻醉药(不是全部)可抑制惊厥活动[22]。如果维持抗癫痫药并严密监护,围术期癫痫活动增加很少发生[23]。

丙戊酸和严重的出血并发症相关[24],但其机制目前知之甚少。目前认为可能和以下因素有关:血小板减少,血小板功能障碍,凝血因子如纤维蛋白原、凝血因子ⅩⅢ以及1型血管性血友病因子缺乏[25,26]。长期使用丙戊酸的患儿术前应检查凝血功能[25]。丙戊酸的另外一个严重并发症是急性胰腺炎[27]。

17.3 围术期管理

17.3.1 体位和静脉通路

很明显,脑瘫患儿手术对体位要求非常高,有时体位放置甚至需要一些创新精神。避免长时间手术压疮的关键是,所有受压部位(如手臂、头部等)小心仔细填充衬垫物。严重残疾患儿仅因体位不佳也可能导致长骨骨折。

建立静脉通路可能非常困难。作者经验是,吸入诱导后患者安静无体动,方便医师寻找合适的穿刺点[28];即便患儿有反流史,吸入诱导也是合理的[29]。

17.3.2　气道管理

胃食管反流患儿长时间手术患儿强烈建议手术气管插管。另一方面,大部分无反流病史的脑瘫患儿,可选择喉罩联合胃管,如Supreme 喉罩或 ProSeal 喉罩管理气道。脊柱侧弯和严重畸形的患儿,即使气道本身正常,选择合适的插管体位也非常困难。气管长度常较正常预测值短,依靠听诊判定是否单肺通气也不可靠;作者的经验是使用纤维支气管镜确定气管导管尖端位置。

一些脑瘫患者即使没有麻醉,因其咽部肌肉张力过低,可能出现间歇性气道梗阻;症状随年龄增长逐渐加重[30],其中部分患者最终需要气管切开。围术期应特别注意,避免麻醉药过量或使用苯二氮䓬类。面罩诱导时,有经验的麻醉医师一般能够通过托下颌和气道内正压维持气道开放。

17.3.3　体温调节

低体温是脑瘫患儿最常见的围术期并发症[4]。与多种因素有关,无疑最重要的因素是代谢率降低("vita reducta"),这与其病理有关;其次,整形手术中身体大面积暴露可致体温丧失。此外,这些患者皮下脂肪很少,不能有效隔绝热量丢失。最后,据推测患者可能有中枢神经系统受损,热调节机制异常。

充气式加温系统(如 Bair Hugger®)能有效避免围术期低体温。除升高手术室温度外,对于虚弱患儿作者一般使用 2 个充气式加温系统:一个置于患儿身体下方;另一个则尽量覆盖身体表面。建议采用直肠、食道或膀胱温度探头持续监测患儿体温。借助现代设备的合理使用,几乎可以完全避免低体温发生。

17.3.4 药效动力学和药代动力学

镇静药：脑瘫以及其他严重残障儿童对镇静药较敏感。药效学方面，弗雷（Frei）等报道，脑瘫患儿氟烷的最低肺泡有效浓度值（MAC）降低 1/3[31]。类似地，同样维持目标 BIS（脑电双频指数）值为 40 时，脑瘫患儿所需丙泊酚剂量也较小[32]，但这不仅与药效学有关，可能也与药代学有关。脑瘫儿童清醒状态记录到的 BIS 值即较低，暴露于不同浓度七氟烷后更是如此[33]。然而，也有研究认为麻醉诱导前脑瘫患儿与健康儿童 BIS 值相似[34]。虽然不可一概而论，似乎对大多数严重智障儿童而言，镇静药需要量减少是一个普遍现象[35]。作者在临床使用脑电监护仪如 BIS 测量患儿镇静状态，也确实发现个别患儿诱导前存在低 BIS 值的情况，尽管此类监护仪在脑瘫患儿中的有效性并未得到广泛验证。

阿片类：脑瘫患儿对阿片类敏感性的数据有限。阿片类呼吸抑制作用，有推测认为慢性低氧增加对阿片类的敏感性[36]。生活在高海拔地区的儿童，长期暴露于低氧环境，术后充分缓解疼痛所需阿片类似乎更少[37]。更常见的典型是，梗阻性睡眠呼吸暂停患儿对阿片类药物的敏感性增加[38]，也与手术并发症和死亡率相关[39]。无疑脑瘫患儿也有类似现象，夜间间断性低氧血症上调内啡肽受体，阿片类药物敏感性增强[40]。脑瘫患儿应谨慎给药并充分监护。

神经肌肉阻滞药：很奇怪，尽管脑瘫患儿肌肉含量减少（图 17 - 3），但却表现为非去极化肌松药耐药。临床使用同样剂量作用时间反而缩短[41]。这种耐药显然与抗癫痫药无关[42]；比较合理的解释可能是受体上调，这样才能解释琥珀胆碱的敏感性为何增加[43]。因为肌肉含量少，对脑瘫患儿而言高钾血症不是问题[44]。脑瘫患儿通常有正常气道，但临床报道严重智障患儿很多有插管困难；至少部分患儿与非去极化肌松药相对不足有关。如有布瑞亭可用，合并脑瘫或其他神经肌肉疾病的患儿可考虑使用更大剂量的罗库溴铵，以提供更好的插管条件[45]。

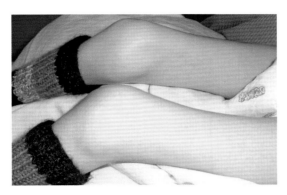

图 17-3　尽管有严重肌肉萎缩,但该男孩对阿曲库铵明显耐药

17.3.5　诱导期不合作

术前访视特别重要,可帮助尽早识别性情暴躁和诱导困难的患儿。咨询患儿父母并详细阅读病史,了解以前麻醉的有关信息。有些麻醉医师比如作者,会在麻醉记录单上注明术前药的镇静效果以及麻醉诱导质量。

困难诱导重在选择合适的术前药进行预防。如果预计患儿不配合诱导,作者通常选用咪达唑仑加氯胺酮作为术前药[46]。正常情况下,在获得患儿信任和家属支持后,诱导过程一般都很安静。另外,成功的诱导与麻醉医师的技术和同情心高度有关。让患儿处于舒适的体位,用带有香味的面罩吸入氧化亚氮(笑气)继之七氟烷诱导是不错的方法。对不配合患儿,作者单位通常在其病床上完成诱导[47]。

麻醉诱导期不合作行为的几种管理方法:延后手术,追加氯胺酮,辅以劝慰或者温柔的身体约束下熟练地吸入或静脉诱导。选择何种方案取决于麻醉医师个人习惯,丰富的儿科麻醉经验、合适的技术以及赢得孩子及其父母的同感,这些都是成功诱导的重要因素。仅在与父母详细沟通后才能找到最优方案,这种情况很常见。作者曾对坐在手术室外走廊拒绝进入的患儿成功实施诱导;甚至有患儿拒绝进入医院,麻醉诱导是在医院外面的大街上完成的。毫无疑问,这些情况下最安全的药物是氯胺酮。

17.3.6　术后镇痛

疼痛是脑瘫患儿的主要临床症状,不仅仅限于围术期[48]。高达75%年轻脑瘫患儿每周均感觉到疼痛[49]。这类患儿的疼痛因此很难处理。首要难题是需要鉴别患儿是否疼痛。有可能其疼痛没有得到充分治疗[50]。其次,很难区分疼痛和其他原因引起的躁动,药物过量导致过度镇静极易发生。

只要有可能,区域阻滞是解决这类脆弱人群疼痛的最好方案。大手术后可考虑连续硬膜外镇痛,特别是预计可能出现下肢肌肉痉挛时[51]。

17.4　典型手术管理

17.4.1　骨科矫形手术

骨科大手术在脑瘫患儿中常见[52]。脊柱侧弯手术常涉及从高位胸椎至骶椎多个节段,也有为改善坐立而行骨盆固定术者。术中神经功能监测无需赘述[53]。术后镇痛可通过椎管内输注吗啡实现[54],有助于促进围术期血流动力学稳定,还能因此减少出血[55]。也可让外科医师直视下置入硬膜外导管实施术后镇痛[56]。

髋关节重建术包括骨盆和股骨截骨,甚至在那些极为虚弱的患儿施行,目的是减轻疼痛、改善姿势甚至偶尔仅为了能够坐起。目前股骨头切除等姑息性手术已极少实施[57]。腰段硬膜外置管可用于术后镇痛治疗;作者常采取骶管吗啡结合外周神经阻滞,如腰丛[58]、股神经或/和坐骨神经阻滞。

术中可能出现大量失血。多数权威机构推荐使用抗纤溶剂如氨甲环酸以减少出血[59],在脑瘫患儿脊柱侧弯术中也证明有效[60],但在儿科其他类型手术中的有效性资料仍然有限[61]。

目前,乳胶过敏已不是主要问题。尽管如此,多次手术患儿仍然面临较高的风险(图 17-4)[62]。脊柱裂本身不会导致乳胶过敏[63]。

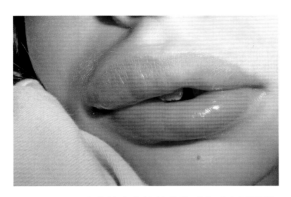

图 17-4　8 岁女性患儿接触乳胶手套后双唇肿胀

17.4.2　胃底折叠和胃造口术

胃底折叠术(Nissen 术):可用于治疗儿童胃食管反流疾病。腹腔镜胃底折叠术目前已成为该类手术的标准,尽管并无足够证据表明其优于开放手术[64]。腹腔镜手术时患儿长时间气腹和头高脚低[65],须调整通气和设置 PEEP(呼气末正压)以适应并对抗腹内压升高。术中,CO_2 可从腹腔经由手术分离引起的损伤,进入胸腔而导致气胸;这种气胸只要维持足够的 PEEP,通常无需特殊处理[66]。血流动力学的监测非常重要,关键时点为建立人工气腹以及手术结束时。高腹压状态下,患儿会出现少尿情况[67],目前认为无需积极处理。

开腹 Nissen 术是上腹部大手术,并发症较多,术后疼痛较严重。回顾性病例资料显示,硬膜外镇痛可减少术后机械通气和并发症[68],并缩短住院时间[69]。

胃造口术:广泛用于重度脑瘫患儿建立长期胃肠道营养。目前大多数患儿手术采用经皮内镜技术(PEG),传统的开腹胃造口已极少进行。所有合并脊柱侧弯或疑有解剖异常的儿童,术前推荐常规 X 射线平片检查[70]。相比传统开腹胃造口,低位经皮内镜下胃造口具有同样的效果[71]。儿童通常需全身麻醉。尽管属于小手术、术后 6 小时内即可胃肠内喂养,但仍会出现疼痛和不适,并可能相当严重。

术后需密切观察,及时发现误穿其他脏器如结肠的情况。作者在临床通常用超声引导经肋下行腹横肌平面阻滞,用于术后镇痛。

小　结

　　脑瘫儿童属于脆弱患者。术中摆放体位、建立合适的静脉通路、保持正常体温以及给予合适剂量的药物均是较大挑战。术后镇痛方面,广泛采用区域阻滞技术是更好的概念。为改善围术期管理和术后结局,严密细致地监护极其重要。

(庄培钧　周志坚　译)

参考文献

[1] Marret S, Vanhulle C, Laquerriere A. Pathophysiology of cerebral palsy. Handb Clin Neurol, 2003, 111: 169-176.

[2] Koman LA, Smith BP, Shilt JS. Cerebral palsy. Lancet, 2004, 363(9421): 1619-1631.

[3] Novak I, Hines M, Goldsmith S, et al. Clinical prognostic messages from a systematic review on cerebral palsy. Pediatrics, 2012, 130(5): e1285-e1312.

[4] Wongprasartsuk P, Stevens J. Cerebral palsy and anaesthesia. Paediatr Anaesth, 2002, 12(4): 296-303.

[5] Wass CT, Warner ME, Worrell GA, et al. Effect of general anesthesia in patients with cerebral palsy at the turn of the new millennium: a population-based study evaluating perioperative outcome and brief overview of anesthetic implications of this coexisting disease. J Child Neurol, 2012, 27(7): 859-866.

[6] Nolan J, Chalkiadis GA, Low J, et al. Anaesthesia and pain management in cerebral palsy. Anaesthesia, 2000, 55(1): 32-41.

[7] Maranhao MV. Anesthesia and cerebral palsy. Rev Bras Anestesiol, 2005, 55(6): 680-702.

[8] Theroux MC, Akins RE. Surgery and anesthesia for children who have cerebral palsy. Anesthesiol Clin North America, 2005, 23(4): 733-743.

[9] Aker J, Anderson DJ. Update for nurse anesthetists — part 6 — Perioperative care of patients with cerebral palsy. AANA J, 2007, 75(1): 65-73.

[10] Parkes J, Caravale B, Marcelli M, et al. Parenting stress and children with

cerebral palsy: a European cross-sectional survey. Dev Med Child Neurol, 2011, 53(9): 815 - 821.

[11] Brennan LJ, Rolfe PM. Transition from pediatric to adult health services: the perioperative care perspective. Paediatr Anaesth, 2011, 21(6): 630 - 635.

[12] Neuman A, Desai B, Glass D, et al. Superior mesenteric artery syndrome in a patientwith cerebral palsy. Case Rep Med, 2014: 538289.

[13] Peterson MD, Gordon PM, Hurvitz EA. Chronic disease risk among adults with cerebral palsy: the role of premature sarcopoenia, obesity and sedentary behaviour. Obes Rev, 2013, 14(2): 171 - 182.

[14] Murphy KP. The adult with cerebral palsy. Orthop Clin North Am, 2010, 41: 595 - 605.

[15] Anderson KJ, Farmer JP, Brown K. Reversible coma in children after improper baclofen pump insertion. Paediatr Anaesth, 2002, 12 (5): 454 - 460.

[16] Montgomery J, McCusker S, Hendry J, et al. Botulinum toxin A for children with salivary control problems. Int J Pediatr Otorhinolaryngol, 2014, 78(1): 1970 - 1973.

[17] Naidu K, Smith K, Sheedy M, et al. Systemic adverse events following botulinum toxin A therapy in children with cerebral palsy. Dev Med Child Neurol, 2010, 52(2): 139 - 144.

[18] Papavasiliou AS, Nikaina I, Foska K, et al. Safety of botulinum toxin A in children and adolescents with cerebral palsy in a pragmatic setting. Toxins (Basel), 2013, 5(3): 524 - 536.

[19] Awad EA. Phenol block for control of hip flexor and adductor spasticity. Arch Phys Med Rehabil, 1972, 53(12): 554 - 557.

[20] Viel E, Pellas F, Ripart J, et al. Peripheral neurolytic blocks and spasticity (in French). Ann Fr Anesth Reanim, 2005, 24(6): 667 - 672.

[21] Ghai A, Sangwan SS, Hooda S, et al. Obturator neurolysis using 65% alcohol for adductor muscle spasticity. Saudi J Anaesth, 2012, 6 (3): 282 - 284.

[22] Perks A, Cheema S, Mohanraj R. Anaesthesia and epilepsy. Br J Anaesth, 2012, 108(4): 562 - 571.

[23] Benish SM, Cascino GD, Warner ME, et al. Effect of general anesthesia in patients with epilepsy: a population-based study. Epilepsy Behav, 2010, 17(1): 87 - 89.

[24] Cannizzaro E, Albisetti M, Wohlrab G, et al. Severe bleeding complications during antiepileptic treatment with valproic acid in children. Neuropediatrics, 2007, 38(1): 42 - 45.

[25] Acharya S, Bussel JB. Hematologic toxicity of sodium valproate. J Pediatr

Hematol Oncol, 2000, 22(1): 62 - 65.

[26] Abdallah C. Valproic acid and acquired coagulopathy. Paediatr Anaesth, 2013, 23(7): 674 - 675.

[27] Ozaydin E, Yukselgungor H, Kose G. Acute hemorrhagic pancreatitis due to the use of valproic acid in a child. Eur J Paediatr Neurol, 2008, 12(2): 141 - 143.

[28] Jöhr M, Berger TM. Venous access in children: state of the art. Curr Opin Anaesthesiol, 2015, 28(3): 314 - 320.

[29] Cruvinel MG, Bittencourt PF, Costa JR, et al. Residual gastric volume and risk for pulmonary aspiration in children with gastroesophageal reflux. Comparative study. Rev Bras Anestesiol, 2004, 54(1): 37 - 42.

[30] Kontorinis G, Thevasagayam MS, Bateman ND. Airway obstruction in children with cerebral palsy: need for tracheostomy? Int J Pediatr Otorhinolaryngol, 2013, 77(10): 1647 - 1650.

[31] Frei FJ, Haemmerle MH, Brunner R, et al. Minimum alveolar concentration for halothane in children with cerebral palsy and severe mental retardation. Anaesthesia, 1997, 52(11): 1056 - 1060.

[32] Saricaoglu F, Celebi N, Celik M, et al. The evaluation of propofol dosage for anesthesia induction in children with cerebral palsy with bispectral index (BIS) monitoring. Paediatr Anaesth, 2005, 15(12): 1048 - 1052.

[33] Choudhry DK, Brenn BR. Bispectral index monitoring: a comparison between normal children and children with quadriplegic cerebral palsy. Anesth Analg, 2002, 95(6): 1582 - 1585.

[34] Costa VV, Torres RV, Arci EC, et al. Comparison of the bispectral index in awake patients with cerebral palsy. Rev Bras Anestesiol, 2007, 57(4): 382 - 390.

[35] Valkenburg AJ, de Leeuw TG, Tibboel D, et al. Lower bispectral index values in children who are intellectually disabled. Anesth Analg, 2009, 109(5): 1428 - 1433.

[36] Moss IR, Brown KA, Laferriere A. Recurrent hypoxia in rats during development increases subsequent respiratory sensitivity to fentanyl. Anesthesiology, 2006, 105(4): 715 - 718.

[37] Rabbitts JA, Groenewald CB, Dietz NM, et al. Perioperative opioid requirements are decreased in hypoxic children living at altitude. Paediatr Anaesth, 2010, 20(12): 1078 - 1083.

[38] Brown KA, Laferriere A, Moss IR. Recurrent hypoxemia in young children with obstructive sleep apnea is associated with reduced opioid requirement for analgesia. Anesthesiology, 2004, 100(4): 806 - 810.

[39] Coté CJ, Posner KL, Domino KB. Death or neurologic injury after

tonsillectomy in children with a focus on obstructive sleep apnea: Houston, we have a problem! Anesth Analg, 2014, 118(6): 1276 - 1283.

[40] Fitzgerald DA, Follett J, Van Asperen PP. Assessing and managing lung disease and sleep disordered breathing in children with cerebral palsy. Paediatr Respir Rev, 2009, 10(1): 18 - 24.

[41] Moorthy SS, Krishna G, Dierdorf SF. Resistance to vecuronium in patients with cerebral palsy. Anesth Analg, 1991, 73(3): 275 - 277.

[42] Hepaguslar H, Ozzeybek D, Elar Z. The effect of cerebral palsy on the action of vecuronium with or without anticonvulsants. Anaesthesia, 1999, 54(6): 593 - 596.

[43] Theroux MC, Brandom BW, Zagnoev M, et al. Dose response of succinylcholine at the adductor pollicis of children with cerebral palsy during propofol and nitrous oxide anesthesia. Anesth Analg, 1994, 79(4): 761 - 765.

[44] Dierdorf SF, McNiece WL, Rao CC, et al. Effect of succinylcholine on plasma potassium in children with cerebral palsy. Anesthesiology, 1985, 62(1): 88 - 90.

[45] de Boer HD, van Esmond J, Booij LH, et al. Reversal of rocuronium-induced profound neuromuscular block by sugammadex in Duchenne muscular dystrophy. Paediatr Anaesth, 2009, 19(12): 1226 - 1228.

[46] Brunette KE, Anderson BJ, Thomas J, et al. Exploring the pharmacokinetics of oral ketamine in children undergoing burns procedures. Paediatr Anaesth, 2011, 21(6): 653 - 662.

[47] Walker H. The child who refuses to undergo anesthesia and surgery — a case scenario-based discussion of the ethical and legal issues. Paediatr Anaesth, 2009, 19(10): 1017 - 1021.

[48] Penner M, Xie WY, Binepal N, et al. Characteristics of pain in children and youth with cerebral palsy. Pediatrics, 2013, 132(2): e407 - e413.

[49] Parkinson KN, Dickinson HO, Arnaud C, et al. Pain in young people aged 13 to 17 years with cerebral palsy: cross-sectional, multicentre European study. Arch Dis Child, 2013, 98(6): 434 - 440.

[50] Ghai B, Makkar JK, Wig J. Postoperative pain assessment in preverbal children and children with cognitive impairment. Paediatr Anaesth, 2008, 18(6): 462 - 477.

[51] Moore RP, Wester T, Sunder R, et al. Peri-operative pain management in children with cerebral palsy: comparative efficacy of epidural vs systemic analgesia protocols. Paediatr Anaesth, 2013, 23(8): 720 - 725.

[52] Gibson PR. Anaesthesia for correction of scoliosis in children. Anaesth Intensive Care, 2004, 32(4): 548 - 559.

[53] Glover CD, Carling NP. Neuromonitoring for scoliosis surgery. Anesthesiol Clin, 2014, 32(1): 101 - 114.

[54] Schmitz A, Salgo B, Weiss M. Intrathecal opioid medication for perioperative analgesia in severely handicapped children undergoing spinal operations (in German). Anaesthesist, 2010, 59(7): 614 - 620.

[55] Lesniak AB, Tremblay P, Dalens BJ, et al. Intrathecal morphine reduces blood loss during idiopathic scoliosis surgery: retrospective study of 256 pediatric cases. Paediatr Anaesth, 2013, 23(3): 265 - 270.

[56] Saudan S, Habre W, Ceroni D, et al. Safety and efficacy of patient controlled epidural analgesia following pediatric spinal surgery. Paediatr Anaesth, 2008, 18(2): 132 - 139.

[57] Boldingh EJ, Bouwhuis CB, van der Heijden-Maessen HC, et al. Palliative hip surgery in severe cerebral palsy: a systematic review. J Pediatr Orthop B, 2014, 23(1): 86 - 92.

[58] Dadure C, Bringuier S, Mathieu O, et al. Continuous epidural block versus continuous psoas compartment block for postoperative analgesia after major hip or femoral surgery in children: a prospective comparative randomized study (in French). Ann Fr Anesth Reanim, 2010, 29(9): 610 - 615.

[59] Tzortzopoulou A, Cepeda MS, Schumann R, et al. Antifibrinolytic agents for reducing blood loss in scoliosis surgery in children. Cochrane Database Syst Rev, 2008, (3): CD006883.

[60] Dhawale AA, Shah SA, Sponseller PD, et al. Are antifibrinolytics helpful in decreasing blood loss and transfusions during spinal fusion surgery in children with cerebral palsy scoliosis? Spine (Phila Pa 1976), 2012, 37 (9): E549 -E555.

[61] Faraoni D, Goobie SM. The efficacy of antifibrinolytic drugs in children undergoing noncardiac surgery: a systematic review of the literature. Anesth Analg, 2014, 118(3): 628 - 636.

[62] Delfico AJ, Dormans JP, Craythorne CB, et al. Intraoperative anaphylaxis due to allergy to latex in children who have cerebral palsy: a report of six cases. Dev Med Child Neurol, 1997, 39(3): 194 - 197.

[63] Porri F, Pradal M, Lemiere C, et al. Association between latex sensitization and repeated latex exposure in children. Anesthesiology, 1997, 86 (3): 599 - 602.

[64] Martin K, Deshaies C, Emil S. Outcomes of pediatric laparoscopic fundoplication: a critical review of the literature. Can J Gastroenterol Hepatol, 2014, 28(2): 97 - 102.

[65] Veyckemans F. Celioscopic surgery in infants and children: the anesthesiologist's point of view. Paediatr Anaesth, 2004, 14(5): 424 - 432.

［66］Joris JL, Chiche JD, Lamy ML. Pneumothorax during laparoscopic fundoplication: diagnosis and treatment with positive end-expiratory pressure. Anesth Analg, 1995, 81(5): 993 - 1000.

［67］Gomez Dammeier BH, Karanik E, Gluer S, et al. Anuria during pneumoperitoneum in infants and children: a prospective study. J Pediatr Surg, 2005, 40(9): 1454 - 1458.

［68］McNeely JK, Farber NE, Rusy LM, et al. Epidural analgesia improves outcome following pediatric fundoplication. A retrospective analysis. Reg Anesth, 1997, 22(1): 16 - 23.

［69］Wilson GA, Brown JL, Crabbe DG, et al. Is epidural analgesia associated with an improved outcome following open Nissen fundoplication? Paediatr Anaesth, 2001, 11(1): 65 - 70.

［70］Pruijsen JM, de Bruin A, Sekema G, et al. Abdominal plain film before gastrostomy tube placement to predict success of percutaneous endoscopic procedure. J Pediatr Gastroenterol Nutr, 2013, 56(2): 186 - 190.

［71］Pattamanuch N, Novak I, Loizides A, et al. Single-center experience with 1 - step lowprofile percutaneous endoscopic gastrostomy in children. J Pediatr Gastroenterol Nutr, 2014, 58(5): 616 - 620.

气道梗阻新生儿的围术期管理　18

18.1　引言

　　新生儿如存在气道功能异常或梗阻风险，一般需要麻醉、新生儿、耳鼻喉以及颅面外科多个科室之间的密切合作，方能有效处理和评估。麻醉科的职责主要是紧急气道的建立，以及为诊断性检查或根治性手术提供麻醉。这些患儿可能因困难气道表现而就诊，有时也可能是为了明确诊断而需要特殊的麻醉技术以提供最佳的条件。麻醉前需要尽可能全面地评估。本章主要阐述有关新生儿气道的主要病理，为制订针对性的麻醉方案提供参考。

18.2　症状和体征

　　喉鸣、发绀、呼吸暂停或吃奶窒息、慢性咳嗽和误吸、迁延性喉气管支气管炎以及生长发育迟缓都是气道梗阻的非特异性表现。患儿呼吸急促伴肋间和胸骨上凹陷，间歇性发作或吃奶、改变体位或入睡时加重。某些特征性的改变明确提示气道存在梗阻的风险：上下颌骨发育不良，巨舌，面部异常包括耳郭畸形、张口度小和唇裂。

　　了解症状出现的时间和相关背景对确定诊断有一定的帮助。比如症状和体征是否在出生后立即出现，是否在出生后数天或几周内进行性加重，是否早产、是否有插管史等，都可能提示不同的病因。另外，是否合并其他先天性畸形，也是评估气道梗阻时需要考虑的重要内容。

　　为了明确诊断并选择治疗方案，基本或首选的检查手段是在床旁行纤维内镜检查(flexiblefiber-opticendoscopy，FFE)。

18.3 上气道(声门周围结构以上)病变

舌相关气道梗阻(tongue-based airway obstruction，TBAO)[1]与一系列综合征和病理表现有关,这些综合征和病理表现的共性是舌后坠、巨舌引起新生儿气道梗阻。Pierre Robin 综合征为其中最常见的异常,可作为单一畸形存在,也可与某一综合征合并共存,后者大约占全部病例的 27% ~ 82%。最初,Pierre Robin 综合征用于描述梗阻性呼吸暂停与小下颌、舌后坠之间关联。其中,相当部分患儿也合并有腭裂[2]。

TBAO 还包括 Treacher Collins 综合征、Goldenhar 综合征以及其他表现为小下颌小或下颌退缩的畸形。Treacher Collins 综合征是一种罕见(1∶50 000)的遗传性疾病,与第 1、2 腮弓发育受累有关。畸形局限于头颈部,主要表现为双侧上颌骨、颧骨和下颌骨发育不良,同时伴张口度小、上腭狭窄以及颞下颌关节僵硬等[3]。Treacher Collins 综合征(半侧颜面短小畸形)发病率 1∶35 000 ~ 1∶56 000。病因不明,可能与孕期服用某些药物(维生素 A、他莫昔芬、可卡因和视黄酸)等环境因素或酒精滥用有关,母亲糖尿病、感染风疹或流感病毒也可能与其有关,但目前尚未确定遗传病因[4, 5]。Treacher Collins 综合征表现为单侧面部发育不良,伴有耳眼缺损,颈椎不稳定同时有椎体异常也很常见[6]。

部分患儿表现为巨舌但无下颌骨发育不良。较新资料显示,46%此类患儿合并 Beckwith－Wiedemann 综合征(脐疝-巨舌-巨大发育综合征)[7],或合并唐氏综合征和其他染色体异常、甲状腺功能低下、血管或淋巴管发育异常等。仅表现为巨舌者大约 15%[8]。

对这些患儿的常规处理,首先是保持俯卧位,置入鼻咽通气道以绕过梗阻部位,或以 CPAP 或 BiPAP 维持气道通畅。其中小部分患儿梗阻随着身体发育可逐渐缓解,无需手术治疗,但大部分病例须进行全面的麻醉检查评估和多次手术治疗,诸如下颌骨牵引,舌-唇黏合,下颌骨骨膜下松解或跨双侧下颌骨体部的克氏针固定(K-wiring),甚至气管切开等[9]。

舌根部病变可在出生时出现,也可在新生儿期逐渐增加,分别表现为出生后急性气道梗阻或进展性气道梗阻。可能的原因包括血管瘤、畸胎瘤、皮样囊肿、淋巴管或静脉血管畸形、甲状舌骨囊肿以及会厌谷囊肿等。依据病灶大小,可能影响直接喉镜暴露的视野。

新生儿上呼吸道梗阻的另一原因是鼻阻塞。鼻阻塞性梗阻可能继发于后鼻孔闭锁、梨状窝狭窄或鼻泪管囊肿[10]。其中最常见者为 CHARGE 综合征,表现为虹膜缺损(Coloboma)、先天性心脏病(Heartdefect)、后鼻孔闭锁(Atresiachoanae)、发育迟缓(Retardedgrowth)、生殖泌尿系异常(Genitourinaryabnormalities)以及耳畸形(Earanomalies)。其他涉及双侧鼻梗阻的中线发育异常综合征还包括 Crouzon、Pfeiffer、Antley-Bixler 或 Apert 综合征等[11]。所有这些都可能预示气道困难,为明确诊断,了解梗阻部位大小、性质和范围,术前有必要行纤维内镜检查。单侧后鼻孔闭锁通常为孤立性,但不排除合并其他畸形的可能。

对麻醉医生而言,上述病变皆意味着诱导期气道梗阻风险增加,也提示暴露声门和插管存在困难。

18.4　声门上和喉部病变

新生儿吸气性喉鸣最常见的原因是喉软骨软化,60%~70%病例属于此类。通常,观察到喉部组织有"塌陷"表现即可明确诊断[12]。值得注意的是,声门上结构是否"塌陷"或者说"塌陷"的严重程度,仅在呼吸气流进出声门时方能观察到,因此诊断和治疗时最好不要插管,并保持患儿自主呼吸。63%的喉软骨发育不良患儿合并有其他疾病,如气管软化[13]。胃食管反流(gastroesophgealreflux,GERD)也常见,但它与喉软骨发育不良之间是否有因果关系并不清楚,梗阻致负压增加引起酸性物质反流至喉部水平?还是酸性反流物为梗阻加重的独立病因?仍然有待阐明。如果喉软骨软化患儿有杓状会厌襞缩短,会厌后移,或者杓状软骨黏膜脱垂等情况,通常需要手术治疗[14]。

喉裂(LC)是比较罕见的先天性喉部病变,占 0.5%～1.6%。以前,喉裂常常漏诊,但现在确诊病例越来越多。本杰明(Benjamin)和英格利斯(Inglis)根据气管食管间隔发育不良累及范围将喉裂分为 4 度[15](图 18 - 1)。1 度喉裂表现为喉鸣,喂养困难或反复气道感染[16]。同时并存喉软骨发育不良会影响喉裂诊断,且症状更为严重。50%喉裂患儿合并有先天性畸形,消化道畸形多见[17]。特别是隐匿性 1 度喉裂,确诊需在支撑喉镜下探查杓状软骨间结构,对麻醉技术的要求则是不插管,且保留自主呼吸,以方便耳鼻喉科医师的检查。

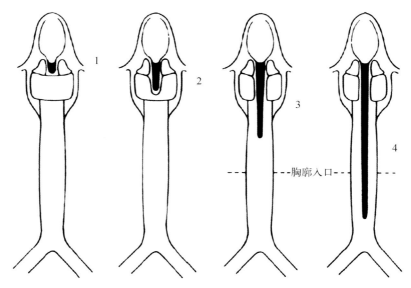

图 18 - 1 喉裂的 Benjamin 和 Inglis 分类法
1 度:杓状软骨间缺损;2 度:延及部分环状软骨;3 度:延及整个环状软骨,甚至包括部分气管食管间隔;4 度:气管食道间隔完全消失,可延至隆突水平[摘自 Pezzettigotta SM, et al. Laryngeal Cleft. *OtolaryngolClinNorth Am* 41 (2008) 913 - 933. 已获使用授权]。

喉蹼是在喉室前侧形成的将喉两侧结构连接在一起的异常纤维样组织,是一种少见的先天性或获得性畸形。科恩(Cohen)[18]和本杰明(Benjamin)[19]根据其严重程度将喉蹼分为 1～4 型(图18 - 2)。先天性占多数,其中约51%患儿合并有其他畸形,大多为心脏缺陷或与 22q11 染色体缺失有关的异常[18]。获得性喉蹼通常是手术,插管或感染后的后遗症。累及范围可以从声门上延伸至声门下，手术难以根治，因为术后声带往往会形成纤维肉芽组织。

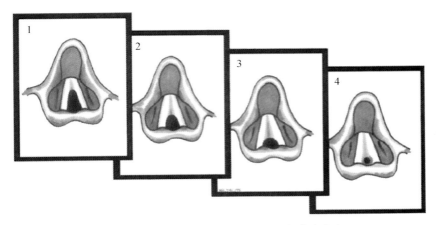

图 18－2　Cohen 氏和 Benjiamin 氏喉蹼分类法

1 型：声门涉及 35% 以下；2 型：35%～50%；3 型：50%～75%；4 型：大于 75% 并延及声门下。部分 2 型和 3 型者也可能延及声门下，并形成声门下狭窄［摘自 *OtolaryngolClin North Am* 41（2008）877－888. 已获使用授权］。

　　新生儿吸气性喉鸣第二病因是声带麻痹，占 15%～20%。可为原发性，也可能继发于中枢神经系统发育不全。后者主要是指中脑结构受压，比如 Chiari 畸形[20]，或者任何颅内占位病变导致的中脑结构疝[21]。单侧麻痹则通常见于头颈部或心脏手术术后。对声带麻痹的患儿进行检查和评估时，最好行不插管麻醉，这样才能创造理想的检查条件。这些患儿最终可能需要行气管切开术。

18.5　声门下和气管病变

　　声门下狭窄（subglotticstenosis，SGS）最常见原因是新生儿期气管插管。它通常形成于患儿气管最狭窄的部位，即环状软骨水平。近 30 年来，声门下狭窄发病率已经下降，但最近的一项前瞻性研究发现，11.38% 气管插管后患儿可能出现不同程度的声门下狭窄[22]。而且，带管持续时间以及长期镇静显然是声门下狭窄的主要危险因素。先天性声门下狭窄非常罕见，占比不到 10%。狭窄处理因严重程度而异,如单纯随访和复查,球囊扩张,激光治疗,喉气管成形术,环状软骨分裂,或者环状软骨-气管部分切除等。少数情况下为确保无梗阻性呼吸,或者为了复杂手术中及随后的恢复期气道通畅,部分患儿需行气管切开。日常麻醉工作中,如患儿不能插入年龄相配的气管导管,则应高度怀疑声门下狭窄。Cotton – Myers 对声门下狭窄的 4度分级法,即是基于实际可以插进的导管和理论上可以插进的导管间的内径差进行分类[23]。

婴儿型血管瘤是最常见的小儿良性血管肿瘤,出生后第一年内生长迅速。如果患儿面部有"胡须"样分布的血管瘤,则喉血管瘤的风险也较高。血管瘤可以发生于气道的任何部位,既可以向气道腔内生长,也可以向气道壁内侵袭,前者更易导致气道梗阻。如缺乏有效治疗,声门下血管瘤患儿的病死率高达 50%。进行性加重的喉鸣患儿进行诊断性气管镜检时,必须考虑这一常见的鉴别诊断。头颈部发现血管瘤的患儿,应该多科会诊以排除 PHACES,即后颅窝脑结构畸形(Posterior fossa brain malformations)、面部血管瘤(Hemangiomas of the face)、脑动脉血管异常(Arterial cerebrovascular abnormalities)、眼睛异常(Eye abnormalities)以及胸骨缺损(Sternal defects)。有报道称心得安(普萘洛尔)对婴儿型血管瘤有明显疗效[24],进一步了解可参阅参考文献[25]。

气管软化源自气管组织结构异常,或继发于外部组织压迫或其他损伤引起的炎症反应。气管软化患儿常表现为不同程度的呼吸窘迫,呼气相由于气道塌陷加重窘迫尤为明显。诊断和评估气管软化的范围和严重程度,需在保留自主呼吸的情况下行气管镜检查(功能性气管镜检);但目前尚无严重程度分类的标准。儿童气管软化经常漏诊或误诊为哮喘。如果患儿存在气管外压迫的疾病,如食道闭锁,主动脉弓或弓上大血管异常等,应仔细检查并密切随访以发现可能的气管软化[26, 27]。一些情况下,主动脉固定可解除气管压迫,但 18个月龄以下小婴儿通常保守治疗[28]。气管分支压迫也可能来自纵隔或颈部肿块,有肿瘤,也有囊肿,治疗方法因诊断不同而异。

气管远端先天性狭窄占所有喉气管病变的 0.3% ~ 1.6%,通常伴有心血管、消化道及呼吸系统合并症。症状较轻者可观察随访,部分患儿的狭窄段随生长发育可能恢复正常;但症状严重患儿需行手术治疗。气管成术的术式多样,有肋软骨移植术,气管环切除端端吻合术,或者 Slide 气管成术等[29]。麻醉气道管理方式也因手术不同而异,比如用带囊的导管插过狭窄段,用 2 根导管给两侧分别通气,单肺插管,双侧喷射通气甚至建立体外循环等[30, 31]。

18.6 麻醉管理

18.6.1 紧急气道建立

气道几乎或者即将完全梗阻属于危急情况。处理这种危机,麻醉科和耳鼻喉科医师必须密切配合,并且准备好各种气道管理工具,如口咽/鼻咽通气道,大小合适的声门上通气装置[32],包括 00 号和 0 号在内的多种尺寸的喉镜片,视频喉镜类工具以及纤维气管镜。有时,气管切开是建立气道的唯一办法,所以耳鼻喉科医师必须在场并做好准备。麻醉诱导必须谨慎而循序渐进,因为面部变形,小下颌或者巨舌症患儿可能在诱导开始即出现面罩通气困难的情况。多数麻醉医生首选吸入诱导,但需要指出的是,建立气道的过程中或耳鼻喉科医师操作时,诱导过程中断,可能难以维持麻醉深度。使用短效药物如丙泊酚和瑞芬太尼全凭静脉麻醉诱导,也可逐步加深麻醉,保留自主呼吸,以及停药后快速苏醒。关于这个问题,建议参阅辛(Sim)和冯·昂格恩·斯滕伯格(von Ungern - Sternberg)的综述[33]。

18.6.2 诊断及治疗过程中的麻醉

大多数有气道症状的患儿首选床旁纤维内镜检查。即使患儿清醒,纤维内镜也可全面评估声门以上气道,如有需要可以在麻醉下进一步检查。麻醉下可详细观察梗阻的结构和病理特点,并对其进行功能力学精确评估,后者理论上最好保留自主呼吸。硬质气管镜或支撑喉镜对气道刺激很大,确保麻醉深度并维持、同时保留自主呼吸,对麻醉要求很高。不仅如此,有时还需要迅速改变麻醉深度,比如在插入气管镜时需要深度麻醉,但是其后耳鼻喉科医师可能会要求立即减浅麻醉至类似正常睡眠状态,以便观察声门周围结构在"睡眠状态"下的活动情况。

鉴于具体情况差异,梗阻性质和范围不同,以及麻醉科医师对不同的技术的好恶,多种通气方式可以考虑。奈特(Knight)等近期回顾性研究发现,声门下狭窄患儿的麻醉可采用的气道管理方式有 8 种之多,但它们的结局并无明显差异[34]。

因气道问题而长期插管的新生儿,拔管通常需要在手术室内进行,因为拔管失败需要立即重新插管的概率较高,而且有时插管条件并不见得已经改善。在笔者医院,拔管操作通常在全身麻醉保留自主呼吸、置入纤维内镜观察喉部的条件下进行。

TBAO 和上气道及声门上结构病变的患儿,麻醉诱导过程是关键,必须十分谨慎,因为很容易在诱导早期即出现梗阻。不过,这些患儿诱导期间维持气道通畅的能力,有助于治疗方案决策,比如是否需要施行舌-唇黏合术等。

喉软骨发育不良或气管软化等功能性问题,最好在保留自主呼吸的情况下进行评估。喉软骨发育不良可能表现为前部、后部和/或周向塌陷的复杂情况。杓状会厌襞、会厌形状或者杓状软骨位置细微改变以及手术纠治的效果,在自主呼吸时容易发现。评估气管软化的严重程度时,需要经硬质气管镜观察其在自主呼吸时的塌陷程度。如果麻醉时插管,类似 1 度喉裂等异常情况很可能漏诊。因此麻醉时保留自主呼吸并且不插管方能提供最佳检查条件。

18.6.3　术后问题

困难气道、手术创伤、硬质气管镜都是术后呼吸道结构肿胀的危险因素。此外,患儿术后是否带管、是否去 ICU 等,需要参考手术时间、创伤范围等具体情况决定。一般使用地塞米松或者雾化吸入左旋肾上腺素预防拔管后喉水肿[35]。

小　结

　　处理新生儿气道梗阻是麻醉工作中最具挑战性的内容之一。正确处理这些患儿需要控制气道的娴熟技艺，通气技术的优化选择，以及对麻醉药物的深入了解。耳鼻喉科医师为了选择最佳治疗方案，往往需要评估气道在正常呼吸动作下的功能状态，这增加了麻醉实施和气道维持的难度。

（王　炫　译）

参考文献

[1] Bookman LB, Melton KR, Pan BS, et al. Neonates with tongue-based airway obstruction: a systematic review. Otolaryngol Head Neck Surg, 2012, 146(1): 8－18.

[2] Cladis F, Kumar A, Grunwaldt L, et al. Pierre Robin Sequence: a perioperative review. Anesth Analog, 2014, 119(2): 400－412.

[3] Hosking J, Zoanetti D, Carlyle A, et al. Anesthesia for Treacher Collins syndrome: a review of airway management in 240 pediatric cases. Paediatr Anaesth, 2012, 22(8): 752－758.

[4] Ashokan CS, Sreenivasan A, Saraswathy GK. Goldenhar syndrome-review with case series. J Clin Diagn Res, 2014, 8(4): ZD17－ZD19.

[5] Bogusiak K, Arkuszewski P, Skorek-Stachnik K, et al. Treatment strategy in Goldenhar syndrome. J Craniofac Surg, 2014, 25(1): 177－183.

[6] Healey D, Letts M, Jarvis JG. Cervical spine instability in children with Goldenhar's syndrome. Can J Surg, 2002, 45(5): 341－344.

[7] Weksberg R, Shuman C, Beckwith JB. Beckwith-Wiedemann syndrome. Eur J Hum Genet, 2010, 18(1): 8－14.

[8] Prada CE, Zarate YA, Hopkin RJ. Genetic causes of macroglossia: diagnostic approach. Pediatrics, 2012, 129(2): e431－e437.

[9] Handley SC, Mader NS, Sidman JD, et al. Predicting surgical intervention for airway obstruction in micrognathic infants. Otolaryngol Head Neck Surg, 2013, 148(5): 847－851.

[10] Duval M, Alsabah BH, Carpineta L, et al. Respiratory distress secondary to bilateral nasolacrimal duct mucoceles in a newborn. Otolaryngol Head Neck

Surg, 2007, 137(2): 353 – 354.

[11] Burrow TA, Saal HM, de Alarcon A, et al. Characterization of congenital anomalies in individuals with choanal atresia. Arch Otolaryngol Head Neck Surg, 2009, 135(6): 543 – 547.

[12] Olney DR, Greinwald JH Jr, Smith RJ, et al. Laryngomalacia and its treatment. Laryngoscope, 1999, 109(11): 1770 – 1775.

[13] Adil E, Rager T, Carr M. Location of airway obstruction in term and preterm infants with laryngomalacia. Am J Otolaryngol, 2012, 33(4): 437 – 440.

[14] Garritano FG, Carr MM. Characteristics of patients undergoing supraglottoplasty for laryngomalacia. Int J Pediatr Otorhinolaryngol, 2014, 78(7): 1095 – 1100.

[15] Benjamin B, Inglis A. Minor congenital laryngeal clefts: diagnosis and classification. Ann Otol Rhinol Laryngol, 1989, 98(6): 417 – 420.

[16] van der Doef HP, Yntema JB, van den Hoogen FJ, et al. Clinical aspects of type 1 posterior laryngeal clefts: literature review and a report of 31 patients. Laryngoscope, 2007, 117(5): 859 – 863.

[17] Rahbar R, Rouillon I, Roger G, et al. The presentation and management of laryngeal cleft: a 10 – year experience. Arch Otolaryngol Head Neck Surg, 2006, 132(12): 1335 – 1341.

[18] Cohen SR. Congenital glottic webs in children. A retrospective review of 51 patients. Ann Otol Rhinol Laryngol Suppl, 1985, 121: 2 – 16.

[19] Benjamin B. Chevalier Jackson Lecture. Congenital laryngeal webs. Ann Otol Rhinol Laryngol, 1983, 92(4 Pt 1): 317 – 326.

[20] Lyons M, Vlastarakos PV, Nikolopoulos TP. Congenital and acquired developmental problems of the upper airway in newborns and infants. Early Hum Dev, 2012, 88(12): 951 – 955.

[21] Alshammari J, Monnier Y, Monnier P. Clinically silent subdural hemorrhage causes bilateral vocal fold paralysis in newborn infant. Int J Pediatr Otorhinolaryngol, 2012, 76(10): 1533 – 1534.

[22] Manica D, Schweiger C, Maróstica PJ, et al. Association between length of intubation and subglottic stenosis in children. Laryngoscope, 2013, 123(4): 1049 – 1054.

[23] Myer CM 3rd, O'Connor DM, Cotton RT. Proposed grading system for subglottic stenosis based on endotracheal tube sizes. Ann Otol Rhinol Laryngol, 1994, 103(4 Pt 1): 319 – 323.

[24] Léauté-Labrèze C, Dumas de la Roque E, Hubiche T, et al. Propranolol for severe hemangiomas of infancy. N Engl J Med, 2008, 358(24): 2649 – 2651.

[25] Broeks IJ, Hermans DJ, Dassel AC, et al. Propranolol treatment in life-

threatening airway hemangiomas: a case series and review of literature. Int J Pediatr Otorhinolaryngol, 2013, 77(11): 1791 – 1800.

[26] Austin J, Ali T. Tracheomalacia and bronchomalacia in children: pathophysiology, assessment, treatment and anaesthesia management. Paediatr Anaesth, 2003, 13(1): 3 – 11.

[27] Kugler C, Stanzel F. Tracheomalacia. Thorac Surg Clin, 2014, 24 (1): 51 – 58.

[28] Jennings RW, Hamilton TE, Smithers CJ, et al. Surgical approaches to aortopexy for severe tracheomalacia. J Pediatr Surg, 2014, 49(1): 66 – 70; discussion 70 – 71.

[29] Valencia D, Overman D, Tibesar R, et al. Surgical management of distal tracheal stenosis in children. Laryngoscope, 2011, 121(12): 2665 – 2671.

[30] Pinsonneault C, Fortier J, Donati F. Tracheal resection and reconstruction. Can J Anaesth, 1999, 46(5 Pt 1): 439 – 455.

[31] deLorimier AA, Harrison MR, Hardy K, et al. Tracheobronchial obstructions in infants and children. Experience with 45 cases. Ann Surg, 1990, 212(3): 277 – 289.

[32] Schmolzer GM, Agarwal M, Kamlin CO, et al. Supraglottic airway devices during neonatal resuscitation: an historical perspective, systematic review and meta-analysis of available clinical trials. Resuscitation, 2013, 84 (6): 722 – 730.

[33] Sims C, von Ungern-Sternberg BS. The normal and the challenging pediatric airway. Paediatr Anaesth, 2012, 22(6): 521 – 526.

[34] Knights RM, Clements S, Jewell E, et al. Airway management in patients with subglottic stenosis: experience at an academic institution. Anesth Analg, 2013, 117(6): 1352 – 1354.

[35] Davis PG, Henderson-Smart DJ. Intravenous dexamethasone for extubation of newborn infants. Cochrane Database Syst Rev, 2001, (4): CD000308.

第 IV 部分

围术期管理的重要技术

患儿围术期血管通路建立相当重要。无论采取何种麻醉方式，静脉通路都是必不可少的组成部分，通常也是启动危重患儿治疗无法绕开的第一步措施。作为专业人员，麻醉医师和儿科医师都应当掌握这一技术，并熟知各种有助于解决困难静脉的工具。

床旁超声和实时引导穿刺技术是过去 10 年最重要的进展，方便了血管通路的建立并有助于减少并发症。如今，这些技术不仅限于穿刺颈内静脉[1]。在儿童尤其是新生儿应用这些技术，学习曲线较长，建议仔细阅读本章所述内容。

19.1 超声引导

过去 10 年，超声在围术期的作用已然非常重要，广泛用于麻醉各个方面，包括神经阻滞、建立血管通路、评估胃内容物或其他麻醉潜在风险（检测胸腹腔内液体或气体）。

19.1.1 超声引导的优点

血管通路建立时超声使用分为穿刺前扫描和穿刺针实时引导，前者主要用于评估皮下解剖结构。

穿刺前超声扫描可用来探测血管大小、位置或通畅度的异常，也可用于检测异常的周围解剖结构（如血肿、神经节等）（图 19 - 1）。如果发现所选血管或进针部位异常，可选择其他部位。相比体表标记盲探穿刺，超声可事先发现穿刺困难。

超声引导能将针尖置入血管腔而不损伤周围结构（动脉、神经、胸膜），随后帮助导管置入血管。对于中心静脉穿刺，超声有助优化

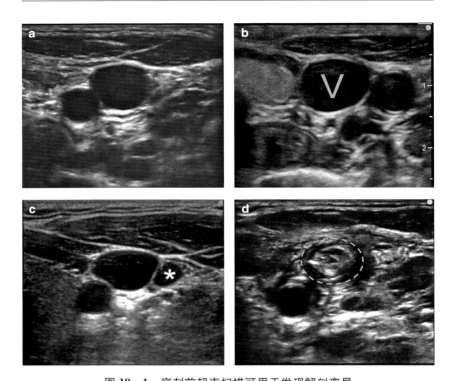

图 19 - 1　穿刺前超声扫描可用于发现解剖变异

（a）正常解剖；（b）颈内静脉（V）解剖位置异常（位于颈总动脉内侧）；（c）血管周围结构异常（＊所示为神经节）；（d）血管不通畅（颈内静脉血栓形成）。

针尖在血管腔内的位置,利于通过穿刺针置入导引钢丝(图 19 - 2)。

　　穿刺后超声扫描则可用于确认导引钢丝位置移动,最终可发现威胁生命的并发症(严重血肿、气胸和心包积血)(图 19 - 3)。

　　建立血管通路时,超声引导能提高总体成功率和首次尝试穿刺成功率,减少并发症发生率(主要是误穿动脉),也能减少尝试穿刺直至成功所需的次数。这些对婴幼儿至关重要,因为多次尝试可能会导致更多并发症、耗费时间并因此出现不稳定情况(低体温和低血压)。

19.1.2　超声引导的局限性

　　使用超声的两个主要限制是设备成本和学习曲线。然而,尽管设备购买和一次性探头保护套需要费用,但权衡体表定位盲探穿刺

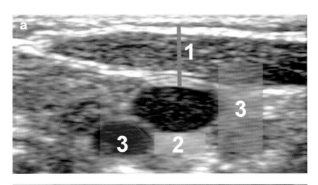

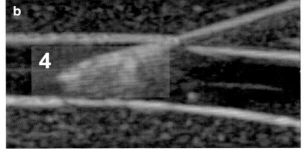

图 19-2　血管穿刺时超声引导的作用

（a）① 引导下穿刺针进入血管中央；② 避免穿刺过深而刺穿对侧血管壁；③ 避免误穿周围结构。（b）④ 置导管时，可放好针尖位置，有利于成功置入导引钢丝。

的耗时和较多并发症，使用超声成本显然物有所值。就学习过程而言，掌握超声扫描时间很短，但在新生儿熟练应用超声引导和置入中心静脉导管的过程可能会比较长一些。

通常，儿童解剖结构比较表浅，因此超声一般都能显示出良好的血管和穿刺针图像，但某些情况下过于细小的血管可能会因分辨率不够而难以穿刺成功（如新生儿桡动脉）。

皮下气肿等极少数病例情况可能会影响超声使用。

19.1.3　建立血管通路期间使用超声引导的指南

多个专业学会指南均推荐使用超声辅助建立血管通路[2-6]。表19-1 总结了各个协会关于中心静脉、外周静脉和动脉穿刺的相关观点。超声扫描单独使用作用有限，不推荐；锁骨下静脉穿刺目前缺乏

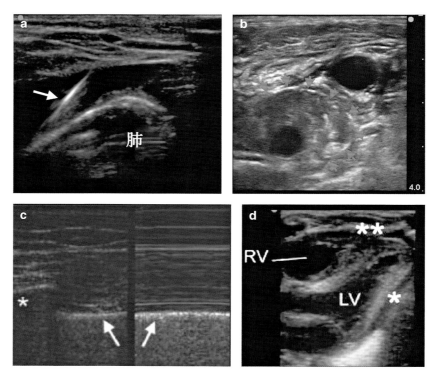

图 19 - 3　穿刺后超声扫描

（a）用于确认导引钢丝进入头臂静脉（箭头所示）；（b）发现严重的颈动脉血肿形成（箭头所示）；（c）左图：未见气胸，二维模式可见肺滑动征（＊处所示为肋骨）；右图：M 模式下可见海岸征（箭头所示为胸膜线）；（d）未见心包积血（＊、＊＊所示为心包腔；RV 为右心室，LV 为左心室）。

比较研究，无法提供指南或应谨慎。

表 19 - 1　有关儿童使用超声引导进行血管穿刺的指南

	PVA	ART	PICC	IJV	SCV	FEM
NICE -英国- 2002[2]	n/a	n/a	n/a	+++	+	+
ASA -美国- 2012[3]	n/a	n/a	n/a	+++	+	+
ASEcho -美国- 22[4]	no	+ D	+++	+++	no	+
International - 2012[5]	+ D	++	+++	+++	+++	+++
SFAR -法国- 2014[6]	+ D	+ D	n/a	+++	no	+++

NICE，国家高级临床研究所；ASA，美国麻醉医师协会；ASEcho，美国超声协会；International，国际专家组；SFAR，法国麻醉与复苏协会。PVA，外周静脉穿刺；ART，桡动脉；PICC，经外周中心静脉置管；IJV，颈内静脉；SCV，锁骨下静脉；FEM，股静脉。+++，强烈推荐；++，多数情况下推荐；+，推荐度较弱；+，D 预计穿刺困难时推荐；no，不推荐；n/a，无数据。

19.1.4　超声设备

为充分显示细小血管和神经,需要有足够高的分辨率,因此要求高质量的超声机器。多普勒和图像缩放功能是明确血管内血栓形成、分辨和穿刺细小血管的必要条件。为完成病史资料保存,也应具备图像储存、输出和复制功能。

儿童血管组织较为表浅,因此需使用高频探头(>10 MHz)(图19-4)。直线型探头有更高的频率和分辨率,矩形图像也不会变形失真,更适于血管穿刺,优于曲线探头(较低频率和分辨率,图像失真)。婴儿和新生儿必须使用"小足印"型(宽25 mm)或"曲棍球棒"型探头,这样在使用平面内穿刺技术时能给穿刺针进针足够的空间。假如科室只配备标准成人线性探头(38 mm足型探头),那么在给较小儿童实施穿刺前,至少可以用来进行血管扫描(图19-5)。另外,穿刺时的无菌探头套和耦合剂也需随超声设备一同配备。

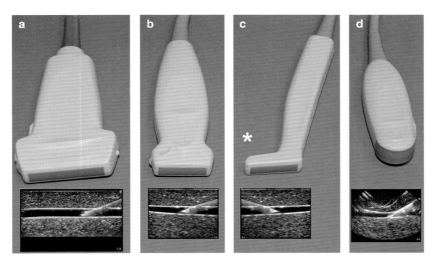

图19-4　用于血管穿刺的高频探头
(a)成人直线型;(b)"小足印"直线型;(c)儿童"曲棍球棒"直线型(∗,穿刺针空间更大);(d)曲线型经囟门探头(分辨率低且图像变形)。

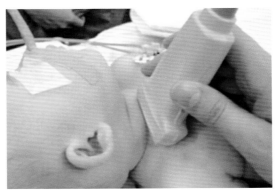

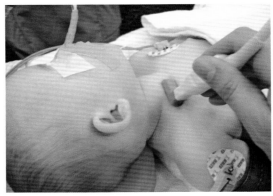

图 19-5　幼儿使用成人型或儿童型超声探头的比较

成人型探头仅能用作解剖扫描检测,而儿童"小足印"型探头既可用于扫描检测,又可用于穿刺引导。

近年超声技术的新进展包括:

- 穿刺针增强显示系统(超声波束定向控制)
- 超声设备中整合教学课程
- 方便无菌处理的无线超声探头(Acuson™- Siemens®)
- 穿刺针 GPS 导航技术,使针头尚未穿入皮肤前便能预先判断

其前进方向(eZGuide™- eZono®)

19.1.5　穿刺技术(图 19-6)

超声从两个不同的平面或"视角"观察血管:短轴和长轴图像,短

轴观(或 SAX)显示为圆形结构,而长轴观(或 LAX)则为长管状结构。通畅的血管在超声图像上无回声(黑色),血栓形成的血管则表现为等回声或高回声结构(从灰色到白色)。静脉的特点是容易受压变形,大小会随呼吸出现变化,有时能观察到静脉瓣。动脉则是搏动性的,不易受压变形。

根据穿刺针与超声探头平面的关系,穿刺引导可分为平面外(OOP)和平面内(IP)两种入路:平面外入路时穿刺针垂直进入超声光束,针尖显示为高回声(白色)点,平面内入路时穿刺针平行进入超声光束,显示为一条高回声(白色)直线。

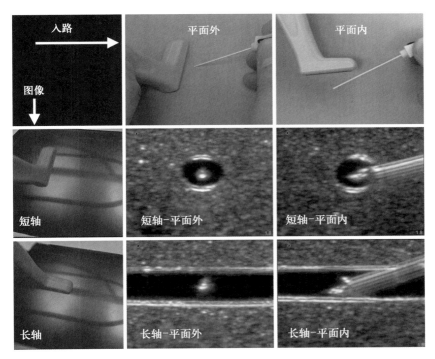

图 19-6   各种超声引导下建立血管通路的穿刺技术

结合不同的血管成像(短轴图和长轴图)和穿刺针入路(平面内和平面外),可分为 4 种穿刺技术。

平面外入路时,血管位于探头中点下方,显示于屏幕中央。根据血管深度,在探头外一定距离以较小的角度(<45°)进针,超声图像上看到针尖出现在血管上方的软组织内(图 19-7)。接着,将探头沿血管向前

滑行移动或向后倾斜,随后继续进针,针尖再次进入超声图像中(图19-8)。为使前方的血管成像,当穿刺处空间足够时,选择使用耦合剂后向前滑动探头;当空间太小无法向前滑动时(婴儿和新生儿)就倾斜探头。总是先移动探头并使前方血管成像后,再继续进针并看到针尖出现在屏幕上,因为人眼对图像上的高回声物体最容易识别。

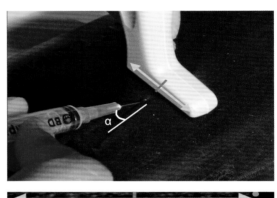

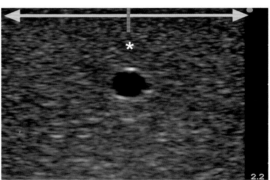

图 19-7　平面外入路血管和针尖超声图像
屏幕的中点也是探头的中点。采取平面外入路进针时,将血管置于屏幕的中点正下方,于探头中点处以小角度(α)进针,使针尖图像正好显示于血管上方(＊)。

平面内入路时,探头固定于血管长轴方向不动,穿刺针于探头长轴正下方进入并与探头保持平行(图19-9)。当进入理想的穿刺位置时,穿刺针显示为一条高回声的亮直线。当进针偏离正确位置时,穿刺针图像部分或完全消失。继续进针时,调整针和探头的位置,使针尖和针杆始终显示于超声图像内。

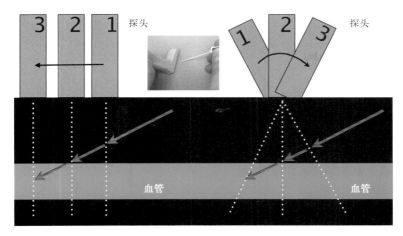

图 19 - 8　平面外入路穿针进针示意图

平面外入路进针过程中,可采取前后滑动(左图)或前后倾斜(右图)探头的方式以
显示针尖。幼儿穿刺部位空间太小,无法向前滑动时更多采用倾斜探头的方法。

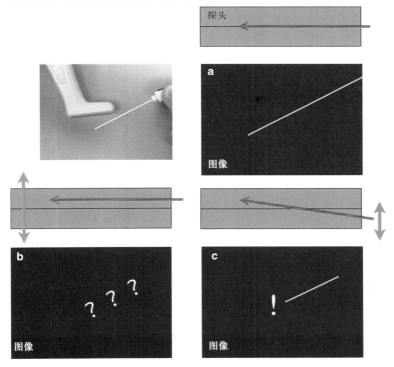

图 19 - 9　平面内入路时,穿刺针必须严格平行于探头长轴平面,并于中央进入

(a)超声图像上表现为一条高回声直线;(b)进针时如这一直线完全消失,可轻轻滑动
探头,以恢复穿刺针图像;(c)如穿刺针图像只有部分显示,则可左右移动穿刺针,使之
重新处于探头平面中央。

临床操作过程中,根据静脉类型和大小、儿童年龄以及操作者习惯,可将以上两种血管成像方法和两种进针入路结合起来运用:

- 短轴图像结合平面外入路:常用于外周静脉和动脉穿刺;颈内静脉、股静脉和腋静脉穿刺;经外周置入中心静脉导管(PICC)。
- 短轴图像结合平面内入路:用于后路颈内静脉穿刺。
- 长轴图像结合平面外入路:极少使用,仅用于年长儿经锁骨下穿刺锁骨下静脉。
- 长轴图像结合平面内入路:用于经锁骨上和锁骨下穿刺头臂静脉、锁骨下静脉和腋静脉,也可用于穿刺外周粗大静脉。

19.1.6 学习曲线

超声引导下血管穿刺训练过程应当在凝胶模型而不是在患儿身上实施。目前有不同种类的专业凝胶模型,比如儿童颈内静脉、股静脉或锁骨下静脉穿刺的模型,用于模拟小儿血管穿刺(图 19 - 10)。

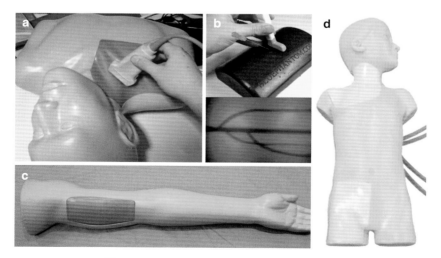

图 19 - 10　儿童血管通路训练各种凝胶模型

(a)"头和躯干"模型;(b)"儿科血管"模型;(c)"经外周置入中心静脉导管的手臂"模型(Blue Phantom®公司);(d)"儿童血管通路"模型(Simulab®公司)。

19.1.7 无菌设备和人体工学(图 19‑11)

中心静脉置管需在严格的无菌隔离条件下进行,包括帽子、口罩、无菌手套、手术衣、铺无菌大单以及超声探头无菌套。使用透明无菌铺单有助于看清解剖结构和儿童胸廓活动。

超声机器应当置于操作者前方,使操作者的手和屏幕显示一致,适合操作。

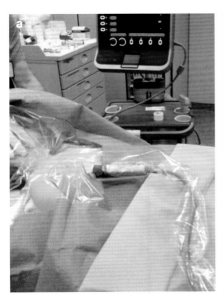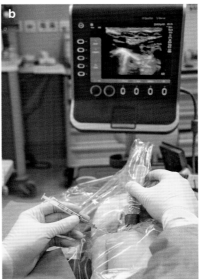

图 19‑11　无菌和人体工学

(a)确保最大程度隔离的无菌长单和探头套;(b)超声机器和双手均位于操作者前方,方便操作。

19.2　建立外周静脉通路

19.2.1　指征

每例麻醉均须建立至少一条外周静脉通路。大多数择期手术儿童首选吸入诱导,于患儿入睡后、气道操作之前行外周静脉穿刺置管。手术室内外周静脉穿刺有较高的成功率,首次尝试成功率为 68% ~ 80%,

穿刺失败率低于 0.5%,比病房内(高达 5%)要低 10 倍[7]。

从麻醉吸入诱导到成功建立第一条外周静脉通路这段时间非常重要。术前评估期间,应当及时发现患儿是否有建立外周静脉通路困难的情况,以便麻醉前准备好特殊设备和应对方案[8](表 19-2)。为减轻因禁食导致的脱水,可以允许饮用清饮料至麻醉前 2 小时。为避免麻醉后建立外周静脉通路前出现威胁生命的紧急状况(喉痉挛、严重心动过缓或心跳停搏),事先应当有骨髓内输液的准备(详见"骨髓内通路")。

表 19-2 建立外周静脉通路困难的准备和处理方案

可能出现外周静脉穿刺困难的情况	穿刺窍门和技术
年龄小(2 个月~2 岁)	窍门:有小儿和新生儿麻醉经验
曾是早产儿	拇指推针法进针(进入时有静脉突破感)
长期患病	套管针预充生理盐水(静脉回血更快)
曾经外周静脉穿刺困难	湿润黑皮肤(提高皮肤透明度,更易看到静脉)
术前访视难以看到或触到外周静脉	使皮肤温暖
肥胖	穿刺前 10 分钟取掉 EMLA® 软膏
黑皮肤	技术:透射光照明法
血管收缩状态	近红外技术
脱水	超声成像技术

诱导后外周静脉穿刺失败的处理方案
患儿状态稳定:呼叫帮助,使用高级技术(超声),转为建立中心静脉通路
出现威胁生命的紧急状况:紧急呼救,建立骨髓内通路

当出现外周静脉穿刺困难时,有时候需要一定的处理经验和高级技术。

万一必须采取静脉诱导麻醉方案时(如急诊、饱胃、恶性高热风险),应采取相应的技术或联合使用多种技术以减少"清醒穿刺"的痛苦和创伤。

● 表面麻醉药:EMLA® 软膏(2.5% 利多卡因和 2.5% 普鲁卡因),Ametop®(4% 丁卡因)或 S-Caine®(7% 利多卡因和 7% 丁卡因)贴片。后两者皮肤局麻起效更快(20~30 分钟)但要尽早取掉(30~45

分钟后）。选择两处可见静脉的皮肤,穿刺前 60～90 分钟涂抹 EMLA®软膏,并密闭敷贴覆盖。涂抹后最长时间不超过 4 小时。擦除软膏后 5～10 分钟是最优穿刺时间（普鲁卡因的扩张血管时间）。新生儿 EMLA®软膏最大剂量≤0.5 g,时间≤1 小时。

● 吸入氧气-氧化亚氮混合气体（氧化亚氮浓度 50%～70%）3 分钟后对穿刺有镇痛和一定遗忘作用。

● 学龄期儿童可采用催眠方法：魔术手套、魔术笔、开关按钮或舒适环境,均确实有助于因重病而反复手术患儿放松心情。

● 1%利多卡因 0.2～0.5 ml 皮下浸润麻醉,用胰岛素或皮内注射针头,注射后稍按摩皮肤即可产生镇痛效应。这一技术对青少年最常用。

19.2.2　选择穿刺的静脉

外周静脉穿刺困难常见于 2～18 个月患儿、肥胖或多次静脉穿刺后（为了抽血和输血）。常用静脉穿刺部位如下,可按顺序选择（图 19‑12）：

● 手部：手背第四、第五（或第三、第四）掌骨之间的外周静脉通常非常清晰,易于辨认,是手术室内静脉穿刺首选部位[7]。其次是位于腕部桡侧的静脉。不过幼儿的该静脉极易滑动,穿刺相对困难。

● 前臂和肘窝：有三条主要静脉走行于前臂,分别为头静脉、肘正中静脉和贵要静脉。幼儿前臂脂肪相对较厚,难以看到静脉。而肘窝处如能看到或触及静脉则可行静脉穿刺。进皮肤后应尽快刺到静脉,套管需进入血管足够长,以免滑出、不能及时发现静脉外渗。遇到困难时,不应多次盲探穿刺而应使用超声引导,以免误穿动脉或损伤正中神经。当穿刺点处于上臂时,贵要-肱静脉和头静脉已难以看到或触及,必须在超声引导下方能穿刺,而且为避免置入导管滑出,应使用更长的导管如 PICC 管或中线导管,以置入静脉足够长（详见"经外周置入中心静脉导管"）。

● 足部：大隐静脉行走于胫骨内踝前缘,极少有解剖缺失变异。当触及不清时也可采用超声引导穿刺。头颈部手术如预计有大量失

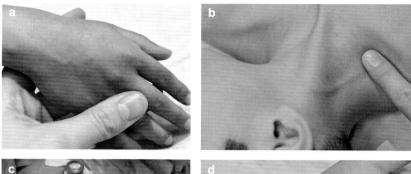

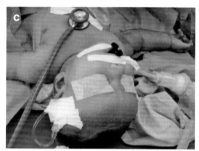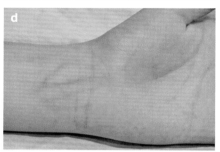

图 19 - 12　儿童建立外周静脉通路各种静脉选择

（a）首选手背静脉；（b）颈外静脉为备选，且可用于抽血（压迫锁骨上方后）；（c）头皮静脉可用于手足同时存在并指（趾）畸形矫形的患儿，多见于埃塞俄比亚；（d）最好不要选择手腕前侧，即便选择此处也是权宜之计。

血（如狭颅症手术），多数人喜欢选择该处静脉置管。另外，也可选择足背小静脉或小隐静脉穿刺置管。

● 头皮：新生儿颞静脉分支在头额顶部十分明显，手指压迫可增加静脉内径，置入较短套管针，把此处头发剃净有助于穿刺和固定。

● 颈部：大多数儿童能看到颈外静脉，于靠近锁骨处手指压迫该静脉的下端后穿刺，可增加血管内径，并避免回抽时静脉塌陷。为促使显露更好，患儿取头低位，将卷巾垫于肩下，头偏离穿刺侧。颈外静脉穿刺一般无需超声引导。颈外静脉输液速度和回血随头部位置和通气影响而波动，术中可将导管固定的同时轻轻下拉皮肤以抽取血标本（作为备用的抽血用外周静脉）。

● 手腕前侧：此处静脉十分纤细和表浅，但有些胖乎乎的婴儿和肥胖儿童仅能在此处看到静脉。这些静脉非常脆弱，不易穿刺且靠近一些重要结构（动脉、神经和肌腱），只能作为最后选择，而且为临时性解决办法。

19.2.3 标准操作

首先对四肢外周静脉作一次快速评估,通常即可发现最佳穿刺部位。将止血带扎住穿刺处的肢体近端,注意不可过度挤压皮肤或阻断动脉循环(远端存在脉搏、皮肤不发白)。压迫后放松肢体肌肉("挤奶法")可促使静脉充盈。某些情况下静脉只能触及却无法看清。建议从静脉远处开始尝试穿刺,以便失败后在近端作再次尝试,这样成功后输入液体不会从上方静脉破口漏出(如近端先穿破的话)。黑皮肤用消毒液擦拭后可增加反光,易于发现浅表静脉。

消毒后,一只手拉紧皮肤、固定静脉,另一只手进针,拇指推针法有助于感觉针头斜面刺破血管壁时的突破感。新生儿或脱水儿童有时静脉回血较慢,需 4 秒以上。因此感觉针尖突破后要等待足够时间。为避免套管置入血管过浅而发生后期外渗,穿刺探查血管时进针不能超过套管长度的一半,这样穿到血管后套管至少能进入一半(图 19 - 13)。穿刺针内预充盐水能加快回血流出。看到回血后,继续进针一至数毫米以使套管也进入血管(套管末端位于针头之后)。退出针芯、完全置入套管后确认有回血,仔细固定套管并注入数毫升生理盐水后,即可开始接入输液袋。

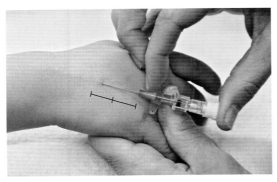

图 19 - 13 手背部建立外周静脉通路
操作者左手拉住皮肤固定静脉位置,右手拇指推针直至感觉到突破感。进入皮肤寻找静脉的针不超过全长的一半,以保证另一半长度的导管置入静脉内(减少血管外渗)。

　　难以建立静脉通路的患儿(静脉无法看清和触及)可运用以下特殊技术:

　　● 放射透光法:这一技术将光透射进入组织,使浅表静脉成像为粉色背景中的黑线。虽然能显示静脉走行,但无法确定其深度。可提高新生儿和3岁以下儿童的静脉穿刺成功率[9]。使用时根据肢体的厚度,将 LED 光源置于静脉下方或一侧而使静脉成像(产品有 Veinlite Pedi®、Vein Finder®、Wee Sight®)。新生儿使用该类产品时,应减少使用时间,以免引起烫伤。

　　● 近红外技术:根据血红蛋白比周围组织吸收更多近红外光的原理而使静脉成像。市场上已开发出便携式设备,能够检测到浅表静脉并实时投射其位置(如 VeinViewer®、AccuVein®)。该类产品不足之处是假设皮肤厚度为 8 mm,这对儿童来说是高估,且无法检测深部不能触及的静脉(图 19 - 14)。这些设备是否有助于穿刺黑皮肤患儿的静脉也有争议[10,11]。

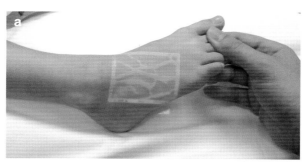

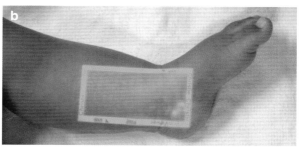

图 19 - 14　近红外技术
(a)能清晰显示浅表静脉;(b)但深部静脉显示不出。

● 超声引导：超声可探测到无法看清和触及的静脉，显示其位置、深度、走行和通畅情况，也可指导穿刺针进入管腔内。采用实时超声引导技术可缩短穿刺时间，减少尝试次数，提高外周静脉穿刺困难患儿的穿刺成功率[12,13]。因此各类学会指南均推荐将这一技术用于此情况[5,6]。幼儿中运用该技术时，将穿刺针尖置入极细的静脉腔内需要一定经验。与病房内穿刺清醒状态患儿相比，手术室内经过吸入诱导麻醉后实施超声引导穿刺静脉比较容易。超声引导穿刺外周静脉常用部位是内踝处的大隐静脉（图 19 - 15）和肘窝处的贵要静脉或肱静脉（图 19 - 16）。

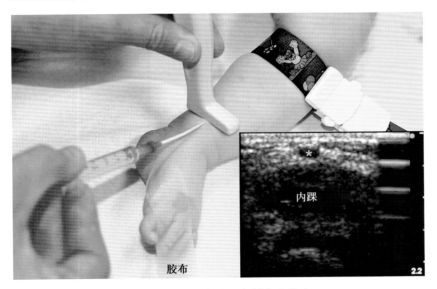

图 19 - 15　超声引导穿刺大隐静脉
静脉短轴图像下，平面外入路进针。用一条胶布拉住足部以固定静脉位置。＊所示为静脉。

19.2.4　并发症

19.2.4.1　静脉炎

当静脉内皮细胞受到机械性或化学性刺激时，可能会导致静脉炎发生。影响因素包括静脉导管材料（聚氨酯材料比特氟隆材料较少引起静脉炎）、输注液体性质（pH、张力和成分）、穿刺部位（上肢出现静脉炎较少）和导管留置时间。

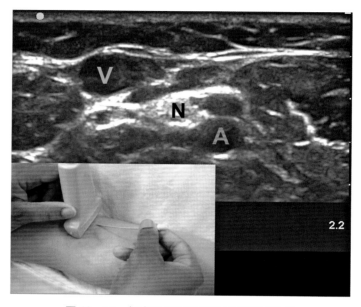

图 19－16　超声引导下肘窝处穿刺贵要静脉
短轴观下显示静脉，平面外入路进针。注意附近的正中神经（N）、肱动脉（A）、贵要静脉（V）。

19.2.4.2　血管外渗

血管外渗可导致一过性肿胀、筋膜间隙综合征、坏死甚至后期肢体变形等后果，严重程度取决于渗入液体的性质、浓度和容积。预防措施包括采用正确的置管方法（导管置入静脉足够长度）和密切观察。在置入导管后如无回血出现，则需手推生理盐水或连接输液后将输液袋放低到距静脉 90 cm 高度后液体仍能顺利滴入，且皮下无肿胀，方能确认导管位于静脉腔内。

19.2.4.3　误注残留于管路的麻醉药

于导管远处推注药物后如未经冲洗，则可能残留在输液管道内。麻醉药（阿片类、肌松药）未经冲洗而残留于管道内的后果不堪设想。甚至此时患儿已离开手术室，当再次注射其他药物时，残留麻醉药进入血流内，可发生难以想象的后果（出现无呼吸或肌松）。所以每次推药后均需进行冲洗，冲洗容量应等于注药处至静脉端的管道和导管容积的 2 倍。

19.2.4.4　特殊并发症

头皮静脉穿刺时，应注意避免意外置管进入颞动脉的浅表分支。

注射生理盐水时如发现置管周围组织发白,此情况便能得到及时发现。应立即拔除导管并压迫血管止血数分钟。

颈部静脉穿刺如出现血管外渗或血肿形成,可能造成严重并发症(压迫气道而影响呼吸)。因此颈外静脉置管时,尤其是短期使用时,应保持高度警惕。

手腕前侧静脉穿刺时,应注意避免穿刺针直接损伤或血肿间接压迫、间接损伤正中神经。

19.3   中心静脉通路

19.3.1   指征

与成人相比,儿童中心静脉置管相关并发症更高。因此每实施一例,事先均应权衡其利弊。儿童中心静脉置管指征包括:

- 大手术,预计出现大量失血或血流动力学不稳定
- 需要测量中心静脉压
- 输注正性肌力药物
- 输注可引起静脉炎的抗生素或化疗药物(渗透压超过500 mmol、pH<5 或>9)
- 术后需要静脉营养
- 血液透析和血浆置换
- 坐位神经外科手术(有吸入气泡的风险)
- 无法建立外周静脉通路
- 操作者如富有经验,并正确应用超声引导,则可减少风险,通过提高收益/风险比而扩大儿童中心静脉置管的适应证

19.3.2   概况

19.3.2.1   设备和技术

儿童中心静脉导管置入前应用含酒精的洗必泰(>0.5%)消毒皮

肤[14]，但小于 44 周孕龄新生儿的皮肤消毒方法尚无统一意见。置入中心静脉导管常采用 Seldinger 技术：小针穿刺血管后置入金属软导丝，再破皮、扩张静脉后，经导丝引导置入导管。新生儿和婴儿可以先用外周静脉套管针穿刺血管：其针芯的尖端更细小锋利，穿刺时对血管前壁推移较轻微，因此容易穿入血管内。应将注射器连接在穿刺针后方以方便操作，减少失血和避免自主呼吸时空气进入静脉造成气栓。对于较大儿童，导丝首先进入血管的一头应是 J 形端，但 J 形弧度直径（近 4 mm）可能大于较小婴儿的静脉内径。因此有时候不得不将导丝的另一端，即直头先置入血管，但须谨慎：应保持轻柔、不用任何蛮力地置入，最好于透视下进行。经超声或透视证实导丝正确进入所选静脉后，方能静脉扩张和置入更大口径的导管。如发现导丝在血管内走行异常，也可使用超声进行实时调整（图 19－17）。进行静脉扩张时，扩张器应顺着导丝进入直至感觉到突破静脉壁进入血管内，然后不得继续前进。扩张静脉如遇阻力，应推进和拉出导丝，以及时发现导丝意外折弯。

中心静脉导管的材料是聚氨酯或硅酮，单腔或多腔，应不透射线，标有厘米刻度，远端为圆锥形柔性末端。根据置入部位和儿童年龄、体重，选择中心静脉导管的尺寸（表 19－3）。4F 双腔管的直径一般大于新生儿或早产儿中心静脉直径，因此除非单腔管不能满足需要，否则不用。

表 19－3　根据体重、年龄和静脉大小选择中心静脉导管的尺寸

	<1.5 kg	新生儿	6 个月~4 岁	4~10 岁	>10 岁
单腔导管	2F（22 ga）	3F（20 ga）	3F（20 ga）	4F（18 ga）	5F（16 ga）
双腔导管	/ᵃ	4F	4F	5F	7F
PICC	1F（28 ga）	2F（23 ga）	3F（静脉内径>3 mm）	4F（静脉内径>4 mm）	5F（静脉内径>5 mm）
脐静脉导管	3.5F	5F	/	/	/

导管周长（F）和相应穿刺针规格（ga）如表所示。
ᵃ早产儿只有在单腔管不能满足需要时才使用 4F 双腔管。

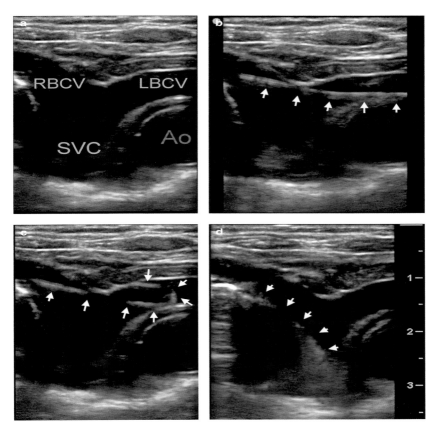

图 19-17 超声检查和引导下调整导引钢丝(GW)

(a)穿刺前解剖结构(RBCV 和 LBCV 分别为右头臂静脉和左头臂静脉,SVC 为上腔静脉,Ao 为主动脉弓);(b)导引钢丝(箭头所示)从右锁骨下静脉进入左头臂静脉;(c)回抽导引钢丝直至看到 J 形末端;(d)向下置入导引钢丝至上腔静脉。

导管置入最佳长度取决于儿童年龄、体重和身高;穿刺部位,左侧或右侧,低位或高位;头臂静脉在纵隔内的长度和角度等因素。有人制订出表格或计算公式,但左侧入路时很少有数据估算其长度[15]。无论如何选择穿刺点,导管末端所处的位置必须得到确认。

置入后,导管应通过缝线固定于皮肤:目的是避免导管脱出或打折,同时注意不能破坏皮肤(使用宽松的皮肤缝线,不可使用硬塑料夹来固定)(图 19-18)。

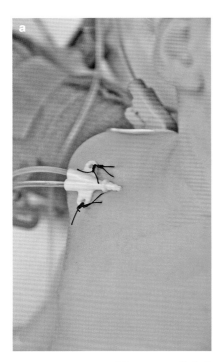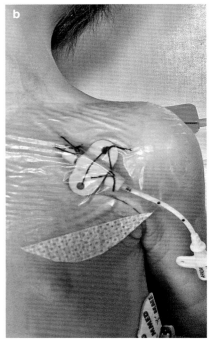

图 19‑18 幼儿中心静脉导管固定方法

宽松的皮肤缝线固定,既能防止导管滑脱,又不损坏皮肤。(a)全部置入的右锁骨下静脉导管;(b)部分置入的左锁骨下静脉导管;未使用硬塑料夹固定,以免过度压迫皮肤。

19.3.2.2 一般并发症

中心静脉导管相关并发症可分为早期、中期和后期并发症(表19‑4)。与下腔静脉或上腔静脉相联系的特殊并发症于后文介绍。

早期并发症

最常见为误穿动脉。其后果是血肿形成,随后使该处静脉穿刺困难或失败,也可能造成呼吸困难,或者形成动静脉瘘。

空气栓塞主要发生于置管时自主呼吸的患儿。

导丝穿破血管至血管外更多见于新生儿(其静脉和组织脆弱),或用导丝直头导引时。

中期并发症

儿童心包填塞有可能临床表现不典型,当中心静脉导管置入后突发血流动力学恶化,应及时怀疑该并发症。

表 19 - 4 中心静脉导管相关并发症的分类

普通并发症

早　　　期	中　　　期	后　　　期
出血、血肿形成	心包填塞	导管阻塞
误穿动脉	血管外输液	血栓形成
心律失常		感　　染
导丝穿破血管至血管外		导管破裂
空气栓塞		动静脉瘘

特殊并发症

上腔静脉置管	下腔静脉置管
气胸	输液进入腹膜
血胸	导管误入骨髓周围
乳糜胸	下肢缺血
	门静脉血栓形成[a]

[a] 脐静脉导管。

　　导管穿破血管和血管外输液的后果取决于血管周围结构、破口大小和输液速度。导管末端反复与血管壁接触会增加顶破血管的风险,因此需调整末端位置至最佳状态。

后期并发症

　　导管堵塞的预防主要是减少使用双腔或多腔导管,并置入合理深度。每次抽血后,或两个不相容的药物依次推注之间,均应冲洗管腔。连接正压输液的管腔不可连续使用。导管堵塞发生 2 小时内,处理方法为:滴注阿替普酶(一种重组组织纤溶酶原活化物)[16]。阿替普酶以生理盐水稀释,稀释为预充导管管腔容积的 110% ,根据体重的计量如下:

- 10 kg 以内 0.5 mg
- 10~30 kg 1 mg
- 30 kg 以上 2 mg

　　中心静脉相关血栓形成的发现率往往低于实际发生率,因为多数情况下患儿并无临床表现。危险因素包括:

- 感染
- 心内手术
- 先天性血栓形成倾向：蛋白 C 蛋白 S 或抗凝血酶Ⅲ缺乏,凝血因子 V,高同型半胱氨酸血症
- 获得性血栓形成倾向：肾病综合征,水痘,紫绀型心脏病
- 长期静脉营养

中心静脉导管相关性血栓形成的处理通常为拔出导管并使用肝素或纤溶药物。少数情况下,需保留导管并溶解血栓,以避免血块脱落移位。

导管相关感染和败血症的风险与新生儿胎龄成反比,与导管留置、静脉营养或机械通气的时间成正比。预防措施包括改进穿刺置管方法和密切护理两个方面。改进置管包括采用最大程度无菌隔离措施、减少穿刺尝试次数和缩短置管操作时间,密切护理包括消毒、减少导管操作机会、更换敷贴以及持续输液。当不存在局部或全身感染征象时,无需常规定期更换中心静脉导管。有时很难鉴别导管造成感染还是仅仅被污染,可同时做外周血、中心静脉血和导管末端培养以明确。当更换导管和应用抗生素后仍然持续发热,应排除心内膜炎的可能。

中心静脉导管破裂罕见,仅发生于经外周置入的中心静脉导管（PICC）：导管堵塞时,试图用力冲洗管道是危险动作。经中路置入的锁骨下中心静脉导管有可能卡在肋骨锁骨连接处,当反复呼吸活动将导管磨损时容易发生导管破裂。

19.3.3 置入上腔的中心静脉通路

经外周置入的中心静脉导管（PICC）最终也进入上腔静脉,将在后续章节详谈。经颈部或锁骨周围的任何穿刺途径,都有穿破胸膜的风险。颈胸部静脉内的血容量很大程度上取决于呼吸周期。吸气相时,尤其自主呼吸情况下,肺扩张使静脉塌陷,穿刺成功机会减少、气胸风险增加。因此建议使用超声引导穿刺这些静脉或者穿刺时等

待呼气相再进针。

为避免心包填塞和减少血栓形成风险,导管末端应处于最佳位置:上腔静脉和心房交界处。导管固定前,应当在无菌条件下正确定位,有下列三种方法:

- 透视法,具有通用性而被广泛使用。该法能对导丝进行实时引导,使其进入中心静脉。而当导丝进入受阻时,可注射静脉造影剂找明原因。导管末端的最佳位置是恰好位于右房影上方处,相当于胸椎 T_2 或 T_3 水平,略低于气管隆突。从右侧置入的中心静脉导管末端也可位于上腔静脉的下 1/3 段内,但从左侧置入的导管,其末端应置入更低些,应处于上腔-右房交界处或再深一点至正好处于右房开口处,以保持导管与上腔静脉平行。导管与静脉长轴成角或接触均会增加静脉破裂的风险。为限制放射线,可用超声引导导丝(图19-17)。透视检查仅在短时间内使用(减少照射剂量,间断 X 射线等),用于导管尖端最后定位。

- 心电图导引,用于导管末端的定位较为可靠,但有心律失常或导丝进入变异血管情况下失去定位可能。

- 超声定位,通过普通超声(高频直线型探头)于胸骨上窝常可看到上腔静脉起始部,也可用低频曲线型探头检测右心房或上腔静脉远端。当使用心脏超声定位导管末端时,则往往需要特别的超声机器和经过一定训练的人员,此时麻醉医师需要助手辅助。另外,超声定位的准确性尚未得到研究证实。

据观察,正常儿童永存左上腔静脉的发生率为 0.3%~0.5%,但患有先心病者发生率高 10 倍。当经过永存左上腔静脉置管时,透视下可见导丝或导管进入脊柱左侧的心影上方(图19-19)。

19.3.3.1 颈内静脉

解剖和超声图像

颈内静脉位于颈部的脊柱侧方,与颈总动脉并排走行,通常位于后者前外侧。颈内静脉与锁骨下静脉会合后(可见静脉瓣),形成头

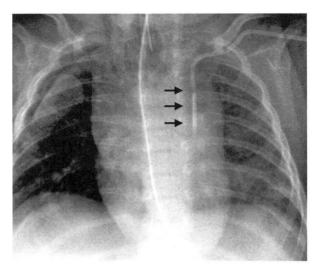

图 19 - 19　永存左上腔静脉
置入导管(箭头)位于脊柱左侧。

臂静脉。在左侧,其会合处还存在胸导管,此处穿刺增加穿破胸导管的风险。环状软骨水平的超声扫描检测研究发现:

- 颈内静脉和颈总动脉的关系变化较大,无法预测。

- 头正位时,25%～44%的患者颈内静脉与颈总动脉重叠,6%患儿颈内静脉位于颈总动脉内侧[17]。

- 逐步将头偏向穿刺对侧至45°,两者重叠进一步增加[18]。然而,数据解读应谨慎,因上述研究并无超声探头与颈部相对位置的明确说明,探头位置不正极有可能影响超声图像结果,从而高估血管重叠的发生率(图 19 - 20)。

- 屏气、头低脚高位和压迫肝脏可增加颈内静脉直径,但 1 岁以内婴儿颈内静脉-右心房距离短,而静脉系统的顺应性又高,因此这些操作的效果不明显。

- 穿刺时,无论采取何种入路,均需将患儿置于15°～30°头低位,小铺巾卷起垫于肩后,以增加静脉压及减少空气栓塞可能。通常头偏向对侧30°～45°后进针。以体表标记定位穿刺时,一手将血管上方的皮肤

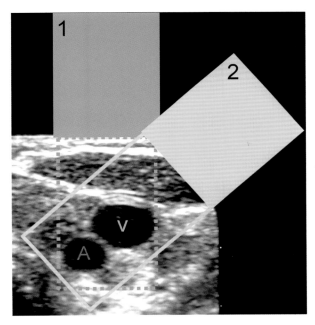

图 19-20　超声下颈内静脉(V)与颈总动脉(A)相互关系,取决于探头摆放位置

探头放正(位置1),图像上静脉位于动脉外侧,探头不正(位置2),图像上静脉位于动脉前方。因此超声检测时探头置于弧形的颈部,可能会因位置不正而高估颈内静脉和颈总动脉的重叠关系。为避免上述情况,应当保持探头垂直于地面(位置1)。

向头侧拉紧,可增加静脉的前后径和减少其受压变形。以超声引导穿刺时,可用胶布贴住皮肤以代替操作探头的手去拉紧皮肤[19]。

体表标记定位

"盲探穿刺"或"体表标记定位"法穿刺儿童颈内静脉有数种入路。然而既然已有明确的推荐要求运用超声引导进行穿刺[2-6](表19-1),那么盲探穿刺就只限于无法使用超声的情况下(缺乏超声设备、不会使用或经验不足)。

前路,进针点为胸锁乳突肌胸骨头和锁骨头向颈部延伸的交点处,婴儿为乳突与胸骨上切迹连线中点。穿刺针与皮肤成 30°～45°,贴近动脉搏动外侧进针,方向为同侧乳头。当使用探查细针、小幅移动寻找血管时,可一边抽吸注射器形成负压,一边进针。

后路,进针点位于胸锁乳突肌锁骨头后缘,锁骨上 1~3 cm 处(因年龄而异),但因进针方向上有神经根、气管和食管等重要结构,这一入路幼儿已极少使用。

超声引导定位

穿刺前需行颈部超声扫描探查,从环状软骨水平扫至胸骨上凹,检查颈内静脉、头臂静脉和上腔静脉起始部分是否通畅。如有任何解剖异常,则会影响入路选择(图 19-1)。如发现颈内静脉吸气相完全塌陷,应怀疑相对低血容量,可考虑液体负荷或增加头低脚高位以改善,提高穿刺成功机会。

前路,将探头垂直置于颈部环状软骨水平(图 19-21),短轴图像上的结构从中间向外侧依次为:气管、甲状腺、颈总动脉和颈内静脉[20]。采取平面外入路后,通过平移或后倾使穿刺针针尖显现,看清其进入皮肤直至穿入血管腔内的过程(图 19-7 和图 19-8)。小婴儿和新生儿颈内静脉纤细且易于活动,即便有超声引导,穿刺也较为困难。且这些婴儿的锁骨下动脉和肺尖较为靠近头部,在颈内静脉远端的下方几乎位于胸腔外面,因此极易穿破动脉或胸膜

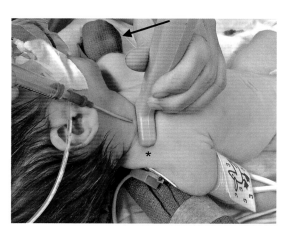

图 19-21　超声引导下前路穿刺婴儿颈内静脉:短轴图像和平面外入路进针

颈短使操作者把探头置于锁骨上方,只能倾斜探头(黑色箭头)以跟随针尖的前进而看清其进入静脉。＊处所示为超声引导后路进针点(短轴-平面内)。

（图19-22）。参考这一超声检测结果，可以想象在前路盲穿情况下的误穿动脉，既可能误穿颈总动脉，也可能是误穿了锁骨下动脉。当导引钢丝的J型端进入困难时，可以考虑将针尖置入颈内静脉下端甚至头臂静脉处后再置导丝，因为只有此处的静脉内径大于J型端直径。

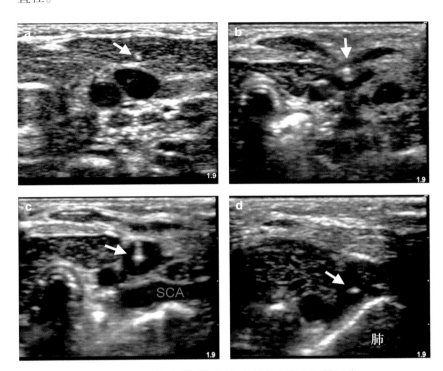

图19-22 前路平面外入路穿刺颈内静脉短轴图像
（a）针尖（箭头）处于静脉上方；（b）针尖穿过静脉前壁；（c）针尖进入颈内静脉腔内，下方为锁骨下动脉（SCA）；（d）继续进针，针尖进入位于肺尖上方的头臂静脉内，以置入导引钢丝。

　　后路，探头置法同前路，获得颈内静脉短轴图像后略微转位。采取平面内入路进针，穿刺针指向胸骨上切迹，沿超声探头长轴方向进入血管[1, 21]。同样，这一入路在幼儿也极少使用。

　　选择前路或后路穿刺取决于儿童的解剖情况（颈短）和操作者的习惯（平面外或平面内），同时颈内静脉和颈总动脉的关系也起重要作用。当两者是重叠关系时（静脉重叠于动脉之上），或许可以选择后路穿刺,因为穿刺针方向从侧面进入血管,可以减少误穿动脉的机会(图 19 - 23)。

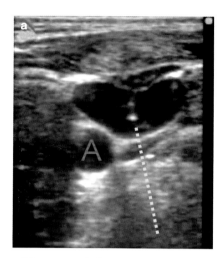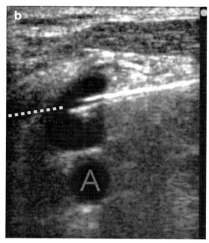

图 19 - 23　根据颈内静脉-颈总动脉的关系选择前路还是后路穿刺颈内静脉
(a)前路穿刺针方向为朝后移动;(b)后路穿刺针方向为朝内移动。当颈内静脉-颈总动脉重叠时,选择后路更好。

　　无论采取何种入路穿刺,当导引钢丝进入后都必须用超声检查确认其位置正确,方能进行随后的静脉扩张和导管置入。

19.3.3.2　锁骨旁入路

　　中心静脉导管可经锁骨旁不同静脉置入(图 19 - 24)[1]:

- 头臂静脉,通过锁骨上入路穿刺
- 锁骨下静脉,通过锁骨下入路穿刺或经锁骨上入路穿刺其远端部分
- 腋静脉,通过经胸的锁骨下入路穿刺

　　每种方法均有其自身的优缺点。其中某些适用于所有年龄,而某些只适用于一定年龄的患儿(表 19 - 5)。超声显像这些血管并穿刺确有可能,且方法已使用多年,但由于缺乏随机对照研究,因此至今无相应临床推荐[2-4, 6]。仅有一个国际专家组织提出,所有儿童中心静脉导管置入均应采用超声引导方法进行[5]。

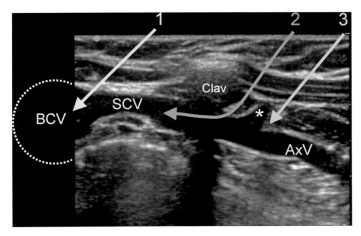

图 19-24　锁骨旁三种穿刺入路

（1）锁骨上入路穿刺头臂静脉（BCV）；（2）锁骨下入路穿刺锁骨下静脉（SCV）；（3）通过经胸的锁骨下入路穿刺腋静脉（AxV）。Clav 为锁骨；＊所示为头静脉。

表 19-5　儿童中心静脉置管锁骨旁三种入路比较

入路-目标静脉	穿刺引导方法	适用年龄	超声技术	优　点	缺　点
锁骨上-头臂静脉	超声	所有年龄	长轴-平面内	静脉粗大开放易于穿刺	出口处为臂丛神经
锁骨下-锁骨下静脉	超声或盲探穿刺	所有年龄	长轴-平面内长轴-平面外	静脉开放能看清进针过程,安全	儿童和青少年锁骨影使静脉定位困难
经胸-腋静脉	超声	（儿童）青少年	短轴-平面外长轴-平面内	导管出口处固定舒适	静脉位置深易受压变形邻近胸膜

在颈部,颈内静脉与锁骨下静脉汇合后形成头臂静脉或无名静脉。与左侧相比,右头臂静脉在胸内较短且更直(图 19-25)。与年长儿童和成人相比,婴儿锁骨下静脉和头臂静脉更靠上和表浅,所以更容易显示和穿刺。超声首先可以在环状软骨水平显示出熟悉的颈内静脉短轴图形,然后探头向下方滑动至锁骨上,可以看到颈内静脉远端部分及其下方的锁骨下动脉。当探头接触到锁骨后,倾斜探头即可探及其后方的锁骨下静脉(图 19-26)。由此可见,锁骨下动脉和臂丛神经比锁骨下静脉更靠上方,经前斜角肌离开锁骨下静脉后便行走于锁骨上方。

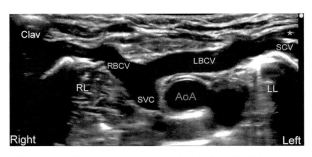

图 19 - 25　进入上腔静脉(SVC)的各主要静脉全景图像
注意左、右头臂静脉(RBCV - LBCV)的长度和成角是不同的。
SCV 为锁骨下静脉;RL - LL 为左右肺;Clav 为锁骨;AoA 为主动
脉弓;∗ 所示为颈外静脉。

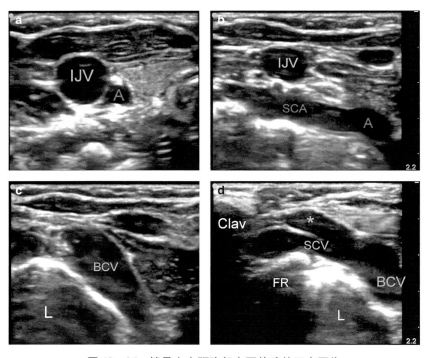

图 19 - 26　锁骨上方颈胸部主要静脉的四个图像
(a) 环状软骨水平颈内静脉(IJV)短轴图像;(b) 锁骨下动脉(SCA)于颈内静脉后方经过
(探头移动到锁骨上方);(c) 头臂静脉(BCV)(探头在锁骨上方后倾);(d) 锁骨下静脉
(SCV)(探头在锁骨上方后倾并朝腋窝旋转);A 为颈总动脉;L 为肺尖;FR 为第一肋骨;
∗ 所示为颈外静脉。

　　从上臂回流的贵要静脉和肱静脉汇合成腋静脉,在将要进入锁骨下方前又接受头静脉的回流,越过第一肋后称为锁骨下静脉。颈外静脉从头颈部下行至锁骨上,改变方向走向中线,平行于锁骨下静脉并与之汇合。

锁骨上入路穿刺头臂静脉

　　尽管可以根据体表解剖标记进行盲穿,但这一方法从未在儿童广泛实施。在超声下,头臂静脉可能是最大的可供穿刺的静脉,即便低血容量患儿也能保持"扩张"状态。因此可以作为其他部位穿刺失败后补救希望最大的技术,也可用于预计穿刺困难之时(低体重早产儿、低血容量、颈内静脉或锁骨下静脉血栓形成)。有选择性地在幼儿采取这一入路穿刺,显示出极好的结果:成功率较高(即便在新生儿),动脉误穿率极低,无气胸发生[22-24]。与同样以超声引导经锁骨下入路穿刺锁骨下静脉相比,该技术穿刺时间更短[25]。

超声引导法

　　患儿略取头低位,肩下垫枕,头偏向对侧。同样用两步法超声技术显示头臂静脉图像:第一步,于环状软骨水平找到颈内静脉,第二步,向下滑动探头到达锁骨上方,后倾斜探头显示锁骨后方的头臂静脉(图19-26)。探头倾斜角度大小与儿童年龄成反比,婴儿的倾斜程度最小(图19-27),而年长儿探头常需极度倾斜至下巴处方能看清静脉(图19-30)。严格的平面内入路进针,必须保持看清穿刺针前进的整个过程(垂直朝向纵隔中线方向)。进针处应紧贴超声探头,不可离开锁骨上窝太外,以免误穿锁骨下动脉或损伤臂丛神经。

锁骨下入路穿刺锁骨下静脉

　　锁骨下静脉始于锁骨中点,在胸锁关节处与颈内静脉汇合,因此长度较短(新生儿为1 cm,成人3~4 cm)。在儿童,该静脉走行于锁骨后方并与之平行,而在婴儿,却朝上对着环状软骨方向走行。

　　穿刺时肩下垫卷巾作枕,头略偏向对侧,同侧上臂并拢于身边,头低15°~30°。首选左侧锁骨下静脉,因与右侧相比,其汇入头臂静脉角度较小(图19-25)。

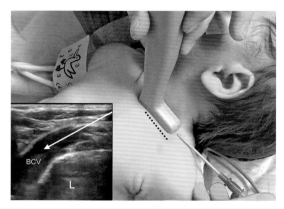

图 19-27 锁骨上入路穿刺头臂静脉(BCV)
头臂静脉长轴图像;锁骨(虚线)上平面内入路。婴儿的该
静脉更靠上方,因此一般无需倾斜探头。L 为肺尖。

体表定位法

穿刺点位于锁骨下方三角肌胸肌间沟,锁骨中点水平,有时于此处的锁骨对侧可看到颈外静脉。太靠外侧容易误穿锁骨下动脉或损伤臂丛神经。可将穿刺针中间略折弯一下,这样穿刺针进入锁骨后方、朝上前进时可避开胸膜。在皮肤上的进针点可离开锁骨下缘0.5~1 cm,以避免随后留置的导管打折。细针探查静脉时,必须选择呼气相进针,以减少穿破胸膜的风险。在锁骨下方前进的时候,连接的注射器应保持负压,压低角度,朝向为:

- 6 个月内婴儿为环状软骨或对侧耳垂
- 6 个月以上婴儿为环状软骨与胸骨上切迹连线中点
- 儿童为胸骨上切迹

穿刺针进入的长度始终不应超过穿刺点与胸骨上切迹的距离。只有当缓慢退针时方能回抽见血。如回抽为动脉血,则应考虑穿刺太朝上方或太深,以致误穿锁骨上动脉。置入导引钢丝时,可将头偏向穿刺侧或压迫颈内静脉末端,以防其误进同侧颈内静脉。

超声引导法[26]

体位同体表定位法,但如无需要(除非静脉细小或严重塌陷),不必取头低脚高位。为摆放超声探头，有时可将头偏向对侧。于环状软骨水平显示颈内静脉后，通过三步在锁骨上方探及锁骨下静脉：探头下移至锁骨上，探头朝头侧倾斜探向锁骨下，侧向旋转对着腋窝（图19-26）。将上臂下拉能拉平锁骨，增加能显示的锁骨下静脉长度。

穿刺技术取决于年龄段：

● 婴儿（图19-28）：锁骨下静脉位于锁骨上方接近胸腔外面，因此有利于超声显示其图像。超声探头摆放在锁骨中点与环状软骨连线上，最终探及锁骨下静脉。平面内入路，锁骨下方进针，沿探头长轴的下方前进。可见其触及锁骨并于后方穿过，锁骨的阴影会暂时

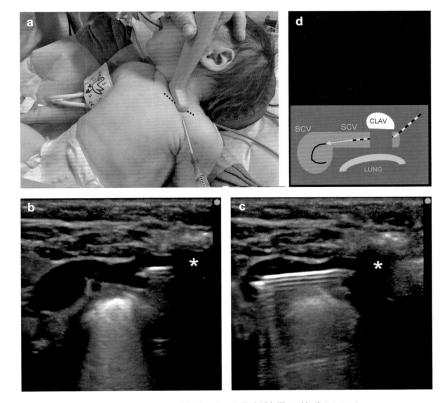

图 19-28　婴儿锁骨下入路穿刺锁骨下静脉（SCV）
（a）探头置于锁骨（虚线）上方，锁骨中点与环状软骨连线上。平面内入路，穿刺针进入锁骨后方；（b，c）针于锁骨（＊）后方穿过进入SCV，继续前行进入头臂静脉（BCV）；（d）针尖位于BCV，易于置入导引钢丝。

阻碍穿刺针的显示,此时探头与针必须精确保持在同一平面内。只要针尖穿过锁骨后方,便会重新显示出来,继续引导其进入锁骨下静脉内。如操作熟练度和图像质量较高,则应让针尖在锁骨下静脉腔内继续前进一段距离,这样易于置入导引钢丝。该静脉固定于锁骨之下,不会因穿刺针顶住而塌陷,因此当早产儿超声下穿刺颈内静脉困难时,锁骨下静脉穿刺往往能成功(图 19 - 29)。

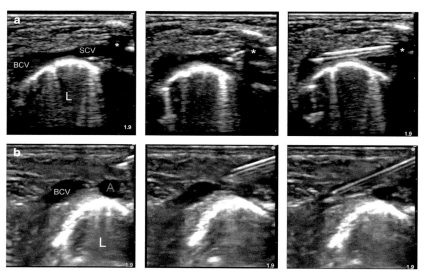

图 19 - 29　两种不同入路用于 800 g 早产儿中心静脉置管
其静脉纤细,锁骨下静脉(SCV)为 1.5 mm,头臂静脉(BCV)为 3 mm。(a)锁骨下入路穿刺 SCV。*所示为锁骨;(b)锁骨上入路穿刺 BCV。A 为锁骨下动脉。L 为肺顶部。两种方法均为平面内入路。该 2 例患儿均采取针尖进入 BCV 后置入导引钢丝的方法置管。

● 儿童(图 19 - 30):需要大幅倾斜探头(往往碰到下巴)方能看清锁骨下静脉。探头与锁骨平行置于其上侧(不要看到锁骨或其阴影),设聚焦处为锁骨下静脉和头臂静脉起始部分。进针点和进针方向与体表定位法相同。采用与超声探头成 45°角的平面外入路,略折弯的针进入锁骨下方后,一旦看到针尖(高回声点),便停止朝头端前进以免误穿锁骨下动脉,改变方向朝胸骨上切迹前进,此时几乎为平面内入路(可部分看到穿刺针)。进入静脉、调整好针尖在血管内的位置后(置于血管腔中央),置入导引钢丝。

当导引钢丝进入后,必须用超声确认其位置正确,方能进行随后

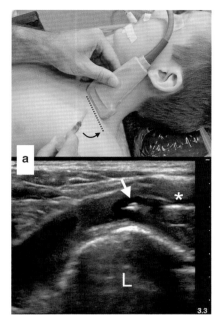
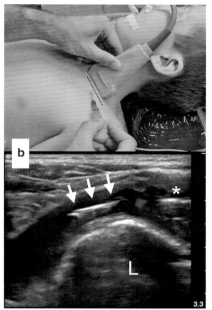

图 19 - 30　10 岁儿童锁骨下入路穿刺锁骨下静脉

倾斜探头置于锁骨（虚线）上方并朝头端倾斜,看到锁骨下静脉的长轴图像。(a)采用与超声探头成 45°角的平面外入路,于锁骨下进针,看到针尖(白色箭头),便停止朝头端前进,改变方向朝内侧的胸骨上切迹前进(黑色箭头);(b)改变方向后几乎为平面内入路,穿刺针显示为直线在锁骨下静脉内前进(白色箭头)。L 为肺, * 所示为颈外静脉。

的静脉扩张和导管置入。如需调整导丝位置,也可在超声引导下实时进行(图 19 - 17)。当导丝进入同侧颈内静脉时,可在超声下退出并压住远端颈内静脉后重新调整至正确位置。

经胸穿刺腋静脉

锁骨下区能看到腋静脉和腋动脉相互贴近,腋动脉位于静脉上方,位置更靠后,由臂丛包围。腋静脉经胸肌后方,在锁骨中点穿过锁骨。

在成人,这一锁骨下穿刺腋静脉的经典入路只能在超声引导下完成[27]。该技术的难点在于腋静脉位置较深,贴近胸膜,且极易受压变形(吸气相或穿刺针前进),但有经验的操作者能在成人完成出色的穿刺。儿童中实施较少,也许仅推荐用于青少年。借用穿刺 PICC 套装内的细针,能减小穿刺针对静脉的压迫。套装内的引导器,也可用在儿童大多数经典的中心静脉导管的置入。

经胸入路穿刺通常较为舒适,年长儿建议在清醒状态下完成,但要注意避免触及任何骨性组织。

超声引导法

根据患儿年龄和操作者习惯,可选择两种方法之一:

● 平面外入路(图 19-31):探头摆放于锁骨下的斜矢状面位置,显示腋静脉短轴图像。锁骨位于最头端,紧接着为腋动脉,随后是相对位置较浅的腋静脉。腋静脉末端将要通过锁骨后方处,可看到头静脉汇入。进入胸肌后,继续进针并滑动或倾斜探头,可看到针尖进入腋静脉。该方法穿刺点与锁骨相对更贴近,优点是超声下始终能看到腋动脉和胸膜。

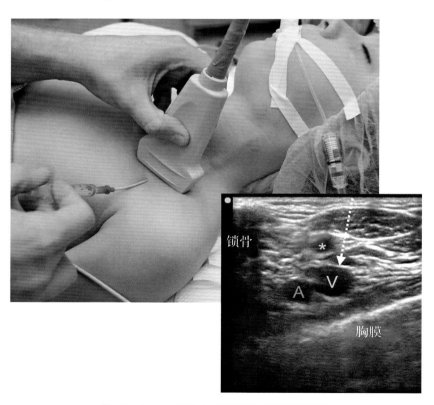

图 19-31 平面外入路经锁骨下穿刺腋静脉

经短轴图像于锁骨后方看到血管。在靠近锁骨处穿入静脉。A 为腋动脉,V 为腋静脉,∗ 所示为头静脉。

● 平面内入路(图 19 - 32):探头位置为斜放于锁骨中点与腋窝连线上,探头中端跨在锁骨上,显示出腋静脉的长轴图像。腋静脉和腋动脉不能同时显示在图像上,因此必须将两者区分清楚:静脉更靠下方和表浅一些,无搏动,随吸气直径发生变化,其远端能看到头静脉汇入,且能看到腔内有静脉瓣。辨认清楚后,平面内入路进针,将静脉前壁顶住并进入后躺平穿刺针,以免对穿后壁。该方法优点是始终能看到穿刺针针尖和针杆,缺点是导管置入点更靠外侧,仅适用于年龄更大的儿童。

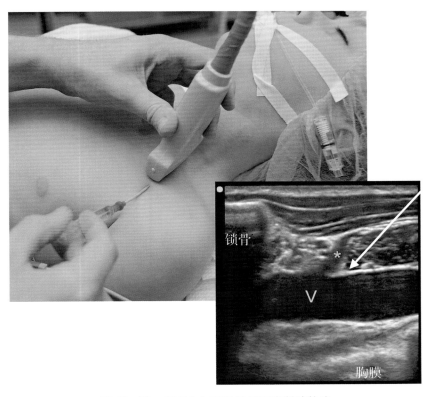

图 19 - 32 平面内入路经锁骨下穿刺腋静脉
锁骨后方看到腋静脉(V)的长轴图像。在靠近锁骨处(箭头)所示穿入静脉。＊所示为头静脉。

无论采用哪种方法,建议进入血管的位置靠近其穿过锁骨后方处,因为该处静脉向前固定,保持开放状态。腋静脉较深的位置,易受压变形的特点,且贴近胸膜,提醒操作者穿刺时必须保持谨慎,并且在超声引导穿刺方面应富有经验。

19.3.3.3　上腔静脉置管相关并发症

早期并发症:

- 气胸

- 血胸

- 导管位置异常: 能回抽到血的异常位置有胸腺静脉、肋间静脉和奇静脉。进入奇静脉的导管通过常规胸片会漏诊,需要侧位片确诊。导管也可能进入永存左上腔静脉(图 19 - 19)。如不能回抽到血,导管可能进入纵隔、硬膜外或蛛网膜下腔。

后期并发症:

- 损伤(左侧)胸导管或大的淋巴静脉(右侧),导致穿刺点漏出黄色液体,进食后增加。

- 乳糜胸,通常由于静脉内血栓形成,压迫该处淋巴管引流所致。

19.3.4　下腔静脉通路

19.3.4.1　股静脉

急救复苏时常用股静脉作为通路(远离颈胸部),另外其他部位穿刺失败时也可穿刺股静脉。在婴儿和儿童股静脉置管的感染风险和血栓形成等并发症与锁骨下静脉和颈内静脉置管相差无几。股静脉也常用于幼儿临时血透的通路。此处如发生静脉或动脉血肿,也比较容易压迫止血。

解剖

1 岁时股静脉直径为 4 mm,9 岁儿童则为 10 mm。通过头高脚低位、持续压迫腹股沟韧带上方 1~2 cm 处,可增加其直径[28]。也可通过以上手法检查股静脉和髂静脉是否通畅。

超声检查发现,在腹股沟韧带水平的股静脉位置变异度很高[29]。通常位于股动脉内侧,也可完全位于股动脉后方,离腹股沟韧带越远,两者重叠更甚。将髋部外展,可减少血管的重叠,使静脉位于动脉内侧。婴儿也可将一薄垫置于其髋部下方,以改善腹股沟区暴露。

经股静脉置管,导管末端的理想位置为 $L_4 \sim L_5$ 水平,不超过 $L_3 \sim L_4$ 水平,即不超过肾静脉汇入下腔静脉处。估算股静脉导管置入深度到 L_3 水平的公式为 $0.14 \times$ 身高(cm)$+1.49$[30]。

体表定位法

患儿取头高脚低位,腿伸直,髋部略外展。如有超声,可检查比较一下左右两侧股静脉(静脉直径大小和动静脉重叠程度)。以腹股沟韧带下方 0.5~1 cm、股动脉搏动处内侧 0.5 cm 为穿刺点。与皮肤成 30°角、平行于股动脉搏动、朝向脐部进针。进针应避免过陡、过深,以防损伤髋关节。

超声引导法

婴儿和儿童股静脉穿刺置管使用超声引导,其推荐强度在不同学术组织中强弱不一[2-6](表 19 - 1),但超声引导至少可以减少误穿股动脉的可能性,也常常缩短操作时间和提高穿刺成功率[31]。

探头平行置于腹股沟韧带下方,可获得此处血管的短轴图像。此处的超声成像质量,特别是在幼儿,一般远低于颈部。如看到股动脉分支或隐静脉分岔,提示探头位置离股静脉太远。如发现股静脉位于股动脉后方,可进一步外展髋部或屈曲膝部(蛙腿体位),寻找一个最合适的位置,减少血管重叠(图 19 - 33)。可通过压迫腹部或腹股沟区以测试股静脉或髂静脉是否通畅(如通畅,则压迫后血管截面积增大)。采用平面外入路穿刺进入血管中央(图 19 - 34)。随进针可逐步朝腿部倾斜探头,以跟着显示前方的针尖。在婴儿,有时很难避免穿破静脉后壁而对穿静脉。穿刺针进入血管后,可置入导丝并用超声检查其位置,随后扩张静脉和置入导管。

19.3.4.2 下腔静脉置管相关并发症

特殊并发症包括:

- 血管外输液进入腹膜后腔。
- 导管通过左侧腰静脉和硬膜外静脉进入脊髓附近空间内。

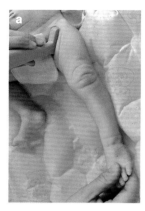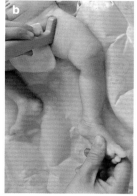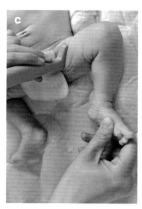

图 19 - 33　股静脉置管前超声检查

寻找最合适的位置,减少血管重叠。(a)腿伸直位,股静脉常重叠于动脉后;(b)外展髋部通常可改善血管重叠;(c)外展并屈曲膝部和髋部(蛙腿体位)。

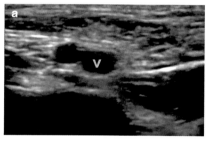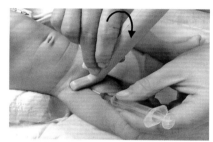

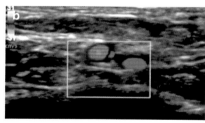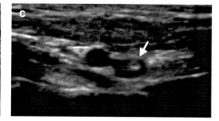

图 19 - 34　超声引导下股静脉穿刺

股静脉短轴图像及平面外入路进针。倾斜探头以跟随针尖前进(黑色箭头所示)。(a)股静脉位于股动脉内侧;(b)彩色多普勒超声检查血管;(c)穿刺针(白色箭头所示)进入血管。

右侧股静脉与腰静脉夹角比左侧更大,或许可优先考虑右侧股静脉置管,以减少此并发症[32]。这一罕见并发症只有侧位摄片方能发现。

- 下肢缺血：当误穿股动脉且血栓完全堵塞血管时发生。
- 门静脉血栓形成(见脐静脉置管)。

19.4 经外周置入中心静脉导管

新生儿经外周置入中心静脉导管(PICC)以供中长期静脉治疗的应用历史已有数十年。随着材料的更新(更小直径和更高容积的导管)和穿刺技术的改善(超声引导和微导引器),PICC 目前已广泛用于儿科患者的各种临床需求[33]。顾名思义,PICC 是从外周静脉(通常为上肢)置入,末端位于上腔静脉下 1/3 段内的导管。更短的导管(称为"中线导管")长度为 10~25 cm,用作外周静脉通路的"改良":导管末端通常置于腋静脉或锁骨下静脉,而不是到达中心静脉内。PICC 及其改良导管作为重要的备选方案,可用以避免反复外周静脉穿刺(导致严重应激)或中心静脉导管放置。

19.4.1 适应证

PICC 适应证为需要中长期留置静脉通路以用药(抗生素、化疗药)、输液、抽血或静脉营养。包括中线导管在内,PICC 有各种不同的型号,满足患儿各种需要。当一个患儿需要建立静脉通路接受治疗时,考虑其静脉状况、治疗药物类型、治疗持续时间和治疗场所(医院、家里或两者都有),选择最合适的导管进行留置(图 19-35)。如患儿无需建立中心静脉通路,那么留置一个中线导管可使用不超过 3 周的时间。如果需要建立中心静脉通路,则可留置 PICC,使用时间可超过 3 周。当患儿选择在家治疗或住院期间短期回家,那么 PICC 可能是最佳的静脉通路。在肿瘤患儿的长期治疗(至 1 年)过程中,PICC 更能显示其价值[34]。

表 19-6 将 PICC、中线导管与更传统的一些导管作比较。与通常需要全麻下置入的中心静脉导管(CVC)相比,PICC 的置入在学龄期儿童只需在轻度镇静下,甚至无需镇静即可完成。中心静脉穿刺

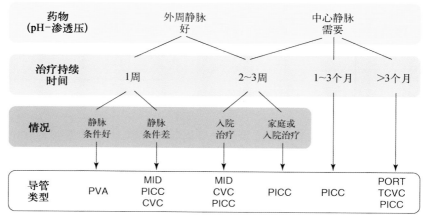

图 19-35　儿童选择最合适静脉导管类型的决策树
静脉条件、药物类型、治疗持续时间和治疗环境（住院或门诊）是重要决定因素。PVA，外周静脉通路；MID，中线导管；PICC，经外周置入的中心静脉导管；CVC，中心静脉导管；PORT，植入式静脉输液港；TCVC，隧道式中心静脉导管。

的严重并发症，如重度血肿、气胸／血胸或空气栓塞，在 PICC 置入过程中极其罕见。PICC 导管的费用比 CVC 导管要高，但置入后使用时间更长，并且能让患儿回家后继续使用。

表 19-6　不同外周静脉和中心静脉通路的比较

	PVA	MID	PICC	CVC	PORT 或 TCVC
使用期限	数天	2~3 周	数周~数月	数周	数月~数年
需要全麻或镇静	不需	有时需要	有时需要	需要	需要
置入难度[a]	易	易	易	难	难
置入并发症	无	罕见	罕见	可能	可能
全身并发症	无	无	不多见	可能	可能
拔除	病房	病房／家里	病房／家里	病房	手术
费用	+	+ +	+ + +	+ +	+ + + +

PVA，外周静脉通路；MID，中线导管；PICC，经外周置入的中心静脉导管；CVC，中心静脉导管；PORT，植入式静脉输液港；TCVC，隧道式中心静脉导管。
[a] 置入难度取决于操作者的经验和患儿年龄。

放置 PICC 的禁忌证很少，包括：局部皮肤破损（感染、烧伤和辐射伤），外周静脉破坏（前次导管置入导致狭窄或血栓形成），中心静脉破坏（同侧锁骨下静脉或上腔静脉狭窄、血栓形成）以致无法进行静脉穿刺或导管进入目标位置受阻。在慢性肾衰竭或终末期肾病患儿，为保留静脉用以动静脉瘘而血透，应考虑不用 PICC。技术上的困难更多见于幼儿（<2 岁/12 kg），要有一定经验方能给这些患儿实施 PICC 置入。

19.4.2　放置导管

PICC 通常经前臂或肘窝置管，但目前几乎已不采用通过触摸的方法寻找和穿刺静脉。因为这样增加出血、静脉炎和血栓形成的风险，也给患儿造成不适。为提高成功率，超声引导已经成为必备技术。

19.4.2.1　镇静

是否需要镇静取决于患儿的体验和信任。6 岁以内儿童通常需要镇静或浅麻醉（保留自主呼吸下面罩或喉罩通气），年长儿（10 岁以上）则一般能在局部麻醉下完成。6~10 岁患儿则可采取以下一种或多种镇静方式：咪达唑仑术前用药，应用 EMLA® 软膏，吸入 50% 氧化亚氮以及使用镇静药。

19.4.2.2　选择静脉

每条手臂可有 3~4 根静脉以供选择 PICC 置入，但静脉变异度很大，只有超声检查后方能决定哪根静脉最适合置管（图 19－36），这些静脉包括：

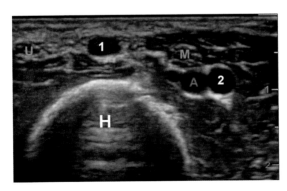

图 19－36　手臂中部超声检查以放置 PICC
最合适的 2 根静脉：（1）贵要静脉和（2）肱静脉。H 为肱骨，A 为肱动脉，U 为尺神经，M 为正中神经。

- n° 1：贵要静脉，表浅、直径大、走行直。
- n° 2：肱静脉，直径大、走行至腋静脉较直，但位置深且靠近神经和动脉。
- n° 3：头静脉，表浅、较细、锁骨下走行屈曲（血栓形成发生率高）。

19.4.2.3 导管选择

PICC 材料有多聚氨或硅酮，后者柔软，血栓形成风险似乎更低，但文献意见不一。PICC 导管末端可开放或以活瓣封闭（Groshong®–Bard）。这种"末端封闭"的导管优点是阻止血液回流进入管腔以减少导管堵塞的风险。根据患儿年龄和静脉内径选择 PICC 尺寸。为减少血栓形成机会，导管内径只能占静脉管腔内径的 1/3（图 19-37a）：

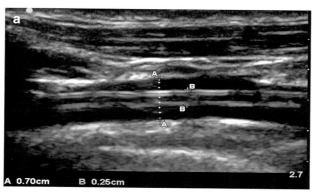

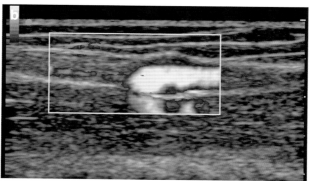

图 19-37 预防和发现 PICC 相关外周静脉血栓形成

（a）置入 PICC 后贵要静脉的长轴图像。导管周围能通过足够血流，可减少血栓形成机会。（b）另一患儿穿刺前贵要静脉长轴图像。因之前放置过 PICC，经多普勒检查分析发现，管腔几乎为血栓堵塞。

- PICC 1 F：新生儿<1 500 g
- PICC 2 F：新生儿>1 500 g
- PICC 3 F：年龄<6 岁、静脉内径>3 mm
- PICC 4 F：年龄>6 岁、静脉内径>4 mm
- PICC 5 F：年龄>10 岁、静脉内径>5 mm（5 F＝双腔管）

19.4.2.4 置入技术（图 19 - 38）

患儿手臂于操作台外展，扎止血带后，行超声检查评估手臂处解剖结构，以选取最合适静脉（大小及易穿刺性），并挑选导管尺寸。与中心静脉置管一样，采取最高程度无菌隔离措施，包括使用无菌探头套和无菌耦合剂。通常以静脉的短轴图像、平面外入路进针穿刺。细针针尖沿静脉前进的同时，超声探头也缓慢向前移动，始终显示针尖。随后置入导引钢丝（Seldinger 技术），穿刺点皮肤做一小切口后置入可剥离扩张器，"开口型"导管置入血管前需预先剪成合适长度，用 PICC 穿刺套装内的尺子量取穿刺点至上腔静脉的距离。"闭口型"导管可先置入血管，待透视确定末端位置后再剪去远端过长的部分。向前、向同侧屈曲患儿头部可避免导管置入颈内静脉。

19.4.2.5 导管末端定位

PICC 非直接经过中心静脉置入导管，故机械性或血栓性堵塞的并发症较高。建议避免盲穿置入，同时使用心电图或透视定位导管末端。理想的位置应当是手臂内收、肘部略曲时导管末端位于腔静脉-心房连接处。放射透视法应该是最简单、可靠和熟练的定位方法，可精确显示腔静脉-心房连接处，同时也可帮助引导 PICC 从手臂进入上腔静脉（使用静脉造影剂）（图 19 - 39），但同时也应注意尽可能减少儿童接受辐射的量，可采用合适剂量、缩短曝光时间、关闭光圈等方法。

19.4.3 导管固定和维护

PICC 可通过无缝线固定装置（StatLock®，BARD）固定并以透明敷贴覆盖。为提高舒适度，可将固定处移至穿刺点之上的上臂（图

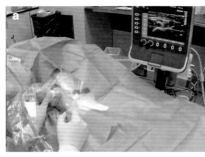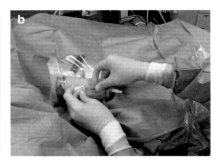

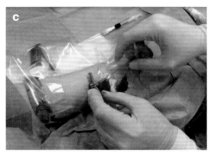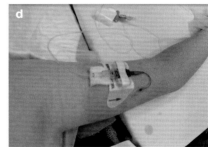

图 19‑38　1 例儿童左手臂处穿刺置入 PICC

（a）手臂中部超声引导下穿刺（短轴图像‑平面外技术）的消毒铺巾和体位；（b）通过导引钢丝置入扩张器和导引器；（c）通过剥离式导引器置入 PICC；（d）在肘窝上方处通过无需缝合的 StatLock® 的固定导管。

19‑38d）。每周更换敷贴，"开口型"每 3 天、"闭口型"每周一次用 10 ml 生理盐水冲洗管道。也有数种防水型敷贴，允许患儿淋浴、泡澡甚至去游泳。

19.4.4　并发症

儿童总体并发症较低，为 1~19/1 000 导管日（TCD），其中仅 1/3 为严重并发症，需抗生素治疗或拔除 PICC 导管。并发症发生率高的危险因素有年龄小于 5 岁，使用双腔导管和每日多次使用[35]。

19.4.4.1　机械性问题

机械性并发症极少出现致命性问题，但可导致治疗中断，有时需重新放置 PICC[33]。最常见问题有：

导管堵塞（0~10/TCD），原因有血栓形成、注射配伍禁忌药物或抽血后冲洗不充分。生理盐水仔细冲洗、灌洗纤溶药可减少可逆性堵塞至 2/TCD。

导管破裂或泄漏(0~2/TCD),通常为使用小注射器用力过度试图冲开堵塞的导管所致。PICC 只可使用 10 ml 大注射器冲洗,以降低注射压力。导管出口处泄漏可使用修复套装(新的连接头)解决,但若破裂或栓塞发生于皮下,则需要放射介入下取出损坏的导管段。

意外移位(0.1~3/TCD),儿童比成人或新生儿更多。

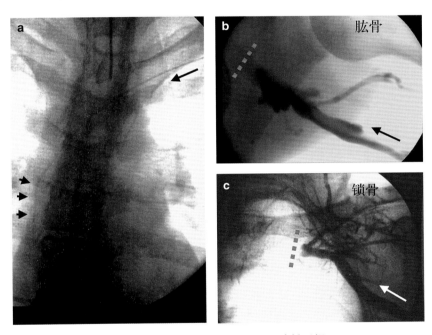

图 19 - 39 PICC 置入期间使用放射透视
导管末端精确定位于腔静脉-心房连接处。(a)通过静脉造影发现腋静脉血栓形成,累及整个手臂(b)或锁骨下水平(c)。

19.4.4.2 感染

PICC 相关感染率很低(0.2~6.4/TCD)[33,36],远低于传统中心静脉导管,接近于长期植入装置(PORT 和 TCVC)。危险因素有治疗持续时间超过 21 天、输注静脉营养液、患儿有慢性代谢性疾病和治疗环境(ICU>住院>门诊)。

19.4.4.3 血栓形成

PICC 相关血栓形成极少,可分成外周性(手臂水平)和中心性

（位于任何中心静脉）血栓形成[33,37]。外周静脉血栓形成常无症状（3~4/TCD），但会影响下次导管放置（图 19-37b）。有症状的中心静脉性 PICC 相关血栓形成极其罕见（0~0.2/TCD）。

特殊高危因素有：

- 血液性疾病或肿瘤
- 与静脉相比导管过粗
- 双腔导管
- 导管末端位置不佳、偏离中心
- 有导管感染或堵塞史
- 穿刺时间过长

19.5 骨髓内通路

19.5.1 概述

骨髓内通路（IO）是将穿刺针置入骨髓内，从而进入循环系统的通路，特点是穿刺点不会塌陷或不依赖于患儿的容量状态。不过，这一通路只作为紧急状态临时使用，以处理威胁生命的情况，并且此时无法建立其他静脉通路（心跳停搏、多发外伤、重度烧伤）。与中心静脉导管相比，骨髓内通路的建立极快，通常无需全身麻醉。在无法建立外周静脉又要等到禁食时间足够方能行全身麻醉（至置入中心静脉）期间，如果这段时间对患儿又非常危险，那么也可考虑建立骨髓内通路。

经这一通路可输注任何药物或液体，药物注射后的药代动力学尚无从知晓，但建议给予常规剂量。注药后，可用生理盐水 5~10 ml 冲洗。骨髓内通路可使用至建立其他静脉通路（外周或中心）为止，一般于 24 小时内拔除。

19.5.2 围术期适应证

手术室内极少用到骨髓内通路，但如果吸入诱导后出现以下几种情况且无法迅速建立静脉通路时,可以考虑作为适应证:血流动力学不稳定、严重喉痉挛或出血导致上呼吸道梗阻以及地处偏远不可能建立静脉通路[38]。骨髓内输液设备应备于手术室内,位置为所有员工所知,麻醉医师应接受过训练如何使用。

19.5.3 技术

建立骨髓内通路有 3 种不同的设备:手动穿刺针(Cook®)、气压枪(Bone Injection Gun®)和小型电钻(EZIO®)。使用电钻成功率较高,特别对几无经验的操作者,如麻醉医师而言[39]。

儿童穿刺部位有几种(股骨远端、胫骨远端、肱骨近端和髂嵴),但对新手而言最简单安全的部位是胫骨近端部分。穿刺点为胫骨粗隆前下 1~2 cm(新生儿 0.5~1 cm)的内侧。穿刺针经皮肤触到骨头后(针至少有 5 mm 仍位于皮上),启动钻头直至感觉阻力消失(图 19-40)。针必须固定于骨头上,回抽应能抽到血或骨髓,注射 5~10 ml 生理盐水应感觉无阻力且没有外渗征象。紧紧固定穿刺针后,应常规检查周围皮肤情况。

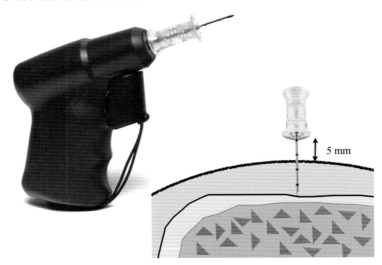

图 19-40 骨髓内通路建立的示意图及所需设备
最好用的设备为 EZIO®电钻。如果接触到骨头后仍能见到 5 mm 刻度,则穿刺针长度合适。

19.5.4 禁忌证

放置骨髓内通路的禁忌证可分局部(骨折、48 小时内同一骨头再次放置或尝试放置、局部感染)和全身(骨质疏松症、骨发育不全、右向左心内分流)。

19.5.5 并发症

最常见并发症为外渗(4%~12%)和针移位(8%~10%)。其他罕见严重并发症为：筋膜间隙综合征(0.6%)和骨髓炎(0.5%)[40]。也有报道出现骨折，但极其罕见，损伤生长板和脂肪栓塞则只是理论上存在。

19.6 动脉穿刺置管

19.6.1 适应证和设备

动脉置管的适应证为与大量失血有关的手术或可能出现血流动力学不稳定的情况(预计需要输注血管活性药物)，也可用于预计术中出现通气困难或术后计划机械通气者。最常用的动脉是桡动脉和股动脉，但其他部位动脉也可使用。

通常使用短套管针(新生儿 24 G 及儿童 22 G)置管，但年长儿股动脉也可选用 Seldinger 技术置管。

与皮肤呈 20°角穿刺，观察到回血，缓慢置管，以防血管痉挛和动脉损伤。

仔细固定住套管，避免其意外滑脱和穿刺点处折弯。

连接套管前，以肝素液冲洗传感器和管道，排除所有气泡。穿刺部位覆盖的铺巾最好是透明的，这样能看到穿刺点近远端的皮肤，及时发现肢体缺血并发症。用浓度为 0.5 IU/ml 的肝素液以 1 ml/h 的速度持续冲洗管道。

抽血应缓慢，避免血管被抽吸塌陷。每次抽血后，以 5 秒内最多

1 ml 的速度手动冲洗管路。此时如出现皮肤发白,则应降低冲洗速度直至不发白。

动脉管道应清晰标明名称,以免动脉内意外推注任何围术期药物。

19.6.2　桡动脉

患儿前臂处于水平位固定,掌腕部以胶布轻度伸展固定(过度伸展可导致动脉受压塌陷)。以改良 Allen 试验或超声检查确定同侧尺动脉通畅正常。

体表定位法,于桡侧远端触到动脉搏动后,近腕横纹处穿刺。动脉较为表浅,因此与皮肤成 10°~20° 角进针。较小的儿童动脉易被穿透,此时可取出针芯,缓慢退出套管直至出现回血,再进套管、置入动脉腔内。

超声引导法,从腕部开始显示桡动脉图像,可随动脉走行一直显像至前臂中部,以选取穿刺点。首选腕部远端,穿刺失败则选更近端的动脉作为补救穿刺。常用动脉短轴图像穿刺,因细小动脉的长轴图像很难取得,更难保持。平面外入路穿刺进针(图 19-41),婴儿桡动脉图像可运用放大功能获取(图 19-42)。为确保置管成功,应向上缓慢移动探头,看到针尖在动脉管腔内前进数毫米后再行置管。

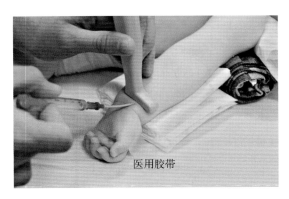

图 19-41　超声引导下桡动脉穿刺

手臂的摆放非常重要:将前臂固定于水平位,腕部以胶布伸展固定。以动脉短轴图像、平面外入路进针。

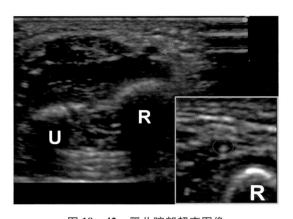

图 19 - 42　婴儿腕部超声图像

桡骨(标记为 R)上方可见桡动脉短轴(箭头所示)。右下方框:为增加动脉和针尖能见度,使用放大功能。针尖在动脉管腔内近后壁处前进。U 为尺骨。

新生儿和婴儿运用此技术需要一定经验。应用超声引导能提高首次尝试的成功率和减少总体失败率[41,42]。所以当预计穿刺置管困难或遇到穿刺置管困难时,以及凝血功能障碍情况下,推荐使用超声[4-6]。

19.6.3　股动脉

患儿体位与股静脉置管相同。外展髋部减少血管重叠,可降低穿透动脉而形成动静脉瘘的风险。婴儿可置一薄垫于臀部,更好暴露腹股沟区。

体表定位法,穿刺点位于腹股沟韧带下方 0.5～1 cm、股动脉搏动最上方。45°角进针,见到回血后立即放平穿刺针,置入套管。

超声引导法,在股动脉水平处选取穿刺点(图 19 - 43),直接看到针尖进入动脉数毫米后,再置入套管,置入后应经过超声检查确认。超声引导能提高首次尝试成功率并降低血肿形成发生率。当术后继续使用动脉置管或拔除置管后,超声也能检查其是否通畅。

19.6.4　其他动脉

尺动脉是肱动脉最大的终末分支,但邻近尺神经,如不用超声穿

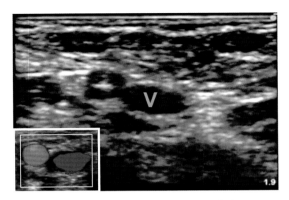

图 19－43　超声引导下穿刺股动脉

以股动脉短轴图像、平面外入路进针。可见针尖位于动脉
腔内。左下小方框内为超声多普勒检查，V 为股静脉。

刺可导致其损伤。当同侧桡动脉已穿刺置管后，尺动脉置管必须避
免，以免手部供血受阻。

胫后动脉行走于内踝后方的后踝沟内，脚背屈后易被触及。

足背动脉行走于足背部，通常为第一、第二跖骨间，将踝关节跖
屈后易被触及。

颞浅动脉不推荐穿刺。

肱动脉缺乏侧支且靠近正中神经，因此穿刺应谨慎，即便穿刺也
应超声引导。

腋动脉水平虽然有一定侧支血流，但周围有臂丛神经可能被锐
针所伤，因此极少使用。

19.6.5　并发症

最常见并发症为缺血。原因有多种：血管痉挛、血栓形成和栓
塞。低心排或升压药使用更可能导致缺血性坏死。血管痉挛发生于
置入后数分钟至数小时内，早期征象是穿刺部位皮肤发白、再充盈时
间延长以及远端搏动减弱或消失。新生儿和婴儿血管痉挛更多见。
可经置管内注射少量利多卡因或加温对侧肢体以产生反射性血管扩
张效应。处理后如无改善，则应拔除导管。动脉内血栓形成发生率
与置管留置时间有关，也与儿童体重成负相关。置管内形成的血栓

或近端气栓,在过快冲洗时会进入远端动脉导致栓塞。缺血并发症的处理包括局部加温、全身抗凝、局部使用硝酸甘油软膏或贴剂,以及臂丛神经阻滞。

如导管留置不超过 4 天,局部感染极少发生。多次尝试和穿刺困难可增加感染风险,因此使用超声减少尝试次数更为合理。理论上股动脉靠近会阴,更容易污染,但实际上感染发生率并不比桡动脉置管高。

其他并发症包括穿刺针或血肿压迫所致的神经损伤、腱鞘损伤、动静脉瘘以及动脉内误注药物。

19.7　脐血管通路

新生儿生后数天内,比较容易通过脐静脉和脐动脉获得血管通路。脐带的胶样组织内包含 2 根动脉和 1 根静脉。脐静脉被建议用作新生儿复苏时紧急静脉通路,也可当做中心静脉输液、给药和抽血。脐动脉可用于有创动脉压监测和动脉血气分析。脐血管通路的建立也需采取最高程度无菌隔离,在距皮肤上方 2 cm 处剪断脐带,残端以组织丝带轻柔绑住。脐血管通路建立的禁忌证为脐疝、腹裂、腹膜炎和坏死性小肠结肠炎,腹部手术前也需拔除。手术室内通常于麻醉诱导后建立经上腔静脉或下腔静脉的血管通路,手术前拔除脐血管通路。

19.7.1　脐静脉

脐静脉在体内向头端走行,进入肝脏内分一根进入门静脉左支,其余(称作静脉导管)越过肝脏,通过肝上静脉进入下腔静脉。脐静脉壁薄、内径宽大,置管前仔细打开静脉并去除血块后,缓慢插入导管(<1 500 g 插 3.5F,>1 500 g 插 5F),导管末端位置可分高位和低位两种。紧急插管可采取低位,以免进入肝脏血管,深度为 3 cm(早产儿)~ 5 cm(足月儿),但理想的位置应是高位,末端通过静脉导管进入下腔静脉,胸部 X 射线定位下置于膈肌水平以上。深度可根据出生体重估计(公式为：1.5×kg+5.5 cm)，或借用标准图获得[43]。

19.7.2　脐动脉

脐动脉在腹腔内朝下走，进入盆腔的髂内动脉。血管壁厚，通常有一定痉挛，置管前需用小镊子小心翼翼地扩张一下，导管朝下方插入(<1 200 g 插 3.5F，>1 200 g 插 5F)。导管末端位置也可分低位和高位两种。高位的导管末端位于降主动脉的膈肌水平以上，X 射线为下 T_7~T_9 水平。深度可根据出生体重计算(公式为：3×kg+9 cm)或借用标准图获得[43]。低位的导管末端位置是高于腹主动脉分叉、低于肾动脉水平处，对应于 X 射线上 L_3~L_4。

19.7.3　特殊并发症

脐血管通路特有的并发症包括[44]：

- 感染(脐炎)。
- 血块导致栓塞：肝素可降低导管堵塞发生率，但不减少主动脉血栓形成风险。
- 血管损伤(穿孔或形成动脉瘤)。
- 血流梗阻导致小肠结肠炎或肝坏死。
- 脐静脉导管末端移位：所输液体可进入移位的各个体腔(胸腔、心包腔或腹膜腔)，心律失常，肝血肿和门静脉血栓。门静脉血栓可长期无症状，直至后期出现非肝硬化性门静脉高压方得以发现[45]。
- 脐动脉置管：肾动脉梗阻导致高血压，血管痉挛导致缺血(下肢)。

(周志坚　译)

参考文献

[1] Pirotte T. Ultrasound-guided vascular access in adults and children：beyond

the internal jugular vein. Acta Anaesth Belg, 2008, 59(3): 157 - 166.

[2] NICE. Guidance on the used of ultrasound location devices for placing central venous catheters. Technology appraisal guidance, 2002, 49. http://www. nice. org. uk/guidance/TA49.

[3] Rupp SM, Apfelbaum JL, Blitt C, et al. Practical guidelines for central venous access: a report by the American society of Anesthesiologist task force on central venous access. Anesthesiology, 2012, 116(3): 539 - 573.

[4] Troianos CA, Hartman GS, Glas KE, et al. Guidelines for performing ultrasound guided vascular cannulation: recommendations of the American Society of Echocardiography and the Society of Cardiovascular Anesthesiologists. Anesth Analg, 2012, 114(1): 46 - 72.

[5] Lamperti M, Bodenham AR, Pittiruti M, et al. International evidence-based recommendations on ultrasound-guided vascular access. Intensive Care Med, 2012, 38(7): 1105 - 1117.

[6] Zetlaoui P, Bouaziz H, Pierre S, et al. Recommandation sur l'utilisation de l'échographie lors de la mise en place des accès vasculaires. French Society of Anesthesia and Reanimation, 2014, http://www. sfar. org/article/1209/rfe-recommandations-sur-l-rsquo-utilisation-de-l-rsquoechographie-lors-de-la-mise-en-place-des-acces-vasculaires. Accessed 10 Apr 2015.

[7] Cuper NJ, de Graaff JC, van Dijk AT, et al. Predictive factors for difficult intravenous cannulation in pediatric patients at a tertiary pediatric hospital. Pediatr Anesth, 2012, 22(3): 223 - 229.

[8] Yen K, Riegert A, Gorelick MH. Derivation of the DIVA score: a clinical prediction rule for the identification of children with difficult intravenous access. Pediatr Emerg Care, 2008, 24(3): 143 - 147.

[9] Hosokawa K, Kato H, Kishi C, et al. Transillumination by light-emitting diode facilitates peripheral venous cannulations in infants and small children. Acta Anaesthesiol Scand, 2010, 54(8): 957 - 961.

[10] de Graaff JC, Cuper NJ, Mungra RA, et al. Near-infrared light to aid peripheral intravenous cannulation in children: a cluster randomised trial of three devices. Anaesthesia, 2013, 68(8): 835 - 845.

[11] van der Woude OC, Cuper NJ, Getrouw C, et al. The effectiveness of a near-infrared vascular imaging device to support intravenous cannulation in children with dark skin color: a cluster randomized clinical trial. Anesth Analg, 2013, 116(6): 1266 - 1271.

[12] Benkhadra M, Collignon M, Fournel I, et al. Ultrasound guidance allows faster peripheral IV cannulation in children under 3 years of age with difficult venous access: a prospective randomized study. Pediatr Anesth, 2012, 22(5): 449 - 454.

［13］ Heinrichs J, Fritze Z, Vandermeer B, et al. Ultrasonographically guided peripheral intravenous cannulation of children and adults: a systematic review and meta-analysis. Ann Emerg Med, 2013, 61(4): 444 - 454.

［14］ Centers for Disease Control and Prevention (CDC). Vital signs: central line-associated blood stream infection — United States 2001, 2008 and 2009. Morb Mortal Wkly Rep, 2011, 60(8): 243 - 248.

［15］ Kim H, Jeong CH, Byon HJ, et al. Prediction of the optimal depth of left-sided central venous catheters in children. Anaesthesia, 2013, 68 (10): 1033 - 1037.

［16］ Choi M, Massicotte MP, Marzinotto V, et al. The use of alteplase to restore patency of central venous lines in pediatric patients: a cohort study. J Pediatr, 2001, 139(1): 152 - 156.

［17］ Roth B, Marciniak B, Engelhardt T, et al. Anatomic relationship between the internal jugular vein and the carotid artery in preschool children: an ultrasonographic study. Pediatr Anesth, 2008, 18(11): 752 - 756.(文章已被撤回——译者注)

［18］ Arai T, Matsuda Y, Koizuka K, et al. Rotation of the head might not be recommended for internal jugular puncture in infants and children. Pediatr Anesth, 2009, 19(9): 844 - 847.

［19］ Morita M, Sasano H, Azami T, et al. A novel skin-traction method is effective for real time ultrasound-guided internal jugular vein catheterization in infants and neonates weighing less than 5 kilograms. Anesth Analg, 2009, 109(3): 754 - 759.

［20］ Verghese ST, McGill WA, Patel RI, et al. Ultrasound-guided internal jugular vein cannulation in infants: a prospective comparison with the traditional palpation method. Anesthesiology, 1999, 91(1): 71 - 77.

［21］ Phelan M, Hagerty D. The oblique view: an alternative approach for ultrasound-guided central line placement. J Emerg Med, 2009, 37 (4): 403 - 408.

［22］ Rhondali O, Attof R, Combet S, et al. Ultrasound-guided subclavian vein cannulation in infants: supraclavicular approach. Pediatr Anesth, 2011(11), 21: 1136 - 1141.

［23］ Breschan C, Platzer M, Jost R, et al. Consecutive, prospective case series of a new method for ultrasound-guided supraclavicular approach to the brachiocephalic vein in children. Br J Anaesth, 2011, 106(5): 732 - 737.

［24］ Breschan C, Platzer M, Jost R, et al. Ultrasound-guided supraclavicular cannulation of the brachiocephalic vein in infants: a retrospective analysis of a case series. Pediatr Anesth, 2012, 22(11): 1062 - 1067.

［25］ Byon HJ, Lee GW, Lee JH, et al. Comparison between ultrasound-guided supraclavicular and infraclavicular approaches for subclavian venous catheterization in children — a randomized trial. Br J Anaesth, 2013, 111(5): 788 - 792.

[26] Pirotte T, Veyckemans F. Ultrasound-guided subclavian vein cannulation in infants and children: a novel approach. Br J Anaesth, 2007, 98 (4): 509 - 514.

[27] O'Leary R, Ahmed SM, McLure H, et al. Ultrasound-guided infraclavicular axillary vein cannulation: a useful alternative to the internal jugular vein. Br J Anaesth, 2012, 109(5): 762 - 768.

[28] Suk EH, Kim DH, Kil HK, et al. Effects of reverse Trendelenburg position and inguinal compression on femoral vein cross-sectional area in infants and young children. Anaesthesia, 2009, 64(4): 399 - 402.

[29] Warkentine FH, Pierce MC, Lorenz D, et al. The anatomic relationship of femoral vein to femoral artery in euvolemic pediatric patients by ultrasonography: implication for pediatric femoral central venous access. Acad Emerg Med, 2008, 15(5): 426 - 430.

[30] Shinohara Y, Arai T, Yamashita M. The optimal insertion length of central venous catheter via the femoral route for open heart surgery in infants and children. Pediatr Anesth, 2005, 15(2): 122 - 124.

[31] Aouad MT, Kanazi GE, Abdallah FW, et al. Femoral vein cannulation performed by residents: a comparison between ultrasound-guided and landmark technique in infants and children undergoing cardiac surgery. Anesth Analg, 2010, 111(3): 724 - 728.

[32] Bouchut JC, Floret D. Radiographic confirmation following pediatric femoral venous cannulation. Can J Anesth, 2006, 53(4): 422 - 423.

[33] Westergaard B, Classen V, Walther-Larsen S. Peripherally inserted central catheters in infants and children — indications, techniques, complications and clinical recommendations. Acta Anaesthesiol Scand, 2013, 57(3): 278 - 287.

[34] Abedin S, Kapoor G. Peripherally inserted central venous catheters are a good option for prolonged venous access in children with cancer. Pediatr Blood Cancer, 2008, 51(2): 251 - 255.

[35] Barrier A, Williams DJ, Connely M, et al. Frequency of peripherally inserted central catheter complication in children. Pediatr Infect Dis J, 2012, 31(5): 519 - 521.

[36] Advani S, Reich NG, Sengupta A, et al. Central line-associated bloodstream infection in hospitalized children with peripherally inserted central venous catheters: extending risk analyzes outside the intensive care unit. Clin Infect Dis, 2011, 52(9): 1108 - 1115.

[37] Dubois J, Rypens F, Garel L, et al. Incidence of deep vein thrombosis related

to peripherally inserted central catheters in children and adolescents. CMAJ, 2007, 177(10): 1185－1190.

[38] Weiss M, Engelhardt T. Cannot cannulate: bonulate! Eur J Anesthesiol, 2012, 29(6): 257－258.

[39] Anson JA. Vascular access in resuscitation: is there a role for the intraosseous route? Anesthesiology, 2014, 120(4): 1015－1031.

[40] Hallas P, Brabrand M, Folkestad L. Complication with intraosseous access: Scandinavian users' experience. West J Emerg Med, 2013, 14 (5): 440－443.

[41] Schwemmer U, Arzet HA, Trautner H, et al. Ultrasound-guided arterial cannulation in infants improves success rate. Eur J Anaesthesiol, 2006, 23(6): 476－480.

[42] Ishii S, Shime N, Shibasaki M, et al. Ultrasound-guided radial artery catheterization in infants and small children. Pediatr Crit Care Med, 2013, 14(5): 471－473.

[43] Anderson J, Leonard D, Braner D, et al. Umbilical vascular catheterization. N Engl J Med, 2008, 359(15), e18.

[44] Schlesinger AE, Braveman RM, DiPietro MA. Neonates and umbilical venous catheter: normal appearance, anomalous positions, complications and potential aids to diagnosis. Am J Roentgenol, 2003, 180(4): 1147－1153.

[45] Kim JH, Lee YS, Kim SH, et al. Does umbilical vein catheterization lead to portal vein thrombosis? Prospective US evaluation in 100 neonates. Radiology, 2001, 219(3): 645－650.

超声引导神经定位 20

近年来,区域麻醉在儿科应用明显增加,特别是躯干部位的神经阻滞。部分原因可能与近年来超声解剖成像更加精细,更加有利于神经定位有关。儿童的神经走行比较靠近重要的组织结构,为避免局部麻醉药的毒性,常需要限制区域麻醉时的药物容量。因此,在过去实施儿童区域麻醉难度较大。随着超声技术的普及,超声引导可以帮助区分重要的解剖结构,克服传统区域麻醉实施过程中的许多障碍[1]。

超声技术在缩短起效时间、延长阻滞时效和降低局麻药用量等质量改进方面,已将儿童区域麻醉提高到了一个新的水平[2]。

超声技术不仅有利于神经定位,而且可以实时观察局部麻醉药在特定组织层次内的扩散。虽然超声技术已经提供了足够的解剖标记来确定儿童的神经位置,以及在婴幼儿和儿童身上评价神经定位和解剖变异的方法,但这一技术仍然需要大量的培训和技能才能成功的实施。

在婴幼儿和儿童实施外周神经阻滞时,强烈推荐应用超声引导技术[3,6-8]。

本章主要叙述常用的、可在超声引导下实施的儿童外周神经和椎管内阻滞技术。超声引导下的神经阻滞是区域麻醉领域中新出现的一项技术创新,本文中绝大多数文献来自病例个案或系列报道,而不是基于循证研究,请特别注意。

本章主要目的是通过叙述目前已有的文献,就超声引导下的儿童肢体、躯干及椎管内阻滞的超声解剖、技术和效果为儿科麻醉医师作一全面的小结。

20.1 超声设备

移动式超声通常是手推车式的,主要包括换能器(探头)、控制换

能器发放超声波和接受返回的超声波并对信号进行处理的计算机、
可视系统及用于后期数字编辑和打印的数据存储系统(图 20 - 1)。
超声设备中最重要的部分是换能器,根据超声的用途可将换能器制
作成不同的外形。超声换能器的重要技术指标包括横向与轴向分辨
率和频率。分辨率是指能够在 x - y 平面上区分开两个不同点的能
力:其中,x 轴指平行于超声束传播的方向;y 轴指垂直于超声束的方
向。随着信号处理软件技术的进步,改善成像数据的质量和图像的
清晰度也已成为可能:要降低信号衰减现象,需要结合返回的超声信
号延迟情况,放大反射回来的信号,也就是所谓的成像深度。最后需
要注意的是来自换能器的超声束形成的是二维图像而不是三维立体
成像。因此,如果要进行三维重建,至少需要来自两个不同平面的超
声记录[4,5]。

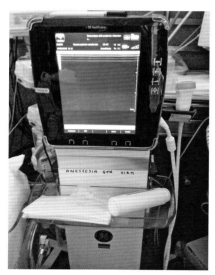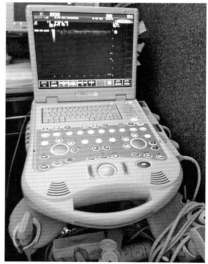

图 20 - 1　移动式超声仪

20.2　区域麻醉的最低超声配置

用于区域麻醉的超声仪器应当是可移动的。目前已有便携式和
固定在手推车上的两大类紧凑型超声扫描系统。这些超声设备至少

需要以下配置：用于辨认血管和区别外周组织的彩色多普勒，图像对比度（增益）和足够的图片、视频存储容量。

对于任何的超声导引阻滞技术，推荐使用无菌黏性贴膜包绕超声探头和在阻滞区域内使用无菌耦合剂（图 20 - 2a，b）。如需超声引导下置管，则推荐应用适当的无菌外套覆盖全部超声探头（图 20 - 2c）。

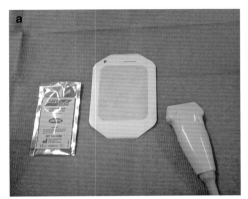
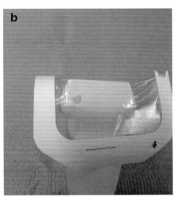
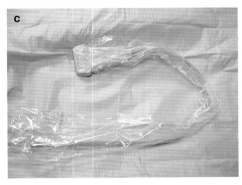

图 20 - 2 超声探头的无菌保护
（a）黏性贴膜；（b）灭菌耦合剂；（c）灭菌套

20.2.1 超声探头

超声探头的特性，如频率和形状，决定超声图像的质量。用于外周神经阻滞的超声换能器的频率通常为 3 ~ 15 MHz。线阵探头最常用于神经成像，可以提供比较高的分辨率。对于比较表浅的结构（如肌间沟、锁骨上及腋窝处的神经），应用 10 ~ 15 MHz 超高频探头比较理想,但要注意的是超声的穿透深度也就限制在皮下 2~3 cm 的深度。

要看清比较深的组织结构(如锁骨下、腘窝),可能需要比较低频的超声探头(≤7 MHz),因为它可以穿透皮下 4~5 cm 或更深的组织,但成像图片的分辨率常常低于高频探头。常用于儿童的两款超声探头(图 20-3)。

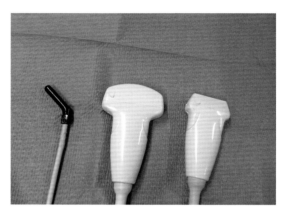

图 20-3 常用于儿童的超声探头

● 线阵探头(6~13 MHz):最后的成像是方形,浅表部位具有较高的分辨率,但成像深度较浅。根据神经所在部位选择不同频率探头,7 MHz 探头通常用于深度不超过 5 cm 的神经阻滞,10 MHz 探头用于 3~5 cm 深的神经阻滞,12 MHz 探头则最多用于 3 cm 深的神经阻滞,短的探头如曲棍球棒探头,大约 2.5 cm 长,可以应用于小儿。

● 凸阵探头(2~5 MHz):最后的成像是梯形,具有较好的深度和分辨率,但浅表组织成像质量比较差。

要正确实施超声引导下的神经阻滞,一定要遵循以下步骤:

1. 确定神经的位置。
2. 移动超声探头。
3. 移动阻滞针。

20.2.2　超声图像辨认

等回声强度（isoechogenic）指超声图像上具有统一灰度的组织结构。

低回声强度（hypoechoic）又称为低回声，如果没有任何声波返回则为无回声（anechoic），如果有强的回声则被称为强回声（hyperechoic）。回声强度通常与所观察组织的类型和组成成分相关；然而，并非所有无回声的组织都是液体，也不是所有的强回声组织都是固体。

声影（影锥，shadow cone）和声增强（acoustic enhancement）分别指那些抑制超声波传播或增强传播速度的结构。这种情况通常发生在骨骼或钙化组织（如胆结石）及含液体的组织（如肝囊肿）。

血管：神经通常与血管伴行，形成神经血管束，所以辨认血管超声图像对实施神经阻滞十分重要。血管呈低回声；超声探头加压结合彩色多普勒可以区分动脉和静脉；静脉易压扁而动脉不易压扁，且动脉具有搏动特性；在挤压静脉的时候，压力要轻，否则可能看不到静脉穿刺针的针尖位置。

肌肉：表现为纤维板层样超声图像，有不同源的高回声条带状肌肉内分隔和同源的肌肉组织结构。

骨骼：骨皮质是高回声，皮质下无回声。

脂肪组织：低回声

肌腱、胸膜：高回声

局部麻醉药：注射局部麻醉药时，必须直接观察局麻药的扩散情况；局麻醉药表现为无回声。

神经结构：由于不同神经的形状，回声强度以及神经纤维间结缔组织含量的不同，每条神经的超声图像表现也不同。

臂丛神经的近端呈圆形到椭圆形的低回声超声结构；相反，更多的外周神经则呈高回声图像。绝大多数的下肢神经也呈高回声图像（图20-4）。

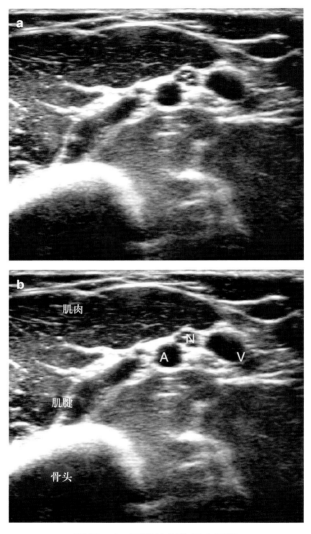

图 20 - 4 下肢神经高回声图像
（a）腋窝超声扫描；（b）A，动脉；N，神经；V，静脉。

20.2.3 穿刺操作（needle handling）

在进行超声引导下神经阻滞时，需要适当的穿刺技巧才能保证神经穿刺的顺利实施。如果操作者不是双手均能灵活操作，而是喜欢用优势手来操作穿刺针和注射局麻药的话，那么操作者必须选择一个适当的位置和方向。

有两种方法可以使超声换能器与穿刺针对齐：

平面内（IP）：超声换能器与穿刺针完全平行。平面内穿刺可以看到穿刺针针尖和全部的针杆。优点：由于针尖可见，就可以沿正确的方向穿刺，避免损伤神经或血管的风险。缺点：超声束非常窄，难以将穿刺针一直保持在视野内（图 20-5）。

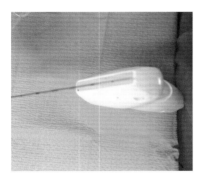
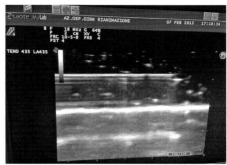

图 20-5 平面内进针法

平面外（OOP）：穿刺针与超声换能器垂直。平面外穿刺可以看到穿刺针的横切面，表现为一个高回声点。这一点不限于针尖，可以是穿刺针的任何一部分。优点：比较容易发现穿刺针的横切面。缺点：不易准确确定针尖的位置，这可能导致损伤神经和血管的风险增加（图 20-6）。

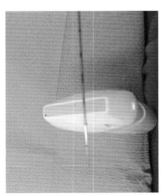
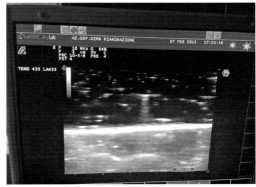

图 20-6 平面外进针法

20.3 超声引导下的区域麻醉技术

20.3.1 上肢神经阻滞

外周区域麻醉在儿童上肢外科手术中具有较好的应用价值。臂丛神经阻滞的方法多种多样,其中,腋路臂丛神经阻滞在儿童外科手术中的应用和报道最多。这可能与其他阻滞部位比较靠近颈部胸膜(锁骨上和锁骨下法)和脊髓(肌间沟法)等重要组织结构有关。通过实时辨认解剖结构,超声成像技术将极大地促进腋窝入路以外的臂丛神经阻滞在婴幼儿和儿童外科手术中的应用。

20.3.1.1 肌间沟入路臂丛神经阻滞

肌间沟入路臂丛神经阻滞适用于整个上肢的手术,特别是涉及肩部的手术。

超声成像可以看到位于前中斜角肌之间的 C_5、C_6、C_7 神经根。

在环状软骨水平,将超声探头置于胸锁乳突肌后缘,胸锁乳突肌呈三角形,覆盖在颈内静脉和颈总动脉的上面(图 20-7)。

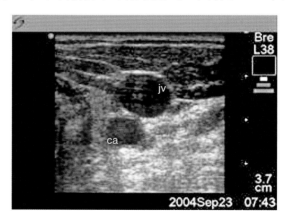

图 20-7 环状软骨水平血管成像

ca,颈动脉;jv,颈内静脉。

斜角肌是一个非常有用的解剖标志;前斜角肌位于胸锁乳突肌的深部,锁骨下动脉的外面,中斜角肌和后斜角肌则位于胸锁乳突肌的更后外侧方。神经血管(肌间沟)鞘表现为肌间沟内的高回声结构。臂丛神经干和/或根可呈圆形或椭圆形低回声图像结构。神经根或干位于前中斜角肌之间。比较明显的颈内静脉(无回声)位于内侧(图 20 - 8)。

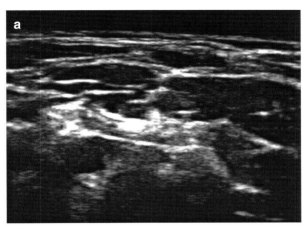

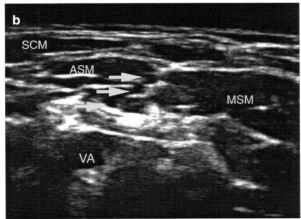

图 20 - 8 肌间沟臂丛神经周围结构
(a)肌间沟超声扫描图。(b)SCM,胸锁乳突肌;ASM,前斜角肌;MSM,中斜角肌;VA,椎动脉;箭头所示臂丛神经根。

超声引导肌间沟入路臂丛神经阻滞常用高频线阵探头,探头横放在锁骨上 3~4 cm 的颈外静脉上(图 20 - 9)。

超声引导联合神经刺激技术可能更易于神经定位。应用平面内技术并轻微调整进针方向,缓慢进针接近臂丛神经。注射局部麻醉药时,可以看到局麻药绕神经干或根扩散。精准神经定位可以减少局部麻醉药的用量。

我们的目标是局麻药在前中斜角肌之间绕臂丛神经的上、中干扩散(图 20‒10)。

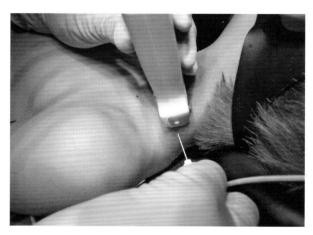

图 20‒9　平面内肌间沟入路臂丛神经阻滞

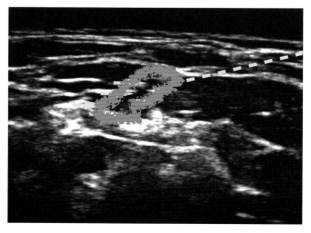

图 20‒10　肌间沟入路局麻药扩散图像

箭头所示臂丛神经根;黄线所示穿刺针;蓝色所示局部麻醉药物;红线所示局麻药扩散。

在超声引导下行臂丛神经阻滞时,可围绕臂丛进行多点注射,因此,其阻滞成功率不像非超声引导下神经阻滞需依赖单次大剂量局麻药注射。分次注射可以降低神经阻滞所需要的局麻药容量。由于可能存在包括气胸、椎动脉和椎管内注射等潜在的不良事件,肌间沟入路臂丛神经阻滞在儿童中并不常用;在全麻下摸清小儿的肌间沟通常比较困难。最近的报告也不推荐肌间沟入路臂丛神经阻滞用于任何深度镇静或麻醉的患儿。但是,随着超声引导技术明显改善神经定位,未来肌间沟入路臂丛神经阻滞在儿童中的应用可能会增加[9-11]。

20.3.1.2　锁骨上入路臂丛神经阻滞

锁骨上入路臂丛神经阻滞主要适合于不涉及肩部的上肢手术麻醉,主要包括手、肘、前臂和上臂。

由于麻醉起效快、效果好,锁骨上入路臂丛神经阻滞在肩部以下上肢手术中十分常用。

尽管很多麻醉医师对这一部位的臂丛神经靠近胸腔和胸膜有所顾虑,但是超声引导技术的应用重新引起麻醉医师对锁骨上臂丛神经阻滞的兴趣。超声图像可以明确辨认胸膜、肋骨和锁骨下动脉,更好地监测组织解剖结构和穿刺针的位置,增强了锁骨上入路臂丛神经阻滞的安全性[12]。

锁骨下动脉大约在锁骨中线与前中斜角肌的止点之间穿过第一肋骨。搏动的锁骨下动脉非常易辨认,紧靠外侧深部的线性高回声结构是壁层胸膜和第一肋骨。肋骨作为骨性结构形成声影,表现为肋骨下的无回声或暗区。有时会出现混响伪迹,在肋骨下面表现为另一条锁骨下动脉。

臂丛神经干和束呈低回声葡萄串样结构,位于锁骨下动脉的头外侧,带有背部阴影的高回声线状结构为第一肋骨(图20-11)。

在高频探头的冠状斜切面上,臂丛神经束或/和根位于锁骨下动脉的外侧(图20-12)。应用平面内穿刺技术,由外向内侧进针可以避开与神经伴行的血管。

锁骨上入路臂丛神经阻滞的目标是局部麻醉药在锁骨下动脉的

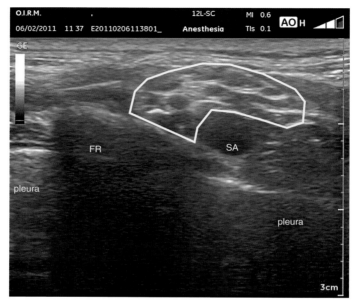

图 20 - 11　锁骨上入路臂丛神经超声图像

FR,第一肋骨;SA,锁骨下动脉;黄色线所示臂丛神经。

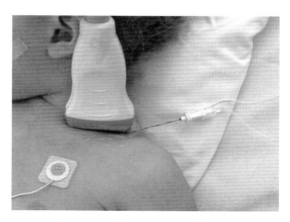

图 20 - 12　平面内锁骨上入路神经穿刺

表面和外侧面绕臂丛神经扩散。

　　锁骨上部位的臂丛神经分支比较集中,比较适合行连续置管神经阻滞。

　　同其他入路臂丛神经阻滞相比,锁骨上入路气胸的风险较高,可能与该部位比较靠近肺实质有关。平面内超声引导技术可以清晰地看到针尖和针杆,降低气胸的风险。目前,锁骨上入路臂丛神经阻滞已成为最可靠、有效的臂丛神经阻滞方法之一(图 20 – 13)。

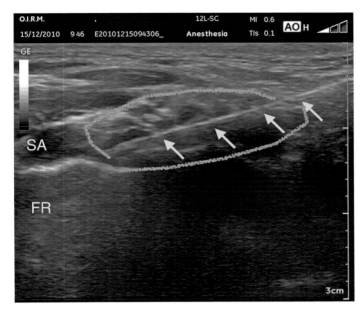

图 20 – 13　锁骨上入路臂丛神经阻滞
SA,锁骨下动脉;FR,第一肋骨;箭头所示穿刺针;红色线所示局麻药扩散。

20.3.1.3　锁骨下入路臂丛神经阻滞

　　锁骨下入路臂丛神经阻滞适合于上臂、肘部、前臂及手部外科手术。在超声图像上辨认动脉搏动是建立解剖标志的初级目标。腋动脉和腋静脉位于臂丛神经的内侧深部。腋静脉位于腋动脉的内侧尾部。

　　臂丛神经锁骨下段呈高回声,位于锁骨下动脉的外侧或/和下方。胸膜位于内侧呈高回声。尽管所有的臂丛神经束均围绕着动脉,但它们的超声图像清晰度不同,外侧束呈高回声椭圆状,易发现;相反,内侧束和后束可能因为腋窝血管的阻挡而难以看清;前束位于动静脉之间,而后束则位于动脉的深部。胸大肌和胸小肌位于神经血管鞘的表面,由高回声筋膜(肌肉包膜)分隔(图 20 – 14 和图 20 – 15)。

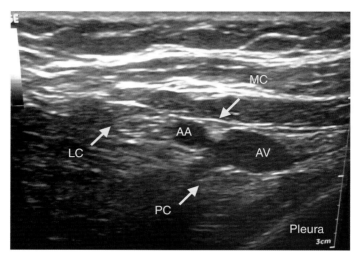

图 20-14 锁骨下入路臂丛神经周围结构超声图像
AA,腋动脉;AV,腋静脉;LC,外侧束;PC,后束;MC,内侧束。

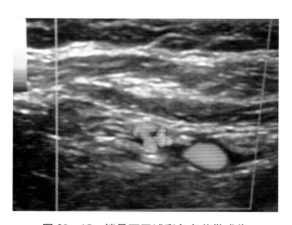

图 20-15 锁骨下区域彩色多普勒成像

　　锁骨下入路臂丛神经阻滞时,患儿通常处于平卧位,头转向神经阻滞的对侧,上臂外展 90°,肘部弯曲。

　　超声探头放在锁骨下,呈旁矢状位紧靠肩胛骨喙突内侧,横向扫描臂丛神经(探头的标记指向患儿的头端)。上下移动探头直到在横截面上发现动脉。尽管成人臂丛神经位置比较深,但在儿童却比较浅,可以选用线阵高频探头(图 20-16)。穿刺针从患儿头侧沿探头方向穿刺,穿刺时适当调整穿刺针的方向,确保局麻药围绕臂丛神经束扩散。最终目标是局部麻醉药围绕腋动脉扩散,最好局麻药在动脉的外下侧扩散,以便阻滞后束(图 20 - 17)。

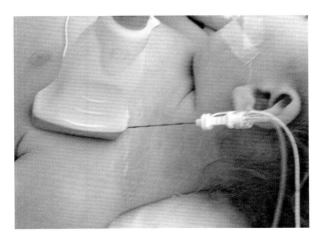

图 20 - 16　平面内锁骨下入路臂丛神经穿刺

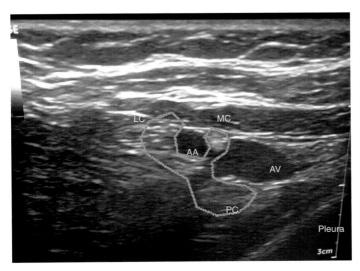

图 20 - 17　锁骨下入路局麻药扩散图像
AA,腋动脉;AV,腋静脉;LC,外侧束;PC,后束;MC,内侧束。

　　锁骨下处胸壁肌肉有利于保持导管的稳定,同其他浅表部位的置管相比,不易发生导管移位,因此,锁骨下入路臂丛神经阻滞比较适合置管行连续神经阻滞。

与锁骨上入路类似,气胸为锁骨下入路臂丛神经阻滞最严重的风险。同样,平面内进针方法可以清晰地看到针尖和针杆,从而降低了并发症[14,16]。另外,由于颈部胸膜靠近臂丛神经束内侧,因此,推荐使用从外侧穿刺[19]。超声可以减少多点穿刺,并看到诸如喙突这种在儿童很难盲探摸清的结构[13,15,17]。

20.3.1.4 腋路臂丛神经阻滞

腋路臂丛神经阻滞在儿童中应用最为广泛,它能为前臂和手部手术提供良好的镇痛作用。腋路臂丛阻滞需要特殊的体位。手臂外展90°比较有利于超声探头的安放和进针,但过度外展可能导致不适并牵拉臂丛神经,理论上更可能发生穿刺或注射伤。

腋动脉是比较有用的超声标志,在靠近喙肱肌和肱二头肌处表现为环状无回声结构。腋动脉可以和一条或一条以上的腋静脉伴行,而且常位于动脉的内侧。彩色多普勒也有利于辨认腋窝处的血管(图20-18)。需要特别注意的是,不适当增加超声探头压力,可压

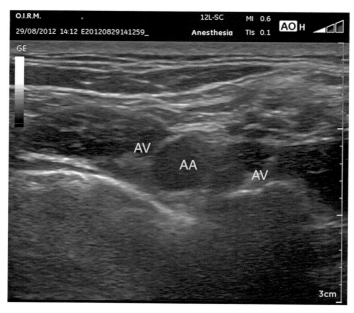

图 20-18 腋窝部位血管成像
AA,腋动脉;AV,腋静脉。

扁静脉,导致静脉显示不清,穿刺进入静脉的概率增加(图20-19)。
4条主要臂丛神经分支中的3条包绕腋动脉:内侧支(腋动脉的浅外侧)、尺侧支(腋动脉浅内侧)、桡侧支(腋动脉的后外侧或内侧)。超声图像表现为圆形高回声结构,尽管前面提到的部位较动脉更容易碰到,但是个体之间仍存在明显的解剖变异。

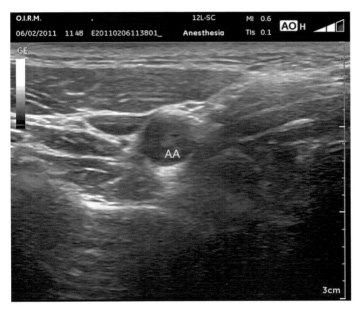

图20-19　腋静脉被压缩
AA,腋动脉。

共有3条肌肉包围着神经血管鞘:肱二头肌(浅外侧)、楔形喙肱肌(深部侧面)和肱三头肌(内后侧)。臂丛神经的第4个主要分支又称为肌皮神经,位于肱二头肌和喙肱肌之间的筋膜里,尽管肌皮神经的位置存在变异,但在这两块肌肉的任何一块都可以看见肌皮神经。在超声图像上通常表现为扁平的卵圆形低回声结构,边缘呈高回声(图20-20)。

将高频线阵探头垂直放置在腋窝前皱褶处可以看到神经血管鞘的短轴切面,肱二头肌和喙肱肌在外侧,肱三头肌在肱二头肌的深部内侧(图20-21)。

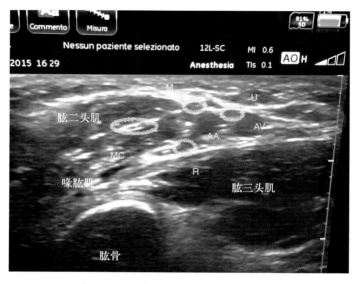

图 20 - 20　腋路臂丛神经及其周围结构

黄色圈,神经;AA,腋动脉;AV,腋静脉;MC,肌皮神经;M,正中神经;U,尺神经;R,桡神经。

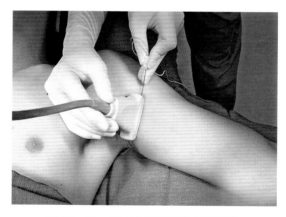

图 20 - 21　平面内腋路臂丛神经阻滞

　　应用平面内穿刺技术并及时调整穿刺针的方向可以确保局部麻醉药围绕臂丛神经扩散。由于非常靠近腋动脉和腋静脉,多点注射可以避免局麻误入血管的风险[18](图 20 - 22 和图 20 - 23)。

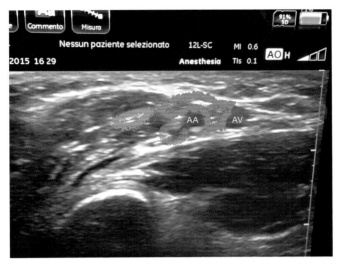

图 20 - 22　腋路臂丛神经紧邻血管
红色,局麻药扩散范围;AA,腋动脉;AV,腋静脉。

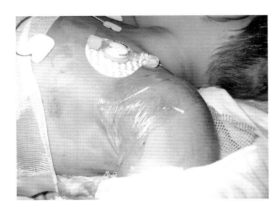

图 20 - 23　腋下导管留置

20.3.2　下肢神经阻滞

20.3.2.1　股神经

　　股神经来源于 L_2、L_3、L_4 神经根,股神经阻滞技术相对比较容易掌握,而且能够提供大腿前侧到膝关节部位的外科手术麻醉与镇痛。股动脉在超声图像上非常易辨认,而且是股神经阻滞的主要超声标志。超声探头放在腹股沟水平或与腹股沟平行处并垂直于神经走向

（如斜冠状位）。股神经位于大而圆的无回声股动脉的外侧。彩色多普勒可以帮助明确股部血管。

如果不能及时识别股神经，可轻轻内外移动超声探头，股部血管最终会呈现在视野里。股神经位于血管的外侧和髂筋膜的深部（动脉与神经分离），呈高回声椭圆形或三角形结构。股神经位于髂筋膜下的髂腰肌沟内。其他可见结构为股静脉（动脉的内侧）和阔筋膜（皮下浅层）（图 20 - 24）。

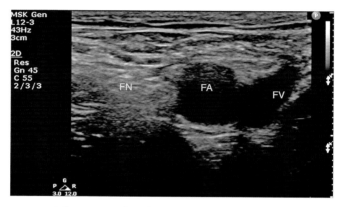

图 20 - 24　腹股沟水平股神经及其邻近结构
FN，股神经；FA，股动脉；FV，股静脉。

股神经穿过腹股沟韧带后开始分散，所以越靠近近端，所需要的局麻药容量越少，麻醉效果也越好[20]。

股神经通常应用高频线阵探头，在腹股沟处横放探头（图 20 - 25a，b）；应用平面内穿刺技术可以看到穿刺针的针尖进入髂筋膜（图

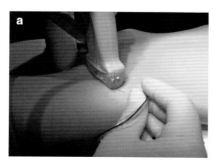
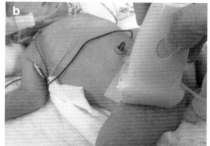

图 20 - 25　平面内股神经阻滞

20-26)。穿刺针一定要在髂筋膜间隔内。在一项比较超声引导与神经刺激器技术研究中,超声探头横放在腹股沟韧带下方,在股动脉的外侧可以看到股神经,超声可以帮助更好的看到穿刺针的针尖并调节穿刺方向[21]。

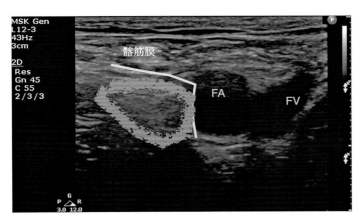

图 20-26　腹股沟股神经阻滞局麻药扩散图像
FA,股动脉;FV,股静脉;红色,局麻药扩散范围。

　　由于靠近相对较大的股动脉,超声引导技术比非超声引导技术明显降低意外穿刺动脉的风险。尽管没有直接的证据证实超声可以降低这一风险,但以作者的经验来看,超声引导下股神经阻滞误穿血管的概率是比较低的。另外,准确的局麻药扩散成像可以降低局部麻醉药的用量。

20.3.2.2　坐骨神经阻滞

　　坐骨神经由 L_4 到 S_3 神经根组成,支配大腿后侧及膝部除内侧面以下的小腿。坐骨神经阻滞常用于脚及踝部外科手术,与股神经阻滞联合用于膝关节手术。

　　当坐骨神经通过坐骨大孔离开骨盆后,坐骨神经位于臀大肌的下面、坐骨结节和股骨大转子之间。频率比较低(如 2~5 MHz)的凸阵探头(曲线型),超声可以穿透较深的组织,常用于较大的儿童。尽管大转子的内侧面大部分看起来是低回声的,但坐骨神经主要是高回声,而且在短轴平面上通常呈椭圆形(图 20-27,图

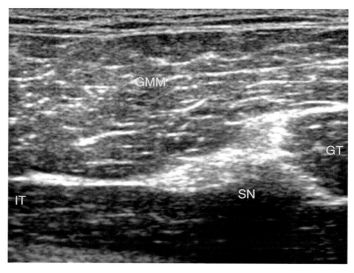

图 20‑27　平面内臀下入路坐骨神经周围结构
GMM,臀大肌;GT,大转子;IT ,坐骨结节;SN,坐骨神经。

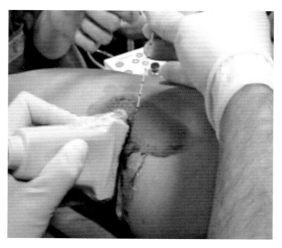

图 20‑28　平面内臀下入路坐骨神经阻滞

20‑28 和图 20‑29)。

　　坐骨神经下行到腘窝后面分叉形成腓总神经和胫神经。在腘窝皱褶处横放线性超声探头可以同时看到,分别位于腘血管的内侧和外侧腓总神经和胫神经。腘部血管,尤其是腘动脉是一个非常有

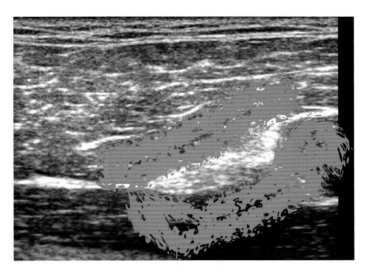

图 20 - 29　臀下坐骨神经阻滞局麻药扩散图像
红色,局麻药扩散范围。

用的超声标志(彩色多普勒也有用处)。在腘窝皱褶处,胫神经位置较浅且靠近动脉。当超声探头向头端移动时,随着胫神经汇入腓总神经,动脉变深,且远离神经。在分叉或分叉的头端,坐骨神经呈大的圆形到扁平椭圆形高回声结构。股二头肌位于神经分叉的表面,呈大的椭圆形结构,内部高回声区域较神经少。

坐骨神经在股骨中段比较容易定位,也可以在大腿上半部分进行阻滞。在这个部位,坐骨神经主要被股二头肌覆盖,内侧紧靠半膜和半腱肌,底下是大收肌。在这一部位很容易确定包绕神经的 2 块肌肉的肌腹:股二头肌和大收肌。在这一平面上,神经表现为界限清楚的三角或椭圆形高回声结构。这一阻滞方法在全身麻醉儿童比较容易实施,患儿可以在侧卧位或患肢抬高平躺体位下完成(图 20 - 30 和图 20 - 31)。

超声成像尤其适合于置管后证实局麻药围绕神经扩散(图 20 - 32,图 20 - 33 和图 20 - 34)。另外,在盲穿可能失败的情况,如静脉畸形,超声引导可能更有优势。应用超声可以帮助麻醉医师避免误穿血管[22]。坐骨神经走行变异较大,在腘窝部进行阻滞时,超声能够提供更好的神经定位[23, 24]。

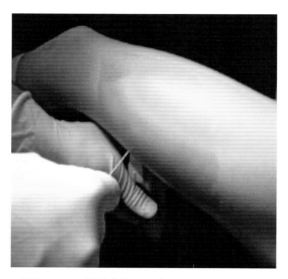

图 20 - 30   股骨中段平面内入路坐骨神经阻滞

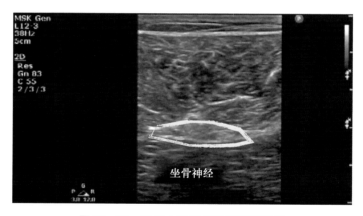

图 20 - 31   股骨中段坐骨神经超声图像

20.3.2.3   隐神经阻滞

隐神经是股神经的终末感觉分支,支配下肢内侧面,一直到踝部和足部。隐神经阻滞能够满足下肢内侧面浅表手术的需要,与坐骨神经联合应用可以满足包括踝部和足部内侧浅表区域的手术需要。同膝以下的区域阻滞和经缝匠肌入路盲穿相比,超声引导已经明显提高了隐神经阻滞的成功率。

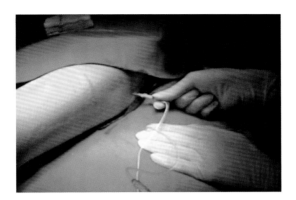

图 20-32　坐骨神经置管

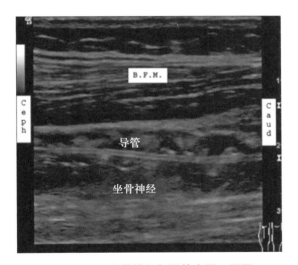

图 20-33　坐骨神经与导管在同一平面

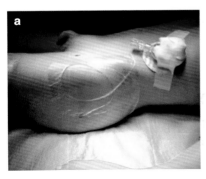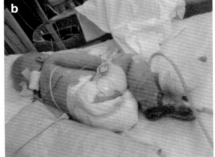

图 20-34　坐骨神经置管

　　隐神经阻滞通常采用线阵超声探头,探头横放在大腿中段前内侧(图 20 - 35),局部麻醉药在股动脉的外侧和缝匠肌的深部扩散(图 20 - 36)。

　　尽管隐神经是单纯的感觉神经,但局部麻醉药在内收肌肌管内扩散也可以导致股内侧肌肉部分运动功能受到阻滞。因此,在行隐神经近端阻滞的患者,一定要告知患者隐神经阻滞后需要在他人的帮助下行走,以确保患者安全。

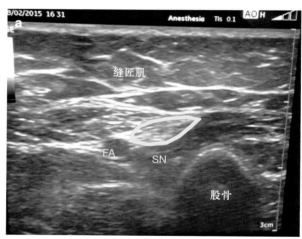

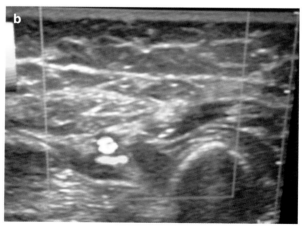

图 20 - 35　隐神经周围结构
(a) FA,股动脉;SN,坐骨神经;(b) 股动脉超声多普勒图。

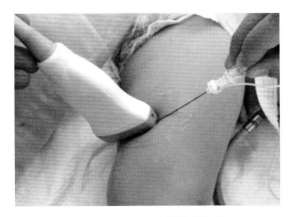

图 20 - 36　平面内隐神经阻滞

20.3.3　躯干阻滞

目前,躯干阻滞越来越多应用于脐周或胃部手术的镇痛。超声能够帮助麻醉医师看清相关肌肉和筋膜的层次结构,它比经典的突破感或落空感盲探穿刺方法更易进入筋膜腔内。儿童神经与腹部重要脏器结构比较靠近,在超声引导下操作在儿童患者更加有意义,可以避开重要脏器的损伤。另外,通过超声观察局部麻醉药的扩散情况可以提高躯干阻滞的成功率和给予最小有效量的局部麻醉药[25, 26]。

20.3.3.1　髂腹股沟-髂腹下神经阻滞

髂腹股沟神经(II)和髂腹下神经(IH)均起源于 L_1,从腰大肌上外侧缘穿出。髂腹股沟神经比较细小,向骶部髂腹下神经方向走行。

髂腹股沟-髂腹下神经阻滞可以为所有腹股沟区域的外科手术提供镇痛作用。

髂腹股沟-髂腹下神经不仅提供髋关节上部和大腿上部的皮肤感觉支配,而且主要提供下腹壁的感觉神经支配。因此,髂腹股沟-髂腹下神经阻滞比较适合于腹股沟疝修补手术的镇痛。髂腹下神经的外侧皮支可能在靠近髂嵴的上方穿入腹内斜肌和腹外斜肌。因此,应尽可能在神经分叉前的近端行神经阻滞(如髂前上棘的后部)(图 20 - 37)。

同利用解剖标志和筋膜突破感定位盲探穿刺相比,超声引导技术已明显降低了神经阻滞的失败率和误穿肠管、盆腔血肿等并发症。

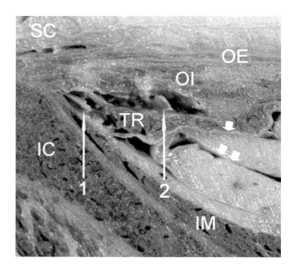

图 20 - 37 髂前上棘后部髂腹股沟-髂腹下神经周围结构
IC,髂嵴;OE,腹外斜肌;OI,腹内斜肌;TR,腹横肌;1 和 2 分别
为髂腹股沟神经和髂腹下神经。

　　髂腹股沟-髂腹下神经位于髂前上棘的内侧,腹内斜肌和腹横肌之间的筋膜间隙。两神经均呈卵圆形高回声结构。

　　一般应用线阵超声探头,探头放置在髂嵴的顶点并朝向肚脐,这样可以清晰地看到相关肌肉的层次结构及神经(图 20 - 38)。图 20 - 39 显示平面内技术穿刺,朝向髂腹股沟-髂腹下神经方向穿刺。

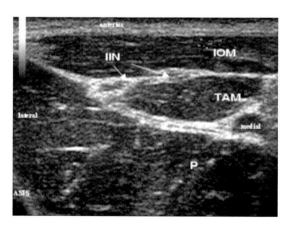

图 20 - 38 髂腹股沟-髂腹下神经相关肌肉和神经
IOM,腹内斜肌;TAM,腹横肌;P,腹膜;ASIS,髂前上棘;IIN,
髂腹股沟神经和髂腹下神经。

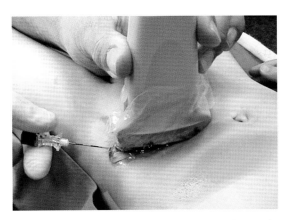

图 20－39　平面内髂腹股沟神经-髂腹下神经阻滞

　　髂腹股沟神经和髂腹下神经位置比较靠近,通常一点注射可以同时阻滞这两条神经(图 20－40)。

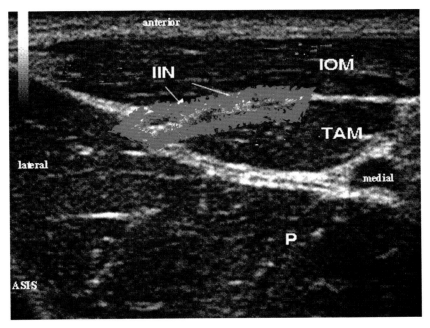

图 20－40　超声引导髂腹股沟神经-髂腹下神经阻滞图
红色,局麻药扩散情况。

　　应用基于突破感的经典髂腹股沟神经阻滞的成功率大约为70%[27]。部分失败的原因在于传统的解剖标志定位穿刺点和筋膜落空感导致神经定位不准确。温特罗德(Wientraud)等研究表明,应用传统的穿刺方法,在超声图像上显示局麻药围绕神经扩散的仅占14%[28]。所以,应用超声引导确定神经的位置,确保穿刺路径及实时监测局部麻醉药的扩散情况可以提供巨大的提高空间。

药效动力学研究显示,超声引导髂腹股沟−髂腹下低剂量局麻药神经阻滞可用于儿童术后镇痛,同时作者认为,低容量降低了局麻药中毒的风险[26]。最近的药代动力学研究也支持应用低容量的局部麻醉药,因为同盲穿单次局麻药注射相比,超声引导阻滞可能导致更高的血浆罗哌卡因浓度[29]。

20.3.3.2 腹直肌鞘阻滞

腹直肌鞘阻滞通常用于小儿脐疝或腹壁疝的修补术,以及腹腔镜穿刺鞘的安置。要达到这一目的,需要阻滞支配脐部的第10肋间神经。

患儿处于仰卧位,首先扫描所要阻滞的区域(脐的左侧和右侧),确认腹直肌(图20−41),然后沿腹直肌的肌腹外移探头直到腹直肌的外缘。在腹直肌的外缘,可以看到腹内斜肌和腹横肌连接的筋膜(图20−42)。

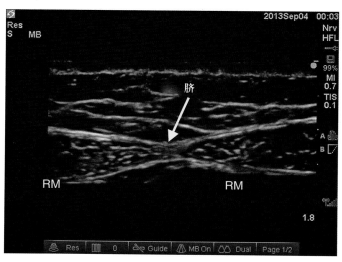

图 20−41 脐周腹直肌超声图
RM,腹直肌。

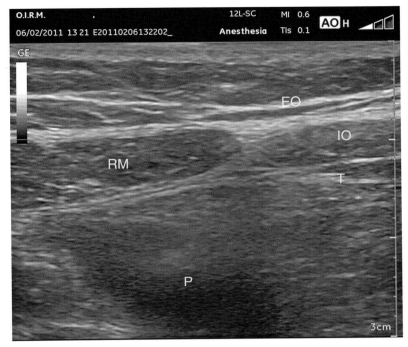

图 20 - 42　肋间神经阻滞局麻药扩散图像
RM,腹直肌;EO,腹外斜肌;IO,腹内斜肌;T,腹横肌;P,腹膜。

　　腹直肌鞘阻滞通常采用高频线性探头,探头垂直放置在靠近肚脐的腹壁上,这样可以看清腹壁肌肉的横切面(探头上的标记线指向患儿身体的右侧)(图 20 - 43)。通常双侧阻滞。本文作者应用平面

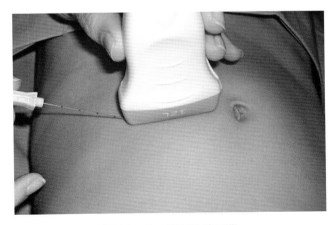

图 20 - 43　腹直肌鞘阻滞

内穿刺技术完成腹直肌鞘阻滞。

第10肋间神经在超声下难于辨认,行神经阻滞时,通常将局部麻醉药注射到腹直肌鞘的外侧缘与腹内斜肌和腹横肌连接的筋膜处[26]（图20-44）。

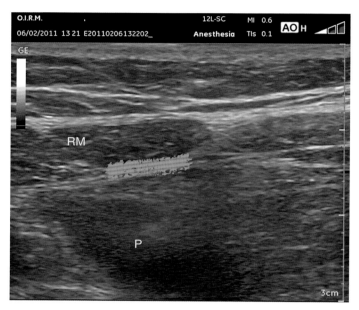

图20-44 肋间神经阻滞局麻药扩散图像
RM,腹直肌;P,腹膜;红线,局麻药扩散范围。

20.3.3.3 腹横平面阻滞

TAP(transversus abdominis plane)是位于腹内斜肌和腹横肌之间的一个潜在间隙,胸腰神经根($T_8 \sim L_1$)穿行在TAP中。

TAP阻滞最早应用解剖标志在Petit三角处穿刺。这一部位后面是背阔肌,前面是腹外斜肌,下面是髂嵴（三角底部）。穿刺针垂直进入,两次落空感提示穿刺针到达TAP间隙。第一次落空提示穿破腹外斜肌筋膜,进入腹内斜肌和腹外斜肌之间的间隙,第二次落空感提示穿刺针进入腹内斜肌和腹横肌之间的TAP间隙。

TAP阻滞不仅可以为一系列腹壁手术提供良好的镇痛作用,而且也可以用于慢性腹壁神经病理性疼痛的治疗[30]。当椎管内麻醉禁忌时,TAP 阻滞就显得特别有用。

　　患儿仰卧位,暴露髂嵴到肋缘间的腹壁。高频线性探头或曲棍球棒探头放置在肚脐外侧腹壁上(图 20－45)。向外移动探头,辨认腹壁的三层结构。腹外斜肌、腹内斜肌和腹横肌作为超声图像解剖结构的标记,通常比较容易辨认,但有时肌肉之间可能没有明显的界线。腹外斜肌位于腹内斜肌的上面,位置较浅,腹横肌位于腹内斜肌的下面,腹横肌的下面是腹膜,腹膜呈高回声。这一部分的神经与肌肉的回声相近,与超声波束垂直。因此,在超声图像上看不到神经(图 20－46)。

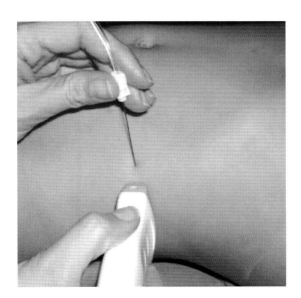

图 20－45　平面内 TAP 阻滞

　　接下来,将穿刺针放在腋中线或腋中线稍靠后的位置,应用平面内技术穿刺。穿刺针应穿刺到腹内斜肌和腹横肌之间,并将局部麻醉药注入这一潜在的腔隙中,局部麻醉药将间隙扩开,呈椭圆形(图 20－47)。如果观察不到这种扩散模式,最好先注射少量的局麻药或生理盐水来确认 TAP 腔隙[31]。

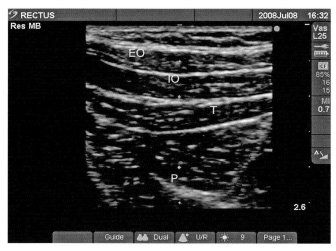

图 20 - 46　TAP 超声图像

EO,腹外斜肌;IO,腹内斜肌;T ,腹横肌;P,腹膜。

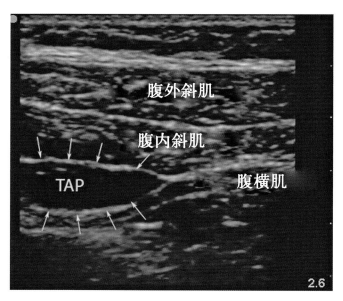

图 20 - 47　TAP 阻滞局麻药扩散图像

TAP,腹横神经丛;黄线,局部麻醉药扩散。

20.3.4　连续外周神经阻滞

连续外周神经阻滞可以降低患儿静息和运动痛,降低阿片用量和不良反应,减少术后睡眠紊乱。

连续外周神经阻滞的适应证包括:严重的长时间术后疼痛,改善显微血管手术后的外周灌注,涉及下肢血管痉挛的疾病,患有严重的慢性区域性疼痛综合征的儿童进行理疗等情况[32]。

应用超声引导技术进行神经旁置管。超声同时显示针尖和靶组织;特制的导管可以通过穿刺针或静脉留置套管置入。

连续套管置入要点:

- 目前主要有两种主要的置管方式:平面内和平面外技术;平面外技术,导管的理想位置应该是导管穿过针尖时与靶神经的长轴方向一致;平面内技术置管在导管穿过针尖时可以旋转90°继续沿长轴方向置入。
- 超声探头和电缆需要用灭菌鞘包好。
- 连续置管技术和单次注射的原则一致,包括患儿的体位、皮肤准备、灭菌和探头的选择。
- 在一般情况下,17G 的绝缘穿刺针向探头方向垂直穿入(平面外),继续前进直到接触靶神经。
- 一旦穿刺针被认为已接触到靶神经(表现为神经移动和/或神经刺激),注射少量的局部麻醉药,扩大神经周围的间隙。
- 扩大神经外周间隙将有利于导管置入,特别是在比较致密的间隙,如肌间沟。20G 的刺激或非刺激导管在神经外周间隙置入 3~5 cm。
- 置管的过程中通常没有超声的实时引导,除非助手在旁边固定超声探头,操作者一只手固定穿刺针,另一只手置入导管。
- 通常难于看到呈高回声的导管横断面图像。
- 穿刺针退出后,推荐实时评价经导管注射局麻药时的扩散情况。局麻药在神经周围扩散说明导管尖端位置合适。导管尖端位置欠佳时,可以轻轻后退导管,然后再次注射局麻药以确定导管的位置。在移动的肢体上固定导管非常有挑战性,可以选择建立皮下隧道来固定置入的导管。

（郑吉建　张马忠　译）

参考文献

[1] Giaufre E, Dalens B, Gombert A. Epidemiology and morbidity of régional anesthesia in children: a one year prospective survey of the French-Language Society of Pediatric Anesthesiologists. Anesth Analg, 1996, 83 (5): 904 – 912.

[2] Sites BD, Spence BC, Gallagher J, et al. Regional anesthesia meets

ultrasound: a specialty in transition. Acta Anaesthesiol Scand, 2008, 52(4):
456 - 466.

[3] Koscielniack-Nielsen ZJ. Ultrasound-guided peripheral nerve blocks: what are
the benefits? Acta Anaesthesiol Scand, 2008, 52(6): 727 - 737.

[4] Sites BD, Brull R, Chan VW, et al. Artifacts and pitfall errors associated
with ultrasoundguided regional anesthesia. Part I: understanding the basic
principles of ultrasound physics and machine operations. Reg Anesth Pain
Med, 2007, 32(5): 412 - 418.

[5] Sites BD, Brull R, Chan VW, et al. Artifacts and pitfall errors associated
with ultrasoundguided regional anesthesia. Part II: a pictorial approach to
understanding and avoidance. Reg Anesth Pain Med, 2007, 32 (5):
419 - 433.

[6] Marhofer P, Schrogendorfer K, Koinig H, et al. Ultrasonographic guidance
improves sensory block and onset time of three-in-one blocks. Anesth Analg,
2007, 85: 854 - 857.

[7] Sites BD, Brull R. Ultrasound guidance in peripheral regional anesthesia:
philosophy, evidence-based medicine, and techniques. Curr Opin
Anaesthesiol, 2006, 19(6): 630 - 639.

[8] Grau T. Ultrasonography in the current practice of regional anaesthesia. Best
Pract Res Clin Anaesthesiol, 2005, 19(2): 175 - 200.

[9] Chan VWS. Applying ultrasound imaging to interscalene brachial plexus
block. Reg Anesth Pain Med, 2003, 28(4): 340 - 343.

[10] Perlas A, Chan VWS. Ultrasound guided interscalene brachial plexus block.
Tech Reg Anesth Pain Manag, 2004, 8(4): 143 - 148.

[11] Sinha SK, Abrams JH, Weller RS. Ultrasound-guided interscalene needle
placement produces successful anesthesia regardless of motor stimulation
above or below 0.5 mA. Anesth Analg, 2007, 105(3): 848 - 852.

[12] Chan VWS, Perlas A, Rawson R, et al. Ultrasound guided supraclavicular
brachial plexus block. Anesth Analg, 2003, 97: 1514 - 1517.

[13] Dingemans E, Williams SR, Arcand G, et al. Neurostimulation in ultrasound-
guided infraclavicular block: a prospective randomized trial. Anesth Analg,
2007, 104(5): 1275 - 1280.

[14] Chin KJ, Chan VW, van Geffen GJ. Ultrasound-guided infraclavicular block:
the inplane versus out-of-plane approach. Paediatr Anaesth, 2008, 18 (12):
1279 - 1280.

[15] De Jose Maria B, Tielens LK. Vertical infraclavicular brachial plexus block in
children: a preliminary study. Paediatr Anaesth, 2004, 14(11): 931 - 935.

[16] De Jose Maria B, Banus E, Navarro EM, et al. Ultrasound-guided
supraclavicular vs infraclavicular brachial plexus blocks in children. Paediatr

Anaesth, 2004, 18(9): 838 - 844.

[17] Bloc S, Ctarnier T, Komly B, et al. Spread of injectate associated with radial or median nerve-type motor response during infraclavicular brachial-plexus block: an ultrasound evaluation. Reg Anesth Pain Med, 2007, 32 (2): 130 - 135.

[18] Fleischmann E, Marhofer P, Greher M, et al. Brachial plexus anesthesia in children: lateral infraclavicular vs axillary approach. Paediatr Anaesth, 2003, 13(2): 103 - 108.

[19] Greher M, Retzl G, Niel P, et al. Ultrasonographic assessment of topographic anatomy in volunteers suggests a modification of the infraclavicular vertical brachial plexus block. Br J Anaesth, 2002, 88(5): 632 - 636.

[20] Casati A, Baciarello M, DiCianni S, et al. Effects of ultrasound guidance on the minimum effective anaesthetic volume required to block the femoral nerve. Br J Anaesth, 2007, 98(6): 823 - 827.

[21] Oberndorfer U, Marhofer P, Bösenberg A, et al. Ultrasonographic guidance for sciatic and femoral nerve blocks in children. Br J Anaesth, 2007, 98(6): 797 - 801.

[22] van Geffen GJ, Bruhn J, Gielen M. Ultrasound-guided continuous sciatic nerve blocks in two children with venous malformations in the lower limb. Can J Anaesth, 2007, 54(11): 952 - 953.

[23] Schwemmer U, Markus CK, Greim CA, et al. Sonographic imaging of the sciatic nerve and its division in the popliteal fossa in children. Paediatr Anaesth, 2004, 14(12): 1005 - 1008.

[24] Domingo-Triadó V, Selfa S, Martínez F, et al. Ultrasound guidance for lateral midfemoral sciatic nerve block: a prospective, comparative, randomized study. Anesth Analg, 2007, 104(5): 1270 - 1274.

[25] Willschke H, Marhofer P, Bosenberg A, et al. Ultrasonography for ilioinguinal/iliohypogastric nerve blocks in children. Br J Anaesth, 2005, 95(2): 226 - 230.

[26] Willschke H, Bosenberg A, Marhofer P, et al. Ultrasonography-guided rectus sheath block in paediatric anaesthesia — a new approach to an old technique. Br J Anaesth, 2006, 97(2): 244 - 249.

[27] Lim SL, Ng Sb A, Tan GM. Ilioinguinal and iliohypogastric nerve block revisited: single shot versus double shot technique for hernia repair in children. Paediatr Anaesth, 2002, 12(3): 255 - 260.

[28] Weintraud M, Marhofer P, Bosenberg A, et al. Ilioinguinal /iliohypogastric blocks in children: where do we administer the local anesthetic without direct visualization? Anesth Analg, 2008, 106: 89 - 93.

[29] Weintraud M, Lundblad M, Kottner SC, et al. Ultrasound versus landmark-

based technique for ilioinguinal/iliohypogastric nerve blockade in children：the implications on plasma levels of ropivacaine. Anesth Analg, 2009, 108(5)：1488 − 1492.

[30] McDonnell JG, O'Donnell B, Curley G, et al. The analgesic efficacy of transversus abdominis plane block after abdominal surgery：a prospective randomized controlled trial. Anesth Analg, 2007, 104(1)：193 − 197.

[31] Fredrickson M, Seal P, Houghton J. Early experience with the transversus abdominis plane block in children. Paediatr Anaesth, 2008, 18 (9)：891 − 892.

[32] Fredrickson MJ. Ultrasound-assisted interscalene catheter placement in a child. Anaesth Intensive Care, 2007, 35(5)：807 − 808.

围术期无创呼吸功能监测和血流动力学功能监测

21.1 引言

乙醚全身麻醉首次公开演示后 2 年即出现第一例与麻醉相关的小儿死亡病例报道。尽管随后药物和术前准备均有所改善,但围术期并发症和死亡仍有发生[1-4]。两者的发生率在低年龄患儿(新生儿和婴儿)的发生率高于年长患儿,虽然大多数情况下原因可能是多方面的。并发其他疾病和较高 ASA 评分,以及由缺乏经验或正在接受培训的麻醉人员实施麻醉也会导致两者的发生率增加[5,6]。澳大利亚危机事件监测研究数据(AIMS)提示,46%的术中心脏停搏与麻醉有关,而其中一半以上是可以被识别和预防的[7]。

很多因素可以改善围术期并发症和死亡的发生率,最重要的是儿科麻醉人员必须经过合适的培训、使用标准监测和安全设施的麻醉机,包括连续心电图、脉搏氧饱和度、呼气末二氧化碳($ETCO_2$),连续温度监测,间歇血压测量,氧分析仪以及呼吸机/回路系统具有管道脱落或低压报警。AIMS 表明,监测设备可能对早期发现围术期不良事件有一定的作用。在与全麻相关的 1 256 起危机事件中,48%是"人类发现"的,由警惕的麻醉施行者最早发现,而52%是由"监护仪发现",其中半数以上是由脉搏氧饱和度仪(27%)或二氧化碳监测仪(24%)监测发现[8,9]。其余的由心电监测(19%),血压监测(12%),回路低压、断开报警(8%)或氧分析仪(4%)发现。如果所有的情况下都使用脉搏氧饱和度仪的调幅脉冲音,而非心电图的音调或"嘟嘟声",则通过脉搏氧饱和度仪检测到的危机事件的百分比将提高到40%。当一些基本呼吸监测设备未使用或不工作时,脉搏氧饱和度仪还有辅助呼吸监测功能,识别一些呼吸危机事件,包括回路断开、回路泄漏、插管误入食管、误吸、肺水肿、气管导管阻塞、氧供障碍、氧混合过低、通气不足、空气栓塞和支气管痉挛。

不管这些不良事件如何,这些数据清楚地表明,严格遵守目前的麻醉监测指南有利于早期检测危机事件,而且可以减少并发症和死亡率。本章讨论目前术中血流动力学和呼吸功能监测标准、可利用的技术以及在围术期的应用。此外,本章也描述部分有潜力的新技术,如连续无创心输出量、血压、组织氧合、氧饱和度和二氧化碳分压($PaCO_2$)的监测,并且讨论它们在围术期中的可能应用。

21.2　无创呼吸功能监测

连续呼吸功能监测是围术期麻醉管理的一个关键部分,手术期间,通常推荐脉搏氧饱和度、呼气末二氧化碳监测($ETCO_2$)和心前区听诊。鉴于终末器官损伤的风险与低氧有关,围术期监测仍聚焦于氧合变化。

21.2.1　脉搏氧饱和度

概念和最早的机器 20 世纪 30、40 年代出现,现代脉搏氧饱和度仪在 20 世纪 70 年代开发,80 年代广泛引入临床实践。脉搏氧饱和度仪通常由一个发光二极管构成,它发射两个波长的光(940 nm 和 640 nm)穿过组织。氧合血红蛋白优先吸收较高波长的光(940 nm 或红外光谱),而未氧合血红蛋白吸收较低波长(640 nm 或红色光谱)的光[10]。检测器接受透过组织的光线,通过测定光吸收比率以确定氧饱和度。容积描记术用于识别脉冲信号,从而消除无脉冲的静脉血和组织信号。新一代脉搏氧饱和度仪历经 5~10 年的发展,着重于确保低流量状态下的读数准确性,减少运动干扰,提高较低饱和度状态下的精确度(低于 90%),并通过使用其他波长的光,测定变异血红蛋白(碳氧血红蛋白、高铁血红蛋白)。

在儿科实践中,任何有低氧血症风险的场所包括手术室、镇静室、ICU 和急诊室都必须配备脉搏氧饱和度仪。最近,脉搏氧饱和度仪不仅用于识别低氧血症患儿以利于早期治疗,而且作为治疗决策工具,以此对患儿进行筛选,判别是否需要入院[11-13]。脉搏氧饱和度仪不仅是新生儿复苏期的有用监测手段,还是先天性心脏病的筛查手段[14]。由于皮肤颜色已被证明是不可靠的氧合指标,因此,脉搏氧饱和度仪在出生后复苏中频繁使用[15]。越来越多的资料显示了低氧和高氧的生理有害作用,进一步推进这些观点[16,17]。鉴于这些担忧,目前的指南建议,对产房中持续性青紫、需要辅助通气和供氧的新生儿,或者预期需新生儿复苏(高风险分娩)时必须进行氧饱和度监测[18]。

　　脉搏氧饱和度监测对整个围术期及术后有明显伴发疾病或需要连续阿片类药物输注的患儿,如自控镇痛,必不可少。它对围术期管理极其重要。循证医学证据清楚表明,围术期严重并发症和死亡的风险显著降低,故指南强烈推荐[19]。尽管缺乏围术期的确切数据,但诊疗操作镇静过程中不良事件的回顾性分析显示,监测不足是不良事件的致病因素或诱发因素[20]。在一份来自美国食品药品监督管理局的药物不良事件报告系统、美国处方汇编、对儿科专家调查的有关镇静不良事件的综述中,作者调查了 95 例镇静期间的不良事件,与缺乏任何有记录的监测相比,不良事件后复苏获得满意结果的病例都与使用脉搏氧饱和度仪有关,这里满意结果的定义是仅住院期延长而无损伤或无害。

　　类似其他监护设备,设备的有效使用需要了解其技术及其局限性。脉搏氧饱和度仪能估测饱和血红蛋白的百分比,但不能替代血氧分压(PaO_2)测定。PaO_2 和氧饱和度之间的关系受许多因素影响,包括血红蛋白类型和氧离曲线,而氧离曲线又受到酸碱状态、温度和 2,3-DPG 水平的影响。已知脉搏氧饱和度仪在低氧血症(饱和度小于 85%~90%)时不准确。然而,当 PaO_2 超过 100 mmHg 或更高时,一般也读作 98%~100%。此外,不管血红蛋白浓度如何,氧饱和度都不会改变,它不提供有关于氧携带或输送能力、酸碱状态或通气方面的信息[21,22]。再者,尽管应用新设备后一些问题在某种程度上得到解决,但仍有一些外部或患者相关的因素可能干扰其准确性（表 21 - 1）。应用新的技术已开发出用于低灌注状态下提供准确氧饱和度数值的低灌注脉搏氧饱和度仪。设备使用 6~8 个波长的光而不是 2 个，可识别异常血红蛋白（碳氧血红蛋白、高铁血红蛋白），提高了氧饱和度水平低于 90% 时的精确度，并可变换监测点（前额、食管）[23-26]。

表 21 - 1　影响脉搏氧饱和度仪的外部因素和患儿因素

运动伪差

低体温或心输出量降低所致的低灌注

指甲油或人工指甲

皮肤色素沉积

心律失常

外科电灼时的电磁干扰

环境光干扰

异常血红蛋白（高铁血红蛋白）

探头不合适或放置不当

三尖瓣反流时静脉脉冲干扰

静脉内染料（亚甲蓝）

21.2.2　呼气末二氧化碳监测

呼气末二氧化碳（$ETCO_2$）监测或二氧化碳描记图显示患儿呼气过程中二氧化碳浓度的连续变化，在下一次呼吸开始之前 $ETCO_2$ 达到峰值。二氧化碳监测仪通过使用红外技术估测 $ETCO_2$，即通过 CO_2 对红外光的吸收来测定呼出气中 CO_2 浓度。随着这一技术被引入麻醉实践，连续监测 $ETCO_2$ 已成为全身麻醉的监护标准。此外，通过红外或其他技术测定 $ETCO_2$ 已成为气管内插管的监护标准。在 ICU 或手术室，该技术被用来连续估测血中 CO_2 分压（$PaCO_2$），并且用作机械通气期间的回路断开报警，监测呼吸频率，以及通过二氧化碳波形提供有关肺功能的信息。$ETCO_2$ 的突然变化，如与死腔量增加有关的 $ETCO_2$ 减少可以警示临床医师可能有心输出量降低或与肺气栓或栓塞相关的肺灌注改变。$ETCO_2$ 急性升高可能是恶性高热或其他高代谢状态的最初征兆。

正常二氧化碳描记图呼气相分 3 个阶段以及一个吸气相,一般标为相 1~4。相 1 是呼气的开始,表示通气死腔,因此 $ETCO_2$ 不出现。如果相 1 出现 $ETCO_2$ 则意味着呼出气重复吸入,可能由于新鲜气体流量不足所致。相 2 是二氧化碳波形快速和陡峭的上升支,表示死腔肺泡气体排空。相 3 是平台期,正常状态下应该相对水平。相 3 波形向上倾斜提示肺部阻塞性疾病(哮喘、支气管痉挛),为肺泡排空速度不同所呈现出的差异所致。随着吸气相开始,$ETCO_2$(相 4)急剧下降,应回归到 0 mmHg。

临床上,$ETCO_2$ 通常与 $PaCO_2$ 存在良好的相关性,一般比 $PaCO_2$ 低 2~4 mmHg。在手术室和 ICU 里,可以利用这一相关性来调节机械通气。然而,这种相关性依赖于有效的通气灌注比,各种通气技术和患者相关因素都可能干扰其精准度[27-31]。这个问题可能在儿科麻醉实践中特别显著,较小的潮气量、通气模式(连续气流与间歇气流)以及采样问题都可能影响 $ETCO_2$ 与 $PaCO_2$ 的相关性。

虽然二氧化碳描记图最先应用于术中管理,但现已在手术室外各临床场所应用。脉搏血氧饱和度在呼吸暂停患者供氧停止后 60~90 秒后才发生改变,这引起大家的关注,也促使一些权威机构推荐在镇静过程中使用连续 $ETCO_2$ 监测。尽管目前所有的镇静指南都没有强制要求 $ETCO_2$ 监测,但 $ETCO_2$ 监测已成为有用的镇静辅助监测手段。虽然 $ETCO_2$ 和 $PaCO_2$ 之间可能存在一些差异,特别是从鼻腔管采样时,但已经证明大多情况下两者相关[32,33]。二氧化碳波形显示连续和实时的气体交换情况。如果存在上呼吸道梗阻或中枢性呼吸暂停,二氧化碳波形立即消失[34,35],一些临床研究已经表明,使用这种技术可早期发现呼吸抑制,并且在儿科和成人的许多临床情况下,充分显示出优于脉搏氧饱和度监测[36-40]。这些数据也得到了最近的荟萃分析的支持,结论表明与标准监护相比,二氧化碳监测可能更容易发现呼吸抑制,是标准监护的 17.6 倍[41]。基于越来越多的证据,美国麻醉医师学会修订了麻醉基本监护标准,从 2011 年起实施,在中、深度镇静期间必须强制监测 $ETCO_2$。

　　最近的文献和临床经验清楚地表明,二氧化碳波形不仅可有效确认气管导管的置入,而且还有延伸作用:在术中和转运中连续监测气管导管位置,并在镇静过程中作为一种及时识别呼吸暂停或上呼吸道梗阻手段。它当然也是围术期的标准监护,且只要有气管内插管都可用来判断是否正确置入。此外,随着 ASA 指南的最新修订,它正迅速成为镇静期间的监护标准。它也是 ICU 的重要监测手段,用于机械通气时快速调整每分钟通气量,并用来评估呼吸系统疾病患儿。它可以提供有用的信息,在气管插管后以及转运中避免不自觉的过度换气对创伤性脑损伤患儿可能造成的伤害[42]。最近,有人建议可以用它来判断循环骤停的复苏是否到位。胸部按压深度已经显示出与 $ETCO_2$ 值相关[43]。此外,复苏期间较高的 $ETCO_2$ 值显示出与较高的自身循环恢复(ROSC)率相关。尽管初步调查提示 $ETCO_2$ 超过 10 mmHg 可预测 ROSC,但这个数值最近受到质疑,认为复苏过程中目标 $ETCO_2$ 应该更高,也许接近 25 mmHg[44]。虽然 $ETCO_2$ 最初仅用于气管导管置入后,但设计的改进和新设备的开发使其可应用于自主通气患儿的气道内监测。鉴于其能够立即检测到高碳酸血症和可能存在的呼吸抑制,有人建议在术后自控镇痛的患儿中采用 $ETCO_2$ 监测,在发生呼吸暂停之前早期识别呼吸抑制从而提高患儿的安全性[45]。

21.2.3　经皮二氧化碳监测

　　经皮二氧化碳($TC-CO_2$)设备也可提供各种临床情况下的连续 $PaCO_2$ 估测。经皮二氧化碳和氧监测一同被引入新生儿群体,作为连续监测通气的手段,这些手段已走出 NICU 进入 ICU 和手术室,用于一些 $ETCO_2$ 准确性受影响或应用受限的临床状况(高频通气)。通常,这些设备加热皮肤至 43℃~45℃ 使毛细管血管扩张,从而延长血液通过毛细血管的时间,致使毛细血管 $PaCO_2$ 和动脉接近。毛细血管床扩张还有利于 CO_2 从动脉毛细血管腔扩散到经皮监护仪的膜部,便于经皮 CO_2 监测。温度变化影响二氧化碳在血液中的溶解度,温度升高时血中二氧化碳分压增加,产生较高的 $PaCO_2$ 值或实际 $PaCO_2$ 与

TC－CO_2差值更大。此外，较高的温度增加组织代谢率，从而进一步提高$PaCO_2$。这些因素在内部计算中进行了校正，计算出 TC－CO_2值，从而使 TC 值更恰当地估测$PaCO_2$。尽管这一设备不如$ETCO_2$普及，但其在 OR 和 ICU 中的许多临床情况下的使用已经增多，包括常频和高频机械通气、自主呼吸患儿、危重症患儿转运期间，以及其他一些临床情况，如检查脑死亡的呼吸暂停测试和糖尿病酮症酸中毒患儿的评估（DKA）。

一项各种病因引起呼吸衰竭的儿科 ICU 患者队列研究，年龄 1个月~40 个月，对 100 组同时采集的动脉、经皮和呼气末 CO_2值进行分析[46]。呼气末与动脉 CO_2差值为 $6.8±5.1$ mmHg，而经皮与动脉CO_2差值为 $2.3±1.3$ mmHg，$p<0.000\,1$。100 组中约 38 组的呼气末与动脉 CO_2之间的绝对差值$≤4$ mmHg，而 100 组中约 96 组经皮和动脉CO_2之间的绝对差值$≤4$ mmHg，$p<0.000\,1$。研究者过去对 4~16 岁呼吸衰竭患儿的队列研究证明，TC－CO_2监测具有更好的准确性和潜在的价值[47]。另有研究也评估了经皮 CO_2监测在婴幼儿和儿童心胸手术后的准确性[48]。鉴于各种潜在的生理因素，包括在体外循环后（CPB）和先心手术后可能存在的残余分流和通气-灌注比不匹配，作者推测$ETCO_2$监测用于此类病患并不准确，并且在儿科 ICU 用于连续监测受益有限。这一研究包括 33 例先天性心脏病手术后患者的连续监测。如果 CPB 之后的初始血气分析显示动脉与呼气末的差值为5 mmHg 或更大，则开始经皮 CO_2监测。虽然该研究证实了 TC－CO_2监测的价值及在这个特殊群体中超越 $ETCO_2$的准确性，但在 3 例心血管不稳定，并需要使用多巴胺 20 $\mu g/（kg·min）$和肾上腺素$0.3~0.5$ $\mu g/（kg·min）$的患者观察到 TC－CO_2监测存在着问题。血管加压药致皮肤血管收缩影响 TC－CO_2监测的准确性。其他一些来自 ICU 和 OR 报道中，高频通气、单肺通气、腹腔镜手术、呼吸暂停试验和代谢紊乱的患儿应用 TC－CO_2连续监测 CO_2，其中$PaCO_2$的变化可能与酸中毒纠正有关[49-54]，在这种情况下，$ETCO_2$由于通气技术而不可行或由于肺通气-灌注比失衡而不准确。

与所有无创监护仪一样,需关注 TC－CO₂ 监测的具体细节来确保这一技术的准确性。与 ET－CO₂ 监测相比,TC－CO₂ 监测需要更长准备时间,包括放置前 5 分钟的校准期,然后在患者身上平衡 5~10 分钟,以平衡经皮和动脉 CO₂ 值。每 4 小时更换电极位置并重新校准,以免设备升温至 45℃ 造成皮肤灼伤或起泡。新一代设备是耳垂电极,加热到 43℃,热损伤风险较低,因此可以放置较长时间。虽然新生儿和婴儿中,电极可放置于各种部位(胸部或腹部),但在成年人我们更喜欢前臂掌面,特别是肥胖者。TC－CO₂ 的精确度可能受监护仪本身的技术因素影响,包括滞留的气泡,电极位置不正确,膜受损和校准不当。影响准确性的患儿问题包括皮肤厚度的变化、水肿、组织低灌注和低体温,或使用导致皮肤血管收缩的药物。当使用这些 PaCO₂ 无创监护仪时,应考虑其优缺点(表 21－2)。鉴于他们不同的临床用途,使用时应相辅相成,而非相互排斥。

表 21－2　经皮和呼气末二氧化碳监测仪的优点和缺点

	经皮二氧化碳	呼气末二氧化碳
优点	多数临床情况下,比呼气末更准确 无论插管和非插管患儿都易于使用 准确性不受肺实质病变、分流、通气-灌注失衡、通气模式和低潮气量影响 可用于高频机械通气	快速建立监测,无需校准 技术上易于使用 确定气管内导管位置 提示通气设备断开报警 二氧化碳描记图提供肺功能相关信息
缺点	较呼气末设备更多人工操作 需要校准和放置电极 每 3~4 小时须重新定位 潜在的表皮起泡可能 低灌注或血管收缩剂影响准确性 应用增加但除新生儿外临床经验有限	许多临床情况下,精确度不如经皮监测 精确度受肺实质疾病、分流、通气-灌注失衡、通气模式、低潮气量和采样点影响 用于非插管患儿时需专门采样装置(鼻采样管)

21.2.4　声阻抗监测

最新的呼吸监测设备是彩虹声阻抗监测(RAM)。RAM 技术使用创新的带有集成声学换能器的粘贴式传感器,外置于患儿颈部以提供连续的无创呼吸频率监测。这项专利技术亦称为信号萃取技术

（SET Ⓡ），分离和处理呼吸信号，显示连续的声学呼吸频率。初步研究显示，这项技术反应呼吸频率的变化，并且在监测呼吸暂停上优于二氧化碳描记图。无创粘贴式传感器置于患者颈侧面，可能比二氧化碳采集设备更易接受。声学监测和二氧化碳描记图对照研究了 33 例 PACU 全麻后成人患者，声学和二氧化碳监测仪都能可靠监测通气频率，而声学监测仪对于识别通气暂停更加敏感。尽管声学监测仪在统计学上优于二氧化碳描记图，但由于这种差异的临床意义不大[55]。笔者认为声学监测可为术后患儿提供有效、便捷的通气频率监测。其他研究表明，声学监测仪监测的呼吸频率与二氧化碳描记图监测有良好相关性，且此设备比其他设备如面罩二氧化碳描记图（Capnomask）更容易被接受[56,57]。声学监测仪的初步验证和所获得的成功[58-60]，促进了其用于儿科围术期监测和成人手术室外监测。所有这些初步研究都表明，它比经面罩或鼻导管二氧化碳监测更容易耐受，其他优于二氧化碳监测的特点尚未确定。需要进一步的工作确定其在围术期及术后呼吸监测方面的作用。

21.3　无创血流动力学功能监测

在呼吸监测（氧饱和度和 $ETCO_2$）的同时，心血管参数和血流动力学功能监测仍然是围术期标准监护不可或缺的组成部分。虽然血压监测是围术期监护的必要组成部分，但它无法为我们提供有关心血管功能的最基本信息，如心输出量，组织氧输送和组织氧合。虽然这些监测并不被认为是围术期所必需，但我们依然对能够无创监测这些参数的技术抱有极大兴趣。

21.3.1　心输出量监测

20 世纪 70 年代，斯万（Swan）博士和甘兹（Ganz）博士发明肺动脉导管（PAC），使床旁心输出量（CO）监测成为现实[61]。虽然肺动脉导管的使用未能降低死亡率，但在术中及更广泛的领域仍倍受关注，通过 CO 监测并希望获取更多的参数用于指导临床，改善预后[62]。Cochrane 数据回顾证实了这一点,以目标导向方式优化 CO,减少了住院时间及并发症,如呼吸衰竭、肾损伤和伤口感染[63]。

基于热稀释技术由肺动脉导管测定 CO,使用热稀释方法,在中心(右心房)注射指示剂并测量下游(肺动脉)温度变化。变化幅度和速度与 CO 直接相关。用"Stewart-Hamilton"指示剂稀释方程式的变化计算 CO[62]。虽然这种方法已推出 40 多年,但它仍然被普遍认为是床边测量 CO 的最准确方法。据报道,在动物模型使用 PAC 的精确误差低至 13%[64]。为避免指示剂反复注射,且只能提供间断性 CO 监测,开发了一种带加热线圈的 PAC,将线圈置于右心房,加热至略高于体温,从而加热血液,避免间歇注射。尽管在准确性方面占优,但 PAC 测量 CO 的有创性削弱它的临床优势,许多临床医生不再青睐。此外,PAC 的尺寸限制了其在幼小儿童中的应用,心内分流降低热稀释测定 CO 的准确性,因此,儿科领域较少使用。

经肺热稀释(TPTD)是与 PAC 类似的另一种测定 CO 的方法。从中心注射指示剂,测量下游温度变化。经肺热稀释技术对一些有创手段进行了改进,远端测量在股动脉而不是肺动脉。尽管这种方法仍然为有创,且需要使用专门的中心静脉和股动脉导管,但它的准确性可能与 PAC 相当[65]。虽然热稀释仍然是临床 CO 测定的金标准,但它是有创的,且经常不可行。鉴于围术期优化 CO 理论上存在好处,新的、创伤更小的 CO 测定方法正在被开发和评估。

多普勒技术为 CO 测定提供了无创替代方案。监护仪以多普勒效应为基本原理,即超声反射信号的频率变化与反射物体(血液流动)速度成正比[66]。频率变化可用来计算速度并最终量化每搏量,从而量化 CO。经胸和经食管超声心动图使用多普勒超声技术精确测定 CO,然而它需要专门培训,在手术室中常规使用不太可行[67]。更实用的方法是食管和经皮(胸骨上)多普勒探头。由于食管探头相对易于放置,并且大多数情况下不干扰手术野,因此食管多普勒监测(EDM)在手术室中是特别有吸引力的选择。正因为这个原因,它比胸骨上探头更常用。食管多普勒包括置于食管内的探头和与之连接的分析仪。探头向降主动脉发送和接受超声信号,分析仪分析频率变化,计算血流速度然后确定 CO。然而,EDM 测量时,高达 1/3 的 CO 测量已偏离主动脉离开。此外,基于测量速度,需要根据主动脉横截面积计算 CO。这些因素由分析仪依据患儿年龄,体重和身高估算。鉴于这些限制,EDM 测量 CO 的绝对值不可能替代金标准的热稀释法也就不足为奇[68]。然而,EDM 一贯显示出与热稀释法高度相关。这表明 EDM 在围术期可能仍然是有用的,用来准确跟踪 CO 的急剧变化。

脉搏轮廓分析技术以动脉波形追踪为基础计算心脏功能。该法需要放置动脉导管,并且常需要特殊的换能器和相应的信号分析仪。脉搏轮廓分析监测仪可以分为校准和非校准两种。现有的校准脉搏轮廓监测仪采用 TPTD 或锂稀释来测定心输出量[68]。非校准的设备则纯粹从波形分析,而非输入 CO 测量的其他要素获取数值。与热稀释法和多普勒技术相比,脉搏轮廓分析技术的文献报道明显较少,因此准确性依然是个问题。考虑到这点,一些研究认为,校准的脉搏轮廓监测仪比非校准的更准确。此外,两种型号在血流动力学不稳定时,准确性都降低[69-73]。

经胸生物电阻抗(TEB)是一种完全无创的 CO 监测方法,需要在胸部体表放置几个电极。该方法假设电流阻抗与胸腔内的血容量直接相关,故可应用该阻力的变化计算胸腔内血容量的变化,并因此计算 CO。电极既是电流的发射器又是接收器,不间断地测量电流振幅的变化。胸腔内液体量变化引起振幅的改变,并最终与降主动脉血流有关。心电图测量心室射血时间,射血期电流振幅的变化与每搏量成正比。遗憾的是,肺水肿、电干扰、患儿运动和皮肤温度等干扰使 TEB 容易出错。因此,TEB 与临床参考标准相关性较差[74-76]。

生物电抗是为了努力提高 TEB 的准确性而开发的一种相似技术。生物电抗技术指在脉冲血流中特定产生的电压"相移"。鉴于胸腔内脉冲血流主要由主动脉产生,生物电抗能够更准确地测量心输出量而不受胸腔液体的干扰(肺水肿)。验证研究表明,与热稀释法相比,生物电抗技术远比 TEB 更准确[77-79],然而作为常规使用还需要更多的研究。

总之,热稀释技术仍然是临床心输出量监测的金标准。有创性依然是它的主要缺点;然而,至今没有一项技术证明自身是完美的。多普勒技术,特别是经食管多普勒提供了一种无创选择方案,其准确性近似但并不优于热稀释法。虽然两者在血流动力学不稳时都受到限制,但校准脉搏轮廓分析优于非校准脉搏轮廓分析。生物电抗技术完全无创,准确性有望比肩热稀释法。然而,与热稀释和多普勒相比,这是一个相对较新的技术。在对生物电抗技术临床效能做出有意义的结论之前还需更多的研究,而生物阻抗监测仪显示出精确度差,不推荐临床使用。

21.3.2 心电图监测

连续心电图(ECG)监测仍然是术中麻醉标准监护之一。虽然心律失常在儿科心脏麻醉之外少见,但在应用挥发性麻醉剂(氟烷或七氟烷)、低氧血症、低体温以及颅内压改变,或存在眼心反射、三叉神经心脏反射等情况下,可能发生心动过缓。尽管七氟烷负性变时效应小于氟烷,但心动过缓也可能发生,因而无论在麻醉或镇静期间,强制规定必须连续监测 ECG[80]。虽然许多这类心动过缓反应有自限性,当心率对最初的处理措施,如放松手术牵拉或降低挥发性麻醉剂浓度仍无反应时,可能需要治疗。在儿科大多数临床情况下,采用三导联心电图监测,而二导联便于识别 P 波形态和分析心律失常。在成人患者和特殊儿科患者中,使用五导联 ECG 更有利于发现心肌缺血。

ECG 监测的其他用途包括识别潜在的致死性电解质紊乱,如高钾血症、罕见的长 QT 综合征(先天性,获得性或药物诱导)以及局麻药误注入体循环的监测。近年来,区域麻醉在婴幼儿、儿童中的应用急剧增加,从而导致这一年龄组中局麻药使用增加。鉴于丁哌卡因的作用时间长,临床上常选用该药物。由于它的心脏毒性相对较其他药物强,所以必须有识别血管内或体循环注射的手段。为此,一般将少量肾上腺素作为试验剂量加入到溶液中[81]。虽然设想这一做法因为高度敏感引起心率加快,但随后发现,挥发性麻醉剂麻醉时心率增加的敏感度小于预期,不足以保证这一技术的安全性[82-84]。通过使用 T 波,收缩压和 HR 判断,七氟烷麻醉期间肾上腺素试验(1∶200 000 溶液,0.1 ml/kg 或 0.5 μg/kg)的阳性反应率分别为 100%、95% 和 71%,氟烷为 90%、71% 和 71%[85]。

21.3.3 近红外光谱法

近红外光谱法(NIRS)类似脉搏氧饱和度技术,通过测定组织生色团(血红蛋白和细胞色素 aa_3)对光的吸收,利用红外光无创评估脑组织氧合情况。脉冲血流并非必需,因此该设备在 CPB 或非搏动血流状态,如心肺旁路下也可工作。基于对不同波长红外光的吸收不同,以改良 Beer - Lambert 定律来确定不同类型血红蛋白的浓度比[86]。有 2 种基本型号的 NIRS 监测仪:饱和度监测仪测定氧合和未氧合血红蛋白之间的吸收差异;浓度监测仪测定氧合血红蛋白和还原血红蛋白浓度,以及细胞色素 aa_3 的相对氧化还原状态。饱和度监测仪是临床实践中最常用的监护仪,目前市售机型已广泛应用于临床。为了更方便使用,NIRS 监测仪显示单个数值,即以脑氧饱和度(rSO_2)替代氧合和未氧合血红蛋白的浓度比。脑氧饱和度监测最早将自粘式探头置于患者前额,红外光从光源直射入颅内,距光源固定距离放置的 2 个传感器分别测量透过颅外组织(近端传感器)的红外光;透过颅外和颅内组织的红外光(远端传感器)。

临床证据支持 NIRS 值(rSO_2)与脑血流(CBF)以及氧合相关,同样 rSO_2 的变化与引起 CBF 改变的临床变化密切相关,如血压,$PaCO_2$ 和全身氧合。体外循环降温期间,随着心输出量增加,氧供改善,rSO_2 升高。深低温停循环时脑氧饱和度(rSO_2)呈指数级降低,且可预测和可重复。显然,在低氧血症、低碳酸血症、低灌注或心脏骤停时,rSO_2 也迅速下降。实际上,rSO_2 是比脉搏血氧饱和度更早期、更敏感的低氧血症指标[87,88]。此外,经验显示 CPB 期间,rSO_2 还能用来判断插管位置是否正确。迄今为止,NIRS 监测在成人和儿科心脏手术中用得最多。成人中积累的证据显示,监测 rSO_2 并及时处理可改善预后;然而还需要进一步的研究在小儿中验证这些发现[89-91]。最近有研究用 NIRS 来确定自动调节阈值,结果表明在危重患者中自动调节阈值发生很大改变,并提示血压维持在自动调节范围内可改变预后[92]。

尽管具有潜在的实用性,但须认识到 rSO_2 监测脑氧合的局限性。与脉搏血氧饱和度不同,rSO_2 一般没有规定的"正常值"。儿科研究显示,无脑缺氧临床症状患者的基础值差异很大。临床经验证明了类似的差异取决于患者的年龄、先天性心脏病的基础分型,或许还和头围、近红外光的穿透深度有关。虽然新生儿和儿童探头的开发已经克服了其中一些问题,但 NIRS 应被视为一种趋势监测,需进一步的前瞻性试验来证明哪个值说明真正的脑缺氧和继发神经损伤的风险。不良后果可能不仅与 rSO_2 的最低值有关,而且与其持续时间有关(曲线下面积)。目前的文献建议,rSO_2 低于 40% 或比基础值绝对下降 20%(从 rSO_2 值 64% ~ 44% 下降),应警示临床医师需要干预以逆转潜在的脑缺氧。干预措施包括改变头部位置,验证插管位置是否恰当或 CPB 期间增加泵流量,允许性 $PaCO_2$ 增加,并增加氧供(增加心输出量,提高全身氧饱和度或增加血红蛋白)。如果上述措施不能升高 rSO_2,则依据临床情况,可以尝试采用降低脑氧代谢率的治疗措施。

21.3.4 血压监测

围术期血压(BP)监测显然必不可少。血流动力学波动常继发于麻醉药物、手术伤害性刺激、液体转移和失血,血压是最常用的无创监测,使用示波血压计(NIBP)袖带测量。然而,存在广泛血压波动或明显失血等临床情况下,有必要动脉插管。动脉插管的优点在于其监测的连续性,并可频繁取血样进行实验室评估。动脉插管既可靠又准确,但有创性削弱了其优点,并可能导致并发症,如动脉栓塞、远端缺血、出血、感染和药物误注入动脉。而这些并发症是罕见的,特别是术中短期监测时。更重要的是,有些情况下由于患者问题或位置关系而不能动脉置管。另外,在急速失血或急性血流动力学不稳定发生之前,可能无法预料到需要动脉置管。鉴于这些原因,人们对无创每搏 BP 监测技术仍然抱有兴趣。

最常见的连续无创 BP 监测技术由让·佩纳（Jan Peňáz）在 1973 年首次描述[93]。采用可膨胀的手指式袖带和远红外容积描记仪，让·佩纳设计了一种"血管去负荷"技术。容积描记仪用于估测手指血液量，而袖带被用于维持手指血液容积恒定。当袖带压力随收缩和舒张变化，监测仪的两部分处于恒定的反馈环路内。这个信息然后被整合入方程式，显示为模拟有创动脉波形。现代监护仪采用各种 Peňàz 技术同时整合 NIBP 读数以帮助校正方程。虽然一般较为准确，但仍存在技术相关的局限性。体温波动、血管疾病和血管活性药物都可能干扰正确读数[94]。此外，如同 NIBP 设备，精确度因袖带尺寸而异。尽管如此，支持这些设备的技术仍有商用价值。初步临床资料显示，对于成人和年长儿，这可能是一项有前途的技术[95,96]。

另一种无创连续血压监测技术被称为动脉张力监测[97]。这种方法需要一处与骨骼毗连的大口径外周动脉。桡动脉是最常见的选择。将带有压力传感器的压力计置于动脉上，施加压力直到动脉受压但不完全阻闭。这时可以认为动脉上方的皮肤和张力计之间的压力与动脉腔内压力很接近。皮肤压力波动接着被传送，进行实时动脉压力追踪。虽然动脉张力法的优点是近端测量，但主要缺点之一在于其依赖于 NIBP 袖带的校准。张力计测量模式必须假设示波法血压测量完全准确，而这样可能产生显著误差。据报道，不同厂家不同仪器的示波法血压读数有很大差异[98]。此外，直接对准所选动脉正确放置张力计也有些困难。鉴于上述原因，基于张力法的无创血压监测尚未得到普及和广泛的临床应用。

脉搏传播时间是另一种有前途的连续无创血压监测技术[99]。该方法测量脉冲血流在两个不同外周位点上传播时间的差异。ECG 波形用于标定脉冲波的开始，同时用体积描记波形标定 2 个不同位点上的实际远端脉冲。这些时间差异可能与收缩压有关。该技术无袖带，消除了袖带方法常见的错误。目前，还没有使用脉冲传播时间技术的商用监护仪。金（Kim）等最近的一项检测商用无创血压监护仪的荟萃分析结果显示，其精准度高于医疗器械促进协会认可的标准[100]。为了推出这一结论,荟萃分析表明如果使用动脉置管测得收缩压为 100 mmHg,则商用无创监护仪测得的收缩压范围可从 74~123 mmHg。这些设备在未来应用中显示出巨大前途,但可能需进一步改进准确性才能在围术期监护中占据重要地位。

小 结

多年来麻醉药理和麻醉技术不断进步,降低了围术期并发症和死亡的发生率。这些进步与围术期监护中引入标准监测有关,包括连续心电图监测,脉搏血氧饱和度、呼气末 CO_2、体温监测和间歇性 BP 监测。在呼吸和血流动力学监测方面也引入了另一些设备,这可能填补了当前一些监护的不足。这些新设备包括经皮 CO_2 监测,NIRS 和连续无创 BP 监测或 CO 监测。然而,在这些新设备被广泛接受并纳入围术期监护之前,需要循证医学证明其对预后的影响。此外,支持这些设备的技术还达不到临床决策所需的准确性。但是,我们已经充分认识到危机事件的早期发现可降低并发症和死亡的发生率。因此,需要不断地探索新的监护仪来丰富当前围术期监护。

(白 洁 译)

参考文献

[1] Rackow H, Salintire E, Green LT. Frequency of cardiac arrest associated with anesthesia in infants and children. Pediatrics, 1961, 28: 697 - 704.

[2] Morray JP. Anesthesia-related cardiac arrest in children. Anesth Clin North Am, 2002, 20: 1 - 28.

[3] Morray JP, Geiduschek J, Ramamoorthy C, et al. Anesthesia-related cardiac arrest in children: initial findings of the POCA registry. Anesthesiology, 2000, 93: 6 - 14.

[4] Bhanaker SM, Ramamoorthy C, Geiduschek JM, et al. Anesthesia-related cardiac arrest in children: update from the Pediatric Perioperative Cardiac Arrest Registry. Anesth Analg, 2007, 105: 344 - 350.

[5] Tiret L, Nicoche Y, Hatton F, et al. Complications related to anesthesia in infants and children. A prospective survey of 40, 240 anesthetics. Br J Anaesth, 1988, 61: 263 - 269.

［6］　Flick RP, Sprung J, Harrison TE, et al. Perioperative cardiac arrests in children between 1988 and 2005 at a tertiary referral center. Anesthesiology, 2007, 106: 226 – 237.

［7］　Morgan CA, Webb RK, Cockings J, et al. The Australian Incident Monitoring Study. Cardiac arrest: an analysis of 2000 incident reports. Anaesth Intensive Care, 1993, 21: 626 – 637.

［8］　Runciman WB, Webb RK, Barker L, et al. The Australian Incident Monitoring Study. The pulse oximeter: applications and limitations — an analysis of 2000 incident reports. Anaesth Intensive Care, 1993, 21: 543 – 550.

［9］　Webb RK, Van der Walt JH, Runciman RB, et al . The Australian Incident Monitoring Study. Which monitor? An analysis of 2000 incident reports. Anaesth Intensive Care, 1993, 21: 529 – 542.

［10］　Aoyagi T. Pulse oximetry: its invention, theory, and future. J Anesth, 2003, 17: 259 – 266.

［11］　Coté CJ. American Academy of Pediatrics sedation guidelines: are we there yet? Arch Pediatr Adolesc Med, 2012, 166: 1067 – 1069.

［12］　Mansbach JM, Clark S, Christopher NV, et al. Prospective multicenter study of bronchiolitis: predicting safe discharges from the emergency department. Pediatrics, 2008, 121: 680 – 688.

［13］　Mallory MD, Shay DK, Garrett J, et al. Bronchiolitis management preferences and the influence of pulse oximetry and respiratory rate on the decision to admit. Pediatrics, 2003, 111: e45 – e51.

［14］　Mahle WT, Newburger JW, Matherne GP, et al. American Heart Association, Congenital Heart Defects Committee of the Council on Cardiovascular Disease in the Young, Council on Cardiovascular Nursing, and Interdisciplinary Council on Quality of Care and Outcomes Research; American Academy of Pediatrics, Section on Cardiology and Cardiac Surgery. Committee on Fetus and Newborn. Role of pulse oximetry in examining newborns for congenital heart disease: a scientific statement from the AHA and AAP Pediatrics. Circulation, 2009, 124: 823 – 836.

［15］　O'Donnell CP, Kamlin CO, Davis PG, et al. Clinical assessment of infant colour at delivery. Arch Dis Child Fetal Neonatal Ed, 2007, 92: F465 – F467.

［16］　Wyckoff MH. Neonatal resuscitation guidelines versus the reality of the delivery room. J Pediatr, 2013, 163: 1542 – 1543.

［17］　Vento M, Saugstad OD. Oxygen as a therapeutic agent in neonatology: a comprehensive approach. Semin Fetal Neonatal Med, 2010, 15: 185.

［18］　Kattwinkel J, Perlman JM, Aziz K, et al. American Heart Association. Neonatal resuscitation: 2010 American Heart Association Guidelines for cardiopulmonary resuscitation and emergency cardiovascular care. Pediatrics, 2010, 126: e1400 - e1413.

[19] Shah A, Shelley KH. Is pulse oximetry an essential tool or just another distraction? The role of the pulse oximeter in modern anesthesia care. J Clin Monit Comput, 2013, 27: 235 - 242.

[20] Coté CJ, Notterman DA, Karl HW, et al. Adverse sedation events in pediatrics: a critical incident analysis of contributing factors. Pediatrics, 2000, 105: 805 - 814.

[21] Toffaletti J, Zijlstra WG. Misconceptions in reporting oxygen saturation. Anesth Analg, 2007, 105(6 suppl): S5 - S9.

[22] Zijlstra WG. Clinical assessment of oxygen transport-related quantities. Clin Chem, 2005, 51: 291 - 292.

[23] Aoyagi T, Fuse M, Kobayashi N, et al. Multiwavelength pulse oximetry: theory for the future. Anesth Analg, 2007, 105(6 suppl): S53 - S58.

[24] Agashe GS, Coakley J, Mannheimer PD. Forehead pulse oximetry: headband use helps alleviate false low readings likely related to venous pulsation artifact. Anesthesiology, 2006, 105: 1111 - 1116.

[25] Berkenbosch JW, Tobias JD. Comparison of a new forehead reflectance pulse oximeter with a conventional digit sensor in pediatric patients. Respir Care, 2006, 51: 726 - 731.

[26] Zaouter C, Zavorsky GS. The measurement of carboxyhemoglobin and methemoglobin using a non-invasive pulse CO-oximeter. Respir Physiol Neurobiol, 2012, 182: 88 - 92.

[27] Pansard JL, Cholley B, Devilliers C, et al. Variation in the arterial to end-tidal CO_2 tension differences during anesthesia in the "kidney rest" lateral decubitus position. Anesth Analg, 1992, 75: 506 - 510.

[28] Grenier B, Verchere E, Meslie A, et al. Capnography monitoring during neurosurgery: reliability in relation to various intraoperative positions. Anesthesiology, 1999, 88: 43 - 48.

[29] Short JA, Paris ST, Booker BD, et al. Arterial to end-tidal carbon dioxide tension difference in children with congenital heart disease. Br J Anaesth, 2001, 86: 349 - 353.

[30] Burrows FA. Physiologic dead space, venous admixture and the arterial to end-tidal carbon dioxide difference in infants and children undergoing cardiac surgery. Anesthesiology, 1989, 70: 219 - 225.

[31] Badgwell JM, Heavener JE, May WS, et al. End-tidal PCO_2 monitoring in infants and children ventilated with either a partial rebreathing or non-rebreathing circuit. Anesthesiology, 1987, 66: 405 - 410.

[32] Tobias JD, Flanagan JF, Wheeler TJ, et al. Noninvasive monitoring of end-

tidal CO_2 via nasal cannulas in spontaneously breathing children during the perioperative period. Crit Care Med, 1994, 22: 1805 − 1808.

[33] Flanagan JF, Garrett JS, McDuffee A, et al. Noninvasive monitoring of end-tidal carbon dioxide tension via nasal cannulas in spontaneously breathing children with profound hypocarbia. Crit Care Med, 1995, 23: 1140 − 1142.

[34] Tobias JD. End-tidal carbon dioxide monitoring during sedation with a combination of midazolam and ketamine for children undergoing painful, invasive procedures. Pediatr Emerg Care, 1999, 15: 173 − 175.

[35] Tobias JD, Kavanaugh-McHugh A. Oximetry and capnography during sedation for transesophageal echocardiography: useful information to determine the etiology of cardiorespiratory arrest. Clin Pediatr, 1995, 34: 565 − 566.

[36] Hart LS, Berns SD, Houck CS, et al. The value of end-tidal CO_2 monitoring when comparing three methods of conscious sedation for children undergoing painful procedures in the emergency department. Pediatr Emerg Care, 1997, 13: 189 − 193.

[37] Lightdale JR, Goldmann DA, Feldman HA, et al. Microstream capnography improves patient monitoring during moderate sedation: a randomized, controlled trial. Pediatrics, 2006, 117: e1170 − e1178.

[38] Cacho G, Pérez-Calle JL, Barbado A, et al. Capnography is superior to pulse oximetry for the detection of respiratory depression during colonoscopy. Rev Esp Enferm Dig, 2010, 102: 86 − 89.

[39] Burton JH, Harrah JD, Germann CA, et al. Does end-tidal carbon dioxide monitoring detect respiratory events prior to current sedation monitoring practices? Acad Emerg Med, 2006, 13: 500 − 504.

[40] Deitch K, Miner J, Chudnofsky CR, et al. Does end tidal CO_2 monitoring during emergency department procedural sedation and analgesia with propofol decrease the incidence of hypoxic events? A randomized, controlled trial. Ann Emerg Med, 2010, 55: 258 − 264.

[41] Waugh JB, Epps CA, Khodneva YA. Capnography enhances surveillance of respiratory events during procedural sedation: a meta-analysis. J Clin Anesth, 2011, 23: 189 − 196.

[42] Tobias JD, Garrett J, Lynch A. Alterations of end-tidal CO_2 during the intra-hospital transport of children. Pediatr Emerg Care, 1996, 12: 249 − 251.

[43] Sheak KR, Wiebe DJ, Leary M, et al. Quantitative relationship between end-tidal carbon dioxide and CPR quality during both in-hospital and out-of-hospital cardiac arrest. Resuscitation, 2015, 89: 149 − 154.

[44] Hartmann SM, Farris RW, Di Gennaro JL, et al. Systematic review and metaanalysis of end-tidal carbon dioxide values associated with return of

spontaneous circulation during cardiopulmonary resuscitation. J Intensive Care Med, 2015, 30: 426 – 435.

[45] Overdyk F, Carter R, Maddox R, et al. Continuous oximetry/capnometry monitoring reveals frequent desaturation and bradypnea during patient controlled analgesia. Anesth Analg, 2007, 105: 412 – 418.

[46] Tobias JD, Meyer DJ. Non-invasive monitoring of carbon dioxide during respiratory failure in toddlers and infants: end-tidal versus transcutaneous carbon dioxide. Anesth Analg, 1997, 85: 55 – 58.

[47] Berkenbosch JW, Lam J, Burd RS, et al. Noninvasive monitoring of carbon dioxide during mechanical ventilation in older children: end-tidal versus transcutaneous techniques. Anesth Analg, 2001, 92: 1427 – 1431.

[48] Tobias JD, Wilson WR Jr, Meyer DJ. Transcutaneous monitoring of carbon dioxide tension after cardiothoracic surgery in infants and children. Anesth Analg, 1999, 88: 531 – 534.

[49] Berkenbosch JW, Tobias JD. Transcutaneous carbon dioxide monitoring during highfrequency oscillatory ventilation in infants and children. Crit Care Med, 2002, 30: 1024 – 1027.

[50] Tobias JD. Transcutaneous carbon dioxide measurement during apnea testing in pediatric patients. J Intensive Care Med, 2001, 16: 76 – 78.

[51] McBride ME, Berkenbosch JW, Tobias JD. Transcutaneous carbon dioxide monitoring during diabetic ketoacidosis in children and adolescents. Paediatr Anaesth, 2004, 14: 167 – 171.

[52] Cox P, Tobias JD. Non-invasive monitoring of $PaCO_2$ during one-lung ventilation and minimal access surgery in adults: end-tidal versus transcutaneous techniques. J Min Access Surg, 2007, 3: 8 – 13.

[53] Nosovitch M, Johnson JO, Tobias JD. Non-invasive intraoperative monitoring of carbon dioxide in children: end-tidal versus transcutaneous techniques. Paediatr Anaesth, 2002, 12: 48 – 52.

[54] Griffin J, Terry BE, Burton RK, et al. Non-invasive carbon dioxide monitoring during general anesthesia in obese adults: end-tidal versus transcutaneous techniques. Br J Anaesth, 2003, 91: 498 – 501.

[55] Ramsay MA, Usman M, Lagow E, et al. The accuracy, precision and reliability of measuring ventilatory rate and detecting ventilatory pause by rainbow acoustic monitoring and capnometry. Anesth Analg, 2013, 117: 69 – 75.

[56] Frasca D, Geraud L, Charriere JM, et al. Comparison of acoustic and impedance methods with mask capnometry to assess respiration rate in obese patients recovering from general anaesthesia. Anaesthesia, 2015, 70: 26 – 31.

[57] Mimoz O, Benard T, Gaucher A, et al. Accuracy of respiratory rate

monitoring using a non-invasive acoustic method after general anaesthesia. Br J Anaesth, 2012, 108: 872 - 875.

[58] Guechi Y, Pichot A, Frasca D, et al. Assessment of noninvasive acoustic respiration rate monitoring in patients admitted to an Emergency Department for drug or alcoholic poisoning. J Clin Monit Comput, 2015, 29: 721 - 726.

[59] Autet LM, Frasca D, Pinsard M, et al. Evaluation of acoustic respiration rate monitoring after extubation in intensive care unit patients. Br J Anaesth, 2014, 113: 195 - 197.

[60] Patino M, Redford DT, Quigley TW, et al. Accuracy of acoustic respiration rate monitoring in pediatric patients. Paediatr Anaesth, 2013, 23: 1166 - 1173.

[61] Swan HJ, Ganz W, Forrester J, et al. Catheterization of the heart in man with use of a flow-directed balloon-tipped catheter. N Engl J Med, 1970, 283: 447 - 451.

[62] Harvey S, Harrison DA, Singer M, et al. PAC-Man study collaboration: assessment of the clinical effectiveness of pulmonary artery catheters in management of patients in intensive care (PAC-Man): a randomised controlled trial. Lancet, 2005, 366: 472 - 477.

[63] Grocott MP, Dushianthan A, Hamilton MA, et al. Perioperative increase in global blood flow to explicit defined goals and outcomes following surgery. Br J Anaesth, 2013, 111: 535 - 548.

[64] Yang XX, Critchley LA, Joynt GM. Determination of the precision error of the pulmonary artery thermodilution catheter using an in vitro continuous flow test rig. Anesth Analg, 2011, 112: 70 - 77.

[65] Pauli C, Fakler U, Genz T, et al. Cardiac output determination in children: equivalence of the transpulmonary thermodilution method to the direct Fick principle. Intensive Care Med, 2002, 28: 947 - 952.

[66] Singer M. Oesophageal Doppler. Curr Opin Crit Care, 2009, 15: 244 - 248.

[67] Schuster AH, Nanda NC. Doppler echocardiographic measurement of cardiac output: comparison with a non-golden standard. Am J Cardiol, 1984, 53: 257 - 259.

[68] Linton RA, Young LE, Marlin DJ, et al. Cardiac output measured by lithium dilution, thermodilution, and transesophageal Doppler echocardiography in anesthetized horses. Am J Vet Res, 2000, 61: 731 - 737.

[69] Johansson A, Chew M. Reliability of continuous pulse contour cardiac output measurement during hemodynamic instability. J Clin Monit Comput, 2007, 21: 237 - 242.

[70] Bein B, Meybohm P, Cavus E, et al. The reliability of pulse contourderived cardiac output during hemorrhage and after vasopressor administration. Anesth

Analg, 2007, 105: 107－113.

[71] Zöllner C, Haller M, Weis M, et al. Beat-to-beat measurement of cardiac output by intravascular pulse contour analysis: a prospective criterion standard study in patients after cardiac surgery. J Cardiothorac Vasc Anesth, 2000, 14: 125－129.

[72] Krejci V, Vannucci A, Abbas A, et al. Comparison of calibrated and uncalibrated arterial pressure-based cardiac output monitors during orthotopic liver transplantation. Liver Transpl, 2010, 16: 773－782.

[73] Hadian M, Kim HK, Severyn DA, et al. Cross-comparison of cardiac output trending accuracy of LiDCO, PiCCO, FloTrac and pulmonary artery catheters. Crit Care, 2010, 14: R212.

[74] Marik PE, Pendelton JE, Smith R. A comparison of hemodynamic parameters derived from transthoracic electrical bioimpedance with those parameters obtained by thermodilution and ventricular angiography. Crit Care Med, 1997, 25: 1545－1550.

[75] Critchley LA, Calcroft RM, Tan PY, et al. The effect of lung injury and excessive lung fluid, on impedance cardiac output measurements, in the critically ill. Intensive Care Med, 2000, 26: 679－685.

[76] Kamath SA, Drazner MH, Tasissa G, et al. Correlation of impedance cardiography with invasive hemodynamic measurements in patients with advanced heart failure: the bioimpedance CardioGraphy (BIG) substudy of the evaluation study of congestive heart failure and Pulmonary Artery catheterization effectiveness (ESCAPE) trial. Am Heart J, 2009, 158: 217－223.

[77] Keren H, Burkhoff D, Squara P. Evaluation of a noninvasive continuous cardiac output monitoring system based on thoracic Bioreactance. Am J Physiol, 2007, 293: H583－H589.

[78] Raval NY, Squara P, Cleman M, et al. Multicenter evaluation of noninvasive cardiac output measurement by bioreactance technique. J Clin Monit Comput, 2008, 22: 113－119.

[79] Squara P, Denjean D, Estagnasie P, et al. Noninvasive cardiac output monitoring (NICOM): a clinical validation. Intensive Care Med, 2007, 33: 1191－1194.

[80] Kraemer FW, Stricker PA, Gurnaney HG, et al. Bradycardia during induction of anesthesia with sevoflurane in children with Down syndrome. Anesth Analg, 2010, 111: 1259－1263.

[81] Tobias JD. Caudal epidural block: a review of test dosing and recognition of systemic injection in children. Anesth Analg, 2001, 93: 1156－1161.

[82] Desparmet J, Mateo J, Ecoffey C, et al. Efficacy of an epidural test dose in

children anesthetized with halothane. Anesthesiology, 1990, 72 (2): 249－251.

[83] Varghese E, Deepak KM, Chowdary KV. Epinephrine test dose in children: is it interpretable on ECG monitor? Paediatr Anaesth, 2009, 19: 1090－1095.

[84] Tanaka M, Nishikawa T. Does the choice of electrocardiography lead affect the efficacy of the T-wave criterion for detecting intravascular injection of an epinephrine test dose? Anesth Analg, 2002, 95: 1408－1411.

[85] Kozek-Langenecker SA, Marhofer P, Jonas K, et al. Cardiovascular criteria for epidural test dosing in sevoflurane- and halothane-anesthetized children. Anesth Analg, 2000, 90: 579－583.

[86] Tobias JD. Cerebral oxygenation monitoring: near infrared spectroscopy. Expert Rev Med Devices, 2006, 3: 235－243.

[87] Ullman N, Anas NG, Izaguirre E, et al. Usefulness of cerebral NIRS in detecting the effects of pediatric sleep apnea. Pediatr Pulmonol, 2014, 49: 1036－1042.

[88] Tobias JD. Cerebral oximetry monitoring with near infrared spectroscopy detects alterations in oxygenation before pulse oximetry. J Intensive Care Med, 2008, 23: 384－388.

[89] Casati A, Fanelli G, Pietropaoli P, et al. Continuous monitoring of cerebral oxygen saturation in elderly patients undergoing major abdominal surgery minimizes brain exposure to potential hypoxia. Anesth Analg, 2005, 101: 740－747.

[90] Murkin JM. NIRS: a standard of care for CPB vs. an evolving standard for selective cerebral perfusion? J Extra Corpor Technol, 2009, 41: P11－P14.

[91] Murkin JM, Adams SJ, Novick RJ, et al. Monitoring brain oxygen saturation during coronary bypass surgery: a randomized, prospective study. Anesth Analg, 2007, 104: 51－58.

[92] Ono M, Brady K, Easley RB, et al. Duration and magnitude of blood pressure below cerebral autoregulation threshold during cardiopulmonary bypass is associated with major morbidity and operative mortality. J Thorac Cardiovasc Surg, 2014, 147: 483－489.

[93] Peňáz J. Photoelectric measurement of blood pressure, volume and flow in the finger. Digest of the 10th international conference on medical and biological engineering, Dresden, 1973.

[94] Imholz BP, Wieling W, van Montfrans GA, et al. Fifteen years' experience with finger arterial pressure monitoring: assessment of the technology. Cardiovasc Res, 1998, 38: 605－616.

[95] Tobias JD, McKee C, Herz D, et al. Accuracy of the CNAP^{TM} monitor, a noninvasive continuous blood pressure device, in providing beat-to-beat blood

pressure measurements during bariatric surgery in severely obese adolescents and young adults. J Anesth, 2014, 28: 861 − 865.

[96] Kako H, Corridore M, Rice J, et al. Accuracy of the CNAP^{TM} monitor, a noninvasive continuous blood pressure device, in providing beat-to-beat blood pressure readings in pediatric patients weighing 20 − 40 kilograms. Paediatr Anaesth, 2013, 23: 989 − 993.

[97] Drzewieck GM, Meblin J, Noordergraaf A. Arterial tonometry: review and analysis. J Biomech, 1983, 2: 141 − 152.

[98] Hansen S, Staber M. Oscillometric blood pressure measurement used for calibration of the arterial tonometry method contributes significantly to error. Eur J Anaesthesiol, 2006, 23: 781 − 787.

[99] Drzewiecki GM, Melbin J, Noordergraaf A. Arterial tonometry: review and analysis. J Biomech, 1983, 16: 141 − 152.

[100] Kim SH, Lilot M, Sidhu KS, et al. Accuracy and precision of continuous noninvasive arterial pressure monitoring compared with invasive arterial pressure: a systematic review and meta-analysis. Anesthesiology, 2014, 120: 1080 − 1097.

麻醉和手术的早期和长期影响

22.1 苏醒期谵妄、躁动及术后疼痛

斯梅萨尔(Smessaer)等[57]提出了"恢复模式"的概念,以此描述麻醉和手术后意识恢复时发生的不同类型的行为。包括 3 种恢复模式:平静且顺利苏醒;中度躁动;出现明显的神志不清和不合作,需要特殊的监护和约束。埃肯霍夫(Eckenhoff)等[21]研究了 14 000 余例恢复室患者,分析麻醉后兴奋的发病率及病因。他们定义全身麻醉苏醒时出现大哭、啜泣、捶打和定向力障碍者为"苏醒期兴奋",这一系列症状目前被认为是苏醒期谵妄(ED)。

20 世纪 60 年代初,"苏醒期谵妄"(ED)"苏醒期躁动"(EA)"苏醒期兴奋"和"术后行为异常"等词经常被作为同义词,但关于这些词的定义缺乏明确共识[4,48,65]。最近,博尔托内(Bortone)等[8]采用"术后早期不良行为"(e‑PONB)这一术语总体描述各类苏醒后异常不安的行为,并将术后早期和长期行为改变区分开来。

e‑PONB 相关因素包括疼痛、ED 和 EA[4,8]。高达 80% 的儿童在全身麻醉后可能经历 e‑PONB,这取决于临床环境和围术期管理[18,48,58]。

谵妄的诊断标准(《精神障碍诊断和统计手册》,第 5 版)是与认知改变(定向障碍、语言混乱)和感知障碍相关的注意力和意识障碍(定向、聚焦、持续和转移注意力的能力下降)。西塞克(Sickic)和列尔曼(Lerman)等[56]将 ED 定义为"全麻恢复期出现的包括幻觉、妄想和意识模糊等在内的精神障碍,临床主要表现为呻吟、坐立不安、无意识运动和挣扎翻滚"。

报道的儿童 ED 发生率大概是 20%[5,48,65]。发生于自主清醒后

的第一个 20 分钟内[29,65],通常于觉醒后 5 分钟内开始出现,持续 10~15 分钟,几乎所有病例都具有自限性并且同一患儿不会再次 复发[8,28]。

EA 是一种不安和精神沮丧状态,并非所有 EA 患儿都有谵妄。 儿童躁动的原因有很多,包括疼痛、饥饿,或与家人分离或陌生环境 的恐惧等。"躁动"可用作包含所有这些状态的总结概括,但具体讨 论 ED 现象的文献应避免使用[5,48,65]。

22.2 "术后早期不良行为"的后果

"术后早期不良行为"(e‐PONB)患儿有自伤或意外拔除静脉导 管和引流管的风险,常需增加监护和镇静或镇痛药补救处理。患儿 行为也降低了父母和照护人员的满意度[48,63,66]。目前 e‐PONB 的 长期心理影响尚不清楚,但已证实麻醉后有 ED 表现的患儿,手术后 数周发生分离焦虑、冷漠、睡眠障碍和饮食失调的风险更高[24,37,59]。 e‐PONB 儿童后期可能也会出现噩梦、醒后哭泣、乱发脾气或其他更 严重的行为改变,如新近出现遗尿[20,31]。凯恩(Kain)等报道,择期日 间手术后第一天,1~7 岁儿童不良行为的发生率高达 60%,并可持续 至术后 2 周[31]。6~12 岁择期腺样体扁桃体切除术儿童,至少出现一 种不良行为的发生率,术后第一天最高 80%(71%~90%,95%CI),术 后 6 个月最低 43%(31%~56%,95%CI)[5,60]。

究其原因,术后疼痛可能是导致 EA 发生的一个重要因素,特别 是短小手术术后[19,23,26]。然而,最近的研究表明,ED 和术后疼痛是 2 种不同的行为,在全身麻醉自发觉醒后的第一个 30 分钟内有着不同 的变化趋势[8,12]。区分 ED 与疼痛很重要,因为病因和处理不 同[5,48,58]。错误的诊断会导致治疗的是具有自限性的行为改变 (ED),而应该处理的术后疼痛却治疗不足。

22.3 危险因素

1960 年,斯梅萨尔等描述了与 ED 有关的两个主要因素。第一个因素与术中管理(麻醉管理,环丙烷而非乙醚或巴比妥类)和手术操作(相比胸腹腔内手术,外周手术较少发生 ED)有关;第二个因素是患儿的个体特征(如性别、年龄和性格),他们假设认为麻醉后苏醒期行为主要受患儿人格结构的影响;而未将疼痛作为谵妄的重要原因[57]。最近的观点认为,e‑PONB 与麻醉方法,手术环境,患儿年龄、经历和脾气,术前焦虑以及苏醒期父母陪伴,以及术后疼痛等相关[18,22]。

22.3.1 年龄和性别

20 世纪 60 年代,人们认为 e‑PONB 发生率在童年时期较高,随年龄增长发生率降低[21],但近期文献不支持年龄和 e‑PONB 发生率之间的这种反比关系。儿童发育的每个阶段心理发育都具有不同的特征。例如,1~3 岁儿童常见的分离焦虑,不太可能在婴儿出现。学龄前儿童对开心的事物反应积极,而年龄较大的儿童/青少年则更多的希望参与医疗决策过程,临床可充分利用这些特点减少患儿焦虑[5,50]。性别不影响 e‑PONB 的发生率;但有作者认为 ED 在男性学龄前儿童的发生率更频繁[18]。所以,使用年龄特异性工具可能有助于 e‑PONB 更准确地评估、预防和治疗。

22.3.2 父母和文化

族群、语言和文化价值观会影响不良行为的报告率。与说英语的白人父母相比,那些讲西班牙语的西班牙裔父母很少报告孩子的不良行为或其变化。西班牙裔家庭共同的文化价值观是"斯多葛主义"(意即保持沉着、自我控制情感和生理),所以这些父母很少主动报告 e‑PONB[25]。

22.3.3 术前焦虑

术前焦虑是术后不良行为的独立预测因子。凯恩(Kain)等认为年幼儿童,术前焦虑和术后不良行为之间强烈相关,有术前焦虑经历的儿童,术后发生不良行为的风险高达增加 3.5 倍[32,34,35]。

术前及时识别焦虑特质患儿有助于改善围术期管理和预防 e－PONB。临床和实验室参数(即心率、血压和血浆皮质醇浓度)也用于评估焦虑,但这些参数的有效性和可靠性较低[5]。改良耶鲁围术期焦虑量表(m－YPAS)虽然有效和可靠的工具,但用于日常繁忙的临床工作中太过复杂[32]。

诱导依从性检查表(ICC)已在吸入麻醉诱导中获得证实[33]。贝灵哲(Beringer)等开发的儿童麻醉行为评分(PAB)可用于定量描述麻醉诱导期焦虑水平,识别麻醉诱导期忧虑患儿。PAB 评分主要包括以下三种行为表现:

1. 快乐-平静和克制,能配合麻醉诱导。
2. 悲伤-含泪和/或退缩,但仍能配合麻醉诱导。
3. 疯狂-对诱导大声反抗(尖叫或呼喊)和/或有身体抵抗,需职员和/或父母协助制动。

PAB 评分、ICC 和 m－YPAS 之间显著相关。诱导期高 PAB 评分与 PACU 患儿 e－PONB 发生率增高及程度加重有关,也与出院后行为改变有关[6]。

22.3.4　手术

手术类型和 e－PONB 发生率之间的关系尚不清楚。有作者认为,耳鼻喉科手术、眼科手术[3]、泌尿外科手术[43]和入院外科手术患儿[47]发生术后行为改变的风险增加,但更多研究认为术后不良行为与手术类型并无相关性。

22.3.5　吸入麻醉

七氟烷和地氟烷等血/气分配系数较低的吸入麻醉药,ED 和 EA 的发生率较高[3,17,69]。

七氟烷和地氟烷在中枢神经系统清除相对较快,这可能是吸入麻醉后 ED 发生率较高的原因;起效快的吸入麻醉药诱导术后躁动发生率增加,也是对前述假说的支持。相比大脑的其他功能如听觉、运动觉,麻醉后混乱状态或许与认知功能恢复较慢有关[18]。邦(Bong)等最近的研究是对该理论的有力支持,他们发现预测 ED 唯一重要的因素是从全身麻醉苏醒的时间。苏醒时间每延长 1 分钟,ED 发生率的减少7%[7]。近年来认为,七氟烷的双相效应是年幼儿童 ED 发生的可能因素之一[5];高浓度七氟烷加强 GABA－α－受体介导的抑制性突触后电流,低浓度则阻止 GABA－α－受体介导的抑制性突触后电流[53]。

七氟烷和地氟烷麻醉影响术后行为,ED 发病率在 10%~55%之间变化,但针对该问题的大多数研究存在局限性,例如缺乏关于定义的共识,采用未经验证的量表测量术后行为改变的发生率和幅度,并进而以此评估 ED[11,12,64,68]。韦尔伯恩(Welborn)等在耳鼻喉手术后患儿报道,地氟烷麻醉后 ED 发生率为 55%,而七氟烷麻醉后的发生率为 10%[68],但科恩(Cohen)等用三点评分法(平静、激动但能被安抚、非常激动不能安抚)评估学龄前儿童扁桃体和腺样体切除术后的行为,七氟烷麻醉(18%)或地氟烷(24%)麻醉患儿的 EA 发生率没有差别[41]。瓦利(Valley)等也发现术后 ED 总发病率为 33%,七氟烷或地氟烷麻醉患儿之间无明显差异[64]。

洛卡泰利(Locatelli)等使用 PAED 研究 ED 发生率。患儿在七氟烷或地氟烷及有效的区域麻醉下施行脐下手术,1/4 患儿出现 ED。七氟烷和地氟烷麻醉之间发生率无差异,但是七氟烷麻醉患儿 ED 持续时间较长[46]。

22.3.6 丙泊酚

丙泊酚麻醉后 ED 的发生率和严重程度明显低于挥发性麻醉药。眼科检查患儿七氟烷麻醉后 ED 发生率 38%,而丙泊酚麻醉后的发生率为 0[27]。相比全凭七氟烷麻醉麻醉,患儿麻醉即使采用七氟烷诱导、丙泊酚维持也能显著降低 EA 风险(RR 0.35,0.25~0.51,95%CI)[15]。如患儿仅用七氟烷或丙泊酚维持麻醉进行对比研究,结论与前述研究相似(RR 0.59,0.46~0.76,95%CI)[9,13,14,15,62]。

　　另外有作者在七氟烷麻醉中,观察了麻醉诱导或手术结束时给予单次丙泊酚对 EA 发生率的影响。诱导时静注丙泊酚 2 mg/kg 或 3 mg/kg 不能降低 EA 的发生率和严重程度,但手术结束时静注丙泊酚 1 mg/kg,则能降低 EA 的风险(RR 0.58,0.38～0.89,95%CI)[15]。最近,科斯汀(Costi)等报道,七氟烷麻醉结束时 3 分钟内持续输注丙泊酚 3 mg/kg,能降低 EA 发生率和严重程度[16]。

22.4　识别和量化"术后早期不良行为"的工具

　　在麻醉恢复室有效识别疼痛、ED 和 EA 有重要临床意义,因为三者的临床处理不同[4,8,48,65]。年幼患儿不能主诉痛苦、焦虑、不安、恐惧、饥饿或口渴,但是所有这些可能有相似的行为表现;患儿觉醒后最初几分钟上述行为变化(疼痛、ED 和 EA 引起)可能彼此明显叠加[58]。恢复期缺乏识别 ED 的"金标准",而且又无可用的患儿自诉疼痛量表,因此试图区分 e－PONB 的主要成分极其困难。

　　多种观察量表已被开发用来评估年幼患儿的 EA、疼痛和 ED。EA 常用 3～5 种分类进行描述[67]。其中最常用的 EA 量表(Watcha、Cravero、Aono 等)尚未经心理学测试,包括哭闹、无法安抚、不合作等行为学描述。很显然,这些评分描述的只是普通的烦躁状态,无法区分不同病因也不能识别 ED[48]。ED 不应该只根据哭闹和可安慰性进行诊断,而且测量 EA 的量表不应仅只用于确认一般烦躁患儿。

　　2004 年,萨拉(Sikich)和列尔曼(Lerman)开发的小儿麻醉苏醒期谵妄量表(PAED),是经过验证的评估儿童 ED 的唯一工具[56],PAED 量表包括 5 项:"目光接触""有目的的动作""认识环境""坐立不安"和"无法安抚"(表 22－1)。根据"精神疾病诊断和统计手册Ⅳ和Ⅴ",评估意识("目光接触"和"认识环境")和认知("有目的的动作")的项目属于谵妄定义范围;"坐立不安"和"无法安抚"则反映了精神运动行为和情绪障碍,也是疼痛、紧张、焦虑或恐惧的外在表现,但 PAED 量表也有一定局限性。首先,项目虽然有客观标准但每一项评分都受主观因素影响;其次,正如作者所述,最后两项行为既与疼痛相关又与 ED 相关；第三，鉴别 ED 的临界值缺乏共识（从≥10~≥16 均取决于作者）[48]。

表 22-1 FLACC 量表[52]

表情、肢体动作、行为、哭闹、可安慰性评分
表情
0. 没有特别的表情/微笑、眼神接触和对周围环境感兴趣
1. 偶尔做鬼脸或皱眉、退缩、不感兴趣的、面露愁眉、眉毛低垂、双目半闭、脸颊抬起、噘嘴
2. 经常皱眉、牙关紧咬、下巴颤抖、额头上有深深的皱纹、眼睛紧闭、嘴巴张开、有深的鼻/唇纹
肢体动作
0. 正常位置或放松状态
1. 不适、不安、紧张、音调升高、僵硬、间歇性地屈/伸肌体
2. 踢腿或蜷腿、下肢张力增高、肌体夸张地屈/伸、震颤
行为
0. 安静平卧、姿势正常、动作自如
1. 蠕动、来回移动、紧张、不愿意动、防备、部分身体用力
2. 拱起、僵硬或痉挛、位置固定、来回摇摆、头部左右运动、揉搓身体的某部分
哭闹
0. 没有哭泣/呻吟（醒着或睡着）
1. 呻吟或呜咽、偶尔的哭泣、叹息、偶尔抱怨
2. 尖叫、不断哭泣、呻吟、哼哼唧唧、不停抱怨
可安慰性
0. 冷静、满足的、放松、不需要安慰
1. 可以通过偶尔的身体接触、拥抱消除疑虑或通过说话分散注意力
2. 难以安慰或安抚

洛卡泰利（Locatelli）等将 PAED 量表分为谵妄特异性评分（ED1——“目光接触”“认识环境”和“有目的的动作”）和谵妄非特异性评分（ED2——“坐立不安”和“无法安抚”）。他们的研究表明，年幼儿童在有效的骶管阻滞下施行脐下手术后，ED1（“目光接触”“认识环境”和“有目的的动作”≥9 分）与 ED 高度相关。而且，ED1 识别 ED 患儿发病率的敏感性为 93%，识别非 ED 患儿发病率的特异性为 94%。与此相反，ED2 虽可正确识别非 ED 患儿（特异性 95%），

但识别 ED 患儿却不可靠(敏感性 34%)[46]。

　　EA 量表和 PAED 量表里使用的一些指标,可能与疼痛评估工具重叠,如表情、肢体动作、行为、哭闹、可安慰性(FLACC)(表22 - 2)[48]。FLACC 量表是一个可靠的评估年幼儿童疼痛的观察量表;它是经过验证的量表,通过对孩子超过 5 分钟的观察,记录每个项目的最差行为,评估完全清醒儿童的术后疼痛[51]。

表 22 - 2　PAED 量表(小儿麻醉苏醒期谵妄量表)[9]

	完全没有	一点点	相当多	很多	过多
孩子与看护者的眼神接触	4	3	2	1	0
孩子的动作是有目的的	4	3	2	1	0
孩子意识到他/她周围环境	4	3	2	1	0
孩子不安	0	1	2	3	4
孩子无法安抚	0	1	2	3	4

　　PAED 量表和 FLACC 量表在 3 个指标上有重叠:"无法安抚""有目的的动作"和"坐立不安"。如果躁动和无法安抚的项目得分较高,即使 ED 特异性项目得分较低,也可能产生诊断 ED 的假阳性结果[48]。另一方面,如果采用 FLACC 量表评估,面部表情加上无法安抚和坐立不安,可能会诊断为疼痛而非 ED。

　　"没有眼神交流"和"不认识周围环境"两项指标为 PAED 量表独有,被认为是识别 ED 最重要的两项[46,48,56]。在清醒后最初 15 分钟,"没有眼神交流"和"不认识周围环境"与 ED 密切相关,敏感性为99%,特异性为 63%。术后早期阶段"面部异常表情""哭"和"无法安慰"探测疼痛的敏感性为 93%,特异性为 82%[28]。

22.5　预防和治疗

　　e - PONB 的理想治疗措施应该是有效预防,也有大量研究涉及一些药物和非药物策略。

22.5.1　非药物方法

　　术前焦虑与术后行为高度相关,提示可采用药物和非药物性预防策略。有多种减轻术前焦虑的策略,包括减少麻醉诱导期间感觉刺激、分散注意力和催眠、小丑治疗,孩子和家长术前准备采用电影、视频或互动读本等[72]。父母陪伴麻醉诱导减少儿童焦虑仍有争议[30,36,44,49]。必要的围术期信息告知和注意力分散能降低患儿焦虑、唾液皮质醇浓度及术后吗啡用量[70]。

凯恩(Kain)等评估了名为 ADVANCE 患儿家庭术前准备(减少焦虑、分散注意力、视频模拟和教育、家长加入、不过度安慰、指导和展示/角色塑造)综合策略的效果[38]。知情父母参与麻醉前和诱导期间分散患儿注意力。这一方案降低了患儿术前焦虑和 ED 发生率,其预防发生 ED 的效果优于咪达唑仑术前用药[18]。

最近,塞登(Seiden)等在门诊手术患儿,比较了以电脑互动转移注意力(TBID)和咪达唑仑术前药的效果。TBID 可减轻围术期焦虑,降低 ED 发生率,缩短出院时间,提高家长满意度[55]。

22.5.2　药物方法

22.5.2.1　咪达唑仑

咪达唑仑是预防和治疗术前焦虑最常用药物[34,35],但对 e - PONB 及其长期后遗结局的预防效果仍有争议。很少有研究结论支持术前咪达唑仑可预防 EA[11,12,42,43];多数研究认为不影响 e - PONB[11,12,15,18]。最近许(Chuo)等报道手术结束前静脉注射咪达唑仑 0.03 mg/kg,可降低择期斜视手术患儿的 EA 发生率。他们认为术前使用咪达唑仑不能降低 e - PONB,因为对长时间手术而言,咪达唑仑的效果难以持续[10]。

22.5.2.2　α_2-肾上腺素能受体激动剂

有强力证据表明,静脉注射可乐定或右美托咪定能减少术后 e - PONB 的发生率(总优势比 0.28,0.19~0.40,95%CI)[10],但大多数研究探索的是 EA 而非特异性 ED,而且没有研究观察其对长期行为改变的影响。使用 α_2 肾上腺素能激动剂后患儿恢复室停留时间延长,但这种延长并无临床意义[54]。

三河(Mikawa)等发现可乐定 4 μg/kg 用作术前药,其降低术后

EA 的效果优于可乐定 2 μg/kg、咪达唑仑 0.5 mg/kg、地西泮0.4 mg/kg 和安慰剂[52]。姚(Yao)等研究表明右美托咪定 1~2 μg/kg 经鼻滴入，能显著降低 3~7 岁全麻儿童 ED 的发病率和严重程度[71]。

α_2肾上腺素能激动剂影响 e‑PONB 的机制未明。猜想可能是，吸入麻醉药增加肾上腺素能脑区去甲肾上腺素含量，可乐定则有削弱这种增加的作用[61]。

22.5.2.3 丙泊酚静脉麻醉

联合应用丙泊酚连续输注、吸入氧化亚氮再加上有效的区域阻滞或小剂量阿片类药物，是预防 e‑PONB 的最佳策略[5,8]。手术结束时，单次注射或连续输注丙泊酚能有效降低七氟烷麻醉后 ED 的发生率[40,41]。

22.5.2.4 疼痛管理

疼痛控制不足是发生 e‑PONB 的原因之一，镇痛治疗应是预防患儿觉醒后不良行为变化的首选措施[1,2,5,11,12,39-41]。

骶管阻滞和区域麻醉可降低 EA 的风险[2,39]；使用非甾体类抗炎药也可降低 e‑PONB 的发病率；术中使用芬太尼后，EA 风险的总体发生率降低（RR 0.37,0.27~0.50,95% CI）($I^2 = 54\%$)[26,15]。七氟烷麻醉的下腹部手术患儿，术前使用芬太尼可降低 EA 和疼痛的发生率（可乐定无此效应），但不影响 ED 发生率，不影响患儿苏醒和恢复室停留时间。虽然这种策略可减少苏醒后 EA 与疼痛，但术后第二天 PONV 的发生率较高[8]。

阿片类药物预防 e‑PONB 的作用机制尚不清楚。芬太尼抑制下丘脑分泌素/食欲素神经元，后者参与调节唤醒和维持清醒状态[45]；其预防 e‑PONB 的机制可能与此有关。

22.5.3 何时以及如何治疗 e‑PONB?

应根据患儿症状严重程度和持续时间，并在保障其安全的基础上治疗处理 e‑PONB[5]。然而，年幼患儿发生 ED 时，无证据表明不及时治疗会有任何后遗症。

医师处理 e‑PONB 过程中，目标有二：首先是保护患儿，避免自伤。其次是为患儿提供一个安静的恢复环境。恢复室父母陪伴不影响 ED 发生率。PACU 工作人员对此现象应该详细解释,并告知患儿家长 ED 具有自限性,孩子将恢复到正常行为,打消患儿家长的顾虑[5]。

如计划治疗 e‐PONB,首先要确定不良行为的原因,源于 ED 还是疼痛抑或两者兼有? 明显属于 ED(PAED 评分≥10,或"没有眼神交流"和"不认识周围环境"同时出现)时,小剂量丙泊酚(0.5~1 mg/kg)单次注射足可控制症状;如难以发现不良行为起因,因为芬太尼可控制疼痛和 ED,考虑首选(1~1.5 μg/kg)[17,18]。

小 结

e‐PONB 显著影响患儿苏醒质量。识别 e‐PONB 的不同成分具有重要的临床意义,但即便是专家型护士和医师,也非常困难。预防术前焦虑,采用丙泊酚麻醉,再加上充分的镇痛以及苏醒早期的准确评估,仍然是预防 e‐PONB 的主要方法。

(张溪英 译)

参考文献

[1] Aouad MT, Nasr VG. Emergence agitation in children: an update. Curr Opin Anaesthesiol, 2005, 18(6): 614‐619.

[2] Aouad MT, Kanazi GE, Siddik-Sayyid SM, et al. Preoperative caudal block prevents emergence agitation in children following sevoflurane anesthesia. Acta Anaesthesiol Scand, 2005, 49: 300‐304.

[3] Aouad MT, Yazbeck-Karam VG, Nasr VG, et al. A single dose of propofol at the end of surgery for the prevention of emergence agitation in children undergoing strabismus surgery during sevoflurane anesthesia. Anesthesiology, 2007, 107(5): 733‐738.

[4] Bajwa SA, Costi D, Cyna AM. A comparison of emergence delirium scales following general anesthesia in children. Pediatr Anesth, 2010, 20: 704‐711.

[5] Banchs RJ, Lerman J. Preoperative anxiety management, emergence delirium, and postoperative behavior. Anesthesiol Clin, 2014, 32(1): 1‐23.

[6] Beringer RM, Greenwood R, Kilpatrick N. Development and validation of the

Pediatric Anesthesia Behavior score — an objective measure of behavior during induction of anesthesia. Paediatr Anaesth, 2010, 24(2): 196 - 200.

[7] Bong CL, Lim E, Allen JC, et al. A comparison of single-dose dexmedetomidine or propofol on the incidence of emergence delirium in children undergoing general anaesthesia for magnetic resonance imaging. Anaesthesia, 2015, 70(4): 393 - 399.

[8] Bortone L, Bertolizio G, Engelhardt T, et al. The effect of fentanyl and clonidine on early postoperative negative behavior in children: a double-blind placebo controlled trial. Paediatr Anaesth, 2014, 24(6): 614 - 619.

[9] Bryan YF, Hoke LK, Taghon TA, et al. A randomized trial comparing sevoflurane and propofol in children undergoing MRI scans. Paediatr Anesth, 2009, 19(7): 672 - 681.

[10] Chuo EJ, Yoon SZ, Cho JE, et al. Comparison of the effect of 0.03 and 0.05 mg/kg midazolam with placebo on prevention of emergence agitation in children having strabismus surgery. Anesthiology, 2014, 120 (6): 1354 - 1361.

[11] Cohen IT, Drewsen S, Hannallan RS. Propofol or midazolam does no reduce emergence delirium in pediatric patients. Paediatr Anesth, 2002, 12: 604 - 609.

[12] Cohen IT, Finkel JC, Hannallah RS, et al. The effect of fentanyl on the emergence characteristics after desflurane or sevoflurane anesthesia in children. Anesth Analg, 2002, 94(5): 1178 - 1181.

[13] Cohen IT, Finkel JC, Hannallah RS, et al. Rapid emergence does not explain agitation following sevoflurane anaesthesia in infants and children: a comparison with propofol. Paediatr Anesth, 2003, 13(1): 63 - 67.

[14] Cohen IT, Finkel JC, Hannallah RS, et al. Clinical and biochemical effects of propofol EDTA vs sevoflurane in healthy infants and young children. Paediatr Anesth, 2004, 14(2): 135 - 142.

[15] Costi D, Cyna AM, Ahmed S, et al. Effects of sevoflurane versus other general anaesthesia on emergence agitation in children. Cochrane Database Syst Rev, 2014,(9): CD007084.

[16] Costi D, Ellwood J, Wallace A, et al. Transition to propofol after sevoflurane anesthesia to prevent emergence agitation: a randomized controlled trial. Paediatr Anaesth, 2015, 25(5): 517 - 523.

[17] Dahmani S, Stany I, Brasher C, et al. Pharmacological prevention of sevoflurane- and desflurane-related emergence agitation in children: a meta-analysis of published studies. Br J Anaesth, 2010, 104(2): 216 - 223.

[18] Dahmani S, Delivet H, Hilly J. Emergence delirium in children: an update. Curr Opin Anaesthesiol, 2014, 27(3): 309 - 315.

[19] Davis PJ, Greenberg JA, Gendelman M, et al. Recovery characteristics of sevoflurane and halothane in preschool-aged children undergoing bilateral myringotomy and pressure equalization tube insertion. Anesth Analg, 1999, 88: 34 - 38.

[20] Eckenhoff JE. Relationship of anesthesia to postoperative personality changes in children. Am J Dis Child, 1958, 86: 587 - 591.

[21] Eckenhoff JE, Kneale DH, Dripps RD. The incidence and etiology of postanesthetic excitement. A clinical survey. Anesthesiology, 1961, 22: 667 - 673.

[22] Faulk DJ, Twite MD, Zuk J, et al. Hypnotic depth and the incidence of emergence agitation and negative postoperative behavioral changes. Paediatr Anaesth, 2010, 20(1): 72 - 81.

[23] Finkel JC, Cohen IT, Hannallah RS, et al. The effect of intranasal fentanyl on the emergence characteristics after sevoflurane anesthesia in children undergoing surgery for bilateral myringotomy tube placement. Anesth Analg, 2001, 92: 1164 - 1168.

[24] Fortier MA, Del Rosario AM, Rosenbaum A, et al. Beyond pain: predictors of postoperative maladaptive behavior change in children. Paediatr Anaesth, 2010, 20(5): 445 - 453.

[25] Fortier MA, Tan ET, Mayes LC, et al. Ethnicity and parental report of postoperative behavioral changes in children. Paediatr Anaesth, 2013, 23(5): 422 - 428.

[26] Galinkin JL, Fazi LM, Cuy RM, et al. Use of intranasal fentanyl in children undergoing myringotomy and tube placement during halothane and sevoflurane anesthesia. Anesthesiology, 2000, 93(6): 1378 - 1383.

[27] Gupta A, Stierer T, Zuckerman R, et al. Comparison of recovery profile after ambulatory anesthesia with propofol, isoflurane, sevoflurane and desflurane: a systematic review. Anesth Analg, 2004, 98(3): 632 - 641.

[28] Ingelmo PM, Somaini M, Marzorati C, et al. A comparison of observational scales to assess pain and Emergence Delirium in recovery. In: Poster presented on the ASA congress A3115 — San Francisco, USA Oct, 2013.

[29] Johr M. Postanaesthesia excitation. Paediatr Anaesth, 2002, 12: 293 - 295.

[30] Kain ZN. Parental presence during induction of anaesthesia. Paediatr Anaesth, 1995, 5: 209 - 212.

[31] Kain ZN, Mayes LC, O'Connor TZ, et al. Preoperative anxiety in children, predictors and outcomes. Arch Pediatr Adolesc Med, 1996, 150: 1238 - 1245.

[32] Kain ZN, Mayes LC, Cicchetti DV, et al. The Yale Preoperative Anxiety Scale: how does it compare with a "gold standard"? Anesth Analg, 1997, 85: 783 - 788.

[33] Kain ZN, Mayes LC, Wang SM, et al. Parental presence during induction of anesthesia versus sedative premedication: which intervention is more effective? Anesthesiology, 1998, 89: 1147 - 1156.

[34] Kain ZN, Mayes LC, Wang SM, et al. Postoperative behavioral outcomes in children: effects of sedative premedication. Anesthesiology, 1999, 90: 758 - 765.

[35] Kain ZN, Wang SM, Mayes LC, et al. Distress during the induction of anesthesia and postoperative behavioral outcomes. Anesth Analg, 1999, 88: 1042 - 1047.

[36] Kain ZN, Mayes LC, Wang SM, et al. Parental presence and a sedative premedicant for children undergoing surgery: a hierarchical study. Anesthesiology, 2000, 92: 939 - 946.

[37] Kain ZN, Caldwell-Andrews AA, Weinberg ME, et al. Sevoflurane versus halothane: postoperative maladaptive behavioral changes: a randomized, controlled trial. Anesthesiology, 2005, 102(4): 720 - 726.

[38] Kain ZN, Caldwell-Andrews AA, Mayes LC, et al. Family-centered preparation for surgery improves perioperative outcomes in children: a randomized controlled trial. Anesthesiology, 2007, 106: 65 - 74.

[39] Kim HS, Kim CS, Kim SD, et al. Fascia iliaca compartment block reduces emergence agitation by providing effective analgesic properties in children. J Clin Anesth, 2011, 23(2): 119 - 123.

[40] Kim MS, Moon BE, Kim H, et al. Comparison of propofol and fentanyl administered at the end of anaesthesia for prevention of emergence agitation after sevoflurane anaesthesia in children. Br J Anaesth, 2013, 110 (2): 274 - 280.

[41] Kim D, Doo AR, Lim H, et al. Effect of ketorolac on the prevention of emergence agitation in children after sevoflurane anesthesia. Korean J Anesthesiol, 2013, 64(3): 240 - 245.

[42] Ko YP, Huang CJ, Hung YC, et al. Premedication with low-dose oral midazolam reduces the incidence and severity of emergence agitation in pediatric patients following sevoflurane anesthesia. Acta Anaesthesiol Sin, 2001, 39(4): 169 - 177.

[43] Lapin SL, Auden SM, Goldsmith LJ, et al. Effects of sevoflurane anaesthesia on recovery in children: a comparison with halothane. Paediatr Anaesth, 1999, 9(4): 299 - 304.

[44] Lardner DR, Dick BD, Psych R, et al. The effects of parental presence in the postanesthetic care unit on children's postoperative behavior: a prospective, randomized, controlled study. Anesth Analg, 2010, 110: 1102 - 1108.

[45] Li Y, van den Pol AN. Mu-opioid receptor-mediated depression of the

hypothalamic hypocretin/orexin arousal system. J Neurosci: Off J Soc Neurosci, 2008, 28(11): 2814 - 2819.

[46] Locatelli BG, Ingelmo PM, Emre S, et al. Emergence delirium in children: a comparison of sevoflurane and desflurane anesthesia using the Paediatric Anesthesia Emergence Delirium scale. Paediatr Anaesth, 2013, 23 (4): 301 - 308.

[47] Lumley MA, Melamed BG, Abeles LA. Predicting children's presurgical anxiety and subsequent behavior changes. J Pediatr Psychol, 1993, 18: 481 - 497.

[48] Malarbi S, Stargatt R, Howard K, et al. Characterizing the behavior of children emerging with delirium from general anesthesia. Paediatr Anaesth, 2011, 21(9): 942 - 950.

[49] Margolis JO, Ginsberg B, Dear GL, et al. Paediatric preoperative teaching: effects at induction and postoperatively. Paediatr Anaesth, 1998, 8: 17 - 23.

[50] McGraw T. Preparing children for the operating room: psychological issues. Can J Anaesth, 1994, 41: 1094 - 1103.

[51] Merkel S, Voepel-Lewis T, Shayevitz JR, et al. The FLACC: a behavioral scale for scoring postoperative pain in young children. Pediatr Nurs, 1997, 23(3): 293 - 297.

[52] Mikawa K, Nishina K, Shiga M. Prevention of sevoflurane-induced agitation with oral clonidine premedication. Anesth Analg, 2002, 94(6): 1675 - 1676.

[53] Olsen RW, Yang J, King RG, et al. Barbiturate and benzodiazepine modulation of GABA receptor binding and function. Life Sci, 1986, 39: 1969 - 1976.

[54] Pickard A, Davies P, Birnie K, et al. Systematic review and meta-analysis of the effect of intraoperative α-adrenergic agonists on postoperative behaviour in children. Br J Anaesth, 2014, 112(6): 982 - 990.

[55] Seiden SC, McMullan S, Sequera-Ramos L, et al. Tablet-based Interactive Distraction (TBID) vs oral Midazolam to minimize perioperative anxiety in pediatric patients: a noninferiority randomized trial. Paediatr Anaesth, 2014, 24(12): 1217 - 1223.

[56] Sikich N, Lerman J. Development and psychometric evaluation of the pediatric anesthesia emergence delirium scale. Anesthesiology, 2004, 100(5): 1138 - 1145.

[57] Smessaert A, Schehr CA, Artusio JF Jr. Observations in the immediate postanaesthesia period. II Mode of recovery. Br J Anaesth, 1960, 32: 181 - 185.

[58] Somaini M, Sahillioğlu E, Marzorati C, et al. Emergence delirium, pain or both? a challenge for clinicians. Paediatr Anaesth, 2015, 25(5): 524 - 529.

[59] Stargatt R, Davidson AJ, Huang GH, et al. A cohort study of the incidence and risk factors for negative behavior changes in children after general anesthesia. Paediatr Anaesth, 2006, 16(8): 846 – 859.

[60] Stipic SS, Carev M, Kardum G, et al. Are postoperative behavioural changes after adenotonsillectomy in children influenced by the type of anaesthesia?: A prospective, randomized clinical study. Eur J Anaesthesiol, 2015, 32(5): 311 – 319.

[61] Tesoro S, Mezzetti D, Marchesini L, et al. Clonidine treatment for agitation in children after sevoflurane anesthesia. Anesth Analg, 2005, 101: 1619 – 1622.

[62][63] Uezono S, Goto T, Terui K, et al. Emergence agitation after sevoflurane versus propofol in pediatric patients. Anesth Analg, 2000, 91(3): 563 – 566.

[64] Valley RD, Freid EB, Bailey AG, et al. Tracheal extubation of deeply anesthetized pediatric patients: a comparison of desflurane and sevoflurane. Anesth Analg, 2003, 96: 1320 – 1324.

[65] Vlajkovic GP, Sindjelic RP. Emergence delirium in children: many questions, few answers. Anesth Analg, 2007, 104(1): 84 – 91.

[66] Voepel-Lewis T, Malviya S, Tait AR. A prospective cohort study of emergence agitation in the pediatric postanesthesia care unit. Anesth Analg, 2003, 96: 1625 – 1630.

[67] Watcha MF, Ramirez-Ruiz M, White PF, et al. Perioperative effects of oral ketorolac and acetaminophen in children undergoing bilateral myringotomy. Can J Anaesth, 1992, 39: 649 – 654.

[68] Welborn LG, Hannallah RS, Norden JM, et al. Comparison of emergence and recovery characteristics of sevoflurane, desflurane, and halothane in pediatric ambulatory patients. Anesth Analg, 1996, 83: 917 – 920.

[69] Wells LT, Rasch DK. Emergence "delirium" after sevoflurane anesthesia: a paranoid delusion? Anesth Analg, 1999, 88(6): 1308 – 1310.

[70] Wennstrom B, Tornhage CJ, Nasic S, et al. The perioperative dialogue reduces postoperative stress in children undergoing day surgery as confirmed by salivary cortisol. Paediatr Anaesth, 2011, 21: 1058 – 1065.

[71] Yao Y, Qian B, Lin Y, et al. Intranasal dexmedetomidine premedication reduces minimum alveolar concentration of sevoflurane for laryngeal mask insertion and emergence delirium in children: a prospective, randomized, double-blind, placebo-controlled trial. Paediatr Anaesth, 2015, 25(5): 492 – 498.

[72] Yip P, Middleton P, Cyna AM, et al. Nonpharmacological interventions for assisting the induction of anaesthesia in children. Cochrane Database Syst Rev CD006447, 2009.

急性疼痛管理和预防

23

23.1 引言

与患儿年龄无关,疼痛评估、管理和缓解治疗是最基本的人权[1]。疼痛具有包括感官、情感、行为和认知等在内的多重组分,认识到这些,有助于我们更好地理解术后疼痛。

皮肤感受器最早于妊娠 7 周出现,妊娠 20 周左右在全身皮肤分布完成。痛觉介质和丘脑-皮质连接在妊娠 24 周开始发挥功能,皮质醇、内啡肽和去甲肾上腺素释放提示妊娠 24 周时已有痛感[2]。妊娠期伤害性感受器的重塑包括受体数量增加[3],因此激活阈值较低;出生后下行抑制系统未完全发挥功能,因中枢敏化[5]使婴儿易于产生长期痛觉过敏[4]。

个人主观感受和情绪状态是疼痛的主要组分,两者息息相关不可分割。此外,口头描述疼痛(模式、强度和位置)的能力是评估疼痛也是患儿向父母和医护人员传递信息的关键步骤。鉴于此,儿科患者如新生儿、不会说话的儿童和认知能力不健全者,疼痛评估无疑困难重重。

尽管关于疼痛管理的教育意识不断提升,研究专著不断涌现,治疗指南日臻完善[6,7],但中到重度的疼痛依然是医院和家庭生活中切实存在的问题[8,9]。儿科疼痛治疗的面临的主要挑战是:"无论其为何种手术类型、医疗环境、发育状态以及合并症,都能为所有患儿提供安全、有效的疼痛管理"[10]。此外,术后镇痛的目的不仅是消除疼痛,而且应改善手术结果,防止产生慢性疼痛,从而快速恢复正常机能状态[11],提高生活质量[12]。

23.2 疼痛评估

疼痛应被视为人体的"第五生命体征",合理的儿童疼痛管理取决于有效、可靠的评估和测量。术后疼痛测量的本质是为临床决策和制订疼痛诊疗计划提供一个有用的强度值。患者自我报告工具作为术后疼痛评估的金标准,在婴幼儿、小儿和无认知能力的儿童不具有可行性。对不能自我评估疼痛的婴幼儿和儿童,许多评估急性和诊疗操作性疼痛的观察性/行为性量表可供选择,其有效性已经得到证实。表23-1摘录了不同年龄和临床情况下,最常用的疼痛评估工具。

表 23-1　依据年龄和/或环境疼痛的评估工具

年　龄	自我报告量表	观察者评估量表
早产儿和婴儿	n/a	PIPP-R,COMFORT
小于3岁	n/a	FLACC
大于5~6岁	脸部表情,扑克牌评分法,VAS,NRS	FLACC,CHEOPS
环境		
PACU或病房	VAS,扑克牌评分法,NRS	FLACC,CHEOPS
PICU或NICU	VAS,脸部表情,扑克牌评分法,NRS	FLACC,CHEOPS,COMFORT
有特殊需求的孩子	n/a	m-FLACC,NCCPC-PV
在家	VAS,NRS(如果大于5~6岁儿童)	PPMP(>2岁)

改编自 PedIMMPACT[21]。

n/a,不适用;COMFORT;PIPP-R,修订版早产儿疼痛量表[19];VAS,视觉模拟评分量表;NRS,疼痛数字评价量表;(m-)FLACC,改良FLACC(表情、肢体活动、行为、哭闹、可安慰性)评分量表;CHEOPS,东安大略省儿童医院疼痛量表;NCCPC-PV,无法沟通儿童疼痛检查表(术后版)[20];PPMP,父母术后疼痛测量。

患儿父母是治疗团队重要成员。在日间手术诊疗环境下,父母是患儿出院回家后唯一给予镇痛药的人。已有专门为此开发的术后疼痛评估工具,用于家长术后疼痛管理,如父母术后疼痛测量(PPPM)。然而遗憾的是,即使拥有这样的工具,并对疼痛进行了正确评价,父母们因为担心药物的不良反应[13,14],仍然很少给孩子服用止痛药物。

特殊需要的儿童表达痛苦的能力有限,是术后疼痛控制不佳的脆弱群体,但那些智障患儿的父母,常常具有评估孩子不适和疼痛水平的特殊能力[15,16]。

血流动力学参数缺乏标准化,不足以评估镇痛的有效性,用于围术期容易导致评估或决策失误。然而,诸如镇痛伤害感受指数(ANI)或瞳孔反射扩张(PRD)等新技术值得关注。ANI 和 PRD 通过心率和瞳孔直径变化监测交感和副交感神经活动之间的平衡,藉以反映伤害性刺激的程度。这些技术曾被用来评估神经阻滞[17]及儿童七氟烷麻醉中瑞芬太尼的有效性[18]。

23.3　多模式镇痛

用药模式和持续时间[23,24]似乎比镇痛干预的切入时机[22]更重要。预防性镇痛聚焦于降低围术期伤害性刺激,目的是降低围术期疼痛,并减少术中、术后镇痛药的用量。这一技术的关键是正确使用多模式策略,以控制疼痛信号传导、放大或延续的多个通路。既能降低术后短期并发症如尿潴留、便秘、恶心呕吐、呼吸抑制等,也能减少急性伤害刺激引发的长期不良后果,如慢性术后疼痛[25]。

23.4　急性疼痛控制

23.4.1　阿片类镇痛药(表 23－2)

阿片类药物是预防和治疗儿童中、重度疼痛的主要药物。由于其有效性和功能多样性,阿片类药物在多模式镇痛中占据核心地位。

只要可能,术后镇痛应首选口服用药。按需给药方式(PRN:临时医嘱)相比定时给药(ATC)和连续输注,前者有利于减少不必要的临床用药。

与阿片类药物使用相关的不良反应表现多样,包括恶心呕吐、瘙痒、便秘,严重的阿片类诱导的呼吸抑制(OIRD),以及长期用药停药后的戒断症状。未使用过阿片类药的新生儿和婴儿 OIRD 风险更大,减少剂量和增加给药间隔,可增加安全系数[26,27]。联合使用非阿片制剂和区域阻滞镇痛技术,可进一步降低阿片类药物相关的风险。阿片药物常见的不良反应可用小剂量纳洛酮持续输注治疗[28]。

表 23-2　常用阿片类药物及其用药途径

阿片类药	途　径	年 龄 组	剂量/间隔时间
吗啡	口服	婴儿和儿童	$100 \sim 250 \mu g/kg$, q3~4h
	静脉注射	早产儿 足月新生儿、婴儿和儿童	$25 \sim 50 \mu g/kg$, q3~4h $50 \sim 100 \mu g/kg$, q3h
	静脉输注	早产儿、 足月新生儿 婴儿和儿童	$2 \sim 5 \mu g/(kg \cdot h)$ $5 \sim 10 \mu g/(kg \cdot h)$ $15 \sim 30 \mu g/(kg \cdot h)$
氢吗啡酮	口服	婴儿和儿童	$40 \sim 80 \mu g/kg$, q4h
	静脉注射		$10 \sim 20 \mu g/kg$, q3~4h
	静脉输注		$3 \sim 5 \mu g/(kg \cdot h)$
芬太尼	静脉注射	婴儿和儿童	$0.5 \sim 1 \mu g/kg$, q1~2h
	静脉输注		$0.5 \sim 2 \mu g/(kg \cdot h)$
	鼻内给药		$1 \sim 2 \mu g/kg$, q1~2h
舒芬太尼[a]	静脉注射	婴儿和儿童	$0.1 \sim 1 \mu g/kg$
	静脉输注		$0.1 \sim 2 \mu g/(kg \cdot h)$
	鼻内气雾剂		$1 \sim 2 \mu g/kg$
瑞芬太尼[a]	静脉注射	婴儿和儿童	$1 \sim 2 \mu g/kg$
	静脉输注		$0.1 \sim 1 \mu g/(kg \cdot h)$[b]
美沙酮	静脉注射	婴儿和儿童	$0.05 \sim 0.1 mg/kg$
纳布啡	静脉注射	婴儿和儿童	$0.1 \sim 0.2 mg/kg$
曲马朵	静注或口服 初始剂量	婴儿和儿童	$1 \sim 2 mg/kg$, q6h(最大剂量 $400 mg/d$)

改编自蒙特利尔儿童医院急性疼痛指南。
[a] 限控制急性疼痛使用。
[b] 短期内可使用较高输注速度(可能和阿片诱导的痛觉过敏相关)。
q 每;h 小时。

23.4.1.1　吗啡

吗啡为具有多种用途的药物分子,可多途径给药,其中口服和静脉给药最常用。吗啡属水溶性药物,相比其他脂溶性阿片类药物,吗啡镇痛持续时间更长。

6 个月婴儿吗啡总清除率可达成人的 80%，1 岁时达 96%[29]。吗啡经肝代谢再由肾排泄。由于婴儿和早产儿葡萄糖醛酸化机制发育尚未成熟，其消除半衰期变化范围较大；早产儿 9±3 h，足月儿 6.5±2.8 h，婴幼儿和儿童 2.0±1.8 h[26,27,30]。

23.4.1.2 芬太尼

芬太尼常用于术中急性疼痛预防和治疗。不仅适用于肾衰竭患儿，对那些有组胺释放风险的患儿也有益。脂溶性高，适于快速静注或肌注，达到峰值效应时间分别少于 5 分钟和 15 分钟。新型缓释剂口服枸橼酸芬太尼片（OTFC）适用于短小手术、中等疼痛，特别是无静脉通道或静脉通道不理想的患者[31]。

芬太尼在 PICU 和 NICU 一般用于连续静脉输注，早产儿和新生儿清除率降低[32]，连续输注有蓄积风险。

23.4.1.3 舒芬太尼

舒芬太尼的药效比芬太尼强 8～10 倍。正常儿童舒芬太尼的清除率是青少年的 2 倍；因此需要较高的维持剂量。不同于芬太尼，连续输注舒芬太尼期间，药物蓄积少，血浆浓度稳定且半衰期较短、术后呼吸抑制也较少。其脂溶性有利残余药物镇痛，可减轻 PACU 患儿的术后烦躁。

舒芬太尼的另一优势是可多途径给药，如经鼻给药。术前经鼻单次给药用做术前药可满足短小手术全程镇痛，如鼓膜穿刺术、换药、拔管[33]，同时兼具预防焦虑和镇静的优点。

23.4.1.4 瑞芬太尼

瑞芬太尼在血浆中经非特异性酯酶迅速代谢，长期输注无蓄积[34]。这些特性使得其具有高度的可调节性。瑞芬太尼用于术后疼痛轻微的短小手术特别具有优势，诸如心导管术或活检术。缺点是不宜持续长时间和/或高剂量使用，因其可能诱导急性阿片类耐受（AOI）和阿片诱导的痛觉过敏（OIH）[35]。输注速度在 0.1～0.3 μg/(kg·min) 之间一般不会导致 AOI 或 OIH[35]。

23.4.1.5 羟考酮

羟考酮药效是口服吗啡的 1.5～2 倍，有短效和长效口服剂型。6

月龄以上患儿代谢稳定,清除率比成人高 50%[36,37]。起效、达峰时间和作用时间与口服吗啡相似。因此,使用阿片类药物治疗时,如某一药物失效或不良反应较大,可用羟考酮作为一个有效的替换药物。

23.4.1.6 氢吗啡酮

氢吗啡酮常用于儿科患者,代谢产物无活性,经肾排泄,无组胺释放作用[38,39]。其药效比吗啡强 5~7 倍,而起效和持续作用时间相似。可口服、静注或硬膜外给药。当阿片类药物使用期间需要替换药物时,氢吗啡酮为备选药物。适用于 PCA 模式给药,但须谨慎药物剂量换算错误。

23.4.1.7 美沙酮

静脉注射和口服美沙酮已安全用于儿童术后疼痛[40]、烧伤[41]或创伤[42]治疗。由于其具有 NMDA 受体拮抗剂属性,也常用于阿片类替代用药,以及戒断综合征治疗[43]。美沙酮作用时间很长,这一特点好比一把"双刃剑",一旦出现不良反应,不良反应持续的时间也会很长。初次使用阿片类制剂的患儿只能在医院内应用美沙酮,需密切关注不良反应和药物的相互作用。

美沙酮一般作为急性疼痛管理的二线阿片类药物;但是,对于剧烈疼痛主要集中在术后 24 小时内的手术,如睾丸固定术后,也可以首选单剂美沙酮作为复合镇痛的措施之一[44]。创伤较大的脊柱手术后、局麻作用消退时,也可使用单剂美沙酮。

23.4.1.8 纳布啡

纳布啡为半合成阿片受体部分激动-拮抗剂,药效强度与吗啡相近,常用于诊疗操作引起的轻到中度疼痛。由于其具有 κ 受体激动剂和 μ 受体拮抗剂的双重特性,故发生呼吸抑制的风险较低,因为呼吸抑制主要与 μ 受体有关。纳布啡的 κ 受体效应可减少全麻苏醒期患者 PACU 内躁动的概率[45]。纳布啡对肠道和膀胱功能作用轻微,可以用于门诊外科。此外,当纳布啡用量超过 0.4 mg/kg 体重时存在封顶效应,并且它所诱导的镇静会引起上呼吸道梗阻。

23.4.1.9 曲马朵

曲马朵是一种弱 μ 阿片受体激动剂和单胺氧化酶(MAO)再摄

取抑制剂[46,47],为可待因衍生物、在肝脏内经 CYP2D 途径代谢[48]。其单胺氧化酶特性可能在削弱如便秘,尤其是呼吸抑制等 μ 受体相关的不良反应中发挥重要作用[49]。已知有 ORID 风险的儿童(如阻塞性睡眠呼吸暂停),可以充分利用这一优势,选择曲马朵作为镇痛药[51]。曲马朵引起术后恶心、呕吐的发生率类似吗啡。对神经病理性疼痛或创伤性疼痛患儿,曲马朵治疗的安全性相似[51]。

曲马朵静脉注射的推荐剂量为 1 mg/kg,100 mg 曲马朵与 10 mg 吗啡为等效剂量[52,53]。曲马朵口服、静注、肌注、骶管/硬膜外注射,或局部浸润[54]用于扁桃体摘除术均有效[55]。曲马朵/对乙酰氨基酚复合对扁桃体摘除术后镇痛非常方便,尤其出院患儿。值得注意的是,理论上曲马朵有导致某些易感人群低血糖的风险,联合使用选择性 5-羟色胺再摄取抑制剂,可能导致 5-羟色胺能综合征。

23.4.1.10 PCA,NCA 和 PARCA(表 23-3)

表 23-3 PCA/NCA/PARCA 示例

药 物	用药剂量 (μg/kg)	锁定时间 (min)	基础输注 [μg/(kg·h)]	每小时限量 [μg/(kg·h)]
大于 6 岁和生长发育/运动能力合适的儿童				
吗啡 PCA	10~30	6~15	0~4~20c	100~400
吗啡+氯胺酮 PCA(1:1)	10~30	6~15	0~4~20	100~400
氢吗啡酮 PCAa	2~6	6~15	0~1~5	20~80
芬太尼 PCAb	0.2~0.5	6~8	0~0.1~5	2~5
吗啡 NCA				
早产儿	4	30	0~2~4	50
足月新生儿,<2 个月婴儿	20	20	0~4~10	100
病房:大于 2 个月的儿童	50	15	0~10~20	100~400
吗啡 PARCA				
早产儿	n/a	n/a	n/a	n/a
足月新生儿,<2 个月婴儿	n/a	n/a	n/a	n/a
病房:>2 个月儿童	50	15	0~10~20	100~400
氢吗啡酮 NCAa				
早产儿	1	30	0~0.5~1	10
足月新生儿,<2 个月婴儿	4	20	0~1~2	20
病房:>2 个月儿童	6~10	15	0~1~5	50~100

（续表）

药　　物	用药剂量 （μg/kg）	锁定时间 （min）	基础输注 [μg/(kg·h)]	每小时限量 [μg/(kg·h)]
芬太尼 NCA[b] 病房:>2 个月儿童	0.2~1	15~30	0~0.1~0.5	2~5

改编自蒙特利尔儿童医院和里昂母婴医院急性疼痛服务指南。

PARCA,父母控制的镇痛;n/a,不适用。

[a]吗啡过敏的一线替代药,肾衰竭的一线药,吗啡不良反应的二线替代药。

[b]肾衰竭的一线药,吗啡不良反应的二线替代药。

[c]0~4~20=不使用背景输注或维持输注速度在4~20 g/(kg·h)之间。

　　自控镇痛（PCA）为患儿提供了控制疼痛的自主权,这样的自主权对缓解疼痛产生积极影响[56]。可安全用于6岁以上患儿的疼痛管理。使用PCA需要患者了解PCA的概念,具备自我评估疼痛的能力,还有能正确操作给药装置的技能。就像经常坐飞机的"空中飞人",经常住院的儿童,即使小于6岁,也能理解和使用PCA,只要急性疼痛治疗小组对其进行密切的监护即可。

　　幼儿或那些不能自行控制机器的患儿（特殊需求儿童或身体受限儿童）可由代理人控制止痛,通常为责任护士或家长。最近美国252家医院的调查显示,绝大多数医院（96%）会提供PCA,但代理人控制镇痛仅占38%。后者确实可为那些不能自己控制镇痛泵的患儿提供良好镇痛,但这样做却失去了按自己所需给药的安全特性,因而可能导致药物过量。主要顾虑是代理人操作轻度增加了呼吸抑制发生率[58],但只要予以适当监测,这些呼吸抑制易于发现和处理,不会造成严重后果。父母或护士为发育迟缓儿童止痛有效安全,但需要加强监测,并对其进行严格培训,提供清晰明确的书面操作指南[59]。

　　标准监护包括血氧饱和度和呼吸频率,更高级的监测如连续二氧化碳或呼吸音监测,后者通过颈部安放麦克风进行,将进一步增加安全性、防止过度镇静。

　　持续背景输注尚有争议,其目的是增加阿片类药物的血药浓度以增强止痛效果,尤其是夜间患者较少使用PCA时。但由于增加呼吸系统不良反应,无法体现其维持效镇痛的优点,也不能说明其合理性。

　　无论采用何种镇痛模式（PCA、NCA或PARCA）,或患儿存在哪

些风险(阿片成瘾者、婴儿和 OSA 等),依赖急性疼痛治疗团队、知情
代理人或护理人员,并辅以充分的监护,术后镇痛均有利于增加患儿
的安全性。

23.4.2　非阿片类镇痛药(表 23-4)

表 23-4　非阿片类止痛药剂量和用药途径

药　物	年龄组	用药途径/用量/用药间隔	每日最大剂量
对乙酰氨基酚(扑热息痛)	足月婴儿和儿童	口服:10~15 mg/kg q4~6h 直肠:20~40 mg/kg q6h	儿童<100 mg/(kg·d) 婴儿<75 mg/(kg·d)
	新生儿<32wPCA	口服/直肠:10~15 mg/kg	新生儿<32 周 40 mg/(kg·d)
	新生儿>32wPCA	口服/直肠:15~20 mg/kg	新生儿>32 周 60 mg/(kg·d)
静脉丙帕他莫	足月新生儿 婴儿和儿童	7.5 mg/kg q6h 12.5 mg/kg q6h	30 mg/(kg·d) 最大量 3.75 g/d
布洛芬	儿童	口服/直肠:5~10 mg/kg q6~8h	<40 mg/(kg·d)
	足月新生儿[a]	口服:5 mg/kg q12~24h	<30 mg/kg
酮咯酸	儿童[a]	静脉:0.5 mg/kg q6~8h	<2 mg/(kg·d), 连续用药<5 d
蔗糖	早产儿 足月新生儿	口服:24%溶液 0.5 ml 口服:24%溶液 1 ml	<10 ml/d
地塞米松	所有年龄	静脉:0.1~0.15 mg/kg	单次给药

wPCA,怀孕周数;q,每;h,小时。
[a] 6 个月应谨慎用药并每日重新评估。

非阿片类镇痛药可单独用于治疗轻度疼痛,也可以作为中到重
度疼痛治疗的辅助药[60]。非阿片类药物联合使用可以增强其各自的
效应,并明显减少阿片类药物的用量[61]。早期使用非阿片类辅助可
减少术后阿片类药物严重不良反应的风险(OAE)[62]。

23.4.2.1　对乙酰氨基酚(扑热息痛)

对乙酰氨基酚常联合其他药物用于儿科患者。针对不同患儿可
多途径给药。静脉给药相比口服、直肠给药,血药浓度和生物利用度
更好,起效更快[63]。

对乙酰氨基酚通过抑制前列腺素释放,以及作为大麻素配体、通过 5-羟色胺能相互作用协同增强抑制性下行通路,而发挥镇痛作用。新生儿乙酰氨基酚的半衰期较长(高达 7 小时),但减半剂量仍可安全使用。

23.4.2.2 非甾体抗炎药(NSAIDs)

NSAIDs 通过抑制 COX-1 和 COX-2 活性发挥镇痛作用;随着兴奋性氨基酸的减少,抑制前列腺素的生物合成[65]。这类药物可减少阿片药用量,因而联用 NSAIDs 可以减少阿片类相关不良反应[61,66]。区域阻滞作用消退时 NSAIDs 能有效预防疼痛反弹;因此,应该告知患儿父母,在区域阻滞作用消退前使用 NSAIDs(和对乙酰氨基酚)[67]。

患儿出院回家后,镇痛不足与其父母担忧阿片类药物的不良反应有关。扁桃体摘除术儿童,联合口服布洛芬 10 mg/(kg·8 h)和口服对乙酰氨基酚 10~15 mg/(kg·6 h),产生的镇痛效果与口服吗啡相似,但很少出现呼吸系统不良反应[68]。采用非阿片类药治疗疼痛,充分与患儿父母沟通有助提高父母给药的依从性。

酮咯酸通常静脉给药,也有鼻内给药的报道[69]。可在婴儿安全使用但安全年龄下限仍有争议。酮咯酸 0.5 mg/kg,每 6~8 小时给药 1 次,小婴儿(平均年龄 21 天)术后出血(引流管内出现新鲜血、外科创口出血、腹腔内出血、便血)的发生率为 17%[70]。婴儿使用酮咯酸仅限于特殊病例且控制使用时间,同时须密切监测肾功能、注意出血倾向。单次给药虽可降低 PACU 疼痛评分,但因为出血风险增加,酮咯酸禁用于扁桃体摘除术患儿。

23.4.2.3 地塞米松

地塞米松常用于预防术后恶心、呕吐,增强扁桃体摘除术后镇痛效果,术中单次给药 0.15 mg/kg 可明显降低阿片类药物用量[71]。

23.4.2.4 氯胺酮

氯胺酮为 NMDA 受体拮抗剂,围术期主要作为术后镇痛辅助用药,预防大手术后阿片类药物诱导的痛觉过敏[72]、减少阿片类药物用量。荟萃分析提示氯胺酮可减少术后吗啡用量及阿片类药物的不良反应(PONV)[73],但儿童其预防效果和给药计划仍需进一步研究,至今尚无明确结论[74]。常用吗啡/氯胺酮剂量比为 1:1,但 PCA 中辅用多少氯胺酮效果最佳,目前也无定论。

23.4.2.5 可乐定/右美托咪定

可乐定和右美托咪定都是中枢 α_2 受体激动剂,有镇静和镇痛作用,右美托咪定用于扁桃体摘除术,镇痛药用量和阿片类相关不良反应减少[75]。

23.4.2.6 蔗糖

24%蔗糖促发内啡肽释放,有助于控制疼痛[76],但有或无蔗糖时,婴儿吸吮安慰缓解疼痛的效果相同[77]。

23.4.2.7 加巴喷丁类药物

加巴喷丁类药物(加巴喷丁和普瑞巴林)为 $\alpha-2-\delta$ 代谢调节剂。用于小儿脊柱侧弯手术具有镇痛作用并减少阿片类药物用量。10~15 mg/kg(最大剂量 600 mg)术前 30 分钟给药,随后每 8 小时给药,持续 2~4 周[78]。

23.4.2.8 利多卡因注射液

成人静脉输注利多卡因[单次 1.5 mg/kg,随后 1.5 mg/(kg·h)]镇痛有效且阿片类药物用量减少。目前小儿除了一例临床报告,缺乏相关数据;终末期患儿持续输注利多卡因 3 mg/(kg·h),有效控制疼痛、未出现毒性反应[79]。

23.4.3 区域麻醉

区域麻醉作为多模式镇痛的组成部分,应视为儿童各种手术的围术期管理标准。区域镇痛可降低围术期和手术后应激[80],防止术后疼痛,明显减少阿片类药物用量及其相关不良反应[81-84]。由经验丰富、训练有素的医师实施,区域麻醉在儿童可安全应用[85-87],即使睡眠状态下操作也是如此[88]。超声引导使得外周神经阻滞的安全性和有效性大为改善[81]。

阻滞时机(手术之前或之后)、阻滞类型(中枢还是外周)以及阻滞方式(单次、持续、还是 PCA),这些取决于手术方式、患儿情况(住院患者还是门诊)以及操作者的经验。

硬膜外阻滞是预防和治疗疼痛最常用的区域麻醉技术。神经轴阻滞技术安全有效[87]，骶管麻醉严重并发症的发生率低至 0.03% ~ 0.005%[85]，但也有个别硬膜外阻滞严重并发症的报道[89]，这促进了中枢阻滞替代方案的发展和研究[90,91]。

目前的证据强烈支持将外周神经阻滞技术用于儿科患者。一般来说，单次阻滞适用于大部分门诊手术，可提供 6~12 小时镇痛。

超声引导改善了可视性，穿刺轨迹实时呈现，减少了盲探操作的次数。局部麻醉药（LAs）有筋膜间扩散的特性，因此可在距离神经束一段距离的位置注射药物。将穿刺针置于两层筋膜间，注射后药物通过扩散到达目标位置，而无需反复穿刺。已成功用于闭孔阻滞、胸大肌阻滞（PEC 1+2）、腹横肌平面阻滞（TAP）等；其实，也可扩展至几乎所有走行于两层筋膜之间的神经，如大腿中下部隐静脉（缝匠肌和股外侧肌间）、前臂正中神经（指浅屈肌和指深屈肌间）等。

连续外周神经阻滞（CPNBs）适合术后持续 24~48 小时的疼痛治疗[23,25]。由于门诊手术复杂性增加，患儿仅短期住院，CPNBs 可延续使用至出院后[92]。近来大量儿科整形手术案例，证实了 CPNBs 的安全性和有效性[93]。门诊应用 CPNBs 需要仔细的术前准备和术后随访，具备完善的并发症、镇痛不全和/或拔除导管等问题的处理预案，但可能，这些流程并非小型医疗机构能够完成。

留置外周或中枢神经导管持续输注 LAs 最常用。与 PCA、PARCA 一样，只要患儿合作或有合格的代理人，也可使用外周神经或中枢神经 PCA[94,95]。

为避免儿童尤其是新生儿和婴儿全身毒性反应[83]，需谨慎选择局麻药种类和剂量。左旋对映体如罗哌卡因、左旋布比卡因的安全性高于布比卡因[96]。目前布比卡因复合肾上腺素低浓度注射仍然广泛应用，但要避免持续输注。

穿刺技术不属本章内容[96,97]。表 23 - 5 为儿科常用区域阻滞及给药计划。表 23 - 6 为局部麻醉的建议剂量、给药速度和给药方案。

局部麻醉辅助药物可延长一次给药后药效的持续时间，也增强了持续给药的药效[98,99]（表 23 - 7）。

表 23‑5　常用儿科区域阻滞及给药方案

外周神经阻滞		
水平	位置	0.2% 罗哌卡因（2.5~3 mg/kg）[a]
上肢	臂丛：肌间沟,锁骨上/锁骨下,腋路	0.2~0.3 mg/kg（最大量 15~20 ml）
	正中神经（肘部及前臂）	0.1 ml/kg/nerve（最大量 5~6 ml）[b]
	桡神经（肘部及前臂）	
	尺神经（肘部及前臂）	
手部	手腕（正中、桡、尺）	0.05~0.1 ml/kg/nerve（最大量 2~3 ml）[b]
	手指阻滞	
下肢	骶丛：臀下,股正中,腘窝（侧方入路）	0.2~0.5 ml/kg（最大量 20~25 ml）
	腰丛：腰（椎旁）,股,隐（股正中）	腰：0.2~0.5 ml/kg（最大量 20 ml） 股骨和隐静脉：0.2~0.4 ml/kg（最大量 15~20 ml）
	髂筋膜	
	闭孔	0.2~0.3 ml/kg（最大量 15 ml）
	股外侧皮	0.1 ml/kg/nerve（最大量 5 ml）
足部	踝（胫、隐、腓）	0.1 ml/kg/nerve（最大量 5 ml）[b]
	脚趾阻滞（环形）	
胸部	胸大肌 1+2	0.2~0.3 ml/kg/site（最大量 15~20 ml）
	肋间	0.05~0.1 ml/kg/rib（最大量 2~3 ml）
	椎旁	0.1 ml/kg/space（最大量 5 ml/space）[c]
腹部	腹横肌平面阻滞肋下及肋旁	0.2~0.3 ml/kg/side（最大量 15 ml/side）
	腰方肌	
	腰椎旁	
	脐	0.1 ml/kg/nerve（最大量 5 ml）
	髂腹股沟或髂腹下	0.1~0.2 ml/kg（最大量 10 ml）[d]
生殖器	阴茎	0.1 ml/kg/side（最大量 2.5 ml/side）
	女性阴蒂	0.1~0.2 ml/kg（最大量 10 ml）
头颈部	头皮阻滞	0.05~0.1 ml/kg/nerve（最大量 2 ml/nerve）
	眶周（上/下）	
	耳周（耳大/耳小）	
	上颌骨	0.1~0.2 ml/kg/side（最大量 10 ml）

PEC,胸大肌阻滞;TAP,腹横肌平面阻滞;LA,局部麻醉。
[a] 0.25% 左旋布比卡因或者 0.125%~0.175% 布比卡因,两者选其一。
[b] 药液无需遍布神经。
[c] 可在一个位置注射便于置入导管。
[d] 过高药量有增加扩散至股神经的风险。

表 23‑6 局部麻醉药和辅助药物输注指南

药 物	配 置 方 法	极 量
罗哌卡因	0.1%~0.2%	<1 个月,0.2 mg/(kg·h) <6 个月,0.3 mg/(kg·h) >6 个月,0.4 mg/(kg·h)
芬太尼	1~2 μg/ml	1~2 μg/(kg·h)
舒芬太尼	0.1~0.2 μg/ml	0.1~0.2 μg/(kg·h)
可乐定	1 μg/ml	0.5~1 μg/(kg·h)
PCEA/PCNA(>5~6 岁)	罗哌卡因 0.1%~0.2%	0.1 mg/(kg·h)+单次 0.1 mg/kg,锁定时间 10 min
PACEA/NCEA(>1 岁)	罗哌卡因 0.1%~0.2%	0.2 mg/(kg·h)+单次 0.1 mg/kg,锁定时间 30 min

改编自里昂母婴医院急性疼痛服务(APS)指南。
PCEA,硬膜外自控镇痛;PCNA,神经自控镇痛;PACEA,父母操控的硬膜外镇痛;NECA,护士操控的硬膜外镇痛。

表 23‑7 常用神经阻滞辅助药及其给药方案

药 物	注 射 部 位	建 议 剂 量
吗啡	硬膜外(骶、腰、胸段)	30~50 μg/kg,q12~24h
	鞘内	3~5 μg/kg,单次给药
可乐定	硬膜外(联合用药)	1~2 μg/kg,单次给药
	外周(静脉注射,佐剂)	1~2 μg/kg,单次给药
	局麻药连续输注的辅助药	0.5~1 μg/(kg·h)
地塞米松	静脉联合注射	0.1~0.15 通常单次给药,直至 q8h

23.4.4 疼痛与焦虑的非药物管理

焦虑与其他心理因素显著影响疼痛强度和镇痛药用量。以家庭为中心的非药物治疗技术对患儿的有益之处,已获得越来越多的证据支持[100]。

其方法众多,包括视频或电脑互动转移注意力[101],小丑医生,儿童生活专家,全家一起术前准备等[102]。儿童,尤其是 8 岁以下儿童往往具有丰富的想象力,监护人可利用"奇思妙想",产生情景诱导性安慰镇痛效应[103]。

催眠治疗正逐渐成为围术期疼痛控制的有效技术。接受催眠治疗的患儿焦虑水平明显降低,术后住院时间也明显缩短[104]。

23.5 何时有手术特异性镇痛指南

儿科麻醉学会提出的指南是围术期疼痛管理的一般性原则[6],但几无某一特定的药物或非药物性干预措施可作为唯一的策略解决问题。目前也没有特定的手术相关指南[105],成人 PROSPECT 项目研究(www.postoppain.org)的目的即是解决这个问题。造成这种局面的原因很多,多数研究都聚焦在某一镇痛方法的评价上,而非解决某一类手术术后的疼痛问题。截至目前的儿科临床研究,结果和方法学多种多样,难以对技术之间的差异进行比较,也就不可能据此制订具体的某一种手术相关的指南[106]。

23.6 家庭镇痛

现在大多数外科手术都在门诊施行。关于疼痛评估、镇痛计划和镇痛不全时的补救治疗方案等应在出院前制订,并告知患儿父母、详细解释。由于多种原因和错误观念,患儿父母通常不愿意给予补救药物[9,107]。因此应该制订一份详细的镇痛计划:包括给药剂量和时间,以及计划 B,即提供出现镇痛不足或不良反应时的处理预案。只要有可能,服药治疗的时间应尽量与患儿/家庭的日常生活合拍,例如服药时间与用餐时间、睡觉时间等同步[108]。

小 结

有效的疼痛缓解在婴幼儿围术期管理中至关重要。儿童术后疼痛具有特殊的生理学、解剖学、心理和药理学方面特点,这非常具有挑战性。镇痛方式和给药途径应切合患儿的年龄、解剖特点、生长发育状态及生理学特点。一个优秀急性疼痛服务(APS)团队能够提供更好的术后疼痛管理，尤其是可充分利用各种复合技术。多模式围术期疼痛管理是术后疼痛预防和治疗的重要概念。阿片类药物是重度疼痛的首选药。他们应与非阿片类药、局部麻醉／镇痛，以及非药物措施联合应用。对儿童手术特异性的镇痛，未来应着眼于其对临床结果的影响而非仅仅是疼痛本身。

（陈怡绮　杨狄　译）

参考文献

[1] Walco GA, Cassidy RC, Schechter NL. Pain, hurt, and harm. The ethics of pain control in infants and children. N Engl J Med, 1994, 331: 541－544.

[2] Bartocci M, Bergqvist LL, Lagercrantz H, et al. Pain activates cortical areas in the preterm newborn brain. Pain, 2006, 122: 109－117.

[3] Fitzgerald M, Walker SM. Infant pain management: a developmental neurobiological approach. Nat Clin Pract Neurol, 2009, 5: 35－50.

[4] Fitzgerald M, Beggs S. The neurobiology of pain: developmental aspects. Neuroscientist, 2001, 7: 246－257.

[5] Beggs S, Currie G, Salter MW, et al. Priming of adult pain responses by neonatal pain experience: maintenance by central neuroimmune activity. Brain, 2012, 135: 404－417.

[6] APAGBI. Good practice in postoperative and procedural pain management 2nd Edition. Paediatr Anaesth, 2012, 22: 1－79.

[7] Physicians T. R. A. C. O. Guidelines statement: management of procedure-related pain in children and adolescents. J Paediatr Child Health, 2006, 42: 1－29.

[8] Groenewald CB, Rabbitts JA, Schroeder DR, et al. Prevalence of moderate-severe pain in hospitalized children. Paediatr Anaesth, 2012, 22: 661－668.

[9] Hegarty M, Calder A, Davies K, et al. Does take-home analgesia improve postoperative pain after elective day case surgery? A comparison of hospital vs parent-supplied analgesia. Paediatr Anaesth, 2013, 23: 385－389.

[10] Morton NS. The pain-free ward: myth or reality. Paediatr Anaesth, 2012, 22: 527－529.

[11] Chidambaran V, Sadhasivam S. Pediatric acute and surgical pain management: recent advances and future perspectives. Int Anesthesiol Clin, 2012, 50: 66－82.

[12] Walker SM. Overview of neurodevelopment and pain research, possible

treatment targets. Best Pract Res Clin Rheumatol, 2014, 28: 213 – 228.

[13] Rony RY, Fortier MA, Chorney JM, et al. Parental postoperative pain management: attitudes, assessment, and management. Pediatrics, 2010, 125: 1372 – 1378.

[14] von Baeyer CL, Chambers CT, Eakins DM. Development of a 10-item short form of the parents' postoperative pain measure: the PPPM-SF. J Pain, 2001, 12: 401 – 406.

[15] Carter B, McArthur E, Cunliffe M. Dealing with uncertainty: parental assessment of pain in their children with profound special needs. J Adv Nurs, 2002, 38: 449 – 457.

[16] Khin Hla T, Hegarty M, Russel P, et al. Perception of pediatric pain: a comparison of postoperative pain assessments between child, parent, nurse, and independent observer. Paediatr Anaesth, 2014, 24: 1127 – 1131.

[17] Migeon A, Desgranges FP, Chassard D, et al. Pupillary reflex dilatation and analgesia nociception index monitoring to assess the effectiveness of regional anesthesia in children anesthetised with sevoflurane. Paediatr Anaesth, 2013, 23: 1160 – 1165.

[18] Sabourdin N, Arnaout M, Louvet N, et al. Pain monitoring in anesthetized children first assessment of skin conductance and analgesia-nociception index at different infusion rates of remifentanil. Paediatr Anaesth, 2013, 23: 149 – 155.

[19] Stevens BJ, Gibbins S, Yamada J, et al. The premature infant pain profile-revised (PIPP-R). Initial validation and feasibility. Clin J Pain, 2014, 30: 238 – 243.

[20] Breau LM, Finley GA, McGrath PJ, et al. Validation of the non-communicating children's pain checklist-postoperative version. Anesthesiology, 2002, 96: 528 – 535.

[21] McGrath PJ, Walco GA, Turk DC, et al. Core outcome domains and measures for pediatric acute and chronic/recurrent pain clinical trials: PedIMMPACT recommendations. J Pain, 2008, 9: 771 – 783.

[22] Brennan TJ, Taylor BK. Analgesic treatment before incision compared with treatment after incision provides no improvement on postoperative pain relief. J Pain, 2000, 1: 96 – 98.

[23] Pogatzki-Zahn E, Zahn PK. From preemptive to preventive analgesia. Curr Opin Anaesthesiol, 2006, 19: 551 – 555.

[24] Shipton EA. The transition of acute postoperative pain to chronic pain: part 2 — Limiting the transition. Trends Anaesth Crit Care, 2014, 4: 71 – 75.

[25] Gilron I, Kehlet H. Prevention of chronic pain after surgery: new insights for future research and patient care. Can J Anaesth, 2014, 61: 101 – 111.

[26] Kart T, Christrup LL, Rasmussen M. Recommended use of morphine in neonates, infants and children based on a literature review: part 1 — pharmacokinetics. Paediatr Anaesth, 1997, 7: 5 – 11.

[27] Kart T, Christrup LL, Rasmussen M. Recommended use of morphine in neonates, infants and children based on a literature review: Part 2 — Clinical use. Paediatr Anaesth, 1997, 7: 93 – 101.

[28] Maxwell LG, Kaufmann SC, Blitzer S, et al. The effects of a small-dose naloxone infusion on opioid-induced side effects and analgesia in children and adolescents treated with intravenous patient-controlled analgesia: a double-blind, prospective, randomized, controlled study. Anesth Analg, 2005, 100: 953 – 958.

[29] Bouwmeester NJ, Anderson BJ, Tibboel D, et al. Developmental pharmacokinetics of morphine and its metabolites in neonates, infants and young children. Br J Anaesth, 2004, 92: 208 – 217.

[30] Saarenmaa E, Neuvonen PJ, Rosenberg P, et al. Morphine clearance and effects in newborn infants in relation to gestational age. Clin Pharmacol Ther, 2000, 68: 160 – 166.

[31] Robert R, Brack A, Blakeney P, et al. A double-blind study of the analgesic efficacy of oral transmucosal fentanyl citrate and oral morphine in pediatric patients undergoing burn dressing change and fobbing. J Burn Care Rehabil, 2003, 24: 351 – 355.

[32] Collins C, Koren G, Crean P, et al. Fentanyl pharmacokinetics and hemodynamic effects in preterm infants during ligation of patent ductus arteriosus. Anesth Analg, 1985, 64: 1078 – 1080.

[33] Nielsen BN, Friis SM, Romsing J, et al. Intranasal sufentanil/ketamine analgesia in children. Paediatr Anaesth, 2014, 24: 170 – 180.

[34] Ross AK, Davis PJ, Dear GL, et al. Pharmacokinetics of remifentanil in anesthetized pediatric patients undergoing elective surgery or diagnostic procedures. Anesth Analg, 2001, 93: 1393 – 1401.

[35] Kim SH, Stoicea N, Soghomonyan S, et al. Intraoperative use of remifentanil and opioid induced hyperalgesia/acute opioid tolerance: systematic review. Front Pharmacol, 2014, 5: 108.

[36] Pokela ML, Anttila E, Seppala T, et al. Marked variation in oxycodone pharmacokinetics in infants. Paediatr Anaesth, 2005, 15: 560 – 565.

[37] Olkkola KT, Hamunen K, Seppala T, et al. Pharmacokinetics and ventilatory effects of intravenous oxycodone in postoperative children. Br J Clin Pharmacol, 1994, 38: 71 – 76.

[38] Zernikow B, Michel E, Craig F, et al. Pediatric palliative care: use of opioids for the management of pain. Paediatr Drugs, 2009, 11: 129 – 151.

［39］ Babul N, Darke AC, Hain H. Hydromorphone and metabolite pharmacokinetics in children. J Pain Symptom Manage, 1995, 10: 335 - 337.

［40］ Berde CB, Beyer JE, Bournaki MC, et al. Comparison of morphine and methadone for prevention of postoperative pain in 3- to 7-year-old children. J Pediatr, 1991, 119: 136 - 141.

［41］ Williams PI, Sarginson RE, Ratcliffe JM. Use of methadone in the morphine-tolerant burned paediatric patient. Br J Anaesth, 1998, 80: 92 - 95.

［42］ Shir Y, Shenkman Z, Shavelson V, et al. Oral methadone for the treatment of severe pain in hospitalized children: a report of five cases. Clin J Pain, 1998, 14: 350 - 353.

［43］ Siddappa R, Fletcher JE, Heard AM, et al. Methadone dosage for prevention of opioid withdrawal in children. Paediatr Anaesth, 2003, 13: 805 - 810.

［44］ Gerbershagen HJ, Aduckathil S, van Wijck AJ, et al. Pain intensity on the first day after surgery. Anesthesiology, 2013, 118: 934 - 944.

［45］ Schultz-Machata AM, Becke K, Weiss M. Nalbuphine in pediatric anesthesia (article in German). Anaesthesist, 2014, 63: 135 - 143.

［46］ Marzuillo P, Calligaris L, Barbi E. Tramadol can selectively manage moderate pain in children following European advice limiting codeine use. Acta Paediatr, 2014, 103: 1110 - 1116.

［47］ Saudan S, Habre W. Pharmacokinetics of tramadol in children. Ann Fr Anesth Reanim, 2007, 26: 560 - 563.

［48］ Anderson BJ, Palmer GM. Recent developments in the pharmacological management of pain in children. Curr Opin Anaesthesiol, 2006, 19: 285 - 292.

［49］ Hullett BJ, Chambers NA, Pascoe EM, et al. Tramadol vs morphine during adenotonsillectomy for obstructive sleep apnea in children. Paediatr Anaesth, 2006, 16: 648 - 653.

［50］ Kosarac B, Fox AA, Collard CD. Effect of genetic factors on opioid action. Curr Opin Anaesthesiol, 2009, 22: 476 - 482.

［51］ Lundeberg S. Pain in children — are we accomplishing the optimal pain treatment? Paediatr Anaesth, 2015, 25: 83 - 92.

［52］ Ali SM, Shahrbano S, Ulhaq TS. Tramadol for pain relief in children undergoing adenotonsillectomy: a comparison with dextromethorphan. Laryngoscope, 2008, 118: 1547 - 1549.

［53］ Bozkurt P. Use of tramadol in children. Paediatr Anaesth, 2005, 15: 1041 - 1047.

［54］ Numanoglu KV, Ayoglu H, Er DT. Efficacy of tramadol as a preincisional infiltration anesthetic in children undergoing inguinal hernia repair: a prospective randomized study. Ther Clin Risk Manag, 2014, 10: 753 - 758.

［55］ Akbay BK, Yildizbas S, Guclu E, et al. Analgesic efficacy of topical tramadol in the control of postoperative pain in children after tonsillectomy. J Anesth, 2010, 24: 705 - 708.

［56］ McDonald AJ, Cooper MG. Patient-controlled analgesia: an appropriate method of pain control in children. Paediatr Drugs, 2001, 3: 273 - 284.

［57］ Nelson KL, Yaster M, Kost-Byerly S, et al. A national survey of American Pediatric Anesthesiologists: patient-controlled analgesia and other intravenous opioid therapies in pediatric acute pain management. Anesth Analg, 2010, 110: 754 - 760.

［58］ Monitto CL, Greenberg RS, Kost-Byerly S, et al. Safety and efficacy of parent-/nurse-controlled analgesia in patients less than six years of age. Anesth Analg, 2000, 91: 573 - 579.

［59］ Howard RF, Lloyd-Thomas A, Thomas M, et al. Nurse-controlled analgesia (NCA) following major surgery in 10,000 patients in a children's hospital. Paediatr Anaesth, 2010, 20: 126 - 134.

［60］ Dahl JB, Nielsen RV, Wetterslev J, et al. Post-operative analgesic effects of paracetamol, NSAIDs, glucocorticoids, gabapentinoids and their combinations: a topical review. Acta Anaesthesiol Scand, 2014, 58: 1165 - 1181.

［61］ Wong I, St John-Green C, Walker SM. Opioid-sparing effects of perioperative paracetamol and nonsteroidal anti-inflammatory drugs (NSAIDs) in children. Paediatr Anaesth, 2013, 23: 475 - 495.

［62］ Voepel-Lewis T, Wagner D, Burke C, et al. Early adjuvant use of nonopioids associated with reduced odds of serious postoperative opioid adverse events and need for rescue in children. Paediatr Anaesth, 2013, 23: 162 - 169.

［63］ Schultz-Machata AM, Weiss M, Becke K. What's new in pediatric acute pain therapy? Curr Opin Anaesthesiol, 2014, 27: 316 - 322.

［64］ Anderson BJ. Paracetamol (Acetaminophen): mechanisms of action. Paediatr Anaesth, 2008, 18: 915 - 921.

［65］ Choi SS, Lee JK, Suh HW. Antinociceptive profiles of aspirin and acetaminophen in formalin, substance P and glutamate pain models. Brain Res, 2001, 921: 233 - 239.

［66］ Michelet D, Andreu-Gallien J, Bensalah T, et al. A meta-analysis of the use of nonsteroidal antiinflammatory drugs for pediatric postoperative pain. Anesth Analg, 2012, 114: 393 - 406.

［67］ Williams BA, Bottegal MT, Kentor ML, et al. Rebound pain scores as a function of femoral nerve block duration after anterior cruciate ligament reconstruction: retrospective analysis of a prospective, randomized clinical trial. Reg Anesth Pain Med, 2007, 32: 186 - 192.

［68］ Kelly LE, Sommer DD, Ramakrishna J, et al. Morphine or ibuprofen for post-tonsillectomy analgesia: a randomized trial. Pediatrics, 2014, 135: 307 - 313.

[69] Boyer KC, McDonald P, Zoetis T. A novel formulation of ketorolac tromethamine for intranasal administration: preclinical safety evaluation. Int J Toxicol, 2010, 29: 467 - 478.

[70] Dawkins TN, Barclay CA, Gardiner RL, et al. Safety of intravenous use of ketorolac in infants following cardiothoracic surgery. Cardiol Young, 2009, 19: 105 - 108.

[71] Hermans V, De Pooter F, De Groote F, et al. Effect of dexamethasone on nausea, vomiting, and pain in paediatric tonsillectomy. Br J Anaesth, 2012, 109: 427 - 431.

[72] Lavand'homme P. The progression from acute to chronic pain. Curr Opin Anaesthesiol, 2011, 24: 545 - 550.

[73] Bell RF, Dahl JB, Moore RA, et al. Perioperative ketamine for acute postoperative pain. Cochrane Database Syst Rev, 2006, 25: 1 - 42.

[74] Dahmani S, Michelet D, Annack PS, et al. Ketamine for perioperative pain management in children: a meta-analysis of published studies. Paediatr Anaesth, 2011, 21: 636 - 652.

[75] He XY, Cao JP, Shi XY, et al. Dexmedetomidine versus morphine or fentanyl in the management of children after tonsillectomy and adenoidectomy: a meta-analysis of randomized controlled trials. Ann Otol Rhinol Laryngol, 2013, 122: 114 - 120.

[76] Holsti L, Grunau RE. Considerations for using sucrose to reduce procedural pain in preterm infants. Pediatrics, 2002, 125: 1042 - 1047.

[77] Stevens B, Yamada J, Beyene J, et al. Consistent management of repeated procedural pain with sucrose in preterm neonates: is it effective and safe for repeated use over time? Clin J Pain, 2005, 21: 543 - 548.

[78] Mayell A, Srinivasan I, Campbell F, et al. Analgesic effects of gabapentin after scoliosis surgery in children: a randomized controlled trial. Paediatr Anaesth, 2014, 24: 1239 - 1244.

[79] Massey GV, Pedigo S, Dunn NL, et al. Continuous lidocaine infusion for the relief of refractory malignant pain in a terminally ill pediatric cancer patient. J Pediatr Hematol Oncol, 2002, 24: 566 - 568.

[80] Bosenberg AT, Johr M, Wolf AR. Pro con debate: the use of regional vs systemic analgesia for neonatal surgery. Paediatr Anaesth, 2011, 21: 1247 - 1258.

[81] Marhofer P, Ivani G, Suresh S, et al. Everyday regional anesthesia in children. Paediatr Anaesth, 2012, 22: 995 - 1001.

[82] Marhofer P, Lonnqvist PA. The use of ultrasound-guided regional anaesthetic

techniques in neonates and young infants. Acta Anaesthesiol Scand, 2014, 58: 1049 - 1060.

[83] Gunter JB. Benefit and risks of local anesthetics in infants and children. Pediatr Drugs, 2002, 4: 649 - 672.

[84] Goeller JK, Bhalla T, Tobias JD, et al. Combined use of neuraxial and general anesthesia during major abdominal procedures in neonates and infants. Paediatr Anaesth, 2014, 24: 553 - 560.

[85] Suresh S, Long J, Birmingham PK, et al. Are caudal blocks for pain control safe in children? An analysis of 18,650 caudal blocks from the Pediatric Regional Anesthesia Network (PRAN) database. Anesth Analg, 2015, 120: 151 - 156.

[86] Long JB, Birmingham PK, De Oliveira GS Jr, et al. Transversus abdominis plane block in children: a multicenter safety analysis of 1994 cases from the PRAN (Pediatric Regional Anesthesia Network) database. Anesth Analg, 2014, 119: 395 - 399.

[87] Ecoffey C, Lacroix F, Giaufré E, et al. Epidemiology and morbidity of regional anesthesia in children: a follow-up one-year prospective survey of the French-Language Society of Paediatric Anaesthesiologists (ADARPEF). Paediatr Anaesth, 2010, 20: 1061 - 1069.

[88] Taenzer AH, Walker BJ, Bosenberg AT, et al. Asleep versus awake: does it matter? Pediatric regional block complications by patient state: a report from the Pediatric Regional Anesthesia Network. Reg Anesth Pain Med, 2014, 39: 279 - 283.

[89] Allison CE, Aronson DC, Geukers VG, et al. Paraplegia after thoracotomy under combined general and epidural anesthesia in a child. Paediatr Anaesth, 2008, 18: 539 - 542.

[90] Oliver JA, Oliver LA. Beyond the caudal: truncal blocks an alternative option for analgesia in pediatric surgical patients. Curr Opin Anaesthesiol, 2013, 26: 644 - 651.

[91] Bhalla T, Sawardekar A, Dewhirst E, et al. Ultrasound-guided trunk and core blocks in infants and children. J Anesth, 2013, 27: 109 - 123.

[92] Dadure C, Capdevila X. Peripheral catheter techniques. Paediatr Anaesth, 2012, 22: 93 - 101.

[93] Gurnaney H, Kraemer FW, Maxwell L, et al. Ambulatory continuous peripheral nerve blocks in children and adolescents: a longitudinal 8-year single center study. Anesth Analg, 2014, 118: 621 - 627.

[94] Birmingham PK, Wheeler M, Suresh S, et al. Patient-controlled epidural analgesia in children: can they do it? Anesth Analg, 2003, 96: 686 - 691.

[95] Birmingham PK, Suresh S, Ambrosy A, et al. Parent-assisted or nurse-

assisted epidural analgesia: is this feasible in pediatric patients? Paediatr Anaesth, 2009, 19: 1084 - 1089.

[96] Ivani G, Mossetti V. Regional anesthesia for postoperative pain control in children: focus on continuous central and perineural infusions. Paediatr Drugs, 2008, 10: 107 - 114.

[97] Astuto ME. Pediatric anesthesia, intensive care and pain: standardization in clinical practice. Springer-Verlag, Italia, 2013, pp. 113 - 144.

[98] Lonnqvist PA. Adjuncts should always be used in pediatric regional anesthesia. Paediatr Anaesth, 2015, 25: 100 - 106.

[99] Bailard NS, Ortiz J, Flores RA. Additives to local anesthetics for peripheral nerve blocks: evidence, limitations, and recommendations. Am J Health Syst Pharm, 2014, 71: 373 - 385.

[100] Power NM, Howard RF, Wade AM, et al. Pain and behaviour changes in children following surgery. Arch Dis Child, 2012, 97: 879 - 884.

[101] André C, Tosetti S, Desgranges FP, et al. Gestion de l'anxiété pré-opératoire en pédiatrie: étude randomisée comparant une tablette éléctronique au Midazolam. Ann Fr Anesth Reanim, 2014, 33: A93 - A94.

[102] Fortier MA, Blount RL, Wang SM, et al. Analysing a family-centred preoperative intervention programme: a dismantling approach. Br J Anaesth, 2011, 106: 713 - 718.

[103] Krummenacher P, Kossowsky J, Schwarz C, et al. Expectancy-induced placebo analgesia in children and the role of magical thinking. J Pain, 2014, 15: 1282 - 1293.

[104] Kuttner L. Pediatric hypnosis: pre-, peri-, and post-anesthesia. Paediatr Anaesth, 2012, 22: 573 - 577.

[105] Joshi GP, Schug SA, Kehlet H. Procedure-specific pain management and outcome strategies. Best Pract Res Clin Anaesthesiol, 2014, 28: 191 - 201.

[106] Di Pede A, Morini F, Lombardi MH, et al. Comparison of regional vs. systemic analgesia for post-thoracotomy care in infants. Paediatr Anaesth, 2014, 24: 569 - 573.

[107] Dorkham MC, Chalkiadis GA, von Ungern Sternberg BS, et al. Effective postoperative pain management in children after ambulatory surgery, with a focus on tonsillectomy: barriers and possible solutions. Paediatr Anaesth, 2014, 24: 239 - 248.

[108] MacLaren Chorney J, Twycross A, Mifflin K, et al. Can we improve parents' management of their children's postoperative pain at home? Pain Res Manag, 2014, 19: 115 - 123.

麻醉（及手术）对婴幼儿大脑的 24
远期影响

24.1 引言

全身麻醉药是否有发育神经毒性？这是小儿麻醉领域引起人们广泛关注和共鸣的为数不多的问题之一。过去15年,大量动物研究一致表明,临床常用的全身麻醉药在大脑发育的易损期(大脑快速生长期或突触形成高峰期),可引起神经元退性改变(甚至凋亡)和突触发育异常[1-4],而且大脑形态学的改变与日后行为及学习能力缺陷之间存在相关性[5]。早期的实验研究对象主要是未发育成熟的啮齿类动物,但目前一些研究已开始用非人类灵长类动物(恒河猴)作为研究对象[6-8]。全球每年有大量新生儿、婴幼儿及少年儿童接受麻醉,这些实验发现可能会对公共卫生造成一定的影响。γ-氨基丁酸受体(GABA)受体激动剂(如吸入麻醉药、丙泊酚、苯二氮䓬类药物)和N-甲基-D-天冬氨酸(NMDA)受体拮抗剂(如氯胺酮、氧化亚氮)均具有一定的发育神经毒性作用[3,4],但阿片类药物、α_2受体激动剂及氙气对发育神经是否存在毒性尚不明确,在某些条件/环境下甚至可能有一定的神经保护作用。

将这些动物研究结果外推至临床实践面临着许多挑战,如人类大脑与动物大脑的不同发育阶段如何准确对应的问题。还有,动物(啮齿类)研究的麻醉技术和管理方式与临床麻醉之间存在巨大的差异。在动物研究过程中,通常采用长时间、大剂量麻醉的方式,动物死亡率较高(20%~80%);幼年动物麻醉很难控制呼吸和多种生理参数;幼年动物循环血量较少[3],无法重复血气和血糖测定。这些问题对阐明人与动物实验结果的差异可能至关重要。吴(Wu)等近期报告的动物研究显示,在七氟烷和异氟烷麻醉过程中,机械通气可以明显减轻 14 日龄大鼠麻醉后的死亡率、神经元凋亡率以及神经认知功能的损害[9]。

24.2　动物或临床前数据的局限性

有关麻醉与发育神经毒性关系的早期动物研究,其动机并非阐明人类全身麻醉和随后的特定神经认知缺陷之间的关系,也非为婴幼儿临床服务。此外,将动物研究结果直接应用到人类,受到许多内在因素的限制。更具体地说,神经系统发育在人和动物之间具有个体差异,这种个体差异如何影响结果,我们知之甚少。此外,与麻醉实施与实验设计相关的因素,如人和动物间的药效差异、缺乏手术应激、监测方式不同,以及麻醉药与手术引起的生理、代谢和生化的改变及其纠治,长时间过量使用麻醉药或目前很少使用的临床麻醉药(如氯胺酮、异氟烷、氧化亚氮),所有这些都可能使得问题进一步复杂化[1]。再者,动物研究对指导临床的价值,特别是动物神经科学方面的研究,缺乏全面的证据[10]。

24.3　人类大脑的正常发育

大脑的形态与功能终身连续不断变化,而且变化非常复杂。刚出生时的大脑只有成人大脑的 25%,且发育不均衡[3,4]。脑干和脊髓发育得相对较好,而边缘系统和大脑皮质仍不成熟。尽管皮质神经元在出生前已经形成,但神经元之间的联系并不完善;大多数神经突触产生于出生后的突触形成高峰期,期间,每秒钟大约形成 200 万个新的皮质神经突触。在 2 岁时,大脑皮质突触的数量已超过 100 万亿。新生儿大脑髓磷脂含量较少,髓鞘形成似乎为"固有"过程,可预测其序列演替,严重营养不良是影响髓鞘形成的唯一环境因素。出生前后,感觉传入刺激促使神经元和神经通路功能分化,确保中枢神经系统的可塑性[3,4],但这种可塑性也可能是一把双刃剑。一方面,幼儿大脑对学习和外界影响更加开放；另一方面，它们对外界环境的变化也更加敏感和脆弱。兴奋性神经回路的形成与再精细化（修剪）贯穿终身，但在儿童早期尤为明显。中枢神经系统形成早期存在过量的神经元和神经突触，随后出现神经元的死亡和突触数量下降。这种正常的 DNA－程序性细胞死亡或凋亡，对确保中枢神经系统正常形态和功能是必须的，是大脑正常发育与维护必不可缺少的一部分，最终只有不到 50% 的神经元能够存活到成年，任何对这一正常凋亡过程的干扰，都可能对中枢神经系统产生不利影响。临床前研究表明，常用全身麻醉药均能增加发育神经元的凋亡。随后更多研究也证实了这一发现，如麻醉后急性神经细胞丢失，树突结构改变，突触密度减少、细胞骨架不稳定，细胞周期异常等[3,4]。很显然，麻醉药诱发的动物神经元变性现象是否会发生在人类身上还需要进一步证明。

24.4　人类研究

　　动物研究的相对数量很大，人类研究的数量则十分有限。大部分临床研究结果已在参考文献中列出，最近有综述对其进行了比较深入的评价与分析[11,12]，通过这些综述可以获得相关研究的详细信息。所幸，这些研究都还没有定论，也就是说，很难证明动物研究结果是否会在人类重现[13-26]。以下列举的是一些与人类研究有关的重要问题。

24.5　相关人类研究结果

　　麻醉药与人类发育神经毒性（如果有）之间的关系仍需进一步探讨。酒精综合征胎儿或母亲服用过某些抗癫痫药物的婴儿，有明显的智力和躯体缺陷；与之相反，麻醉药对婴幼儿的影响应该非常轻微[3]。否则，人们会很容易发现麻醉药的发育神经毒性，且很多年前就应该怀疑。因此，下列问题至关重要：何种终点评估指标是有意义的？何时及如何做才能做出最好的评估？是否应该在学龄前人群中寻找发育异常的患儿、在小学里寻找学习障碍（LD）的患儿、在青少年里寻找社交障碍患者、在成人中寻找精神疾病患者、在老年人中寻找失去认知功能或早期痴呆的患者？感觉运动障碍和精神疾病的相关性处于何种程度？更为重要的是，针对幼年儿童或青少年的单次短期评价如何能比较全面预测其预后及长期后果，目前尚不清楚。

学习障碍是一个非常粗略的评估终点，受许多潜在因素如慢性疾病、环境等影响。学习障碍也非特异神经心理评估终点，而是源于儿童教育前景（如 IQ）和实际成就之间差异的一个分类标准。如果我们以"学习障碍的累计发生率"作为评价指标，则意味着受试者一旦被认为学习障碍，后续随访工作也将停止。因为根据既往经验，学习障碍是具有持续性的，这种评估方法显然不利于估算真实的患病率。而且，一个贴上学习障碍标签的儿童，在其生命中的某一时间可能因为成绩变化而纳入正常，但目前使用的研究设计并不能发现这种情况。因为父母可能对子女在学校的表现更感兴趣，学术表现评估较 IQ 测试等指标有更实际的优势。近期一项研究采用广泛、重复评估神经发育功能的研究表明，对麻醉药可能引起的小的、较小的、细微的神经认知功能损害，学术表现等"团体测试"检测缺乏足够的敏感性，而个体化认知测试更可能检测出潜在的表型异常（如演讲和语言异常）[26]。然而，我们不知道在什么条件下，个体化认知测试可能是有意义的人类研究结果。由于研究中使用的很多终点指标相互关联，接下来的问题是：语言、演讲的个体测试与学校考试成绩之间究竟有何不同？当然，好的学术成绩需要有良好的演讲和语言技能[27]。

注意缺陷多动障碍（ADHD）也曾作为主要终点指标用于评估与麻醉相关神经毒性[13]。然而，其诊断与治疗颇具争议，国家、州、种族、性别和族群的患病率差异很大，可能与 ADHD 诊断受确认偏倚的影响有关。2011 年美国诊断为 ADHD 的患儿较 2003 年多 200 万，大约 1/5 美国青少年被诊断为 ADHD（其中超过 2/3 长期服药，如右旋安非他命）。ADHD 与一系列精神障碍和学习障碍相关，能否作为麻醉相关神经毒性研究的评估终点还需进一步探讨[28,29]。最近，自闭症谱系障碍也被用作此类研究的评估终点[30]，其评估缺点类似

ADHD[31]。

24.6 迁移

已发表的人类队列研究中,受试对象的迁移程度值得关注。某些原始队列研究中,高达 1/3 的受试者发生迁移,而且找不到这些人的信息[13,14]。这一问题非常重要,因为有研究已经注意到,迁移与非迁移者间具有显著差异,迁移程度可能增加选择偏倚[32]。居住在儿童医院附近的重病患儿家庭很少迁移;此外,有严重并发症的儿童更易出现神经行为问题,可能需要多次麻醉。

24.7 样本量问题

该领域的第一篇人类研究已经提及"样本量问题"[23]。很显然,为探测影响神经认知的众多因素间的适度关联,样本量必须足够大(见后述),但事实上目前很少有大样本量人类队列研究[21,22]。为此,引入了多重(个体)测试以弥补这一缺陷[19]。然而,这样做会增加 I 型统计错误的风险(如前所述),在许多测试为相互关联的情况下,出现 I 型错误的风险更高[27]。有关老年人术后认知功能障碍(POCD)的研究中也碰到类似问题[33,34]。目前尚无可靠工具判定 POCD 的存在,增加测试项目以对 POCD 进行评定和分类,分类的假阳性率也因而增加。

24.8 麻醉的持续时间和次数

临床前数据表明,较大麻醉剂量和较长麻醉时间带来的影响(即不良预后)也较大[1-9]。临床研究也提示,单次短期麻醉(及外科)似无危害,但多次麻醉与不良预后相关(风险比增加)[14-26]。尽管如此,这种关联不一定有因果关系,因为多次手术儿童更可能患有严重潜在疾病,疾病本身可能独立影响神经发育。此外,在这些研究中,手术的影响(如应激反应、疼痛和神经炎症)与麻醉本身很难分清[11,12]。目前很少有研究聚焦于长时间的麻醉/手术[35,36]。这些研究中很多混杂因素远比单纯麻醉暴露更加重要。

24.9　麻醉时的年龄

临床前研究表明,接受麻醉的时机对大脑损伤程度非常重要,因为不同发育阶段大脑的易感性并不同[37]。年幼啮齿动物的易感期大约在出生后 4～10 天(～PD7),对应于突触形成高峰期。豚鼠的突触形成高峰期对应于妊娠中期,而恒河猴则对应于出生后 35 天以内[34]。在人类,突触大量形成的时期发生在孕期最后 3 个月至出生后 2～4 年。目前,尚无证据支持这一论点。此外,各脑区发育不均衡,不同脑区在不同发育阶段可能易感性也不同[3,4,38,39]。大约 10 年前推出的免费网站(www.translatingtime.net)[38,39],采用现代模型和最新的大脑发育数据,目的是提高不同动物间脆弱时期推断的准确性,但这种新的生物信息学方法至今并未用于麻醉相关神经毒性的动物研究。将许多哺乳动物核心发育阶段和事件的数据整合到统计模型中,这些模型提示,PD－7 啮齿动物大脑皮质发育可能实际上对应于人类第三孕期开始时的大脑发育状态[39],如果真如此,这意味着利用 PD－7 啮齿动物进行的实验,可能相当于为极度早产儿提供麻醉。

最近的动物研究表明,成年小鼠异氟烷或丙泊酚麻醉后同样也会发生神经元凋亡。近期又证实,因为神经元形成高峰期年龄不同,不同脑区神经元的易感期不同。大脑有些区域的神经元(如齿状回和嗅球)神经再生可持续到成年期,麻醉药毒性的易感窗口期似乎远超以前认为的窗口期,甚至直至成年[40,41]。因此,动物可能并无所谓的"安全麻醉期"。

尽管如此,目前一般认为,极度年幼和发育极度不成熟的婴儿接受麻醉时神经毒性的风险也最大;遗憾的是,迄今已经发表的临床研究并不能反映这一观点,因为这些研究很少纳入新生儿和婴儿。少数几个涉及婴儿的临床研究显示,短小手术对受试者无明显影响,但神经外科等大手术后影响显著[21,22,25]。

24.10　手术的影响

目前很少有临床队列研究聚焦于单一、确定的外科手术[21,22],大多为多种手术(和诊断)的数据汇集。这非常不妥,因为手术和潜在的病理学因素可独立影响随后的神经认知。腹股沟和幽门狭窄修复术的婴儿,青春期学业成绩与对照人群相似[21,22],但比神经外科手术婴儿要好得多[35]。

24.11　性别因素

另一个重要的混杂因素是性别。性别(男)影响手术种类和是否需要手术本身,例如腹股沟疝和幽门狭窄修复术[21,22]。令人关注的是,人们已认识到性别对日后神经行为预后(和死亡率)的影响。此外,性别也可能影响个体对毒性的易感性,临床前研究也已证实这点[3]。

24.12　其他重要因素

最重要的、与麻醉共存的单一因素是手术本身。应激反应、伤害性感受和神经炎症的影响仍需进一步阐明。

较高的社会经济地位,尤其是父母(母亲)的教育水平,与神经行为预后密切相关,患儿从各种损伤恢复的能力也较强。有趣的是,父母教育水平比父母职业、社会经济地位更加重要;因为后者可随时间改变,但患儿父母30岁以后教育水平很少变化[42]。值得注意的是,人类研究中,已知的混杂因素[例如性别、年龄(出生体重)、先天性畸形、产妇年龄和父母教育水平]比麻醉和手术更强烈的影响结果[21,22]。

围术期许多因素对患儿日后神经发育的影响,可能远大于年幼时短暂麻醉暴露[43]。包括全身麻醉和手术引起的一系列生理、代谢和生化等改变;以及可能有更重要的影响:谁、何时、何地、小儿应该如何麻醉? 关于这些问题的更多相关信息,请读者参考 www.safetots.org。

24.13　正在进行及未来的研究

目前(2015 年初)至少有三项前瞻性研究正在进行①。儿童麻醉和神经发育评估(PANDA),研究人员将招募大约 500 名 ASA 1~2 级、3 岁前接受择期腹股沟疝修复术儿童,儿童在 8~15 岁间进行全面的神经发育评估,并与数据库中未暴露的同胞进行比较。初步研究结果待定。

GAS 研究为多中心随机对照试验(RCT)。招募妊娠后 60 周(出生时妊娠周数+出生后周数)前行腹股沟疝修复术的婴儿,随机分为全身麻醉或局部麻醉(脊髓或骶管麻醉)组,并比较其神经发育预后。随访时间为 5 年。该研究已经完成注册,但最终分析结果预计 2017 年之后。

梅奥诊所儿童安全研究(MASK)采用系列神经认知测试(包括非人类灵长类动物相关的操作测试),拟将 3 岁前接触麻醉和从未接触麻醉的儿童进行比较。该研究正在注册进行中,初步结果将在 2016 年之后公布。

小　结

幸运的是,动物实验发现的麻醉相关的发育神经毒性现象,难于在人类大脑证实,这个事实表明,问题并没有人们想象的那么严重,但这并非说这一问题不重要。关于这点,已知单次短期麻醉是"安

---

① 至本书翻译结束,三项研究的结果已经发布,结论相似:"单次、短小手术麻醉不影响神经认知功能"——译者注。

全"的,但多次麻醉(和手术)常与不良预后(LD,ADHD 等)相关。然而,这些关联不一定具有因果关系,因为多次手术的儿童很可能患有影响神经发育的潜在严重疾病;此外,围术期许多其他因素对神经认知预后的影响可能比麻醉/手术暴露更加显著[40]。新生儿、婴儿和幼儿极少进行不必要的麻醉和手术。婴儿没有麻醉和镇痛的条件下接受有创操作违反伦理。在决定延迟手术或诊断性操作时,应对延迟手术的风险与尚不明确、未知的麻醉神经毒性风险进行权衡。除了采取合理的预防措施(如尽可能缩短麻醉时间,使用区域麻醉和更多阿片类药,确保患儿尽可能和父母接触),目前没必要改变现行的临床麻醉实践,无需推迟或取消真正的急诊手术。

24.14 笔者意见

在笔者内心,很难建立起麻醉药或麻醉技术与儿童神经行为损害之间的明确联系。希望在寻求围术期全身麻醉、麻醉医师、外科医师及外科手术与小儿神经行为损害之间任何可能的因果关系过程中,患儿的整体预后可以得到提高。

(郑吉建 译)

参考文献

[1] Ikonomidou C, Bosch F, Miksa M, et al. Blockade of NMDA receptors and apoptotic neurodegeneration in the developing brain. Science, 1999, 283: 70 - 74.

[2] Lunardi N, Ori C, Erisir A, et al. General anesthesia causes long-lasting disturbances in ultrastructural properties of developing synapses in young rats. Neurotox Res, 2010, 17: 179 - 188.

[3] Vutskits L, Davis PJ, Hansen TG. Anesthetics and the developing brain: time for a change in practice? A pro/con debate. Paediatr Anaesth, 2012, 22: 973 - 980.

[4] Vutskits L. General anesthesia: a gateway to modulate synapse formation and neural plasticity? Anesth Analg, 2012, 115: 1174 - 1182.

[5] Jevtovic-Todorovic V, Hartman RE, Izumi Y, et al. Early exposure to

common anesthetic agents causes widespread neurodegeneration the developing rat brain and persistent learning deficits. J Neurosci, 2003, 23: 876 – 882.

[6] Paule MG, Li M, Allen RR, et al. Ketamine anesthesia during the first week of life can cause long lasting cognitive deficits in rhesus monkeys. Neurotoxicol Teratol, 2011, 33: 220 – 230.

[7] Slikker W Jr, Zou X, Hotchkiss CE, et al. Ketamine anesthesia during neuronal cell death in the perinatal rhesus monkey. Toxicol Sci, 2007, 98: 145 – 158.

[8] Zou X, Liu F, Zhang X, et al. Inhalational anesthetic-induced neuronal damage in the developing rhesus monkey. Neurotoxicol Teratol, 2011, 33: 592 – 599.

[9] Wu B, You S, Zhenq Y, et al. Physiological disturbance may contribute to neurodegeneration induced by isoflurane or sevoflurane in 14 day old rats. PLoS One 9, 2014, e84622.

[10] Pound P, Bracken MB. Is animal research sufficiently evidence based to be a cornerstone of biomedical research? BMJ, 2014, 348: g3387.

[11] Hansen TG. Neurotoxicity, general anesthesia and the developing brain: what have we learned from the human studies so far? Curr Anesthesiol Rep, 2013, 3: 175 – 183.

[12] Hansen TG. Anesthesia-related neurotoxicity and the developing animal brain is not a significant problem in children. Paediatr Anaesth, 2015, 25: 65 – 72.

[13] Sprung J, Flick RF, Katusic SK, et al. Attention-deficit/hyperactivity disorder after early exposure to procedures requiring general anesthesia. Mayo Clin Proc, 2012, 87: 120 – 129.

[14] Wilder RT, Flick RP, Sprung J, et al. Early exposure to anesthesia and learning disabilities in a population-based birth cohort. Anesthesiology, 2009, 110: 796 – 804.

[15] DiMaggio C, Sun LS, Kakavouli A, et al. A retrospective cohort study of the association of anesthesia and hernia repair surgery with behavioral and developmental disorders in young children. J Neurosurg Anesthesiol, 2009, 21: 286 – 291.

[16] Flick RP, Katusic SK, Colligan RC, et al. Cognitive and behavioral outcomes after early exposure to anesthesia and surgery. Pediatrics, 2011, 128: e1053 – e1061.

[17] Sprung J, Flick RP, Wilder RT, et al. Anesthesia for cesarean delivery and learning disability in a population-based birth cohort. Anesthesiology, 2009, 111: 302 – 310.

[18] DiMaggio C, Sun LS, Li G. Early childhood exposure to anesthesia and risk of developmental and behavioral disorders in a sibling birth cohort. Anesth

Analg, 2011, 113: 1143 – 1151.

[19] Ing C, DiMaggio C, Whitehouse A, et al. Long-term differences in language and cognitive function after childhood exposure to anesthesia. Pediatrics, 2012, 130: e476 – e485.

[20] Bartels M, Althoff RR, Boomsma DI. Anesthesia and cognitive performance in children no evidence for a causal relationship. Twin Res Hum Genet, 2009, 12: 246 – 253.

[21] Hansen TG, Pedersen JK, Henneberg SW, et al. Academic performance in adolescence after inguinal hernia repair in infancy: a nationwide cohort study. Anesthesiology, 2011, 114: 1076 – 1085.

[22] Hansen TG, Pedersen JK, Henneberg SW, et al. Educational outcome in adolescence following pyloric stenosis repair before 3 months of age: a nationwide cohort study. Paediatr Anaesth, 2013, 23: 883 – 890.

[23] Kalkman CJ, Peelen L, Moons KG, et al. Behavior and development in children and age at the time of first anesthetic exposure. Anesthesiology, 2009, 110: 805 – 812.

[24] Stratman G, Lee J, Sall JW, et al. Effect of general anesthesia in infancy on long-term recognition memory in humans and rats. Neuropsychopharmacology, 2014, 39: 2275 – 2287.

[25] Block RI, Thomas JJ, Bayman EO, et al. Are anesthesia and surgery during infancy associated with altered academic performance during childhood. Anesthesiology, 2012, 117: 494 – 503.

[26] Ing CH, DiMaggio C, Malacova E, et al. Comparative analysis of outcome measures used in examining neurodevelopmental effects of early childhood anesthesia exposure. Anesthesiology, 2014, 120: 1319 – 1332.

[27] Flick RF, Nemergut ME, Christensen K, et al. Anesthetic-related neurotoxicity in the young and outcome measures. The devil is in the details. Anesthesiology, 2014, 120: 1303 – 1305.

[28] Visser SN, Blumberg SJ, Danielson ML, et al. State-based and demographic in parent-reported medication rates for attention deficit/hyperactivity disorder, 2007 – 2008. Prev Chronic Dis, 2013, 10: e09.

[29] Visser SN, Danielson ML, Bitsko RH, et al. Trends in parent-report of health care provider-diagnosed and medicated attention defi cit/hyperactivity disorder: United States, 2003 – 2011. J Am Acad Child Adolesc Psychiatry, 2014, 53: 34 – 46.

[30] Ko WR, Huang JY, Chiang YC, et al. Risk of autistic disorder after exposure to general anaesthesia and surgery: a nationwide retrospective matched cohort study. Eur J Anaesthesiol, 2015, 32(5): 303 – 310.

[31] Loepke AW, Hansen TG. Is this our (paediatric patient's) brain on

anaesthetic drugs? The search for a potential neurological phenotype of anaesthesia-related neurotoxicity in humans. Eur J Anaesthesiol, 2015, 32(5): 298 - 300.

[32] Katusic SK, Colligan RC, Barbaresi WJ, et al. Potential influence on migration bias in birth cohort studies. Mayo Clin Proc, 1998, 73: 1053 - 1061.

[33] Lewis MS, Maruff P, Silbert BS, et al. Detection of postoperative decline after coronary bypass graft surgery is affected by the number of neuropsychological tests in the assessment battery. Ann Thorac Surg, 2006, 81: 2097 - 2104.

[34] Selnes OA, Gottesman RF, Grega MA, et al. Cognitive and neurologic outcome after coronary-bypass surgery. N Engl J Med, 2012, 366: 250 - 257.

[35] Hansen TG, Pedersen JK, Henneberg SW, et al. Neurosurgical conditions and procedures in infancy significantly impact mortality and academic performances in adolescence: a nation-wide cohort study. Paediatr Anaesth, 2015, 25: 186 - 192.

[36] Andropoulos DB, Ahmad AH, Haq T, et al. The association between brain injury, perioperative anesthetic exposure, and twelve months neurodevelopmental outcomes after neonatal cardiac surgery: a retrospective cohort study. Paediatr Anaesth, 2014, 24: 266 - 274.

[37] Rizzi S, Ori C, Jevtovic-Todorovic V. Timing versus duration: determinants of anesthesia-induced developmental apoptosis in young mammalian brain. Ann N Y Acad Sci, 2010, 1199: 43 - 51.

[38] Clancy B, Darlington RB, Finlay BL. Translating developmental brain development across mammalian species. Neuroscience, 2001, 105: 7 - 17.

[39] Clancy B, Finlay BL, Darlington RB, et al. Extrapolating brain development from experimental species to humans. Neurotoxicology, 2007, 28: 931 - 937.

[40] Hofacer RD, Deng M, Ward CG, et al. Cell-age specific vulnerability of neurons to anesthetic toxicity. Ann Neurol, 2013, 73: 695 - 704.

[41] Deng M, Hofacer RD, Jiang C, et al. Brain regional vulnerability to anaesthesia-induced neuroapoptosis shifts with age at exposure and extends into adulthood for some regions. Br J Anaesth, 2014, 113: 443 - 451.

[42] Jaeger MM, Holm A. Does parents economic, cultural, and social capital explain the social class effect on educational attainment in the Scandinavian mobility regime? Soc Sci Res, 2007, 36: 719 - 744.

[43] Weiss M, Bissonnette B, Engelhardt T, et al. Anesthetists rather than anesthetics are the threat to the baby brains. Paediatr Anaesth, 2013, 23: 881 - 882.

慢性术后疼痛的预防

25.1 引言

慢性术后疼痛(chronic postsurgical pain,CPSP)是指疼痛超出了正常组织愈合时间,而且不能用原发病或手术并发症来解释[1]。临床上,CPSP 定义为术后至少存在 2~3 个月的疼痛。成人患者 CPSP 发生率 5%~50%甚至更高,主要与手术类型有关[2]。CPSP 可发生于开胸、肢体截肢和子宫切除等手术后,甚至一些较小的手术如阑尾切除、疝气修补术后也有可能发生[3,4]。

尽管文献报道的成人 CPSP 相当普遍,但在儿童这个群体报道相对较少[5]。随着小儿手术患者数量逐年增加,有必要了解儿童罹患 CPSP 的风险、可能的发病诱因,以及 CPSP 对其功能和发育的长期影响[6]。

25.2 问题的重要性

CPSP 发病率因手术损伤性质、手术时间以及诊断标准而异。通常,只要患者主诉疼痛、不管其程度如何即定义为 CPSP,这种情况下发病率较高;如诊断标准中包含高于疼痛(如伤残)的其他标准时,则报告的 CPSP 发病率则较低[7]。总体而言,儿科各种临床条件下研究表明,手术时患儿年龄越小则发生 CPSP 的风险也较低[8]。

据报道,术后 1 年有 22%的儿童发生中至重度 CPSP(NRS,≥4);这项研究纳入的是 8~18 岁、施行包括开胸和腹腔镜检查在内的骨科和普外科大手术的儿童。如果患儿出院 2 周后出现评分≥3 分(总分 10 分)的疼痛,术后 1 年发生中至重度疼痛的相对危险度为 2.5(可信区间 0.9~7.5)[7]。

一项回顾性研究纳入了 113 例 2~17 岁行普外科、骨科和泌尿外科手术的患儿,电话随访患儿及其父母了解术后 3~10 个月疼痛的持续性及疼痛性质,其中 13% 的患儿发生 CPSP,平均 NRS 评分为 4.2±1.5,持续时间(中位数)4.1 个月[9]。

具体说来,在 3.2~49 年的术后随访中[10-12],腹股沟疝修补术后腹股沟疼痛的发生率为 3.2%~13.5%(其中重度疼痛为 2%)。儿童腹股沟疝修补术后 CPSP 的发生率低于成人,成年期腹股沟疝修补术后 CPSP 的发生率为 10%[6]。

其他研究也有类似发现,儿童胸骨切开和开胸手术后,CPSP 的严重程度低于成人。最近一项儿童期开胸手术后 CPSP 的研究,平均随访时间为 4 年,21% 的患儿出现疼痛,其中 10% 的患儿 NRS 评分≥4;而成人开胸手术后 CPSP 的发生率为 20%~50%[8]。相比较而言,因主动脉缩窄而开胸手术的患儿,年龄较小者术后疼痛持续的时间较短,术后疼痛>3 月的发生率在 0~6 岁组 3.2%,7~12 岁组为 19.4%,13~25 岁组为 28.5%[13]。

患儿脊柱手术前后常伴有不同程度的疼痛,术后 1~6 年 CPSP 的发生率从 11%~68% 不等[6,14]。赛伯特(Sibert)等研究发现,相比手术前后有疼痛体验的青少年,脊柱手术前后无疼痛体验("无痛经历")的患儿年龄明显较轻[15]。

25.3 机制和临床表现

导致 CPSP 的关键因素似乎离不开手术过程中的神经损伤;但是,CPSP 的发生实际上涉及很多因素及其相互作用,比如某一特定时间内生物学、心理学、手术、遗传等[16]。

手术后,损伤的组织释放炎症介质并促发炎症级联反应。多种炎性分子和炎性化合物直接作用于初级传入神经末梢,并降低其兴奋阈值(外周敏化)[3],这是手术后的正常反应,也是术后急性疼痛的主要原因。但是,术后慢性疼痛的触发因素之一也可能与外周神经

损伤有关。当外周神经在手术操作中被切断或拉伸时,通过 NMDA
受体经谷氨酸能神经传递通路释放冲动,中枢神经系统疼痛传导通
路敏化[16]。这将导致神经元兴奋性毒性破坏和神经免疫炎症,引起
中枢巨噬细胞活化[17]。中枢敏化过程同时也伴随基因表达改变,导
致脊髓功能和突触连接变化[18]。值得注意的是,这些现象衍生的改
变并不仅仅局限于脊髓,皮层灰质和下行系统也发生重要改变[17]。

　　尽管外周和中枢敏化机制起初仅仅是生理性的改变,有保护作
用;但因为某些目前尚未了解的原因,外周和中枢敏化出现异常并具
有伤害性。其转变机制复杂,目前尚未完全阐明。据临床和流行病
学研究,心理社会和遗传因素与个体 CPSP 的发生相关。

　　临床上,CPSP 兼有炎症疼痛和神经病理性疼痛的特点。通常情
况下,炎性症状(如肿胀、红肿)会随着时间延长而衰退,且对非甾体
抗炎药(NSAIDs)治疗敏感。然而,神经病理性疼痛症状可能会持续
更长时间,且对常规镇痛剂治疗反应较差[19]。

　　神经病理性疼痛通常为持续性,犹如表浅烧灼感或冷痛,也有形
容为阵发性电击样痛或非常短暂的刺痛。神经病理性疼痛可以是自
发的,也可由轻微的机械力(摩擦、压力)或热刺激诱发[20]。神经病
理性疼痛的主要表现之一是异常性疼痛(痛觉超敏),即非疼痛性刺
激如触摸也可诱发疼痛;另一主要表现是继发性痛觉过敏,即原来损
伤区域以外的非损伤区域疼痛敏感性增加[21]。临床 CPSP 疑似病
患,其症状均与手术部位或瘢痕涉及部位有关。

25.4　儿童慢性术后疼痛相关的风险因素

　　很显然,仅部分患儿术后会发生 CPSP。然而目前尚无明确的方
法预知哪些患儿在什么情况下可能发生 CPSP。对此,现有文献强调
与 CPSP 发生相关的风险因素,但这些结果大部分来自成人患者的研
究,以此推及儿童患者需谨慎。

　　简言之,可将与 CPSP 发生相关的风险因素分为三大类:手术相
关因素、社会心理因素和患者相关因素。

25.4.1　手术相关因素

以下手术因素有增加 CPSP 发生的可能性：手术类型（如脊柱手术，开胸手术，截肢术等），长时间手术，手术量较少的专科手术中心，开放性手术（与内镜辅助手术相比），肋缘缝合以及有明确的神经损伤。这些因素是否确实与 CPSP 相关尚未完全阐明[16]。然而，组织受损的范围，神经损伤的程度和 CPSP 发生率之间存在明显的相关性。因此，有必要提高手术技能以减少损伤，过度的手术操作也应尽量避免。

25.4.2　社会心理因素

术前焦虑，创伤后应激反应综合征，性格内向，剧烈疼痛，缺乏社会关爱，情感麻木等与成人 CPSP 及慢性手术后功能障碍相关[22]。无证据表明以上这些因素在儿科患者也具有相同效应；但有报道认为术后 6 个月仍有焦虑者与术后疼痛持续 12 个月以上相关[7]。有趣的是，父母术后 48~72 小时内的负面情绪程度，可以预测患儿 12 个月以后的疼痛程度[23]。特发性脊柱侧弯青少年，对术后自我形象改变期待越大，术后疼痛主诉越多，且术前疼痛在手术后得到缓解的程度也较低[14]。这些结果表明，围术期心理"环境"作用与术后持续性疼痛的发生之间密切相关，如何进行心理干预或精神治疗以改善CPSP 仍有待阐明。

25.4.3　患儿相关因素

手术前后的疼痛经历是成人 CPSP 最重要的诱因之一[6]，患儿相关因素中没有任何一个像疼痛那样与远期疼痛发生密切相关："疼痛预测疼痛"[16]。有前瞻性研究纳入了 83 例 8~18 岁的整形或普外科大手术患儿，其中出院后 2 周患儿自我 NSR 疼痛评分≥3 分与<3 分的患儿相比，术后 6 个月发生中重度 CPSP 的可能性高出 3 倍多（风险比 3.3），术后 12 个月发生中重度 CPSP 的可能性高出 2 倍多（风险比 2.5）[7]。在此研究中，大部分中重度 CPSP 患儿并不伴有重度功能

障碍,仅 5% ~ 15% 的患儿同时出现需要专业处理的严重功能障碍[24]。

如上所述,手术时低龄对 CPSP 的发生似乎是一个有利的保护因素,儿童不成熟的外周和中枢神经系统,加上大脑较强的可塑性有利于降低慢性疼痛发生的风险。小儿组织更疏松更有弹性,因此许多操作对小儿的伤害比成人小[8]。

与其他疼痛状况不同,就 CPSP 而言,性别差异并不明显[6,7]。

25.5　预防策略

CPSP 一旦形成,很难逆转且治疗非常复杂。因此,最好的措施就是预防。

25.5.1　外科技术

增强外科医师防范神经损伤的意识,是最主要的预防手段,包括解剖分离仔细、减少炎症反应以及微创技术的运用[17]。与传统手术相比,内镜辅助手术(腔镜辅助手术)可减少神经损伤。

25.5.2　药物治疗

术前全身药物干预用于预防 CPSP 的研究越来越多。研究涵盖了成人多种手术,如心脏手术、脊柱手术、膝关节置换术、甲状腺切除术、乳腺手术和开胸手术等,其中开胸手术论及最多。多种药物用于不同治疗方案均有报道,如 NMDA 受体阻断剂、利多卡因、α 激动剂、NSAIDs、类固醇类激素、抗惊厥药、抗抑郁药,以及阿片类药等[25]。尽管许多预防性用药在减少术后疼痛方面有一些积极作用,但其减少 CPSP 的效果并不稳定[22]。不过,围术期持续输注氯胺酮(>24 小时)确实可减少术后 3 个月和术后 6 个月时 CPSP 的发生率(主要为腹部和骨盆手术)。术前口服普瑞巴林与安慰剂相比,也可降低术后 3 个月时的疼痛发生率[26]。

目前在儿童中使用药物进行干预的效果,尚无任何资料可供参考。

25.5.3 局部神经阻滞

区域神经阻滞可有效缓解各类外科手术导致的急性疼痛,但对长期疼痛的效果不明确。成年开胸手术和乳腺癌手术患者,胸段硬膜外阻滞和椎旁神经阻滞预防 CPSP 的有效率为 $1/4 \sim 1/5^{[27]}$。区域神经阻滞可预防截肢手术后 CPSP 的证据很少;但有文献报道,外周神经穿刺置管,长期输注局麻药(中位数时间 30 天)能有效减少截肢术后 1 年幻肢痛发生率[28]。各种连续区域阻滞技术已在小儿广泛开展[29],但目前几无关于这些技术能否预防 CPSP 的研究。

25.5.4 其他可能的预防策略

目前许多预防 CPSP 的方法已在成人实施。奥尔索斯(Althaus)等将各种风险因素进行整合,比如术前疼痛(手术部位或其他地方),术后急性疼痛,围术期心理"负担过重",加上反映应激程度的指标(睡眠障碍、手震颤或心动过速等),提出了一种风险指数用来预测 CPSP 的发生[2]。他们发现,各项因素中阳性指标的总数与 CPSP 的发生有很强的相关性(例如,风险指数在 4 以上时,发生 CPSP 的概率大于 70%)。显然这不能直接类推于儿童;尽管如此,该风险指数工具还是反映出心理因素在预测 CPSP 发生中的重要作用。有鉴于此,大家认为,不管是小儿或成人,多学科协作处理慢性疼痛时,心理和行为治疗是重要一环[30,31]。因此可以预见,对心理学的进一步研究可改善小儿术后慢性疼痛的治疗和预防。

25.5.5 预防策略总结

预防性多模式镇痛的结论模棱两可且只针对成人。尽管围术期充分镇痛对预防 CPSP 非常重要,但是仅短期阻滞伤害性感受和控制症状,并不能解决长远问题[22]。即使是同一种手术,预防措施也是五花八门,这某种程度上反映了目前对 CPSP 关键机制和发展演变过程缺乏了解[26]。然而,这并不排除很多干预措施对儿科患者可能有益。

因为急性术后疼痛强度是术后慢性疼痛的最强诱因,所以要提倡对急性疼痛进行规范的评估和治疗。开发各种心理问卷,以便发现可能导致术后产生慢性疼痛的心理因素,并研究出有效的干预措施[32]。最后,在术前对患儿及其家长进行充分的教育也十分重要,确保其为手术过程及其对今后生活可能的长期影响做好充分的心理准备。

小　结

总之,现有证据表明儿童时期手术 CPSP 发生率较低。如疼痛剧烈持久,则很有可能合并有神经病理痛的成分。当前在儿科患者中,广泛接受的预防措施是改进手术技术并对术后急性疼痛进行有效处理。尽管对成人 PSCP 发病机制及其危险因素间的相互作用有许多进展,但对小儿术后长期疼痛的管理和预防,相关研究很少,进一步研究应针对术前准备和术后监护的作用,以预防可能的致残性后果。

(汪 幸 译)

参考文献

[1] Macrae WA. Chronic post-surgical pain：10 years on. Br J Anaesth, 2008, 101：77 – 86.

[2] Althaus A, Hinrichs-Rocker A, Chapman R, et al. Development of a risk index for the prediction of chronic post-surgical pain. Eur J Pain, 2012, 16：901 – 910.

[3] Shipton EA. The transition of acute postoperative pain to chronic pain：part 1 — risk factors for the development of postoperative acute persistent pain. Trends Anaesth Crit Care, 2014, 4：67 – 70.

[4] Gerbershagen HJ, Aduckathil S, van Wijck AJ, et al. Pain intensity on the first day after surgery：a prospective cohort study comparing 179 surgical procedures. Anesthesiology, 2013, 118：934 – 944.

[5] Ahn JC, Fortier MA, Kain ZN. Acute to chronic postoperative pain in children：does it exist? Pain Manag, 2012, 2：421 – 423.

[6] Nikolajsen L, Brix L. Chronic pain after surgery in children. Curr Opin Anesthesiol, 2014, doi：10.1097/ACO0000000000000110.

[7] Pagé GM, Stinson J, Campbell F, et al. Identification of pain-related psychological risk factors for the development and maintenance of pediatric

chronic postsurgical pain. J Pain Res, 2013, 6: 167 - 180.

[8] Lauridsen MH, Kristensen AD, Hjortdal VE, et al. Chronic pain in children after cardiac surgery via sternotomy. Cardiol Young, 2014, 24: 893 - 899.

[9] Fortier MA, Chou J, Maurer EL, et al. Acute to chronic postoperative pain in children: preliminary findings. J Pediatr Surg, 2011, 46: 1700 - 1705.

[10] Zendejas B, Zarroug AE, Erben YM, et al. Impact of childhood inguinal hernia repair in adulthood: 50 years of follow-up. J Am Coll Surg, 2010, 211: 762 - 768.

[11] Kristensen AD, Ahlburg P, Lauridsen MC, et al. Chronic pain after inguinal hernia repair in children. Br J Anaesth, 2012, 109: 603 - 608.

[12] Aasvang EK, Kehlet H. Chronic pain after childhood groin hernia repair. J Pediatr Surg, 2007, 42: 1403 - 1408.

[13] Kristensen AD, Pederden TA, Hjortdal VE, et al. Chronic pain in adults after thoracotomy in childhood or youth. Br J Anaesth, 2010, 104: 75 - 79.

[14] Landman Z, Oswald T, Sanders J, et al. Prevalence and predictors of pain in surgical treatment of adolescent idiopathic scoliosis. Spine, 2011, 36: 825 - 829.

[15] Sieberg CB, Simons LE, Edelstein MR, et al. Pain trajectories following pediatric spinal fusion surgery. J Pain, 2013, 14: 1694 - 1702.

[16] Katz J, Seltzer Z. Transition from acute to chronic postsurgical pain: risk factors and protective factors. Expert Rev Neurother, 2009, 9: 723 - 744.

[17] Kehlet H, Jensen TS, Woolf CJ. Persistent postsurgical pain: risk factors and prevention. Lancet, 2006, 367: 1618 - 1625.

[18] Ferrari LF, Bogen O, Chu C, et al. Peripheral administration inhibitors reverses increased hyperalgesia in a model of chronic pain in the rat. J Pain, 2013, 14: 731 - 738.

[19] Fletcher D. Epidemiology of chronic postsurgical pain. In: Mick G, Guastella V (eds) Chronic postsurgical pain. Springer, Paris, 2013, pp.13 - 20.

[20] Dubray C. How to study chronic postsurgical pain: the example of neuropathic pain. In: Mick G, Guastella V (eds) Chronic postsurgical pain. Springer, Paris, 2013, pp.3 - 12.

[21] Kyranou M, Puntillo K. The transition from acute to chronic pain: might intensive care unit patients be at risk? Am Intensive Care, 2012, 16: 36.

[22] Van de Ven T, John Hsia HL. Causes and prevention of chronic postsurgical pain. Curr Opin Crit Care, 2012, 18: 366 - 371.

[23] Pagé MG, Campbell F, Isaac L, et al. Parental risk factors for the development of pediatric acute and chronic postsurgical pain: a longitudinal study. J Pain Res, 2013, 30: 727 - 741.

[24] von Baeyer CL. Interpreting high prevalence of pediatric chronic pain revealed

in community surveys. Pain, 2011, 152: 2683 - 2684.

[25] Rashiq S, Dick BD. Post-surgical pain syndromes: a review for the non-pain specialist. Can J Anaesth, 2014, 61: 123 - 130.

[26] Caparro L, Smith SA, Moore RA, et al. Pharmacotherapy for the prevention of chronic pain after surgery in adults. Cochrane Database Syst Rev, 2013, 7: CD008307.

[27] Andreae MH, Andreae DA. Regional anaesthesia to prevent chronic pain after surgery: a Cochrane systematic review and meta-analysis. Br J Anaesth, 2013, 111: 711 - 720.

[28] Borghi B, D'Addabbo M, White PE. The use of prolonged peripheral neural blockade after lower extremity amputation: the effect on symptoms associated with phantom limb syndrome. Anesth Analg, 2010, 111: 1308 - 1315.

[29] Tsui B, Suresh S. Ultrasound imaging for regional anesthesia in infants, children, and adolescents: a review of current literature and its application in the practice of neuraxial blocks. Anesthesiology, 2010, 112: 719 - 728.

[30] Flor H. New developments in the understanding and management of persistent pain. Curr Opin Psychiatry, 2012, 25: 109 - 113.

[31] Palermo TM, Eccleston C, Lewandowski AS, et al. Randomized controlled trials of psychological therapies for management of chronic pain in children and adolescents: an updated meta-analytic review. Pain, 2010, 148: 387 - 397.

[32] Shipton EA. Postoperative pain and preoperative education. In: Schmidt RF, Willis WD (eds) Encyclopedic reference of pain. Springer, Berlin/Heiderburg, 2013, pp.3093 - 3099.